日本
精神科
医療史

岡田靖雄

医学書院

著者略歴

岡田靖雄
　1931年うまれ。1955年医学部を卒業して，翌年医師となる。東京都立松沢病院，東京大学医学部，荒川生協病院に勤務した。精神科医療史研究会世話人。

　おもな編著書として，『精神医療』（編著，勁草書房，1964年），『差別の論理』（勁草書房，1972年），『精神科症例集』（上下，編著，岩崎学術出版社，1975年），『精神科慢性病棟』（岩崎学術出版社，1979年），『私説松沢病院史』（岩崎学術出版社，1981年），『呉秀三　その生涯と業績』（思文閣出版，1982年），『呉秀三著作集』（編，思文閣出版，1982年），『精神病医　齋藤茂吉の生涯』（思文閣出版，2000年）などがある。

謹告
弊社は本書出版に際しては著者と協力し，個人プライバシー，個人情報について最大限の配慮をはらってまいりました。しかし学術書出版として歴史的文献などやむを得ずそのままのかたちで掲載したものもあります。読者におかれてはプライバシー保護・個人情報保護につき御理解賜りますようお願い申し上げます。

株式会社　医学書院

日本精神科医療史

発　行　2002年9月1日　第1版第1刷 ©
　　　　2023年2月1日　第1版第5刷
著　者　岡田靖雄
発行者　株式会社　医学書院
　　　　代表取締役　金原　俊
　　　　〒113-8719　東京都文京区本郷1-28-23
　　　　電話　03-3817-5600（社内案内）
印刷・製本　大日本法令印刷

本書の複製権・翻訳権・上映権・譲渡権・貸与権・公衆送信権（送信可能化権を含む）は株式会社医学書院が保有します．

ISBN978-4-260-11875-0

本書を無断で複製する行為（複写，スキャン，デジタルデータ化など）は，「私的使用のための複製」など著作権法上の限られた例外を除き禁じられています．大学，病院，診療所，企業などにおいて，業務上使用する目的（診療，研究活動を含む）で上記の行為を行うことは，その使用範囲が内部的であっても，私的使用には該当せず，違法です．また私的使用に該当する場合であっても，代行業者等の第三者に依頼して上記の行為を行うことは違法となります．

JCOPY〈出版者著作権管理機構　委託出版物〉
本書の無断複製は著作権法上での例外を除き禁じられています．複製される場合は，そのつど事前に，出版者著作権管理機構（電話 03-5244-5088，FAX 03-5244-5089，info@jcopy.or.jp）の許諾を得てください．

学生時代から
精神科での一つの燈台であった
加藤正明兄に
本書をささげる

　　　　　　　　　著者

はじめに

　日本の精神科医療の歩みをたどったが，結局1965年以降については問題点を列挙するにとどめた。また精神科医療の歩みといっても，江戸時代までは学説史中心のものとなった。それにわたしは漢方医学は門外漢である。学説といっても，原因論，治療などにはふれずに，病態記載を中心にとりあげた。また江戸時代までの記載では，精神疾患の一般名としては"癲狂"をもちいた。

　この本をかくにあたって当初は，川上武『現代日本医療史』（勁草書房，1965年）を範として，政治経済史・社会史を骨組みとして，そこに精神科医療史をのせ，さらに文化史の飾りをつけよう，とねらった。いわば立体構造をもくろんだが，想像力にかけ資料の細部にこだわる性癖のために，歴史点描におわったろう。点描といっても，絵画における点描派のそれらのように密度のこいものではなく，小学1，2年生の頃の雑誌にあったような，1，2と番号のふられた点を順次むすんでいくと，物の輪郭がみえてくる，といった程度のものである。あつめた資料の半分も今回はつかっていないが，全体にふくらみをかくものとなっている（できれば，文学資料をもうすこしつかいたかったが）。

　この本にとりかかったのち雑誌『最新精神医学』からの依頼で，「日本の精神科医療史ノート」の連載をはじめた。本書のところどころには，「ノート」からの引き写しにちかいところもある点はお詫びしなくてならない。漢方医学については小曽戸洋『漢方の歴史』（大修館書店，1999年）にまなぶところがおおかった。とくに引用，所蔵を明記していない古医書などは，岡田もしくは精神科医療史研究会所蔵のものによった。古医書の文章の書きくだしにあたっては，注意をはらったつもりだが，万全を期しがたい。とくに古医書では異字体がつかわれたり，あるいは字彫りの誤りかとおもわれるものもあって，おおきな漢和字典をめくっても見当のつかぬ字もあった。それら古医書では現代活字本になっているものもあるが，それらは参照する余裕がなかった。

　わたしが精神科医療史にとりくみだしてから，もう40年をこす。この本はその歳月の成果であり，その間に学恩をうけた人の数は限りない。ここでは，この本をかくにあたってとくにご助力くださった方がたの名をしるして，ふかい感謝の意をあらわしたい，——

　粟生敏春（故），家本誠一，生村吾朗，大谷藤郎，加藤伸勝，加藤正明，金子凖二（故），吉川武彦，吉川経夫，桑原治雄，小関恒雄，小峯和茂，齋藤玉男（故），酒井シヅ，佐藤壹三，竹内龍雄，田中英夫，豊倉康夫，蜂矢英彦，原田憲一，細見毅，正橋剛二，槇佐知子，松原洋子，萬年徹，森納，森口秀樹，山本眞理，吉岡眞二（故）また，39年前精神科医療史研究会（当時松沢病院医局内）が資料収集をはじめるにあたっては，横田和夫，上野幸夫のお二人にお力添えをいただいたことにも，あらためてお礼をもうしあげる。

岡田靖雄

凡例

本書での表記にあたっては，ほぼ以下のような原則によった。

- 引用資料には，適宜句読点，引用符をおぎなった。また句読点の用法は現在通行のものにあらためたところがある。
- 〔　〕内の注記などは岡田によるもの。ただし〔　〕を（　）内のカッコとして使用しているところがある。
- 引用資料に細字で注としてはいっているもの，また左右に音と訓と両方の振り仮名があるばあいの訓は，〈　〉でしめした。
- 引用資料のルビは適宜おぎない，岡田によるルビは〔　〕内にいれた。原ルビは省略したところもある。
- 送り仮名をおぎなったものは（　）内にいれた。
- 引用資料の俗字，異字体などは原則として新字体および通行の字体にあらためた。特別な用語や不明の異字体などは原文の字体を使用した。合成文字なども現行の文字にあらためた。
- 引用資料が片仮名文のばあいは，片仮名は平仮名にあらためた。
- 濁点のない文には，適宜濁点をおぎなった。
- 人名の原字体が常用字体とおおきくことなるばあいは，原字体をもちいた。一例："斉"でなく"齋"。現代史の方ではその人がそのときに使用したものによった。
- 天皇の呼び名は，初出のところだけ，"○○天皇"とし，以下は"天皇"を省略した（一部"皇后"などもおなじ）。
- 年は，原則として西暦を使用したが，太陰暦によっていた明治5年までは年号を先にし，西暦を（　）内にいれた。

目次

第Ⅰ篇　江戸時代前

第1章　奈良時代 ———3

1. 養老律令 ———3
   養老律令(3), 癲狂の意味(4)
2. いくつかの記録 ———5
   神話時代(5), 齊明天皇ほか(7), 救療の制度(8)
3. 『日本霊異記』をよむ ———9
   『日本霊異記』のなかの狂気(9), 説話の意味するもの(10)
   ・第1章文献 ———11

第2章　平安時代 ———12

1. 癲狂の和名 ———12
2. 当時の医説 ———14
   『医心方』(14), 『大同類聚方』(16)
3. いくつかの記録から ———17
   「磯辺偶渉」から(17), 救療などの制度・施設(18), 天皇家の病い(19), 二つの物語ほか(23)
4. 風病, もののけ, ほか ———24
   風病(24), もののけ(24)
5. 『病草紙』から ———26
   『病草紙』(26), 癲狂に関係のある絵(27), 『病草紙』模本(28)
   ・第2章文献 ———31

第3章　鎌倉・室町時代 ———33

1. 医療・医学の状況 ———33
   医療制度および医事(33), 救療施設(34), 当時の医説から(35), 不食病のこと(36)
2. 人と病いと ———37
   『平家物語』における平清盛の死病(37), そのほかの人(38), 『医学天正記』(39)
3. 狐事談, 謡曲にみる狂 ———40
   医師高天の事(40), 狐瑞から狐妖へ(41), 謡曲にみる物狂(42)
4. 癲狂治療所の始まり ———46
   灸寺(46), 爽神堂(48)
   ・第3章文献 ———49

第II篇　江戸時代

第1章　医説を中心に ————————————————53

1. 『病名彙解』から ———— 53
   精神神経疾患の病態(53)，脳と心(58)
2. 江戸時代の医説から（その1）———— 59
   ——漢方の医説——
   漢方医学の流れ(59)，『酒説養生論』(60)，『牛山活套』(61)，『一本堂行余医言』(63)，異色の乱神病論をといた安藤昌益(65)，永富獨嘯庵(66)，中神琴溪(67)，つきもの(70)，『癲癇狂経験編』(71)，和田東郭，今泉玄祐ほか(73)，江戸医学館の考試辨書『癲癇狂辨』(75)
3. 江戸時代の医説から（その2）———— 78
   ——西説をうけて——
   蘭学の始まり(78)，『増補重訂内科撰要』(80)，緒方洪庵訳『扶氏経験遺訓』(82)，その他の翻訳内科書(85)，西説の影響(86)，心気の説(89)
- 第1章文献 ———— 91

第2章　治療・処遇など ————————————————93

1. 癲狂者の治療 ———— 93
   癲狂治療所(93)，癲狂の民間療法（その1）(97)，癲狂の民間療法（その2）(99)
2. 癲狂者をめぐる法制 ———— 100
   はじめに(100)，乱心者，酒狂人の刑事責任(101)，監置の手続き(104)
3. 癲狂についての一般の認識 ———— 105
   従来医学における癲狂(105)，一般人の認識(108)，福澤諭吉による癲院および痴児院の紹介(108)
- 第2章文献 ———— 110

第III篇　戦　前

第1章　文明開化 ————————————————113

1. 禁令と啓蒙 ———— 113
   禁令(113)，啓蒙(114)
2. 憑きもの事情 ———— 117
   土佐の犬神(117)，憑きもの研究のあらまし(119)，医師による狸憑き（母）殺し(120)
3. 外国人医学教師がといた精神病学 ———— 122
   最初期の外国人教師たち(122)，ベルツのこと(124)，ローレッの貢献(126)，外国人教師がのこしたもの(128)
- 第1章文献 ———— 129

第2章　精神病者監護法の前後 ————————————————130

1. 精神病者監護法制定まで ———— 130
   精神病者監護法前史(130)，相馬事件(134)

2. 精神病者監護法とその後——138
    精神病者監護法の制定(138)，東京府内訓ほか(141)，刑法および民法の規定(144)
  ・第2章文献——145

第3章 精神科病院と精神病学との発達 ———147

  1. 精神科病院の発達——147
     京都癲狂院(148)，東京府癲狂院(151)，その他の精神科病院および精神科病室(155)
  2. 精神病学教育の進展——158
     精神病学教育(158)
  ・第3章文献——162

第4章 呉秀三と精神病院法 ———163

  1. 呉秀三の活動——163
     呉秀三(163)，東京府巣鴨病院の改革と東京府立松沢病院への移転(165)，東京帝国大学精神病学教室(168)
  2. 精神病院法の制定へ——169
     精神病者私宅監置の調査(169)，保健衛生調査会(173)，精神病院法の制定(174)
  ・第4章文献——176

第5章 敗戦まで ———177

  1. 統計資料を中心に——177
     患者数の変遷(177)，精神科病院・精神科病床の発達(179)，患者たちの状況(183)
  2. 教育・断種法——186
     精神病学の教育その他(186)，断種法制定をめざして(190)
  ・第5章文献——193

第IV篇 戦 後

第1章 精神衛生法の制定とその後 ———197

  1. 精神衛生法制定まで——197
     戦いおわり(197)，優生保護法の成立(199)，精神衛生法の制定(200)
  2. その後の動き——203
     精神衛生法のその後(203)，精神病院の増設(205)，精神病院における労働運動(210)，転換の年(212)
  ・第1章文献——215

第2章 現在史 ———217

  1. 精神衛生法改正および保安処分問題——217
     精神衛生法改正にむけての動き(217)，ライシャワ大使刺傷事件(221)，精神衛生法第12次改正まで(225)，精神衛生法第12次改正の内容(227)，保安処分(229)

2．その後のこと──235
　　・第2章文献──239

付章　精神科医療史研究の意義と課題──241
　　　精神科医療史研究の意義(241)，今後とくに解明していくべき問題(242)，
　　　日本の精神科医療史を研究していくうえで(243)
　　・付章文献──244

日本精神科医療史年表──245
あとがき──261
事項索引──265
人名索引──271

第Ⅰ篇
江戸時代前

第 1 章　奈良時代

　第43代とされる元明天皇（女帝）の和銅3年3月10日（710年4月13日），都は藤原京から平城京にうつされた。これからの記述には神話時代からのこともふくむが，典拠とするものは奈良時代（710-794年）になっているので，ここでのべる。

1. 養老律令

　養老律令　日本で癲狂のことがはっきりした形であらわれるのは，養老2年（718年）に藤原不比等を総裁として編纂がおわり，天平勝宝9年（757年）5月から施行された養老律令においてである。律とは刑罰をさだめた刑律であり，令とはその他の法典をいう。律令とは王朝時代の法典である。養老律令にさきだって，近江令（671年公布），浄御原令（689年公布）および大宝律令（701年）があった。これらはいずれも唐の律令にならったものであるが，うしなわれている。大宝律令は養老律令にかなり近似した原型であったらしい。

　養老律令にも，残存部分，注釈本により令文が抽出される部分，逸文だけつたえられる部分とあるが，その全体がほぼ復元されている。原文は漢文であるが，井上光貞・関晃・土田直鎮・青木和夫校注『律令』（日本思想史大系3，岩波書店，東京，1976年）は書きくだし文もつけているので，それによって引用する。

　戸令とは，編戸・造籍，家の秩序，国郡司の教化政策などを規定したもので，行政組織の形成，民の教化を目的としていた。そこには，こういった規定がある[1]，——

　　凡そ戸主には，皆家長を以て為よ。戸の内に課口有らば，課戸と為よ。課口無くは，不課戸と為よ。不課といふは，謂はく，皇親，及び八位以上，男年十六以下，幷せて蔭子〔五位以上の子〕，耆〔六十六以上〕，癈疾，篤疾，妻，妾，女〔未婚の女〕，家人，奴婢をいふ。

　　凡そ一つの目盲，両つの耳聾，手に二つの指無く，足に三つの指無く，手足に大きなる拇指無く，禿は瘡にして髪無く，久漏〔膿汁とまらず〕，下重〔巨大陰のうによる歩行困難〕，大癭瘇〔頸，足のおおきな腫れもの〕，此の如き類は，皆残疾と為よ。癡，瘂，侏儒，腰背折れたらむ，一つの支〔肢〕癈れたらむ，此の如き類をば，皆癈疾と為よ。悪疾〔癩病〕，癲狂，二つの支癈れたらむ，両つの目盲らむ，此の如き類をば，皆篤疾と為よ。

　　凡そ年八十及び篤疾には，侍一人給へ〔原則として，二十一以上六十までの丁男をあてる〕。〔中略〕其れ篤疾の十歳以下にして，二等以上の親有らば，並に侍給はず。

不課とは，納税，兵役，賦役などの義務を課されないことであった。刑罰においても，癈疾，篤疾のばあいの特例が規定されていた。刑法典通則である**名例律**にそれがあった[2]，──

　凡そ年七十以上・十六以下，及び癈疾，流罪以下犯せらば，贖〔銅または代物をもってする罰金刑〕収れ〔"笞十贖銅一斤"のように，銅をもって笞刑にかえてよい〕。加役流，反逆縁坐流・会赦猶流犯せらば，此の律用ゐじ。配所に至りて，居作〔服役〕免せよ。八十以上・十歳以下，及び篤疾，反逆・殺人の死すべきを犯せらば，上請〔太政官での再審をへないで，直接上奏すること〕せよ。盗し，及び人を傷れらば，亦贖収れ。〔中略〕九十以上・七歳以下は，死罪有りと雖も，刑加へず。〔下略〕

　凡そ罪を犯しし時に，老疾ならずと雖も，事発る時に老疾ならば，老疾に依りて論せよ。若し徒〔徒刑〕の限の内に在りて老疾ならば，亦之の如く。罪を犯しし時幼小にして，事発れる時に長大ならば，幼小に依りて論せよ。

また本文がのこっていない断獄律に，70歳以上および16歳以下，ならびに癈疾者への拷問を禁ずる規定があった[3]。獄令の囚禁（収監）の条[4]には，"凡そ囚禁せむこと，死罪は加杻〔刑具，枷〕。婦女及び流罪以下は，杻去てよ。其れ杖罪は散禁。年八十，十歳，及び癈疾，懐孕，侏儒の類は，死罪犯せりと雖も，亦散禁"とある。散禁とは，特別の刑具をつけることなく禁所に収容して出入りの自由をうばうことである。

位階・官職の類別と，これを人にさずけるときの諸原則とを規定した**選叙令**には，つぎのような欠格条項があった[5]，──"凡そ癲狂酗酒〔酒乱〕に経たらむ，及び父祖子孫戮〔死罪〕せられたらば，皆侍衛の官に任すること得ず"。ここで，"経"とは，1回でもその事があったものをふくむとされる。"侍衛の官"とは，侍従以上・内舎人・中務判官以上・内記・兵衛など，天皇に直接に接しうる人である。

皇族の身分，継嗣の方法などをさだめた継嗣令には，癈疾者廃嫡の規定があった[6]。すなわち，"凡そ三位以上の嗣継がむことは，皆嫡相ひ承けよ。若し嫡子無からむ，及び罪疾有らば，嫡孫を立てよ。〔中略〕四位以下は，唯し嫡子を立つ。（謂はく，庶人以上をいふ。其れ八位以上の嫡子，叙せずして身亡し，及び罪疾有らば，更に立て替ふること聴せ。）〔下略〕"，"凡そ五位以上の嫡子定めむことは，治部に陳牒して，実を験へて官に申せ。其れ嫡子罪疾有りて，（罪といふは，謂はく，酒に荒耽し，及び余の罪戻あつて，将来に器用に任へざる者をいふ。疾といふは，謂はく，癈疾をいふ。）重承くるに任へずは，所司に申牒して，実を験へて更に立つること聴せ"。

これらのほか，官奴婢についても癈疾に関する規定があったが，それは省略する。

癲狂の意味　『令義解』は天長10年（833年）に完成した養老律令の公定注釈書である。『令集解』は明法博士惟宗直本が貞観10年（868年）以前にあんだ私撰解釈書である。癡癈について『義解』，『集解』に，慧ならざるを癡となし，口いうあたわざるを癈となす，とある。935年の頃源順が勤子内親王のためにあらわした『倭名類聚抄』は，漢名に万葉仮名で和訓をくわえているものだが，瘖癈を於布之（おふし）としている。癲狂については『義解』，『集解』ともに，癲というは，発するとき地にたおれて涎沫をはき，覚をとるなきなり，狂はみだりにふれて，はしらんと欲し，あるいはみずから高賢とし，聖神者と称するなり，とする。『集解』はさらに，癲狂は癲病，狂病の二種病をいう，華佗は十歳以上を癲

となし，十歳以下を癇となす，ととく。もちろん，こういった医説の源は唐である。

　このように，精神遅滞，精神疾患，てんかんが病いと認識されていて，それらをもった人は特別な保護を要するとされていた。とはいえ，篤疾の人に世話人を一人つける，といったことがどこまで実行されていたかは疑問である。古代の籍帳に，残疾53例，癈疾30例，篤疾12例がみえるが，残疾・癈疾は1例をのぞいてすべて男で，しかも20歳以下は1例にすぎない。篤疾12例中には女が5例あったのは侍丁が徭役を免除されるからであったろう。こういったことから，籍帳の有疾者記載は課役徴収との関連でなされたと推定される（岸俊男説）[7]。戸令におけるこれらの規定は，不課の制度を中軸に運用されたとみてよかろう。

　養老律令にはまた**医疾令**があって，医薬全般にわたる規定をおさめている。一言でいって，それは医療国営の制度であった。医薬関係は，医，針，按摩，咒禁，薬園とわかれていた。咒禁とは，呪禁術をもって他人の邪気をはらい，また自らの身をかためて病災をふせぐことであった。咒禁博士および咒禁生は典薬寮に属し，天文・暦数・風雲気色をつかさどる"陰陽寮"とは別である。女医の制度もあった。医疾令の最後の条[8]は"医針の師等，患の家を巡りて療さむ所は，損不損〔病状の退行・進行〕と，患の家，医人の姓名を録して，宮内省に申せ。〔中略〕諸国の医師も亦此に准へよ"と，一般庶民への巡廻診療の規定もあるが，宮廷および有位者の診療が中心であったろう。

　なお，医疾令には，典薬寮の学生がまなぶべき医書が列挙されていて，それらが中国から日本にもたらされて，ひろくつかわれていたことがわかる。すなわち，『甲乙経』，『新修本草』，『脈経』，『小品方』，『集験方』，『素問』，『黄帝針経』，『明堂』，『脈決』，『流注経』，『偃側図』，『赤烏神針経』といった中国古代医学の書であるが，このなかには現存しないものもある。

　日本で癲狂について上記のような認識が，8世紀のはじめに公的にうけいれられていたことは，強調しておいてよい。ただ，それらは唐の制度の模倣であっただけに，形式はととのっていても，実行がどうだったかの疑問はのこる。さらに，癲狂についてのこういった認識がうけつがれていったろうか。とはいっても，癲狂者への組織的迫害（西ヨーロッパの魔女裁判のような形での）が日本になかった（現代前に）こともたしかである。

2. いくつかの記録

　神話時代　『日本書紀』巻第六，垂仁天皇（11代とされる）のところ[9]に，23年の秋垂仁は，"皇子譽津別王はすで30歳になって髯鬚がながくはえているのに，なお児のようにないて，つねにものいわぬのはどうしてか"ときいた，とある。翌月垂仁が大殿のまえにたち皇子も侍していたとき，鵠（白鳥）が大空をとびわたった。皇子はそれをみて"これ何物ぞ"といわれた。垂仁はそれをしってよろこんだ。そののち鵠をたてまつる者があり，皇子はものがいえるようになった。この記事は神話時代のものであるが，発達性運動失語のような病態があると認識されていたことをしめすのだろう（なお，『古事記』は，皇子がものいえぬのは出雲大神の祟りで，出雲の大神をおがみおえると，よくいえるようになった，とあり，尾張風土記逸文には阿麻乃彌加都比女の祟りとあるという）。

　いうまでもないが，『古事記』は太安萬侶が元明天皇（43代）の勅によって稗田阿禮誦習

の帝記および先代旧辞を撰録して，和銅5年（712年）に献進したものである。『日本書紀』（一名日本紀，六国史の一つ）は，神代から持統天皇（41代）11年（697年）8月までの事蹟を記述した編年史書で，養老4年（720年）に舎人親王・太安萬侶らが撰進した。ともに，天皇家を中心に漢文でしるされている。そこには多くの神話と，天皇家中心であるための歪曲とがはいっている。こういったものを医療史の史料としてもちいるさい，記述された事柄をすべて史実とみることができないのは当然である。たとえば，垂仁の没年は153歳，または140歳とされている。だが，神話的記述のなかにも，病気についての見方や病態の認識，また古代人の心性はうかがわれるはずである。

　伊耶那岐（男），伊耶那美（女）の両神が国生みの麻具波比（性交）をするさい，女神がさきに声をかけるという，ふさわしからぬことをしたために，"子水蛭子を生みたまひき。この子は葦船に入れて流し去りつ。次に淡島を生みたまひき。こも子の例に入らず"（古事記）[10]。蛭のような，よくない子がふさわしからぬ結婚でうまれたというのである。葦船にいれてながすのは，虫送りの行事としてあった。水蛭子とは奇形児だったろうか。奇形児がうまれる原因およびそれへの処遇についての考え方が，ここにあらわれている。

　『日本書紀』は国生みにつき数説をあげていて，蛭児のでないもの，蛭児が初生であるもの，淡路洲が初生で蛭子が次とするもの，蛭児をもっとあとにするものがある。第1子に生みそこないができて，それをながしすてるとの説話は世界の各地にあるという。二つの説では，蛭児は"已に三歳になるまで，脚猶し立たず"，そして，しっかりした船にのせられて，はなたれた。つまり，蛭児は発達遅滞児とされている。

　天照大神の弟建速須佐之男命（素戔嗚尊）の粗暴のことは，記紀ともにかなりくわしくかいている。『古事記』によると，天照大神がいとなむ田の溝をうめ，祭殿に大便をまきちらし，神御衣がおられている服屋の頂に穴をあけて，天の斑馬を逆剥ぎにしたものをなげこんだので，服織女はおどろいて梭で外陰部をついて，しんだ（『日本書紀』には，天照大神自身が梭で身を傷つけた，との記述もある）。いままで弟をかばってきた天照大神もついにいかって，天の石屋戸にとじこもるにいたる。高天の原を追放された須佐之男命は出雲の国にいたって，農業神としての生涯をおくることになる。神が粗暴な面と慈愛の面とをあわせもつことは人格神のばあいよくあることで，この神話に狂気の破壊性と慈愛の面とをよむところまでいってよいものか。須佐之男命の生涯は，天孫族と出雲族との統合のためにハンダ付けされたものだからである。問題は，高天の原における"甚だ無状し"（非情で手がつけられぬ）とされるかれの逸脱行為がどう評価されたかである。姉ははじめ，"酒によっての仕業でしょう"などとりなそうとするが，けっきょく，天界で禁じられた大罪をおかしたものとして須佐之男は追放されざるをえなくなった。つまり，罪人と評価されたのである。

　まだ先史時代のことだが，第21代雄略天皇と第25代武烈天皇との暴虐が目だつ。『古事記』の雄略はロマンスの大王ともいえそうだが，『日本書記』によると，父の暗殺にからんで兄王子二人をころし，また有力な皇位継承候補であった市邊押磐皇子を狩りにさそいだして射殺した。ここまでは古代の権力闘争としてはよかろう。そのほかにも，ちょっとしたことでいかって臣下をきりころす，などのことがあった。"天皇，心を以て師としたまふ。誤りて人を殺したまふこと衆し。天下，誹謗りて言さく，「大だ悪しくまします天皇なり」とまうす[11]"。つまり，雄略の自分かってな暴虐は悪と評価されている。

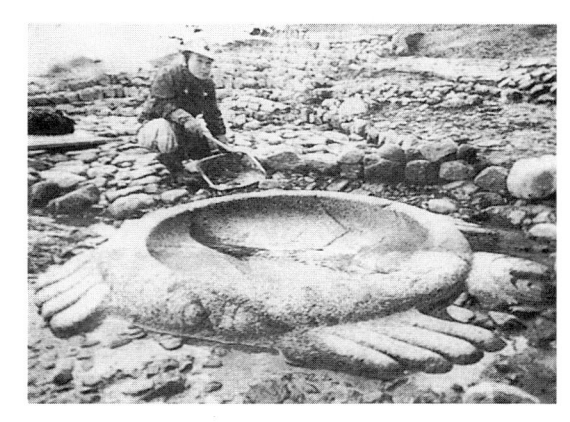

武烈は，市邊押磐皇子の孫にあたる。武烈天皇紀の最初に"又頻に諸悪を造たまふ。一も善を脩めたまはず。凡そ諸の酷刑，親ら覧はずといふこと無し。国の内の居人，咸に皆震ひ怖づ[12]"とある。さらにみていくと，妊婦の腹をさいて胎児をみた，人の爪甲をぬいて山芋をほらせた，人の頭髪をぬいて木の頂にのぼらせてその木をきりたおして，のぼった人をおとしころすを楽しみとした，人を池の樋にはいらせて，ながれでてくる人を三刃の矛でさしころすのを楽

図1　奈良県明日香村流水遺構の亀形石
（『朝日新聞』2000年2月23日朝刊より）

しみとした，人を木にのぼらせて弓でいおとして，わらった。また，女を裸にし板にすわらせたところに馬をひいてきて交接させ，女の外陰部をみてうるおっている者はころし，うるおっていないものは官婢とした。さらに"衣温にして百姓の寒ゆることを忘る。食〔天皇の食事〕美くして天下の飢を忘る[13]"。こういったすべては"諸悪"と評価されていたのだろう。

齊明天皇ほか　日本の歴史が年代，人ともたしかなものになったのは，武烈につぐ第26代とされる繼體天皇（507年即位）あたりからである。

第34代舒明天皇が641年に没すると，翌年皇后が即位した（皇極天皇）。645年に蘇我氏がほろぼされて，皇極天皇の同母弟が即位（孝徳天皇），また年号（大化）がはじめてさだめられた（大化の改新）。ところが白雉5年（654年）に孝徳が没して皇極が重祚した（齊明天皇）。2000年2月に奈良県明日香村教育委員会は，亀形石などの流水設備が発掘されたことを発表した（図1）が，これは齊明天皇の命でおこなわれた工事である。

『日本書紀』にいう，"時に興事を好む。廼ち水工をして渠穿らしむ。香山の西より，石上山に至る。舟二百隻を以て，石上山の石を載みて，流の順に控引き，宮の東の山に石を累ねて垣となす。時の人の謗りて曰はく，「狂心の渠。功夫を損し費すこと，三万余。垣造る功夫を費し損すこと，七万余。宮材爛れ，山椒〔山頂〕埋れたり」といふ[14]"。なみはずれた造営欲が"狂心"と評価されたのである。この"狂心の渠"はまだ確定されてはいないようである。

さらにつづく話しがある。孝徳の子有馬皇子は皇位継承の有力候補とされていたが，慧敏な人で，斉明3年（657年）"陽狂"（佯狂）して牟婁温泉（和歌山県白浜町湯崎温泉）にいった。ところが翌年，蘇我赤兄臣が"天皇の治らす政事，三つの失有り。大きに倉庫を起てて，民財を積み聚むること，一つ。長く渠水を穿りて，公粮を損し費すこと，二つ。舟に石を載みて，運び積みて丘にすること，三つ[15]"と有馬皇子を挑発する。皇子が謀反の意志をあらわしたところで赤兄臣にとらえられ，ついで絞殺された。つまり，狂は失政を糾弾するレッテルとも，また政治的に身をかくす口実とも，なった。

さて，呉秀三の『呉氏医聖堂叢書』（呉秀三，東京，1923年；復刻は思文閣出版，京都，

1970年）は，『癲癇狂経験編』，『人狐辨惑談』などのほかに，『日本国現報善悪霊異記』，『本朝故事因縁集』などもおさめる。呉はこの続篇，続々篇もくわだてていた。東京大学医学図書館の呉秀三文庫にある稿本『医聖堂叢書』16 冊 がそれで，『栄華物語』，『中右記』，『十訓抄』，『大鏡』，『古事記』，『令義解』などなどからの抜き書きである。かれは，古文献の精神病学的記載の集大成をくわだてていた。『神経学雑誌』の第 15 巻から第 25 巻に連載された「磯辺偶渉」もそのくわだての一部分であったろう。ここには，『古事記』，『古風土記』，『日本書紀』，『続日本紀』，『日本後記』，『続日本後紀』，『三代実録』，『日本紀略』，『扶桑略記』の抜き書きがおさめられている。

『続日本紀』は延暦 13 年（794 年）から同 16 年にかけてあまれた編年体の史書で，六国史の一つである。それによる[16)]と，聖武天皇（第 45 代）の天平 9 年 12 月（738 年になろう）皇太夫人藤原氏は皇后宮で僧正玄昉法師にあった。皇太夫人は聖武をうんでから幽憂にしずみ，人事を廃することがひさしかったが，法師にあったとたんに惠然と開悟した。うんでからあっていなかった聖武も皇后宮にいきあわせて，ちょうどよく聖武ともあった。天下にこれを慶賀せざるものはなかった。これは日本でのもっともはやい精神疾患の事例記載であろう。産後 36 年にわたり幽憂にしずんでいたのちに，しゃんとしたというのである。これをうつ病とみることも可能だろうが，ながすぎる。分裂病性亜昏迷からの晩期寛解とみてよかろう。

救療の制度　日本の安土桃山時代までの救療史にくわしいのは，山崎佐『江戸期前日本医事法制の研究』（中外医学社，東京，1953 年）である（山崎〔1888-1967〕は法学者で，もっともはやく医事法制を研究した一人で，各地の大学で医事法制学を講じた。また医史学をふかく研究し，1942 年から 1953 年まで日本医史学会理事長をつとめた）。

奈良朝前における救療施設としては，聖徳太子が設立したものが最初とつたえられている。仏教をふかく信じた聖徳は推古天皇（第 33 代，女帝）の第 1 年（593 年）に難波荒陵の地に四天王寺を建立した。その境内に，社会教化の戒律の道場としての敬田院，鰥寡・孤独・貧窮・無依の者を収容する悲田院，薬草を栽培して施与する施薬院，貧窮無依の病者を収容して救護する療病院の 4 箇院を建設したというのである。四天王寺建立のことは史実であるが，4 箇院附設のことは伝説のようである。元正天皇（第 44 代，女帝）が養老 7 年（723 年）に大和国添上郡の興福寺に施薬院とともに**悲田院**を建設したことはほぼたしからしく，これがこの種のものの最初になる。

有名なのは，聖武の光明皇后が天平 2 年（730 年）に，皇后職に施薬院をおいて，その附属として悲田院をもおいたことである。これも唐の制度にならったもので，悲田院の名は仏典にいう悲田，貧窮にほどこすをもって悲田となすの義による。光明が設置した悲田院および施薬院は宮廷における公的なものとして存在し，奈良朝から平安朝にいたるまで，救療施設の中心として活動した。平安時代に悲田院は，一条の北と鴨川西畔との東西 2 か所にもうけられていた。悲田院における処遇は，充分といえるものでは決してなかったようである。

養老律令の戸令をみると，戸―里（さと）（50 戸）―郡（り）（2-20 里）という行政組織がつくられていた（村，国の規定はない，里はのち郷にかわる）。そして，貧窮者，病気になった往来者の救済については，つぎの規定があった[17)]，――

　　凡そ鰥寡（くわんくわ），孤独（こどく），貧窮（ひんぐう），老疾（らうしつ）の自存（じぞん）に能はずは，近親をして収養（しゅやう）せしめよ。若し近親無くは，坊里（ぼうり）に付けて安恤（あんじゅつ）〔収容してたべさせる〕せしめよ。如し路に在りて病患（びやうぐゑん）

して，自勝〔自分の事をする〕するに能はずは，当界郡司，収りて村里に付けて安養せしめよ。仍りて医療を加へ，幷せて所由〔事情〕を勘へ問へ。具に貫属〔本籍地〕注せよ。患損えむ日に，前所〔目的地〕に移し送れ。

つまり，地方行政組織のなかでの相互扶助が目ざされていた。律令制は本貫（本籍）への縛り付けを基本にしていたが，都市化はその基本原則をおおきくくずした。施薬院，悲田院は，律令制の透き間をうずめる都市対策であった。なお，藤原氏一門や地方国司にも朝廷にならって類似の救療施設をもうけるものがつづいた。

癲狂をやむ者にも，それらに収容され，あるいはそれらから救療をうける者がかなりいたことが想像される。しかし，この点の記録はのこっていないようである。

3. 『日本霊異記』をよむ

正確には『日本国現報善悪霊異記』とよばれるこの本は，奈良右京の薬師寺の僧景戒がしるした，日本最古の説話集である（全3巻）。景戒は半俗半僧の生活をした人か私度僧であったらしいが，くわしい伝記はあきらかでない。この本の成立は弘仁年間（810-824年）とされるが，原撰のものは延暦6年（787年）になったとの説もある。いずれにせよ，おさめられている話しの背景は奈良時代およびその前である。原田敏明・高橋貢訳『日本霊異記』（1967年)[18]を参考にして，いくつかの話しを紹介しよう。漢文のこの原文は『呉氏医聖堂叢書』[19]にはいっている，これからの引用は仮りの書きくだし文とする。

『日本霊異記』のなかの狂気　上巻第15 「悪人が乞食の僧を迫害して，この世でわるい報いをうけた話し」　むかし都が藤原の京にあったとき，一人の愚人が因果の法を信じなかった。そして，食をこう僧をいじめまわした。僧は我慢できずに，呪法でその人をうごけなくした。愚人はたおれて，あちこちとくるいまわった〔原文は"愚人は顛沛し，東西狂走す"〕。僧はたちさったので，愚人の二人の子は僧房の禅師にお願いにいった。禅師がきて法華経の観音品初段をとなえると，その人は呪縛からとかれ，その後は信心の道にはいった。

上巻第23 「悪人が，自分をそだててくれた母に孝養せず，現世で悪死の報いをうけた話し」　字を瞻保という悪人がいた。大学寮の学生になった人だが，書物だけまなんで母をやしなわなかった。母は子の稲をかりたが，かえせなかった。裕福な子は母をせめた。友人が子をたしなめたが，かれはきかない，友人たちが母にかわって借りをかえしてやった。母は乳房をだし，なきながら，"日夜やすまずお前をそだててきたのに，お前が稲をとりたてるなら，わたしは乳の代を請求しよう，親子の道もこれまで"といった。瞻保はなにもいわずに，稲をかした証文をやきすてた。〔原文〕"しかるのち山にいりて，まよひ・まどひて，なす所をしらず。髮身傷つきて，東西にくるひはしる。行路に復還して己が家にすまず"。3日の後，家や倉はやけてしまい，妻子は生活にこまり，瞻保が飢え死にした。

中巻第3 「悪逆の子が妻を愛して母をころそうとして，悪死の報いをうけた話し」　武蔵国多磨郡の吉志火麻呂は聖武の世に筑前の防人にめされ，妻に家をまもらせ母と任地にいった。しかし，妻がこいしくてならず，母をころして服喪ということで，国にかえり妻とくらそうとはかった。法華経を講ずる大会があるからと，母を山につれだし，母をころそうとした。母のいさめもきかず，母に刀をふりあげた子のまえに，大地がさけ，子はそこにおちこ

んだ。母は，おちる子の髪をつかんで天をあおぎ，〔原文〕"吾子は物によられて事をなし，実現の心にあらず，ねがはくは罪をまぬかれさせたまへ"とうったえた。しかし，子はおちてしまい，母は子の髪をもってかえり，仏事をいとなんだ。

中巻第34 「みなしごの娘が観音銅像をうやまって現報をうけた話し」 娘の家は裕福だったが，父母がしぬと財産もなくなった。裕福だった頃につくられた観世音菩薩の銅像において，いのっていた。同村の裕福なやもめが求婚にき，しぶっていた娘はついに承知して男とまじわった。雨がつづき，男は3日とまった。空腹をうったえる男にだせる物がない。娘は観音像にうったえてきて，からのかまどのまえにうずくまっていた。夕方に，裕福な隣家の乳母が，奥様からとご馳走をもってきてくれた。妻はその乳母にお礼として，きていたくろい着物をあげた。夫は大喜びでご馳走をたべてかえった。妻が隣家にお礼にいくと，その主婦は，〔原文〕"癡なる嬢子かな，もし鬼によられたるか，我はしらざるなり"といい，乳母も"しりません"という。仏堂にいってみると，あのくろい着物は観音の銅像にかぶさっていた。

中巻第35 「法師をうって，現に悪病にかかりしんだ話し」 宇遅王(うじのおおきみ)はよこしまな心の人で三宝を信じなかった。聖武の世にこの王は旅行中に僧諦鏡(たいきょう)にであった。道の端にたった諦鏡をうちのめし，おっていたかごもうちこわした。法師は"ここに護法はいないのか"といった。いくらもいかぬうちに王は重病にかかり，高声でさけび・うめき，地面から2，3尺とびあがった。王の従者は諦鏡に呪詛をとくようにねがったが，かれは承知せず，下賤な王よ，千遍いたむがよい，万遍いたむがよい，といった。王の身内は天皇にうったえたが，きかれなかった。王は3日して，墨のようになってしんだ。身内の者が天皇にまた"諦鏡をころして仇をうちましょう"と奏したところ，天皇は，自分も諦鏡も法師であり，法師がどうして法師をころせよう，宇遅王の災難は諦鏡のとがではない，といわれた。狂王宇遅は邪見がはなはだしかったので，護法の神が罰をくわえたのである。

説話の意味するもの 狂気に言及している説話を五つみてきた(『日本霊異記』は全116話である)。

さて，中国大陸および朝鮮半島との海上交通はふるくからあり，大陸・半島からの移住民とともに仏教もはいってきていた。百済が五経博士段楊爾をおくってきたのは，繼體の7年(513年)である。第28代宣化天皇の3年(538年)に，百済の聖明王が仏像と経論などをおくってき，これが仏教の公式伝来とされる。つづく欽明の13年(552年)から仏像礼拝の可否について論争があり，それを可とする蘇我馬子・厩戸皇子(聖徳)らが次第にかった。第33代推古天皇の2年(594年)には，三宝興隆の詔が発せられた。

大和を中心とした政権が日本国政権に発展したのは，浄御原令が施行された第41代持統天皇の3年(689年)とされる。そして，大宝律令，養老律令にいたり，日本の国家体制がいちおうさだまった。といって，権力が安定したわけではない。天平13年(741年)に第45代聖武は，皇后の懇請をうけて，諸国に国分寺を建立するとの勅を発したが，これは前年の藤原廣嗣の反乱にあらわれたような国家の動揺を仏教の力でしずめようとしたものである。さらに，社会の動揺をしずめるための象徴として聖武が推進した東大寺の盧舎那仏(るしゃなぶつ)の開眼供養がおこなわれたのは，つづく孝謙天皇(聖武の娘，聖武は上皇)のとき，天平勝宝4年(752年)であった。

仏教はこのように鎮護国家の宗教として，現実政治におおきな力をもっていた。しかし，民衆は自然の巨大な力を畏怖していた。『日本霊異記』は，民衆のいだく畏怖を因果応報（それも現世での応報）によってときあかし，仏の功徳をとくものであった。そこには当時の社会情勢，民衆の生活もあらわれている。吉志火麻呂の話しは，防人にとられた東国の人の別離の悲しみを反映してもいる。

『日本霊異記』の説話は，仏を信じる者にはよい報いがあり，仏を信ぜず，仏像や僧をないがしろにする者は，悪病や死の報いをうける，ととく。その悪病のなかに狂もはいっている。そこにえがかれている**狂の姿**は，あちこちとはしりまわる，山にはいってまよいあるく，髪をふりみだしている，といったものである。吉志火麻呂の母は，〔原文〕"もし汝は鬼につかれたるか"と子にいい，天にむかっては"吾子は物によられて事をなし"といった。中巻第34の主婦は，なにおかしいことをいっているの，の意味で"鬼によられたるか"といっている。普段にかんがえられぬ，とんでもない状態が，憑きとみられたのである。宇遅王にあっては，よこしまな心がひどくて三宝を信じない状態が狂とみられていた（須佐之男命，雄略との対比）。吉志火麻呂の母が，物につかれて現心(うつごころ)をうしなってしたことだから罪をまぬがれさせたまえ，と天にむかいいったことも注目するべきである（心神喪失による無罪に通じる考え方である）。

『日本霊異記』はもとより仏教布教のためのものであるが，ここから当時の狂気認識の一端がうかがえる。

◉第1章文献
1) 井上光貞，関晃，土田直鎮，青木和夫校注：律令（日本思想史大系3）〔以下"律令"〕．岩波書店，東京，pp.226-228, 1976.
2) 律令．pp.39-41.
3) 律令．p.692.
4) 律令．p.467.
5) 律令．p.276.
6) 律令．pp.281-282.
7) 律令．p.552.
8) 律令．p.429.
9) 坂本太郎ほか校注：日本書紀（二）（岩波文庫）．岩波書店，東京，p.36, 1994.
10) 武田祐吉訳注：新訂古事記（角川文庫）．角川書店，東京，p.23, 1977.
11) 坂本太郎ほか校注：日本書紀（三）（岩波文庫）〔以下"日本書紀（三）"〕．岩波書店，東京，p.32, 1994.
12) 日本書紀（三）．p.144.
13) 日本書紀（三）．p.158.
14) 坂本太郎ほか校注：日本書紀（四）（岩波文庫）〔以下"日本書紀（四）"〕．岩波書店，東京，pp.334-336, 1995.
15) 日本書紀（四）．pp.342-344.
16) 呉秀三：磯辺偶渉．神経学雑誌 19 (5)：230-233, 1920.
17) 律令．p.235.
18) 原田敏明，高橋貢訳：日本霊異記（東洋文庫）．平凡社，東京，1967.
19) 日本霊異記．呉秀三編：呉氏医聖堂叢書．呉秀三，東京，pp.783-846, 1923.

第 2 章　平安時代

　第50代桓武天皇は延暦13年10月22日（794年11月18日）新京にうつり，翌月新京を平安京と命名した。藤原家はまえから天皇家の外戚として権力をにぎっていたが，藤原家の内部抗争がはげしく，それにまきこまれて天皇が退位においこまれることもしばしばであった。この時代に都市貴族の文化は花ひらいたが，地方への統制は次第次第によわまっていった。

1. 癲狂の和名

　癲狂については源 順（したごう）の『和名類聚抄（わみょうるいじゅうしょう）』（承平5年〔935年〕ごろ勤子内親王のためにあらわされた日本で最初の分類体漢和字書）には，"癲狂は唐令に云ふ癲狂酗酒にして皆侍衛之官に居るを得ず，癲の音は天，狂は太布流（たぶれ）と訓す，俗に云ふ毛乃久流比（ものくるひ）なり"とある（原文は漢文）。そこで，金子準二「日本精神病名目志」[1)] および『岩波古語辞典』[2)] によって，当時のおもな関連和名をみておこう。

　うつ・け←ウツ（空・虚）　からっぽになる，うつろになる。また，腑抜けになる。あほう。"老い耄れ──・け贏（か）れては"（金光明最勝王経音義，1079年），"本心を失ひて──・けたる如くなり"（尚書抄）。

　おろか←オロ（アラの母音交替形，粗，疎）＋カ（様子）　で，間隙おおく，おおざっぱ，いい加減，手抜かり，転じて，うすのろ，間抜け，ばか。"僅かに二つの矢，師の前にて一つを，──にせむと思はむや"（徒然草，1319-1331年），"兵（つはもの）にては有りけれども，心の後れて──なりけるにこそは有らめ"（今昔物語，1120年以降），"魯，オロカなり"（類聚名義抄，1100年）。

　くつ・ち（鼾ち）　いびきをかく（4段活用，動詞），いびき，癲癇。"程なく寝入りて──・ち臥せり"（落窪物語，986年頃），"ある里に癲狂の男ありけり。この病は，火の辺，水の辺，人の多かる中にしておこる心うき病なり。俗に──と云へり"（沙石集，1279-1283年）。

　くなたぶれ←クナはカタクナのクナで，まがっていること（クネリと同根），タブレは狂の意　おろかで気違いじみていること，またはその人をののしっていう。"天津日嗣（ひつぎ）の高御座（くらみかそ）を掠ひ奪ひ盗まむとして，悪しく逆（さかしま）なる奴（やつこ），──，まとひ（ウロタエ者メ）"（続日本紀，979年）。

　くる・ひ←クルシ（痛みの耐え難さに心身の安定をうしなう）と同根か　心の安定をうし

なう，正常心をうしなう，神がのりうつる，つかれたようにはげしくあばれまわる，はげしく我をわすれてあそびふざける；常軌を逸していること，物狂いのようにはげしくうごきまうこと．"相見ては幾日も経ぬをここだくも──・ひに──・ひ思ほゆるかな"（万葉集，759年以降），"佐々木殿，物の着いて──・ひ給ふか"（平家物語，1218年以前に原型？），"大徳の親王の霊，卜者(かむなぎ)(くる)に託ひて言はく"（日本霊異記），"偏へに死なむとぞ──・ひける"（平家物語），"（コノ少女ハ九歳トテ）いまだ善し悪しまでも候はず，──・ひたるばかりにて候"（建内記，1441年の条），"冷泉院の狂ひよりは，花山院の狂ひは，ずちなきものなれ"（大鏡，1025年成立？）．金子は"くるひ"のクルは，グルグル，コロコロにも通じ，興奮，不安状態の精神病患者がうごきまわり・おちつかぬ様をさすというべきだ，とする．

しれ←シリ（領；物の状態・性質をすみずみまで自分のおもうままにする）の受身形　何物かに心の働きを占領されて麻痺・夢中の状態になる，おろかになる．"有りと有る上下(かみしも)，童(わらは)まで酔ひ──・れて"（土佐日記，935年頃），"あれしれや，同じ心なりけむ人を，何にかゝしみて"（宇都保物語，984年以前一部分）．

たた・り　神仏・怨霊などが，人間の行為をとがめて禍をもたらす．"布斗摩邇(ふとまに)に占へて，何の神の心か求むるに，その祟(たた)りは出雲大神之御心なり"（古事記）．金子は，タツ（絶）のタに敬語のルルがつき"たちたまう"の意となったとの説もあるが，神仏や霊が人間にちかよって"立つあり"が源ではなかろうか，という．

たは・け←タハレ（婬），タハブレ（戯）と同根で，常軌を逸したことをするの意　不倫な行為をする，おろかしい行為をする；不倫，あほう．"王，年幼し．木満致国政を執る．王の母と相淫(あひたは)けて，多に無礼"（日本書紀，応神25年），"さても──・けた事かな．…何の用にもない事を楽しむ事かな"（驢鞍橋(ろあんきょう)，1660年）．

たぶ・れ　気が変になる，気がくるう．"──・れたる醜(しこ)し翁の"（万葉集），"良からぬ狐などいふなるものの──・れたるが，亡き人の面伏せなる事言ひ出づる"（源氏物語，1008年頃）．金子は，タブルはタフル（倒）からでたとの説もあるが，タは接頭語でフルは"傍をすぎていく"で，真中からはずれるの意味もあった，とする．小田晋は，タブレはタワムレを想起させるし，タブレにはタマシイにふれるの意義もある，ととく．

ものぐるひ←モノは，人が恐怖・畏怖の対象とするものや競走者としての立派な存在などを，直接にさすことをさけて，一般的存在のようにあつかう表現（"四つの蛇，五つの──の集まれる，きたなき身をば厭ひ捨つべし離れ捨つべし"，仏足石歌，753年）　気がふれること，乱心，またその人．"誰てふ──か，われ人にさ思はれむとは思はむ"（枕草子，996年頃）．

やまひ←ヤミ（病）と同根　病気，欠点．金子によると，ヤミは"止み"で正常の状態がやむとの説もあるが，"やせる"，"やすむ"などにみるように，"や"が平常でないわるい状態を意味する，との説がある．

をこ←ウコ（愚）の母音交替形　おろかなことをすること，またおろかしいこと．"我が心しぞ，いや──にして今ぞ悔しき（日本書紀歌謡），"行きずりの人の宣はむ事をたのむこそ──なれ"（今昔物語集，1120年），また"吾が心し，いや(あ)うこにして"（日本書紀歌謡）．

ところで，呉秀三は『精神病学集要』前編（第2版，1916年）の緒論[3]で，──

精神病は支那の書物に於ては狂（霊枢），狂疾（晋書），狂病（病源候論），顛狂（霊枢，

素問），巓疾（素問）と云ひ，日本ではものぐるひ（和名抄），くるひやみ（大同類聚方），ものぐるひやまひ（神遺方），くなたぶれ（続日本紀），たぶれ（宇治拾遺）などと云ふて，昔から一の疾病と見做して居たが，西洋などではつい此頃まで罪の報ひ魔のするわざと認めたものである〔後略〕

とのべている〔『神遺方』は丹波雅忠（912-955）の著とされるが偽書か，『大同類聚方』（808年）については後述〕。これにたいし金子は，"日本では一の疾病と見做していたとの説には，一概にうなずけない。ものぐるいとの精神病をさす古語は西洋と同じく「もの」すなわち鬼，魂（死霊，生霊）のわざわいする疾病と信ぜられたことをもうしておる"と批判的である[4]。この点はどうだろうか。当時の病気のとらえ方には，"もののけ"などもはいっていた。"病気ととらえていた"，"いや，ちがう"といってみても，病気の概念に今昔彼我の違いがあって比較しきれない。といっても，"くるひやみ"，"ものぐるひやまひ"の語があったことは，当時の日本で癲狂を病気よりのものとしてとらえる見方がつよかったことをしめすものだろう。

2. 当時の医説

　大陸の医書はかなりはやくから朝鮮半島を通じ，また中国本土から直接に日本にはいっていた。中国古代医学のおもだったもののほとんどが教科書としてもちいられていたことは，医疾令のところ（5ページ）でのべたとおりである。それに対応して医薬品の収集にも力がそそがれ，採薬師・薬園師が活動した。国産しない薬物の輸入もさかんで，正倉院薬物にはその遺品がある。

　日本独自の医書としては『大同類聚方』が最古のものとされ，『金蘭方』（870年以前）がそれにつぐとされるが，うしなわれている。ついで，中国医書の注解書がいくつかつくられた。さらに，渡来中国医書を参考にした，日本人による医薬書の編纂がおこなわれるようになったことが，平安時代の医学の特徴の一つとされる。その代表的なものが『医心方（いしんほう）』である。

　『医心方』　永観2年（984年）に鍼博士丹波康頼（912-995）が編撰してときの圓融上皇に奏進した医学全書で，全30巻。丹波は系図上，中国後漢の靈帝の子孫で，日本に帰化した阿智王（あちのおみ）よりかぞえて8世の孫とされる。医家丹波家はこれより宮廷医として不動の地位を900年にわたりたもった。呉とともに「精神病者私宅監置ノ実況及ビ其統計的観察」をあらわした樫田五郎，内科学・臨床病理学者だった樫田良精，俳優丹波哲郎はその子孫である。この本の内容は，『外台秘要』，『病源候論』などを基礎にして，中国の六朝，隋唐（および一部分は朝鮮）の医薬書を類聚按配したもので，本草・養生・房中〔性医学〕をふくむ臨床医学の各分科の条によって説をつらねている。引用書は100をこえ，中国においても散佚した隋唐の古医書にも本書での引用からその内容のうかがわれるものもおおい。

　ここでは，河内全節鑑閲・土肥慶蔵・呉秀三・富士川游選集校定『日本医学叢書』第一巻第二（1906年）によって，漢文のものを書きくだし文で抄する（症状面をぬきだして）。該当のものは**風病**を論じる「医心方巻三」[5]におさめられている。

　その緒論「風病証候第一」にいう，──

黄帝大素経に云ふ，風は百病の長なり，その変化するに及びて他病をなすなり，常方なしと〔中略〕百病風によりて変を生じ万病となる〔後略〕。

医門方に云ふ，およそ人の性五行に禀けて，風気に因りて生長す。風気能く物を長ずといへども，また能く害をなす。人を傷ふこと，水は舟を浮かぶるも，またよく舟を覆すがごとしと。

病源論に云ふ，中風とは風気人に中るなり〔中略〕その病ひたるや，皮膚の間に蔵れ，内通ずるをえず外泄らすをえず，その経脈にいり五蔵をめぐるもの，おのおの蔵府に随ひて病ひを生ず〔心中風，肝中風，腎中風，脾中風，肺中風〕。

上記は概説的なものであるが『一切の風病を治するの方第二』に症状がくわしくのべられている，──

"様要方"〔柩要方か〕に云ふ，風病を療するに途多し。音を失して語るをえず，精神は酔へる人のごとくして，手足ともに運用するをえざる者あり。よく言ひ語り手足廃せずして，精神昏恍し人に対するあたはざる者あり。言ひ語るあたはずして手足〔廃し〕精神昏乱する者あり。言語手足精神ともに平常に異ならずして，発作時にあり発する毎にすなはち言語狂し高声大叫し，定まるをえたるののち都て自ら醒めざる者あり。諸事尋常に異ならずして，発作時にあり発する毎にすなはち狂走叫喚する者あり。諸事尋常に異ならずして，発作時にあり発する毎にすなはち牛羊禽獣の声を作し，醒めてのち都て自ら覚えざる者あり。諸事尋常に異ならずして，発作時にあり，発する毎にすなはち頭旋り目眩き頭痛み眼花し心悶し輒ら坐し，経ること久しくして方の定まる者あり。諸事尋常に異ならずして，発作時にあり，発する毎に輒ら熱を発し，頭痛み流汗し自ら挙するに勝へざる者あり。これら諸風は形候別なりといへども，その源を尋ぬれば，ともに本気を養ふを失し，すでに羸れ偏へに損する所あるなり。〔後略〕

ここには，閃輝暗点や自律神経発作をふくむさまざまな発作性症状と，それらと背景症状とのさまざまな組み合わせがあげられている。

半風（風にて半身不随なるもの），風痓（口噤みて開かず，背強りて直に，発癇の状のごとし，その重き者は耳の中策々として痛み，卒然として身体痓直する者は死するなり），頭風（風にて頭眩する者；風にて頭眩して倒れんと欲し，目旋り屋転じ頭脳痛む），中風口噤，中風口喝（筋急り頬を引く，故に口は喝僻〔ゆがむ〕に言語は正しからざるに目は卒視する能はざるにならしむ），中風舌強〔こわばる〕，中風失音，中風声嘶〔しわがれる〕，声噎〔むせぶ〕，中風驚悸（風して驚悸する者は体虚にして心気足りず，心の経風邪に乗ぜらるるによる，あるひは恐懼して憂慮迫まり，心気虚にしてまた風の邪を受けしむ；重病して虚損するに因り，のちあるひは憂慮失心驚悸心忪するに因り，あるひは夜間狂言し恒常に憂ひ怕れ，あるひは神足らざる人のごとし；中風にして心気定まらず驚悸して，言語謬誤し，恍々惚々として心中煩悶し耳鳴る），中風四支不屈伸，中風身体不仁〔しびれて感覚がなくなる〕など，中風の各個証としてあげられているものは，ほとんどが中枢神経系疾患である（とくに言語面の症状がくわしい）が，癩病ほかいくつかの皮膚病も中風にいれられている。

中風には精神症状を主とするものもある。すなわち，中風言語錯乱（邪に中たる者発する時はすなはち自ら覚知せず，狂惑妄言し，悲喜度無き，是なり；風邪人の体中にいり，鬼語し妄りに説く所あり，悶乱恍惚として足らず，意志定まらず），中風癲病，中風狂病である。

中風癲病については，——

　　病源論に云ふ，五癲は一に陽癲，二に陰癲，三に風癲，四に温癲，五に馬癲なり。人血気少なきことあらば，すなはち心虚にして精神離散し，魂魄妄行し，因りて風邪の傷つくる所となり，邪陰に入ればすなはち癲疾となる。また人胎にあるときその母卒かに大驚して精と気と弁居すれば，子をして癲を発せしむ。その発するやすなはち地に仆れ涎沫を吐き覚ゆること無き，是なり。〔中略〕癲疾の発作するや僵仆〔たおれる〕して人を知らず，言語妄り鬼を見る。

すなわち，てんかんの記載である。**中風狂病**のところには，——

　　病源論に云ふ，狂病なる者は風邪弁さりて陽に入りて為す所に由る。風邪人の血脈に入り，人の陰陽二気をして虚実不調ならしむ。もし一実一虚ならば，すなはち血気を相弁せしむ。気陽に弁さりてすなはち狂と為る。発すればすなはち走らんと欲し，あるひは自ら高賢なりとし神聖なりと称する，是なり。

　　千金方に云ふ，狂発すれば臥すること少なく飢ゑず，自ら高賢なりとし自ら弁知なりとし自ら貴大なりとし，善く罵詈して日夜休まず。

　　狂して罵詈し人を摘打す。

と，興奮して妄言し誇大的になり，攻撃的になっている様子がしるされている。

そして，中風とは，精神症状をふくめた中枢神経症状をしめすものがその大半をしめることがわかる。また，このような癲狂を病気とする見方が日本における医説の中軸にあったのである。

『大同類聚方』『日本後紀』大同3年（808年）の条に，"是に先だちて衛門佐従五位下兼左大舎人助相模介安倍朝臣眞直，外従五位下侍医兼典薬助但馬権掾出雲廣貞等に詔して，大同類聚方を撰せしむ"とある〔文献6)の解題による〕。平城天皇が古代から日本につたわった医道が亡佚することをうれえて，安倍，出雲らに命じて，諸家に伝来する諸医方を類聚収録させたものである。全100巻。この原文はうしなわれ，つたえられたのは後世の偽撰であるとされている。中世に残簡をあつめて，これに潤色加筆したものらしい。100巻のうち用薬部（1-13巻）がとくにあやしいとされている。また，諸家に伝来する医方といっても，その多くは中国医方に由来するものだったらしい。文章は万葉仮名と漢文とによる和漢混淆体である。処方部（14-100巻）のうち巻之三十八が癲癇に，巻之三十九が狂疾にあてられている。

万葉仮名であらわされている和名がおもしろいので，文献学的不確かさにもかかわらず，いくつかのものをひろってみたい。土肥慶蔵・呉秀三・富士川游選集校定『日本医学叢書』第一集巻一（1905年）は，いくつかある流布本中の出雲本をとって，伊勢本，豊後本，畠山本などによって，校合している。これによる。

巻之三十八6)の表題は"阿多布利也民（癲癇）　安太布里也美　安太布連（癲癇）　和寸連也美　太布里"となっている（振り仮名は岡田による），"たふり"は倒であろうか。頭についている"あ"はなにを意味するのか。『大同類聚方』および『医心方』などの日本古代医学にくわしい槙佐知子さんにうかがうと，古体仮名のア（←阿）とミ（←已）とがにていて，ミがアと誤読されたもので，"あ"とあるのは身であろう，とのことである。"あたふりやみ"とは身倒れ病みのことである。あとは，万葉仮名は平仮名にあらためてしるす。

"**あたふれやみ**（癲癇）は，女は惣身黄白色に肌瘦せ，口燥き気塞り心楽まず物の音声に恐

れ驚き，或は大声を発て啼悲み，或は大声にて笑ひ，或は不時大食を好み，又は卒に眩み倒れ，或は泡を吐きて倒れ人を知らず，或は洪水又は大雪を見て倒るる者也"．"男女共にあたふり病（癲癇）時々泣き悲み止まず，或は怒気甚しくして器物を放投破損を好む者"．"あたふり病（癲癇）卒に目眩(くるめ)き倒て手足冷たく言(ものい)はずして口外添〔涎？〕を吐き，或は口中白泡を満含する者"．"あたふりの女児夜毎に目に五色の花彩を見て臥すること能はずして泣く者"．"小児の四五歳の頃卒に眩(くる)み病して倒るる者"．"たふり病，眩み倒れて汗出で，漸く起きて大いに哭き笑ひて言はず，血出で大雪，大水，火，人の群れ集ふを見て発(おこ)る者"．"わすれ病にて心疎にて調密ならず忘るること多き者"．いま列挙してきたような病態にたいする処方があげられている。癲癇だけでなく，幻視発作をしめすものや健忘も"あたふりやみ"にいれられていた。

　巻之三十九は"久留比也民(くるひやみ)（狂）（狂疾）"と題されている。"くるひやみ（狂）は，卒に狂ひ走出し，或は大声を発して罵り怒り笑ひ悲み，大いに食して夜不眠に〔後略〕"．"ものくるひ病（狂）の卒に気絶して倒れ，既に起きて後狂ひ走り出して，或は大声を発して罵り狂ひ語りて，日夜盛に大食し，大便瀉下し数日やまず"．"女子狂ひやみ気乱れ言狂して，大声に歌ひ踊り，或は走出で止まずして，数日不食不大便にして神崇め〔崇り？〕の如く，又は獣の如く気附触れ〔？〕に似たる者"．"くるひ病，言はずして狂ひて日夜山野に歩行し不飲食不寝数日〔別本に数月〕にして治せざるの者"．"童男子のくるひ病（狂）十二三歳にして狂ひ走り言は違ひて日日に発(いえ)り止まりて数日愈ざる者"．"女子廿四五歳の頃或は産後卒に気狂ひ乱れ心の者，或は歩行て山野に至りて帰らざる類の病の愈し難き者"．"ものくるひ病卒に泣き笑ひ祟(たたり)りの如く垣に登り或ひは狂ひ走る者"．"太々里病，人霊狐狸大神に魘(おそ)はれ苦しむ者"．器質性精神疾患の一部分が"あたふりやみ"にはいっていたが，こちらは機能性精神疾患の記載である。不安，憂うつなどの症状ははいっておらず，でているのは派手に目だつものである。"たたり病"も，病としてはいっている。男での発病は女におけるよりもはやい傾向が当時気づかれていた，としては，読み過ぎになろう。

3. いくつかの記録から

　「磯辺偶渉」から　呉秀三がここにひろいあげている，いくつかのちいさな記事をみていこう。

　文徳天皇の斉衡3年（856年），狂者藤原民雄が禁中にはいりこみ，近衛の陣頭に射殺された。このとき左衛門左兵衛の官人は気づきながらただみていて，狂人を官中にはいらせた（『三代実録』より）[7]。この藤原民雄がどうして狂者と判断されたのか，これだけからはわからない。貞観10年（年末だから869年になろう），左大臣源朝臣信が摂津国へむかうとき，野中で馬からおちて深泥にはまり，自分でぬけだせなかった。人あってたすけだし，すぐに息をふきかえしたものの，病いをえてかえり心神恍惚，数日にして没した，年59歳（『日本紀略』より）[8]。これは窒息による脳病変だったのだろうか，また年齢からすればなにか身体病をもっていたこともかんがえられる。"心神恍惚"の語がある種の意識障害をさしてるらしいことにも注目したい。寛平6年（894年）のある夜，狂人が紫宸殿にのぼった（『日本紀略』より）[9]。

天徳2年（958年）閏7月9日，狂女が待賢門前で死者の頭をとってくった。こののち，諸門に臥する病者がいきながらくわれ，世は女鬼のしわざとした（『日本紀略』より）[10]。この7月には飢疫のため相撲節の楽をとりやめたことが記録されているので，飢饉と流行病とがあったのだろう。そして，死と死体とは身ぢかなところにころがっていた。のちにみる『異本病草紙』からの図7，8（29ページ）は，決して絵空事ではなかった。

　康保4年（967年）2月17日，皇太子はじめて心をなやまし，尋常にあらず，今日より4月におよぶ（『日本紀略』より）[11]。これは村上天皇の最後の年で，皇太子とはつぎの冷泉天皇である。この人については，項をあらためてのべる。正暦5年（994年）5月16日，左京三条南油小路西に小井あり，狂夫が"この水をのむ者は疾病をまぬがるべし"といったので，都人子女がわっとおしよせてきて，その水をくんだ（『日本紀略』より）[12]。この人はどうして狂夫とされたのだろうか。この年，正月から12月にかけて痘瘡が天下に流行して疫死者がはなはだおおかった。鎮西よりおこって京師におよんで，4-7月とくにははなはだしく死者過半。5月16日といえば，都中が恐怖におののいていた時である。問題は狂夫よりは，病いの恐怖にあった。治安元年（1021年）6月21日，上卿が外記にいわれるには，昨日乱髪の男一人が北陣よりはいって南殿にわたり，左衛門陣からでた，狂人だった，と（『日本紀略』より）[13]。南殿とは，894年のところにでた紫宸殿の別称，大内裏の正殿で，朝賀，公事をおこなう御殿である。こういう所まで狂人がしばしばはいりこんでいた。

救療などの制度・施設　ここは，また山崎佐『江戸期前日本医事法制の研究』によって，簡単にふれておこう。山崎[14]は，"前期〔奈良朝時代〕に制定された医療官営の制度は，この期に至つてよく運営されたので，朝廷に勤仕する関白太政大臣を始め総べての官吏及び畿内の一般庶民は，典薬寮の官医の医療を受け，各国々では，その国に駐在する官医が普く医療を担掌した"としるし，さらに，医療はまったく報酬の対象とはなっておらず，いかなる富貴権門といえども自己専属の"お抱え医者"をもたず，医家はいちじるしく尊重されていた，とする。

　だが，延暦16年（797年）に大和国への医師常駐が一時中止になった，筑後・肥前・肥後・豊前・豊後の5か国は大宰府常駐の医師が兼任することになっていたのを，承和12年（845年）に各国に医師1名ずつをおくことがゆるされた，医師定員を超過するところもあって下野国のごときは貞観4年（862年）には常駐医師が3名にもおよんだことがあった，といった記載をよむと，当時の実情がわかる。医療官営の建て前ではあったが，その恩恵をうけるのは上層の者だけで，一般庶民・地方の人はその枠外にいた。

　当時の医事制度は養老令によっていたが，嵯峨天皇の弘仁11年（820年）に奉進された弘仁式，清和天皇の貞観13年（871年）に奉進された貞観式，両者を集成した醍醐天皇の延長5年12月26日（928年にはいっている）の**延喜式**などの細目がさだめられた。

　延喜主計式は，租税台帳は昨年の帳簿により増減を記載し，死亡，篤疾，癈疾，残疾など租税を軽減する者を別帳に記載することなどを規定している。公租公課を確保するために，一般庶民の健康保持・疾病治療を国家で管理する医療国営制度がもっとも簡便であるという面もあった，と山崎[15]もみとめている。そこで，病いをいつわって公の義務をまぬがれようとする者には，きびしい処罰もあった。そして，平安中期以降荘園が拡大し地方豪族が跋扈して税制の基礎が崩壊するにともなって，医事制度も衰退していった。

典薬寮は大宝令にきめられた中央医療機関であった。施薬院は光明により皇后職に設置されていたものだが，天長2年（825年）に施薬院官制があらためられ，令外官として独立した。その後は規模の拡充強化がはかられて，庶民の療病に力をつくした。施薬院使は典薬頭とともに医師の最高の地位とされていた。

悲田院は官制外施設のままであった。ここでの病者については，"悲田院には，諸国より貧者のよるべなき病人をあつめ，毎日粥をたきて，看病人の者これをあたへ，施薬院より薬のふくろをひぢにかけて打ちまわり，病人を療せられたりとかや"（『勘忍記』，山崎[16]による），とあり，施薬院の管轄にあった。11世紀後半には悲田院についての記録がほとんどたえていることから，その衰微していたことがわかる。藤原定家の『明月記』建保元年（1213年，鎌倉時代にはいっている）10月15日の条に，京都に炎上あって姉北富小路西悲田院やけおわりぬ，とある。なおのこっていた東悲田院は泉涌寺内にうつって，乞食の住居となった，との記事もある。

朝廷の施療施設にならったものとしてはつぎのようなものがあった[17]，——

済治院——淳和天皇（823-833年在位）の皇后正子内親王は，太后となったのちに，嵯峨の離宮をあらためて大覚寺という精舎とし，その脇にたてた済治院を病いにかかった僧尼の療養所とした。

悲田処——天長10年（833年）武蔵介當宗家主ほかにより行路病者救護のため，多摩・入間両郡の境にもうけられた。

続命院——参議刑部小野岑守が大宰大貳のとき，管内庶民が往来のさい横死するのをふせぐため大宰府の南郭にたて，岑守の死後家人の出願により承和2年（835年）許可。

済苦院——小野宗成の出願により承和4年（837年）出羽国最上郡に建設。

崇親院・延命院——右大臣藤原良相（北家，人臣ではじめて摂政となった藤原良房の弟）は貞観元年（859年）に，東京極六条の自邸の一郭に藤氏の子女で自存できぬ者を収容保護する崇親院をたてて施薬院に属させ，また同年，藤氏一族で疾病になやみ家業なき者を救療する延命院を勧学院の南辺にたてて学院に属させた。これらの費用には自己の封戸をさいたが，藤原氏の権勢がもっともさかんな時代であったので，朝廷はこの両院にさまざまな応援をした。

上記のような諸施設に収容されていたもののなかには，いくばくかの癲狂者もまじっていたことだろう。

天皇家の病い　さきにみたように，『日本紀略』（神代から第68代後一條天皇までの史実を漢文で編年体にしるしたもの，著者未詳，1036年以降の成立）は，皇太子時の冷泉悩心のことをしるしていた。当時の天皇家には異常とされる人があいついだ。そのあたりのことを，服部敏良『王朝貴族の病状診断』（1975年）[18]によってみていこう。抄出した皇室略系図（次ページ）からもわかるように，皇統はたえず右し左している。藤原摂関時代にあっては，妃をはじめ天皇に配されるのは多くは藤原家出身の女で，しかも藤原諸家のあいだに，またもっとも力をえた北家の内部でも，はげしい権力闘争があった。皇室は近親結婚と権力闘争のさなかにあったのである。そのなかで，冷泉・花山の2帝は"物狂ひの天皇"としばしばしるされてきた。

まず，**冷泉天皇**（950年うまれ，1011年没）は第62代村上天皇の第2皇子で，憲平親王と

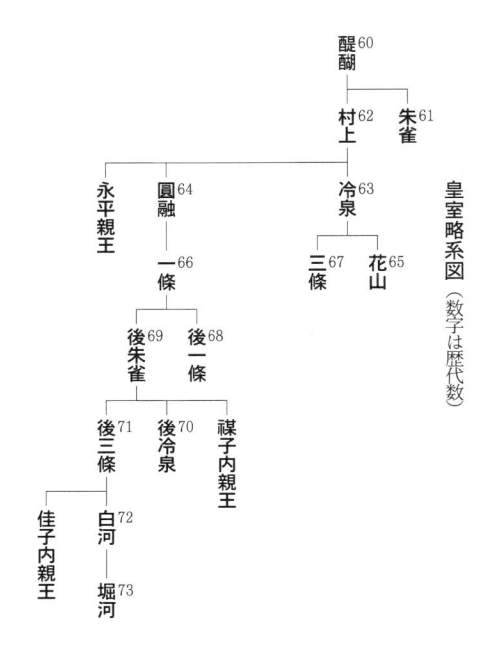

いった。北畠親房の『神皇正統記』(1339年著, 1343年修訂)が, "この天皇邪気おはしければ, 即位の時大極殿に出給ふこともたやすかるまじかりけるにや, 紫宸殿にて其礼ありき。二年ばかりして譲国, 六十三歳おはしましき"(引用は服部による, この項でこのあとも文献番号のついていないところは, 服部引用のまま)とかくように, その狂態はさまざまにつたえられてきた。

最初に基本的伝記的事項をみておこう。その母は藤原北家の嫡流となった右大臣藤原師輔の娘安子。村上の第1皇子廣平親王の母は南家出身の大納言藤原元方の娘祐姫であった。元方の権力は師輔にはるかにおよばず, 第2皇子が東宮にたてられた。それらを悲憤しているうちに天暦7年(953年)に元方が死亡し, つづいて廣平親王およびその母も死亡した。村上死亡により憲平親王は康保4年(967年)5月27日に即位。冷泉には師輔の第1男伊尹の娘懐子が女御となり, その間に第1皇子師貞親王がうまれていた。他方, 伊尹の弟兼家も娘超子をいれていた。そこで, 伊尹は師貞親王の立太子をいそいだ。安和2年(969年)8月に冷泉が在位わずか2年で譲位して皇太弟守平親王が即位し(圓融天皇), 師貞親王が皇太子とさだめられたのは, 伊尹の策謀によったものと推測される(この伊尹は973年に49歳で"飲水病"で死亡した)。

ともかくも, 記録されている冷泉の狂態をみていこう。『栄花物語』は藤原道長の栄華を主にえがく歴史物語で, 正編は1036年ごろになって赤染衛門の筆かともいわれ, 全体がなったのは1092年以降である。その「月の宴」にはこうある[19], ——

斯くて春宮四歳におはしましし年の三月に, 元方の大納言亡くなりにしかば, 其後, 一の宮母女御も, 打続き亡せ給ひにしぞかし。その気にこそは有めれ, 春宮いとうたてき御物の怪にて, ともすれば, 御心地あやまりしけり。いといとほしげにおはします折折ありけり。然るは, 御容美くしう清らにおはしますこと限り無きに, 玉に瑕つきたらんやうに見えさせ給ふ。唯だいみじき事には, 御修法あまた壇にて, 世と共に万づせさせ給へど験無し。いと尋常ならぬ御心様容なり。御気はひ, 有様, 御声つきなど, まだ小さくおはします人の御気はひとも見え聞えず, まがまがしう, ゆゆしう, いとほしげにおはしましけり。是れを帝も后も, いみじきことに思召し歎かせ給ふ。〔中略〕

帝例の御心地におはします折は, 先帝にいと善う似奉らせ給へり。御容, 是れは今少し勝らせ給へり。あたら帝の御物の怪いみじくおはしますのみぞ世に心憂き事なる。

元方, 廣平親王, 祐姫の怨みによる"もののけ"のため冷泉は幼時から物狂いの状態であった, というのである。諸書にしるされているその状態をあげておこう。7, 8歳のとき天皇の手紙への返事に玉茎(陰茎)をかいた, 皇太子のとき足の傷をかえりみずに蹴鞠して鞠を梁上にとどめようとした。践祚してのち, 不調で放歌のおおい時期に外戚不善の輩が昇進

皇室略系図(数字は歴代数)

```
醍醐60
├─村上62
│  ├─朱雀61
│  ├─圓融64
│  │  └─一條66
│  │     ├─後一條68
│  │     └─後朱雀69
│  │        ├─後冷泉70
│  │        ├─後三條71
│  │        │  └─白河72
│  │        │     └─堀河73
│  │        └─禎子内親王
│  ├─冷泉63
│  │  ├─花山65
│  │  └─三條67
│  ├─永平親王
│  └─佳子内親王
```

の望みを競成した。10月11日の即位の式は不予（天子の病気）のため大極殿でなく紫宸殿でおこなわれた。在位中に御璽の結び緒をといたことがある。上皇になってから脂燭をもって左大臣道長（伊尹の死後権力をにぎった兼家の息）の家をやこうとし，とめられて，"富大王何ぞ亦作らざるや"といわれた。寛弘3年（1006年）には自らの御所南院が火事で焼失するのをみて，それを神楽のための庭のかがり火として大声で神楽歌をうたった。死を数日後にした重病の身でありながら，大声で歌をうたっていた。

　『日本紀略』にも記録のあった康保4年2月から4月におよぶ不予，それがつづいてかあるいはぶりかえしての即位の式の不予はたしかである。ただ，その具体的状態はしるされていない。その他の変調は皇太子時代および晩年につき記載されていて，また狂態をかきたてているものも"狂い給うと雖も，復尋常の時も有り，ただ美麗の人也と云々"としるしている。『栄花物語』の「ひかげのかづら」の巻は，重態の上皇が大声で歌をうたっているので，見舞いの道長は上皇に自分とみわけられるのがおそろしくて，いそいで退出した，とかく，998年から1021年までをしるした道長の日記『御堂関白記』は寛弘8年（1011年）10月19日のところに，"冷泉院へ参る。御悩甚重し。然りといへども日来労事有りて退出，内召有るに依り愁を相扶して参入す"とだけしるす。一方，991年から1017年までをしるしている藤原行成（伊尹の孫）の日記『権記』によると，上皇はこの年9月から赤痢で，10月にはいってからは食事がまったくとおらず憔悴はなはだしく，さらに10月8日ごろから手足の浮腫もでていた。そして，道長がお見舞いした5日後，10月24日に死亡した。『栄花物語』の記述があやまっているのである。

　服部はこのようにして，冷泉の狂態の記載のほとんどが，直接の見聞によらぬもの，時代をはなれてかかれたもの，あるいは冷泉の背後勢力に批判的な立場からの記載である，とする。冷泉になんらかの精神変調があったのはたしかだが，藤原家内の権力闘争，道長賛美傾向などによりそれが誇張されてしるされた，と判断せざるをえない（精神変調が政治的に利用されることは昔からあったのである）。また，藤原氏専横への冷泉の怒りがその変調をいろどったかもしれない（たとえば，"富大王何ぞ亦作らざるや"の言）。服部による冷泉および花山の狂態の分析は，さまざまな記載の史料性を比較して，そのなかから真実によりちかいものをつかみとらなくてはならないことをしめしていて，教訓的である（もっとも，服部が結論的には冷泉を，"早発性自閉症に基づく精神分裂症"，早発性自閉性を基とする症候性精神症などと診断していることは，精神医学にうとい一般医によるものとはいえ，残念である）。

　永平親王は，右大臣藤原師尹（師輔の末弟）の女芳子を母とする村上の第3皇子，つまり冷泉の異母弟である。『大鏡』（1120年ごろなった，藤原氏の栄華をえがく歴史物語）は，「師尹」の巻[20]に，"この女御〔芳子〕の御腹には，八の宮（永平）とて，男親王一人生れたまへり。御かたちなどは清げにおはしけれど，御心極めたる第一のしれものとぞ聞き奉りし"とかく。『栄花物語』の「月の宴」の巻がこの宮の痴れものぶりをかきたてるなかには，この宮を養子にした冷泉の后が病気のときお見舞いの口上をおしえられて，それをもうしあげてかわいがられた。ところが，新年拝賀のときにもおなじ口上をくりかえしたので，傍の女房たちが大笑いした，といった挿話もかかれている。『栄花物語』の「日かげのかづら」には，芳子の姪で三條天皇の皇后になった娍子に"宮達五六人おはするに，すべてかたくなし

きがなきなり"と，道長が賞賛していることがしるされている。道長の孫にあたる一條天皇皇子敦成親王（三條をついで後一條天皇となる）が三條の皇太子になっていた。永平親王の痴れぶりがかきたてられるのは，道長の意をくんでのことかと推測される。

　第65代とされる**花山天皇**は，冷泉の第1皇子師貞親王である（968年うまれ，在位984年-986年，1008年没）。源民部卿俊賢が藤原道長に，"冷泉院のくるひよりは，花山院のくるひこそずち〔術〕なきものなれ"，どうしようもない，といったと『大鏡』[21]にしるされている。即位の日に馬内侍を高御倉のうちにひきいれて，たちまち配偶した，としるす記録があるが，即位式に参列した藤原實資（師輔の兄實頼の孫，右大臣だった）の日記『小右記』（しょうゆうき）（982年から1032年にいたる）は，当日のところでそんなことにはふれていない。『大鏡』[22]は，この人が尻はしょりして馬に興じのりまわしていたことをかいて，"ただ御本性のけしからぬさまに見えさせたまへば，いと大事にぞ"と評する。おなじく『大鏡』[23]は，前述の冷泉院御所南院焼亡のとき，花山は頂に鏡をいれた笠をかぶって父をさがし，二条町尻の辻にみつけたところ，冷泉は神楽歌をうたい，そして親子の狂態を"万人（まんにん）えたへず笑ひたまひにけれ"。ところが，『御堂関白記』は，冷泉はこのとき道長の東三条第に難をさけ，花山もそこにきた，としるしているのである。

　花山は色好みで，しかもその寵愛がひどく不公平だったと非難されている。ことに，爲光（伊尹，兼家の弟）の娘忯子（きし）を寵愛し，忯子が妊娠して退下すると，真夜中にも見舞いの使いをださせた。そして妊娠7か月で忯子が死亡すると世をはかなみ，その1年後の寛和2年（986年）に退位し出家した。ときに19歳，在位2年たらず。このときは，冷泉をついだ圓融と娘詮子とのあいだの懷仁親王（→一條天皇）を皇位につけようとの藤原兼家の策謀があって，兼家の子道兼（道長の兄）が花山をそそのかした。兼家がしんだとき道兼は"花山院をば我こそすかしおろし奉りたれ"といっている（『大鏡』[24]）。

　こうしてみると，花山にはおとなしく御所のなかにおさまらぬ面はあったが，狂気というまでのことはなかった。家の造作や園芸にも工夫・目を有し，和歌にもすぐれていてその歌は勅撰和歌集に70首もいれられている。当時の宮廷・貴族の風習をふみはずすところがあった花山の行動が，外戚の権をにぎろうとした兼家に乗ぜられたものだろう，——服部はこうまとめている。

　京都岩倉の**大雲寺**にここでふれておこう。加藤伸勝『地域精神医療の曙——京都岩倉村における実践』（1996年）[25]によると，大雲寺は天禄2年（971年）に，日野中納言（藤原）文範の発案でたてられ，天元3年（980年）には圓融の勅願寺となった。ついで永観3年（985年）に，冷泉の后昌子内親王がここに観音堂をたてた。それは，冷泉の病いの快癒祈願のためとも，自分のもののけをはらってくれた餘慶僧正へのお礼のためとも，されている。遺言により昌子内親王陵は大雲寺に接してあった。長和元年（1012年）の頃から，大雲寺の霊泉の水が眼疾によいとされた。なお，このときの三條天皇（在位1011-1016年）は，39歳から眼疾にくるしみ，長和4年（40歳）にいたって失明した（服部は，この眼疾を緑内障と推定している）。つづいて，後三條天皇（在位1068-1072年）の皇女**佳子内親王**（みこうずい）が分裂病らしい病いにかかって大雲寺の"御香水"などでよくなった，との周知の伝説が登場する。佳子内親王のことが，この伝説関係外の文献にでているかどうかは，たしかめてない。

　後朱雀天皇と嫄子（げんし）とのあいだにうまれた禖子（ばいし）内親王も狂病であったことが記録されている。

中御門中納言藤原宗定の応徳3年（1086年）から長承4年（1138年）にいたる日記『中右記』は永長元年（1096年）9月13日条裏書に，こうしるす[18]，──

　　十三日夜前斎院薨ず。諱禖子，後朱雀院第四女，母故中宮嫄子也，長暦三年〔1039年〕降誕，後冷泉院始め賀茂斎院と為され，天喜六年〔1058年〕病に依り斎院を退く。従爾以来，狂病に責められ，前後数十年を経たるかを知らず。今夜俄に以て薨逝さらると云々，御年五十八。

『栄花物語』の「けぶりの後」には，おさない頃から歌にすぐれて朝夕に歌をたのしんでいたが，"明暮御心地を悩ませ給て，果は御心もたがはせて，いと恐ろしき事をおぼし歎かせ給" とある。数え20歳の発病で，"いと恐ろしき事" とは被害妄想だろうか。権力闘争の外にいた人だろうから，分裂病をうたがってよいだろう。なお，嫄子の父敦康親王は御朱雀の異母兄であり，禖子内親王は血族結婚による子であった。

二つの物語ほか　『堤中納言物語』[26] は10篇からなる短篇集である。このうちの「逢坂越えぬ権中納言」は天喜3年（1055年）に六條斎院禖子内親王家歌合中の物語合に小式部という女房が提出したことがわかっている。他のものについて作者，成立とも判明していないが，平安後期から末期に成立したものと推定されている。この第1話「花桜折る中将」に，何人かで神社か寺に参詣にいこうという場面がある。月の穢れでのこされようとする女童が，"侘しくこそおぼゆれ。さばれ，唯，御供に参りて，近からむ所に居て，御社へは参らじ" と，つれていってくれるようにたのむと，"物ぐるほしや" と非難される。つまり，"物ぐるほしや" は非難の意味をこめたことばとして使用されている。だが，この物語りの全体をとおしてみると，"物ぐるほしく" は "並はずれて"，"ひどく" ぐらいのかるい意味にもつかわれている。

『宇治拾遺物語』は，『宇治大納言物語』とも称される平安末期の説話集『今昔物語』の拾遺篇にあたる説話集。宇治大納言源隆國がかきおいたものに何人かが増補したとされる。成立は文治5年（1189年）との説もあるが，建保年間（1213-1219年）ともいわれる。その内容は平安後期に題材をとっている。この第143話[27]は，"昔，多武嶺に，僧賀上人とて，貴きひじりおはしけり。きはめて心たけうきびしくおはしけり。ひとへに名利をいとひて，頗物くるはしくなん，わざと振舞給ひけり" とかきだされている。三條大后宮が尼になろうと，戒師として僧賀をめした。意外にも召しに応じて，ながい髪をはさみおえた僧賀は高声に，"僧賀をしもあながちにめすは何事ぞ，心得られ候はず，もしきたなき物も大なりときこしめしたるか，人のものよりは大きに候へども，今は練ぎぬのやうにくた〳〵と成たるものを" といい〔ペニスのことだろう〕，さらに，年とり風病がおもくなって，今は痢病で我慢できぬ，と，西台の簀子から音たかく水様便をひりちらした。列席していた僧たちは，"かゝる物ぐるひをめしたる事" と非難した。"かやうに事にふれて，物ぐるひにわざとふるまひけれど，それにつけても，たつときおぼえはいよ〳〵増りけり" と，この説話はむすばれている。

ここに "僧賀" とあるのは，台山の慈慧大師につき顕密仏教をまなんだ増賀（917-1003）のことで，声利をにくむことははなはだしく，冷泉にめされたときにも，いつわり狂してさった，としるされている。第143話は全体として，増賀を肯定的に描写している。他の僧たちがいう "物ぐるひ" ははっきり非難の意をこめているが，書き出しの "頗物くるはしくなん" は，

自分の生き方をかたくなにおしとおそうとする態度をあらわしていて，否定的表現ではない。

さて，小田晋[28]は，タブレには，タマフレつまり"ものつき"の意と，タハムレに通じる意とがあり，ハレ（祭り）の時空間とケ（日常）の時空間との境界の崩壊によるケジメのなさの意がある，とする。"物ぐるひ"も同様な両義性をもつ語である。小田[29]がひく北川忠彦によると，中世の狂言における"狂"には，"我を忘れてうかれ狂う"要素があった。だが，横井清が指摘するように，"物狂"（ぶっきょう）となると，異常，異様な状態への非難の意味をつよくもつようになる。『岩波古語辞典』では"ぶっきゃう"の項に，"①ものぐるい，狂気。②相手の常軌をはずれた挙動に対する心外な気持をあらわす語"とある。

また，新村拓[30]によると，古代では痴呆老人にたいしてはあまりかんばしい評価はされなかったが，中世になると，老人は長寿および，世俗の制約からの解放，経験の積み重ねによる知恵，をしめすものとされ，痴呆老人もこういった神的な属性を分有するものとみなされるようになった。

こういった狂気や痴呆にたいする人びとのまなざしは，多くの文化的産物を比較してはじめて評価できるものだろう。ここでは，小田および新村のとくところの紹介にとどめておく。

4. 風病，もののけ，ほか

当時の医説における風病については，『医心方』によってすでに紹介した。ここでは，当時の一般の記録や物語における風病などをみていこう。

風病 ここはふたたび，服部敏良[31]の記載によってしるす。『小右記』は，参議平親信をみまってきた資平の言として，"言語正しからず。進退例を失う"としるし，"中風のごときか"と，筆者藤原實資の判断をしるしている。この中風は，風毒による中枢神経系変調であり，今日の中風概念と一致する。のちにみる『病草紙』の風病になやむ男は，水平眼振，やや粗大な振戦と仮面様眼貌とを呈している。

實資自身が長保元年（999年）9月14日から同月17日にかけかかった風病は，"昨酉剋許より心神亦乱る。身熱辛苦，風病の疑有るにより，早旦沐浴す。今夜連舫阿闍梨を枕上に坐せしめ祈禱せしむ。今日飲食殊に受けず"，"今暁より身熱頗る消す。夜半より頭打"などとかかれていて，今日の感冒である。道長の『御堂関白記』に"風病発動"とあるところも，『小右記』には，"頭打頗る悩みの由おおせらる"と，道長のときの風病は頭痛を主症状とするものだったことがしるされている。

だが，感冒がすべて風病なのではなかったと服部はいう。『御堂関白記』に"鼻垂に悩む他行無し"などとあるところは，風病とはされていない。また，鼻塞，嗄声も風病とはべつにしるされている。感冒のうちでも風病とされるのは，頭痛・発熱をともなうものだけだったようである。

もののけ[32] "もの"とは，本章第1節（13ページ）でのべたように，人が恐怖・畏怖の対象とするものなどを，直接にさすことをさけて，一般的存在のようにあつかう表現であった。"もののけ"は物怪，物恠，恠異，邪気ともしるされている。史書に物恠が登場するのは，『日本後紀』（桓武天皇の延暦11年〔792年〕から淳和天皇の天長10年〔833年〕にいたる編年体史書で，六国史の一つ，承和7年〔841年にはいる〕に撰上）の，天長7年閏12月24日

(831年にはいる)のところで,"僧五口を講じ金剛般若経を読み奉る。兼ねて神祇をして解除せしむ。物恠を謝する也"とある。呉の「磯辺偶渉」をみると,このあたりから物恠,物怪により祈禱読経という記事がつづく,ことに承和年間(834-848年)におおい。たとえば承和6年(839年)"八月壬申真言僧十六口を請じて常寧殿に於て思災法を修ぜしむ。物怪有る也"[33]。

桓武の延暦4年(785年)9月に藤原氏内部の権力争いの側杖で皇太子早良(さわら)親王が廃されて,淡路にながされる途中11月に没した。延暦11年における皇太子安殿(あて)親王(のちの平城天皇)の病いは,この死某親王の祟りとされた。そして延暦19年には故早良親王が崇道天皇に追称され,また光仁天皇(桓武の先代)の宝亀4年(773年)に巫蠱(みこ,まじないの類い)の事にかかわったとして廃されていた井上内親王に皇后の追復称がなされた。諸国の騒乱,悪疫流行があいつぐなかで,平安時代がすすむにつれて,藤原氏による,また藤原一族内部での,権力闘争のすさまじさは国中にしれわたってきた。菅原道眞の悲劇や,冷泉のところであげた藤原元方らの悲運がその好例である。政治的敗者の怨みは人びとの同情をさそった。当時陰陽道がさかんで,陰陽師は,凶事の原因は敗者である冤罪者の怨みであるとうらなった。物恠,恠異の語は漠然とした怪異現象,天変,また騒乱の兆をさしていたものが,**怨霊の祟り**の意に収斂されていく。文徳天皇の勅により撰せられて貞観11年(869年)になった『続(しょく)日本後紀』(仁明天皇の天長10年〔833年〕から嘉祥3年〔848年〕にいたる編年体史書で,六国史の一つ)は承和年間の物怪のことをかきたてた。それまで,たとえば嵯峨天皇の弘仁3年(812年)には,恠異をかたり妖言をなし託宣をとなえるものは禁罰されることになっていたが,ここでは,怨霊の祟りとしての物怪の概念は公認のものとなったのである。京都の御霊(ごりょう)神社は,早良親王を中心に八所御霊を祭神としているという。

物怪にたたられ,あるいはつかれての症状としては,眼病,胸痛,おこり,風病,痢病,頸・肩痛,懐妊・出産時の病悩,異常な言動,狂気,憂うつ苦悶状態などがかんがえられていた。さらには,こういった病悩の状態そのものも"**もののけ**"と記載される。冷泉についても『栄花物語』は"あたらみかどの御もの〻けいみじくおはしますぞ,よに心憂きことなる"としるしていた。『小右記』は道長の病いを,"大殿御心地太だ悩み思しめす。去夜悩み給ひし間,叫び給ふ声甚だ高く。邪気の如し","幾ばくならず俄かに御胸病発動す。重く悩み苦しみ給ふ。声太だ高し,叫ぶが如し。僧等相集ひ加持す。霊気人に移り平復せらる","猶,御心持平愈無し。此の間,奇なる事有り。物の霊に虜せらるるが如し。或は涕泣を以てし,或は大声を放つ"などとしるしている。天元5年(982年)に冷泉皇女で圓融女御の尊子内親王が17歳の若さで突如髪をきって出家をのぞんだという(異常な)行動も,"密かに親ら髪を切ると云々。或説云はく,邪気の致す所なり,てへり〔といへり〕"としるされている。

史実にのこる,たたったものは死霊だったようである。周知のように『源氏物語』はもののけの多くの例をえがいていて,藤本勝義『源氏物語の〈物の怪〉』[34]のような単行本もあるほどである(この部分の記述は,これに多くをおっている)。そのなかでは,葵の上にとりついた六條御息所の生き霊が有名だが,史実では生き霊の記載はない。呪詛はさかんにおこなわれていて,その文学的表現として生き霊はあったようである。

もののけに対するには,道長のところに"僧等相集ひ加持す。霊気人にうつり平復せらる"

とあったように，加持祈禱しかない。その様子は，『枕草子』の「すさまじきもの」のなかに，験者（げんざ）が**物怪調伏**に失敗するさまが，また"松の木立高き所"にはじまる文章には調伏に成功した様子がかかれている。つかれた病人につかえる女中，小童などを"よりまし"とし，もののけをよりましにのりうつらせて，その人に病人への怨みあるいは病人の苦しみをのべさせ，さらに調伏をすすめると，もののけは病人をさる。

『紫式部日記』[35)] は寛弘5年（1008年）9月11日，一條の中宮彰子が父道長の中御角殿で第2皇子（敦良，のちの後一條天皇）を出産するときの祈禱の様子を3日間にわたりかきつらねている。名ある僧侶はもちろん，あつめられるだけの験者（修験僧），陰陽師など数十人による祈禱で，それに多くの女房，公達もあつまって，すさまじい混雑ぶり。10日のところに，"御物怪（もののけ）どもかりうつし，かぎりなくさわぎののしる"，"西には，御物怪うつりたる人々，御屏風一よろひをひきつぼね，つぼねぐちには几帳を立てつつ，験者あづかりあづかりののしりゐたり"と，ある。よりましも，それを一人ずうつけもつ験者も複数である。11日出産のときには，"今とせさせ給ふほど，御物怪のねたみののしる声などのむくつけさよ。〔4名のよりましにそれぞれしかるべき阿闍梨，律師などをつけたが，よりましは〕物怪にひきたふされて，いといとほしかりければ，念覚阿闍梨を召し加へてぞののしる。阿闍梨の験のうすきにあらず，御物怪のいみじうこはきなり"。験者たちは一晩中大声で修法して声もかれてしまった。でも無事男の子がうまれたのである。

『小右記』の9月11日条に"已に御産気無し。但し邪気出来す"とあって，物の怪が跳梁し出産が危機的であったらしい。このときの物の怪はある程度推量されていた。一條にはすでに中宮定子がいて，長保元年（999年）に敦康親王をうんでいた。定子は，道長の兄道隆の子，有力でありながら一度失脚していた伊周（これちか）の妹である。道長は翌年娘彰子を入内（じゅだい）させ，前例のない2后制を実現させた。皇后になった定子は懐妊し，今度は女子を出産したが，産後まもなく死去した。こうして，道隆の中関白家系の怨霊が彰子につくべき条件ができあがったし，よりましが物怪にひきたおされるほどに怨念がふかかったのである。

なお，上にひいたように道長には"御胸病"があった。**胸病**とは胸部疾患の総称で，肺疾患，胸部の神経痛，筋痛，胸内苦悶，心臓病をふくんでいたろう。天元2年（979年）うまれの道長の胸病は，寛仁2年（1018年）に頻発して3か月で約30回におよび，そののち治安3年（1023年）までときどきおこった。この発作は急にはじまって苦悶がはげしいが，数時間でいちおうおさまる。服部[36)]は道長の胸病は心臓神経症だったろうと推定している。この胸病が頻発していた寛仁2年とは，"この世をばわが世とぞ思ふ望月の欠けたることのなしと思へば"とうたった，かれの全盛期であった。

5．『病草紙』から

いままで史書，古医書，文学作品などによって当時の癲狂観をおってきたが，平安時代には癲狂のすばらしい画像表現があった。

『病草紙』 絵巻物に六道絵と称される部類がある。六道（りくどう）とは，人間が善悪の業因によっていきめぐる六つの世界で，地獄，餓鬼，畜生，修羅，人間（じんかん），天上である。六道絵といわれるのは，主として中世独得の宗教的視点から人間の罪業を中心にえがいたものである。後白河

院は，平清盛が院のために造立した蓮華王院に付属して，天下の珍宝をあつめようとして宝蔵をたてた。そのなかに"六道御絵"のあったことが文書にのこされている。餓鬼，地獄，病の，いまのこる3草紙がそのうちのものだったろうとされる。

『病草紙（病之草紙，やまひのさうし）』[37]は平安末期のころ京都や大和地方で見聞された奇病を一巻の彩色の絵にしたもので，人間（じんかん）の苦悩をえがきだしている。画風および詞書の書風から1180年ごろの成立とされる。絵の筆者は春日光長，詞寂蓮と伝承されてきたが，春日光長は実在が疑問とされる。絵につき常盤源氏光長の名もあげられるが，はっきり断定はできぬようである。

現在する『病草紙』の中核をなすのは，名古屋の關戸守彦氏が所蔵していた"関戸家本"と称される14図および模写1図，おなじく関戸家本の懸幅2図で，このほかに1図ずつ所蔵されている断簡4図である。その内容は，侏儒（こびと），傴僂男，白子，鼻黒親子，二形（ふたなり），口より尿する男，霍乱（かくらん）の女，陰虱（つびじらみ）をうつされた男，痔瘻の男，にせ医者の手で失明する男，歯槽膿漏をやむ男，小舌のある男，風病になやむ男，顔に痣（あざ）のある女，不眠症の女，居眠り男，口臭のひどい女（ここまでが関戸家本），雀目（とりめ）の女，肥満の女，小法師の幻覚になやむ男，鍼医である。このなかに，精神医学的に興味をそそられるものが意外におおい。

癲狂に関係のある絵　その絵と詞書（ことばがき）とをあげておこう。

二形（図2）　"なかごろ〔むかしというほどの意〕，みやこにつゞみを　くび〔頸〕にかけて，うらし〔男色のこと〕ありく男あり。かたちおことなれども，女のすがたにゝることもありけり。人これをおぼつかながりて，よるねいりたるに，ひそかにきぬをかきあげて，みければ，男女の根ともにありけり。これ二形のものなり"。これは外性器の状としてえがかれているが，前段にかかれているような精神的なものであったかもしれない。

風病になやむ男（図3）　"ちかごろ，男ありけり。風病によりて，ひとみつねにゆるぎけり。厳寒にはだかにてゐたる人の，ふるひわなゝくやうになむありける"。すでにみてきたように，風病（風の病，ふびやう，みだり風，風気，風疾，風，とも）は，主として神経疾患，なかでも中枢神経疾患であった。この男は，水平眼振とやや粗大な手指振戦とを呈し，しかも仮面様顔貌のようである。さて，なんと診断したものだろうか。

不眠症の女（図4）　"山とのくにかつら木のしものこほり〔大和国葛城の下郡〕にかたをか〔片岡，いまの王寺〕といふところに女あり。とりたてゝいたむところなけれども，よるになれども，ねいらるゝことなし。よもすがら，おきゐて，「なによりもわびしきことなり」とぞいひける"。今なら不眠症はありふれて絵にもならぬ。逆にいって，当時不眠症は絵になる奇病だったのだろう。

居眠り男（図5）　"なま良家子なるおとこありけり。すこしもしづ〔静〕まれば，ゐながらねぶる。人のいかなることをせむも，しるべくもなし。まじ〔交〕らゐのときまことにみぐるしかりけり。これも病なるべし"。

小法師の幻覚になやむ男（図6）　"なかごろ，持病もちたるおとこありけり。やまひおこらむとては，たけ五寸ばかりある法師のかみぎぬ〔紙衣〕きたるあまたつれだちて，まくらにありとみえけり"。これをアルコール幻覚症，振戦譫妄かとする解説もあるが，熱性譫妄とみたい（当時アルコール精神病をおこさせるだけの酒がのめたろうか）。持病でときどき

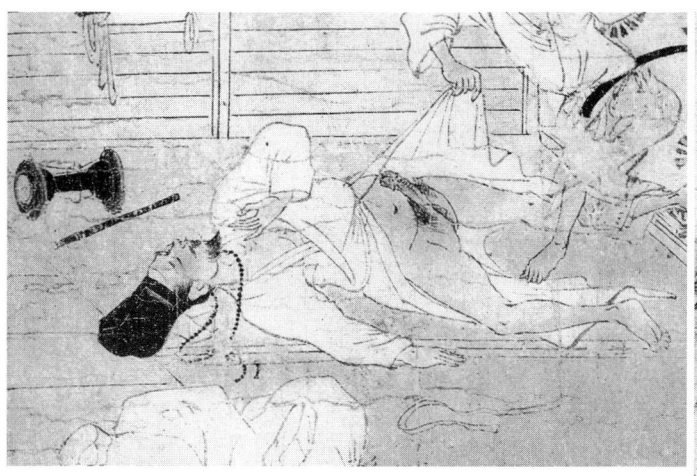

図2 『病草紙』——二形（部分）（京都国立博物館蔵）
（『餓鬼草紙・地獄草紙・病草紙・九相詩絵巻』〔日本の絵巻7〕，中央公論社，東京，1987年より——図3，4，6もおなじ）

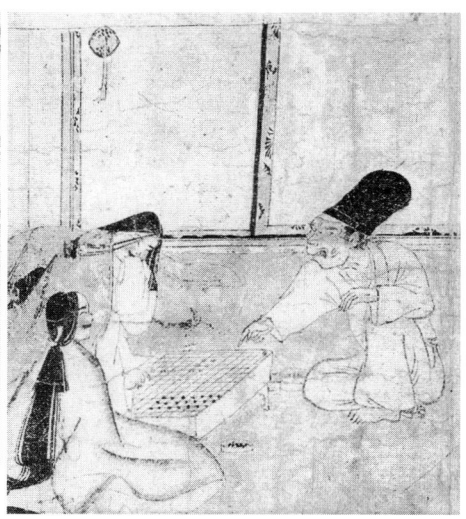

図3 『病草紙』——風病になやむ男（部分）
（京都国立博物館蔵）

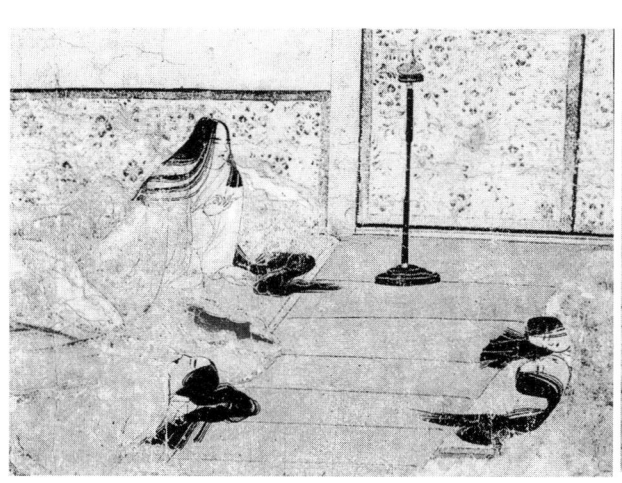

図4 『病草紙』——不眠症の女（部分）

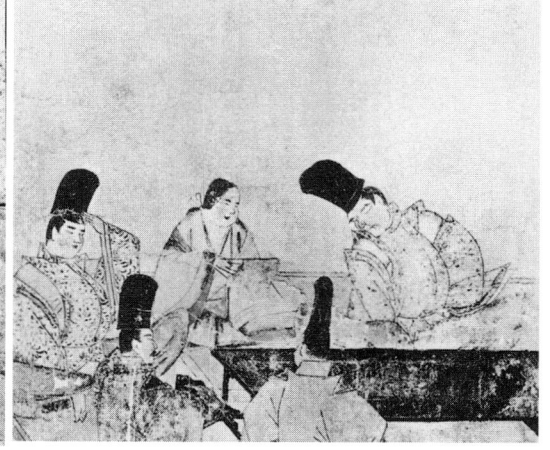

図5 『病草紙』——居眠り男（部分）
（服部敏良『平安時代医学の研究』口絵，桑名文星堂，京都，1955年より）

おこるとすれば，瘧病（ぎゃくびょう）（マラリヤ）かもしれない。

　絵はださなかったが，"肥満の女"はあるくのに，両脇から二人にささえられている。高利貸しで家とみ食ゆたかなるがゆえに，身こえ肉あまった，とある。今日の"過食症"とはちがった機制のもので，詞書からは貪欲の報いともよめる。

　『病草紙』模本　『病草紙』は題材の面白さから多くの模本をうんだ[38]。"異本病草紙"あるいは"異病図巻"とよばれるものがそれである。そのおもなものは，①東京国立博物館蔵本，14段，1821年狩野晴川模写，②京都国立博物館蔵本，39段，狩野探幽模写といわれる，の2本である。このいずれも原本はうしなわれている。また，ともに淡彩色のものである。東京国立博物館蔵本の原本は，関戸家本と同一筆者によったものと推定されている。

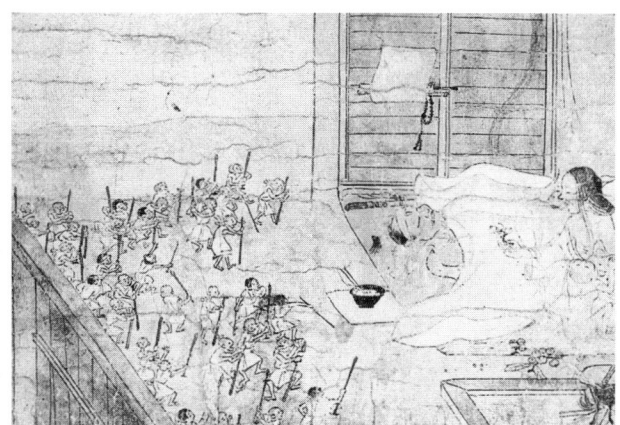

図6　『病草紙』——小法師の幻覚になやむ男（部分）
（香雪美術館蔵）

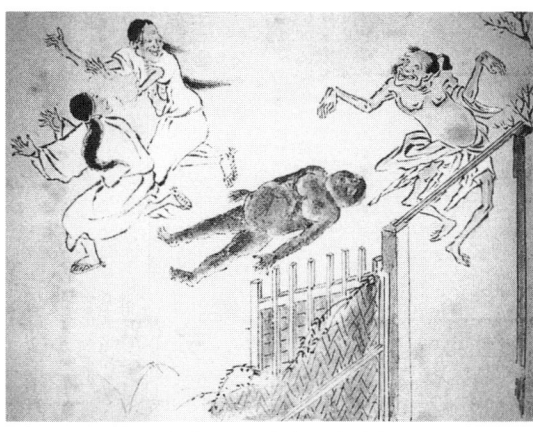

図7　『異本病草紙』（東京国立博物館本より）
（図7から13は，日本医史学会編『図録日本医事文化史科集成』第1巻，三一書房，東京，1978年による）

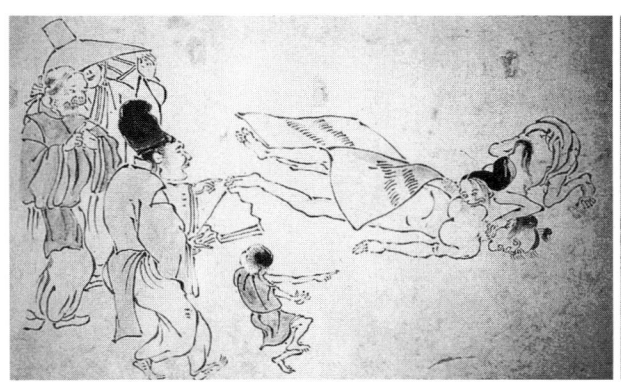

図8　『異本病草紙』（京都国立博物館本より）

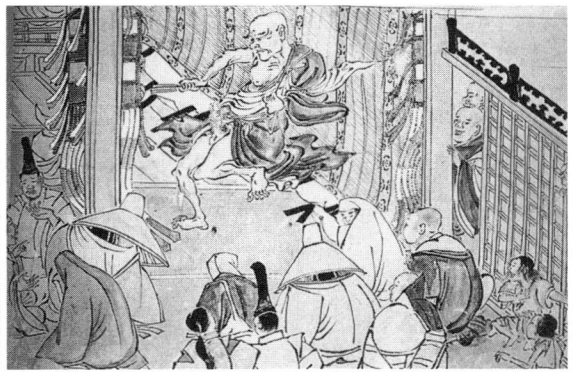

図9　『異本病草紙』（京都国立博物館本より）

　東京国立博物館にはこのほかに，関戸家本17段を1898年に高屋肖哲が模写したものおよび白描の略模本が蔵されている。また1927年に鷹巣英峰が模写した35段のものがあるが，これは②のうちいくつかをかき，また一つは①によるもので，白描である（故大鳥蘭三郎氏蔵）。また，幕末の画家冷泉爲恭による模写本は原図の略画である。これらはいずれも詞書がなく，病いの種類を推定しかねるものもある。東京国立博物館の絵の主題，構図は，京都国立博物館蔵本のものに符合するものがほとんどである。しかし，順序，細部，色付けなどの違いから，江戸期にいくつかの模本があったと想定されている。また，これらと本来の『病草紙』とは絵がことなる。

　後代には『新撰病草紙』もえがかれた。これらのうち，東京国立博物館本，京都国立博物館本，大鳥本および『新撰病草紙』は，日本医史学会編『図録日本医事文化史料集成』第1巻（三一書房，東京，1978年）におさめられていて，容易にみることができる。『新撰病草紙』は江戸時代のところで紹介することにして，東京国立博物館本，京都国立博物館本および大鳥本から，関連あるものをあげておく。

図 10 『異本病草紙』（京都国立博物館本より）

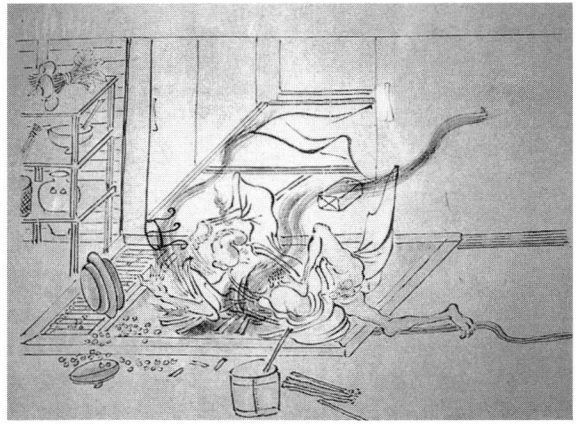

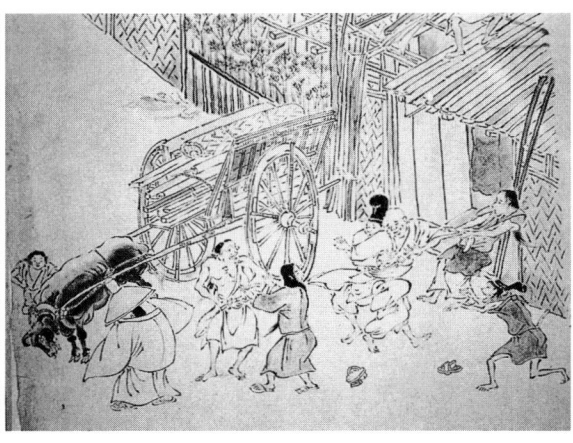

図 11 『異本病草紙』（京都国立博物館本より）（部分）

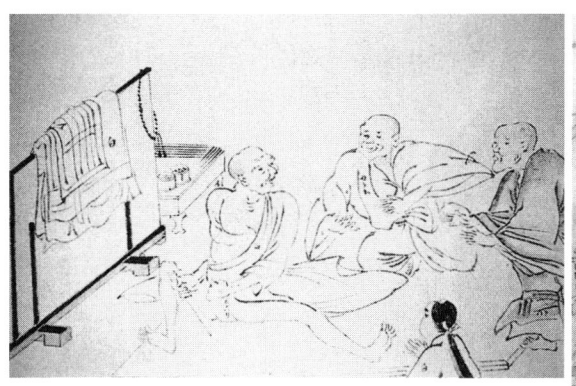

図 12 『異本病草紙』（大鳥本より）

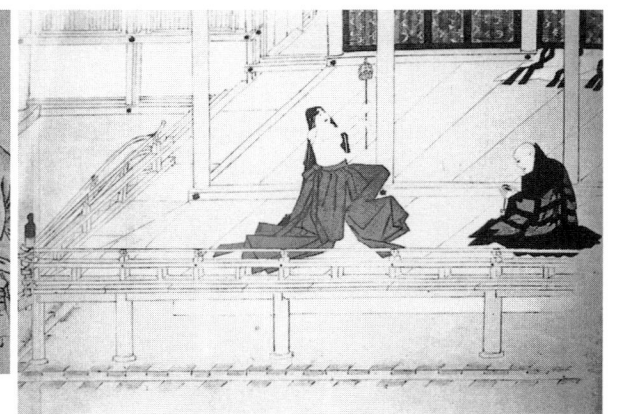

図 13 『松崎天神縁起』より（防府天満宮蔵）

　図7は東京国立博物館本のものである。大鳥本にも同様の絵があるが，死体をかく。図8〜10は，京都国立博物館本のものである。図8は，『日本紀略』にあった，958年狂女が待賢門前で死人の頭をとってくった，との記事をおもいださせる。死体が身近かにころがっていた時代にあっては，図7，8は現実そのままだったのだろう。図9は露出癖の僧侶，図10はてんかん発作，図11は狂人の争いである。図12は大鳥本からで，ペニスをきりおとそうとしているところ。関戸本に，毛虱をうつされて陰毛をそりおとしている男の絵があり，うつした女は後ろでわらっている。図11の原画は京都国立博物館本にあるが，そこでは女はわらっているともみえる。図12は，京都国立博物館本にあった，毛虱かともみえる面をのぞいて，ペニスをきりおとそうとしている男を3人ともが制止しようとしているとみえるようにしたのだろう。

　なお，京都国立博物館本には，陰門に骨をつきいれようとしている女の絵がある。外性器をふくむ周辺がはれあがってみえるので，これは性欲の異常ではなくて，病いによる痒さにたえきれぬ状かもしれない。

いずれによせ，この種の絵画表現では癲狂が病いとしてあつかわれたことがみてとれる。また，周辺の人の病いをみる目は同情であるよりは好奇の視線であり，嘲笑ともいえる。こういった点は，模本のほうがつよく，性にまつわる主題も増加しているようである。しかも，上記の毛虱→ペニス切りの絵の変遷にみられるように，性的主題についての視線はより猟奇的になってきた。

ついでにあげておく図13は，応長元年（1311年）になった『松崎天神縁起』（防府天満宮蔵，京都国立博物館寄託）からのものである。これは阿闍梨仁俊という有徳の僧を誹謗した鳥羽院の女房が発狂して半裸となって錫杖をふりまわすので，仁俊がめされて女房をたすけるように命じられ，慈救咒というまじないによってその狂態をおさめた，という部分である。神仏の罰により発狂し，まじないによる神仏の徳によってそれがおさまる，という疾病観がここには表現されている。

なおここで指摘しておきたいのは，これらからうかがわれる狂気観，あるいは癲狂をやむ人びとへの眼ざしである。絵画にあらわされるのは，あくまでも"絵になる"題材である。そこでは，狂気は"おどりくるう"形であらわされることがもっともおおい。能ではある筋書きが必要で，能にあらわされる狂気は，ある筋書きをもって展開されるものとなるし，心因性の狂態がこの要請にもっともよくこたえることになる。こういった**表現媒体**によって，そこに表現される面もことなってくる。ある一つの媒体にあらわされたものだけによって，時代の狂気観は判断できない。

● 第2章文献

1) 日本精神病名目志．金子準二編著．日本精神病名目志・日本精神病俚言志・日本精神病志・日本精神病作業療法書史，金子準二，東京，pp. 11-30，1964．
2) 大野晋，佐竹昭広，前田金五郎編：岩波古語辞典．岩波書店，東京，1974．
3) 呉秀三：精神病学集要・前編（増訂第2版），吐鳳堂書店，東京，p. 1，1916．
4) 金子準二：1) におなじ，pp. 16，21．
5) 河内全節鑑閱，土肥慶蔵，呉秀三，富士川游選集校定：日本医学叢書第一集巻二，金港堂書籍株式会社，東京，pp. 63-77（医心方第三），1906〔なお『医心方』はその後影印本などもでている，ここでつかったのはテクストとしてはあまりよくないようである〕．
6) 河内全節鑑閱，土肥慶蔵，呉秀三，富士川游選集校定：日本医学叢書第一集巻一，金港堂書籍株式会社，東京，pp. 118-122（大同類聚方巻之三十八，三十九），1905．
7) 呉秀三：磯辺偶渉．神経学雑誌 20（3）：177-179，1921．
8) 呉秀三：磯辺偶渉．神経学雑誌 21（3）：156-160，1922．
9) 呉秀三：磯辺偶渉．神経学雑誌 21（4）：245-247，1922．
10) 呉秀三：磯辺偶渉．神経学雑誌 21（5）：323-325，1922．
11) 呉秀三：10) におなじ．
12) 呉秀三：磯辺偶渉．神経学雑誌 21（6）：407-409，1922．
13) 12) におなじ．
14) 山崎佐：江戸期前日本医事法制の研究．中外医学社，東京，p. 198，1953．
15) 山崎佐：14) におなじ，p. 264．
16) 山崎佐：14) におなじ，p. 622．
17) 山崎佐：14) におなじ，pp. 624-626．
18) 服部敏良：王朝貴族の病状診断．吉川弘文館，東京，pp. 92-155，1975．
19) 與謝野寛，正宗敦夫，與謝野晶子編纂・校訂：栄華物語・上巻（日本古典全集）．日本古典全集刊行会，東京．pp. 8-9，22，1926．
20) 佐藤謙三校注：大鏡（角川文庫ソフィア）．角川書店，東京，p. 93，1969．
21) 20) におなじ，p. 149．
22) 21) におなじ．

23) 20）におなじ，p. 151.
24) 20）におなじ，p. 214.
25) 加藤伸勝：地域精神医療の曙——京都岩倉村における実践．金芳堂，京都，1996.
26) 山岸徳平訳注：堤中納言物語（角川文庫ソフィア）．角川書店，東京，1963.
27) 渡部綱也校訂：宇治拾遺物語（下巻）（岩波文庫）．岩波書店，東京，pp. 51-53, 1952.
28) 小田晋：日本の狂気誌（叢書・人間の心理），思索社，東京，pp. 15-23, 1980.
29) 小田晋：28）におなじ，pp. 131-133.
30) 新村拓：古代・中世日本の精神医療．松下正明ほか編：臨床精神医学講座・SI；中山書店，東京，pp. 207-219, 1999.
31) 服部敏良：18）におなじ，pp. 2-19.
32) 服部敏良：18）におなじ，pp. 32-58.
33) 呉秀三：磯辺偶渉．神経学雑誌 21 (3)：157-160, 1922.
34) 藤本勝義：源氏物語の〈物の怪〉 文学と記録の狭間（古典ライブラリー）．笠間書院，東京，1994.
35) 池田亀鑑，秋山虔校注：紫式部日記（岩波文庫）．岩波書店，東京．pp. 12-17, 1964.
36) 服部敏良：18）におなじ，pp. 174-189.
37) 小松茂美編：餓鬼草紙・地獄草紙・病草紙・九相詩絵巻（日本絵巻大成 7）．中央公論社，東京，1977.〔同前，（日本の絵巻 7），中央公論社，東京，1987〕
38) 日本医史学会編：図録日本医事文化資料集成，第 1 巻，三一書房，東京，pp. 103-193．pp. 279-292, 1978

第3章　鎌倉・室町時代

　鎌倉時代および室町時代は，精神科医療史のうえではあまり特色がないようにみえる（あるいは，目につく資料がとぼしい）。ここでは，安土桃山時代もふくめて，鎌倉・室町時代としてあつかう。

　平安時代も後半には地方の豪族が力をえてきていた。藤原氏の勢力が全盛をすぎ，応徳3年11月（1087年にはいる）白河上皇による院政がはじまると，実際の権力機構は複雑化し，天皇家内の闘争も表面化してきた。その紛争と武家勢力の闘争とがむすびついたあげくに覇権をえたのが，源頼朝の東国勢力である。そして頼朝は建久3年7月12日（1192年8月26日）征夷大将軍に任ぜられて，幕府を鎌倉においた。だが，そののちの武家政治は決して安定したものではなかった。とくに南北朝時代につづく室町時代は動乱の時代といってもよい。室町時代後半は小国家分立の状態にあった。大陸との交流は全体としてさかんになっていく。中国は南宋―元―明の時代であった。

1. 医療・医学の状況

　医療制度および医事　ここは山崎佐『江戸期前日本医事法制の研究』[1]によってのべる。武家政権の樹立とともに藤原一門を中心とする権力機構は崩壊し，医療官営制の残渣は宮中にだけたもたれていた。他方，幕府の職制には医療衛生に関するものはなかった。しいていえば，伝染病流行のさいその防止のために祈禱する御祈奉行，出産に関する諸事をあつかう御産所奉行があっただけである。

　それぞれの権力者は自分の"お抱え医者"をもつにいたった。兼好法師が『徒然草』（前半は元応元年〔1319年〕か翌年に，後半は元徳2年〔1330年〕から翌年にかけてなったともいわれる）の第117段に，"友とするに悪（わ）き者"につづけて，"よき友，三つあり。一つには，物くるゝ友。二つには医師。三つには，智恵ある友"[2]とかいた時代である。庶民にとって医師とは，需（もと）めによって診療しそれへの報酬をうけとる人で，開業医の形態はこの頃に発した。また「職人尽歌合」にみられるように，医師は職人のなかにいれられていた。

　こういうなかで指導的であったのが**僧医**である。前章にもかいたように，平安時代には精神変調をふくむ多くの病いが"もののけ"とされていた。そして，平安末期から仏教は庶民にふかく根づいていた。勢い，病いにかかれば仏説による加持祈禱をうけ，法力による治療をねがうことになった。また当時，ちゃんと修業する医師がわずかななかで，学をふかくも

とめるのは僧侶だけであった。中国に留学して宋の医学医術をまなんでくる僧侶がおり，また中国から渡来した高僧のなかにも医方にくわしい人がいた。鎌倉時代の大家のほとんどが，僧にして医をかねる人であった。

　また中国では，日本の平安前期にあたる唐末・五代から北宋初期には中国の医学文化は荒廃していた。中国で書物印刷がはじまったのは唐代においてだが，印刷術は北宋時代に飛躍的発達をとげて，10世紀後半から多種の医書が出版されて，宋代の医学文化に新風をふきこんだ。12世紀後半には日本と南宋との直接交易が本格化し，それにともない，宋版医薬書がつぎつぎと輸入されることになって，鎌倉時代に医学文化を興隆させたのである。

　室町時代にはいっても，幕府の職制に医事衛生に関するものはない。産所奉行は将軍夫人の分娩を管掌するだけである。鎌倉時代の後半が中国では元の時代にあたる。中国医学では金につづく元の時代に，革新的な医学理論が展開された。そして明（室町時代はほぼ明代に相当する）の医学は金元医学をおおむねひきつぐものであった。3代将軍足利義満（1368-1394年に将軍）は明との交易を奨励したので，多くの医家が明に留学し，李朱医学（金元医学を代表する4人中の李東垣および朱丹溪の，補養を主軸とする学説）が日本に招来された。また，僧医主導の医学から医家主導の医学への転換がなされた。

　その一方で，医家が剃髪して僧体となって**僧位**をうけることが，医家一般の風習となった。"医者坊主"といわれた所以である。この風潮は南北朝時代にはじまったらしい。養老令では医家の極官である典薬頭でも従五位下であり，医博士は正七位下などとそれぞれに位がきまっていた。医師の位をそれよりもあげるには，他の官職をかねる形にするしかなかった。室町時代にはいって，典薬頭は四位以上などと位階はあがった。それも朝廷につかえる官医にかぎられていた。

　そこで，官医でないものに位勲をあたえる便法としてとられたのが，制外の職である僧官僧位の転用である。大僧正は二位大納言に，僧正は二位中納言に，権僧正は二位参議に，法印僧都は四位殿上人に，法眼律師は五位殿上人に，法橋上人は地下四位諸太夫に準ずるとされた。しかも僧官は制外の職であるので，医家がそれらの僧位に叙せられても僧の職をとる必要はなく，民間医（官医でない）として自由に活動できた。こうして，幕府は己れにつかえる医師を僧位に叙して将軍の威光を誇示した。さらに，諸侯につかえる医師も僧位をうけることを栄誉とするにいたった。江戸中期にいたって後藤艮山は医道の高揚をさけんで，医師が僧体をとることを排し，蓄髪し縫服をきた。志ある医家もこれにならうようになった。

　救療施設　ここも山崎佐[3]によってしるしていく。鎌倉時代には旧来の救療施設は瓦解した。このなかで積極的に社会救済事業をおこなったのは，旧来の仏教諸派にあたらしい教義をもりこんだ復興派というべき戒律派の僧侶，明恵，重源（ちょうげん），叡尊（えいそん），忍性などであった。重源（1121-1206）は法然について修業し，のち宋にわたって習得してきた人で，東大寺再建にあたったことでしられている。浴場は当時一種の療養施設であったが，重源は各地に浴場をたて，また施浴した。真言律宗の開祖叡尊（1201-1290）は，非人，乞食，囚人，癩病人の救済を40歳の頃から50年にわたりつづけた。とくに，非人仲間が癩病人をひきとっては虐待するという悪習あるをしって，非人の頭目である長吏からその虐待をやめる約束をとりつけた。

　叡尊の救療事業の情熱をうけついだのは，その高弟**忍性**（にんしょう）（1217-1303）である。かれは，

師叡尊が 3,335 人の非人を供養した般若寺の近くの北山に，18 間の棟割長屋をたてて，癩病人を収容し救護した。北山十八間戸は，再建，移築されたものが，奈良市に現存している。のち鎌倉にうつった忍性は文応元年（1260 年）に極楽寺をたてて，そこを根拠にさまざまな救療事業をおこなった。弘安 10 年（1287 年）には，近くの桑谷に療病所をたてて病者を収容し，つねにみずから病者を慰問した。忍性がもうけた療病院，貧院，浴室は 5 か所で，療病院に収容救療した病人は 5 万 7,250 人でうち全快したものは 4 万 6,800 人におよんだとされている。極楽寺は，規模を縮小されたとはいえ，当時からの地に現存している。

　室町時代におこなわれた救療事業は"功徳風呂"（施浴）が主であった。安土桃山時代には，アルメイダ（Luis de Almeida, 1525-1583，在日 1551-1583）が弘治 3 年（1557 年）豊後府内に病院をもうけて救療するなど，ポルトガルの宣教師により救療がおこなわれ，また各地に癩療養所が設置された。

　これらの救療施設には癲狂をやむ人たちもいくばくか収容されたことだろうが，その確たる記録はみていない。

　当時の医説から　僧医が仏典にしるされた医学をとりいれたことは当然で，鎌倉時代には仏教医学がさかんであった。そこでは坐禅による治療も重視され，心身交互作用も論じられているが，その内容を紹介する力はわたしにはない。その後宋医学が伝来した。兼好法師が『徒然草』第 120 段に，"唐の物は，薬の外は，みななくとも事欠くまじ。書どもは，この国に多く広まりぬれば，書きも写してん。唐土舟の，たやすからぬ道に，無用の物どものみ取り積みて，所狭く渡しもて来る，いと愚かなり"[4] とかいているのは，宋医学への憧憬をかたるものである。

　鎌倉時代の代表的医書である『頓医抄』，『万安方』は，宋の医書をはじめとする中国医書をもとに編纂されている。この著者**梶原性全**（1266-1337）の経歴はあきらかでない。鎌倉に関係ある人であったことはたしかである。服部敏良『鎌倉時代医学史の研究』[5] によると，乾元元年（1302 年）-嘉元 2 年（1304 年）にかかれた『頓医抄』は，"此仮名ガキノ趣キアマネク人ニ知ラセテ天下ノ人ヲタスケンガタメ也" とあるように，漢字まじり片仮名書きで，全 50 巻。この第 18 巻が癲・狂を論じて[5]，――

　　此ノ病ヲ治スルコト極メテ難治，タヤスク医師ノシラザルコト也。而ニ近比是ハ新渡ノ書ヨリ見出セリ。尤深ク秘スベシ。薬種等局方ニノスル所ノ牛黄清心丸ニ同トイヘドモ少々彼方ニ違歟，此薬ヲ服スルニ定業ノ病ニアラズバ百人ニ一人已減ヲ得事ムナシカラズ。久服スルヲ以テ吉ト云フ。

としるし，新来の医書によって，もっともあたらしい治法をしるしている。

　さて，これよりまえ建保 2 年（1214 年）に僧榮西は将軍實朝に『**喫茶養生記**』[6] をたてまつっている。鎌倉幕府の事蹟の日記体史書である『吾妻鏡』の建保 2 年 2 月 4 日のところに，将軍家がいささか御病悩であった，昨夜の酒の余気（二日酔い）か，加持にあがっていた僧正がこれをきき，良薬と称して茶一盞をすすめ，これに茶の徳を深める一巻の書をそえて献上したところ，将軍家は御感悦におよんだとある。

　榮西（1141-1215）は，2 度入宋して禅宗の正脈をつたえて帰朝した人である。禅宗では瞑想は仏の悟りにいるための道であるが，睡魔は瞑想を中断させる。睡魔を防止し疲労を回復して，長時間の瞑想にたえるようにするためのものとして，禅僧は茶の飲用を尊重してきた。

榮西が在宋中の茶および桑に関する見聞・経験をまとめた養生書が，この『喫茶養生記』である（原文は漢文）。養生の根源は肝・肺・心・脾・腎の5臓の調和にあり，5臓に対応して酸・辛・苦・甘・鹹の5味の食物を適当にとる必要がある。ところが，日本人は苦味をとることがすくなく，心臓がよわりやすい。苦味をふくんだ食物の最たるものが茶である。"若し人心神快からざる時は，必ず茶を喫すべし。心臓を調へて，万病を除愈す"[6]。"心臓は是れ五臓の君子なり。茶は是れ苦味の上首なり。苦味は是れ諸味の上首なり。是に因つて心臓，此の味を愛す。心臓興るときは，則ち諸臓を安んずるなり。〔中略〕若し，身弱く，意消する者は亦，心臓の損することを知るべし。頻りに茶を喫すれば，則ち気力強く盛なり"[6]。これが榮西の茶につきとくところである。

いずれにせよ，精神活性化物質が日本の医学ではじめて表舞台に登場したわけである。ところで，茶の種を日本につたえたのが榮西であるかにいわれていたのは，誤りである。茶が中国から日本にもたらされたのは，8世紀から9世紀にかかる時代で，榮西の頃茶はすでに日本で栽培されていた。だが，最初に日本にはいった茶は団茶といわれるもので，日本人の嗜好にあわず，9世紀には喫茶風俗はほとんどきえかけていた。そこに榮西がもちかえったのは，宋代にことに江南でおこなわれていた緑茶の抹茶製造法とその飲み方とであった。

田代三喜（1465-1537，後世派の開祖）は長享元年（1487年）に渡明し，李朱医学をまなんで，明応7年（1498年）に帰朝した。古河におちついたので，"古河の三喜"と称された。さきにもふれたが，李朱医学とは，宋医学の伝統にあきたらぬ李東垣，朱丹溪らが金・元時代に唱道したもので，病気を攻撃する従来の医方を排撃し，身体の温補を主眼として和平の薬剤をあたえることを療法としていた。また坂浄運は明応年間（1492-1501年）に渡明し，後漢末（2-3世紀）の人張仲景がかいたとされる『傷寒論』の医説を日本につたえた。病気はすべて鬱滞によるものとして，峻剤をもって攻撃することを治方の要諦としたのが，それである。

曲直瀬道三（1507-1594）は，田代三喜にまなび，のち名医の名をほしいままにし，皇室，将軍家はじめ多くの武将の寵をうけた。かれが天正2年（1574年）にあらわした『啓迪集』（刊行は1649年）は李朱医学を日本にひろめ，やがて江戸時代にはいると後世派の医方を形成するにいたった。服部敏良『室町安土桃山時代医学史の研究』[7]によって，『啓迪集』全8巻中で癲狂に関する目次をひろってみよう。第1巻の中風門に半身不逐〔遂？〕左右因治の項が，おなじく傷寒門に，頭痛弁証治方，頭眩証治，譫語証治，発狂証治，搖頭証治，狐惑証治，多眠因治，不眠因治の項がある。第4巻には怔忡動悸門，健忘門，眩暈門が，第5巻には鬱門，狂癲門（附癲証）がはいっている。

安土桃山時代にはいったキリシタン医学（南蛮医学）には，癲狂にかかわるものはつたえられていない。

不食病のこと　この頃に"不食病"の語がみえだす。摂政にもなった藤原兼實の長寛2年（1164年）から元久2年（1205年）にいたる日記『玉葉』の承安4年（1174年）の条に"脚病〔中略〕一之名有り不鎮食病と云ふ"とあり，不食病が脚気の別名であった。『古事談』は源顯兼が上代から平安中期にいたる史実，有職故実，伝説をまとめたもので，建暦2年（1212年）から建保3年（1215年）のあいだになったとされる。大塚敬節（1956）[8]がここからひく不食病は，一人の僧侶が参詣にきた女にこいこがれて，この3年間不食の病になった，と

いう話しである。

『喫茶養生記』には，近年の病相5種をあげているなかに，"三に曰く，不食の病。此の病，復(また)冷気より起る。浴を好み，汗を流し，火に向ふを厄となす。夏冬同じく身を涼すを以て妙術と為す。又桑粥を服す"[9] とある。ただ，この記載ではどういった病態かわからない。藤原定家の『明月記』嘉禄2年（1226年）の条にも"不食病"の語がでてくる。

『沙石集』は，無住が弘安元年（1278年）から弘安6年（1283年）にかけてしるした，仮名まじり文で庶民的内容の仏教説話集である。これも大塚敬節[8]がひく「歌の故に命を失へる事」では，忠見が歌合わせの席で兼盛にまけて"心うく覚えて胸ふさがりて，それより不食の病つきて"，"ついに身まかりにけり" というものである。『喫茶養生記』で不食病の病因は，"冷気"という今の目ではつかみようのないものだが，『古事談』および『沙石集』のそれは，心因であるといってよかろう。つまり，心因性不食症の記述があったのである。

『徒然草』の第40段には，異食症の記載がある[10]，——
　　因幡国に，何の入道とかやいふ者の娘，かたちよしと聞きて，人あまた言ひわたりけれども，その娘，たゞ，栗をのみ食ひて，更に，米の類を食はざりければ，「かゝる異様の者，人に見ゆべきにあらず」とて，親許さざりけり。

さらにひけば，『徒然草』の第129段には，心因性身体疾患の理がのべられている[11]，——
　　身をやぶるよりも，心を傷ましむるは，人を害ふ事なほ甚だし。病を受くる事も，多くは心より受く。外(ほか)より来る病は少し。薬を飲みて汗を求むるには，験(しるし)なきことあれども，一旦恥ぢ，恐るゝことあれば，必ず汗を流すは，心のしわざなりといふことを知るべし。凌雲の額を書きて白頭の人と成りし例(ためし)，なきにあらず。

どうも，榮西の医説よりも，この文章のほうがいきいきとしている。

2．人と病いと

『平家物語』における平清盛の死病　平清盛は養和元年（1181年）にはげしい熱病をもって没した，64歳。『平家物語』（下野守をした中山行長がつくり性佛〔姉小路資時〕という盲目の郢曲(えいきょく)の名人にかたらせたといわれる，原形は建保6年〔1218年〕ごろになったとされる）巻第六の「入道逝去の事」に，その病いの有り様がつぎのようにかかれている[12]，——
　　〔前略〕　入道相国，病附き給へる日よりして，湯水も喉(のど)へ入れられず。身の内の熱き事は，火を焼(た)くが如し。臥し給へる所，四五間が内へ入る者は，熱堪へ難し。たゞ宣ふ事とては，「あたゝ」とばかりなり。まことにたゞ事とも見え給はず。あまりの堪へ難さにや，比叡山より千手井(せんじゅゐ)の水を汲み下し，石の槽(ふね)にたゝへ，それに下りて冷え給へば，水おびたゞしう沸き上つて，程なく湯にぞなりにける。〔中略〕
　　又入道相国の北の方八條の二位殿の，夢に見給ひける事こそ恐しけれ。たとへば，猛火(みゃうくゎ)のおびたゞしう燃えたる車の，主(ぬし)もなきを，門の内へ遣(や)り入れたるを見れば，車の前後に立ちたる者は，あるは牛の面(おもて)のやうなる者もあり，あるは馬のやうなる者もあり。車の前には，無といふ文字ばかり顕れたる，鉄(くろがね)の札をぞ打つたりける。二位殿夢の内に，「これはいづくよりいづちへ」と問ひ給へば，「平家太政入道殿の悪行超過し給へるによつて，閻魔王宮よりの御迎ひの御車なり」と申す。〔後略〕

絵巻きなどではここは，焔のうちにもがきくるしむ清盛を閻魔や牛頭，馬頭などがとりかこむ絵になっている。**熱性譫妄**の図柄である。物語りでは譫妄の内的体験を直接にかたらせえないので，妻の夢見という形をとらせているのだろう。

そのほかの人　精神科医であり政治家であり作家でもあった津川武一（たけいち）に『癲癇の歌人藤原定家　明月記の病蹟学』(1987年)の著[13]がある。『明月記』は『新古今集』の歌人**藤原定家**(1162-1241)の治承4年(1180年)から嘉禎元年(1235年)までの漢文日記である。津川は，治承5年(1181年)4月16日に"未の時以後心神忽ち悩み，温気火の如く，今に於て更に身命を惜しまず，但し病体ただ遺恨，前後不覚"とあるのにおどろいた。意識障害があったとすれば，てんかんか。そのあとの同様の記載には"風病なお不快，心神はなはだなやむ"とある。風病といえば中枢神経系病でないか。津川が，"心神殊悩"，"心神甚悩"，"心神極悩"，"心神太悩"，"心神頗悩"としるされるものをかぞえると，30歳台に17回，40歳台に13回，50歳台に12回などで，計49回あった。すこしかるそうな"心神悩"などは計40回あった。

定家に痙攣発作，意識喪失があったとの記載はないが，計49回あったのはてんかん性意識障害だったのではないか。内省的で世事に目をむけない，几帳面で利己的で他人にきびしい，その歌は緻密で細工がこまかく，表現がまわりくどくて象徴的である，といった定家の特徴も，てんかん性とすれば理解しやすい。これが津川説の大要である

服部の『鎌倉時代医学史の研究』は「明月日記に現れる定家の病歴と持病の本態」の節[14]をもうけて，定家の病気にかかわる部分を30ページあまりにわたってぬきだしている。それを通覧すると，"心神殊悩"はおおく"咳病"のときで，"風病"も"咳病"といっしょのことがおおい。"風病猶不快〔中略〕咳病又不快"(建久9年2月5日)のように，両者はいちおう区別されている。また，"脚気か，風病か"，"近日小創はなはだしくて術なし，是風のいたすところか"といった記載もある。定家の"風病"はおおく"咳病"に随伴するもので，感冒かその周辺疾患が主であったが，ほかのものもふくんでいたようである。服部はまた，定家の"咳病"を気管支喘息もしくは喘息性気管支炎であったろうとする。どうも，津川説は分がわるそうである（この件については，わたしの"日本の精神科医療史ノート"(5)，1999年[15]，でややくわしく論じた）。

寿永2年(1183年)3月，源頼朝は木曾義仲と和を講じ，義仲の子義高を人質にしたが，ついで11歳の義高と娘**大姫**(5，6歳)とを許婚にした。翌年義仲は範頼・義経の軍にやぶれて，ころされた。頼朝にころされようとした義高はいったんのがれたが，間もなくとらえられ，ころされた。これをきいた大姫は悲嘆のあまり飲み物をたったという。『吾妻鏡』は，建久5年(1194年)7月29日の条に，"将軍家姫君夜より御不例，是恒事となすといえども，今日殊に危急。志水殿の事有りての後御悲嘆の故，日を追うて御憔悴，断金の志に堪えず。ほとんど沈石の思いをなしたまうか。かつは貞女の操行，衆人の美諌する所なり"とかく。8月18日には回復したが，母政子がすすめる結婚話しを，"そうするなら淵に身をなげる"とこばんだ。翌年10月15日の条には，"大姫公日来御病悩，寝食例にそむき，身心常にあらず。偏えに邪気の致す所か。護念上人仰せにより之に加持し奉らる。よって今日復本せしめられたまう"とあるものの，病気はますます増悪して，建久8年(1197年)7月に19歳か20歳で大姫は死亡した（大姫については，服部[16]による）。

不眠不食で悲嘆・憔悴する状態がつづいたとすると，うつ病のような状態だったか。世人

は，許婚者をころされた悲嘆がつづいたものとみたようだが，寿永3年，6,7歳の体験が10年後までつづいたものかどうか。

鎌倉時代から室町時代にかけては，源頼朝，北條政子，源實朝，日野富子などなど，その人物像あるいは性格の問題点が指摘される人がおおい。さらには，織田信長，豊臣秀吉，徳川家康の比較人物論もある。これらの人をあつかうにあたっては，だれの立場でかかれた史料かという点を十二分に吟味する必要がある点だけいっておこう。

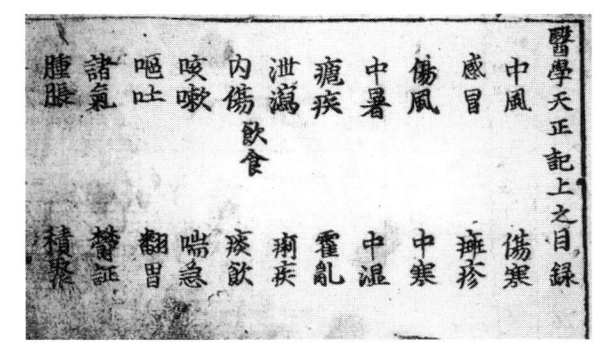

図14 曲直瀬玄朔『医学天正記』

『医学天正記』　この著者曲直瀬玄朔（1549-1631）は，本章第1節にあげた曲直瀬道三の甥で，2代目道三を名のった。太閤秀吉に，ついで豊臣秀次につかえ，秀次切腹後は隠棲していたが，めしだされて徳川秀忠につかえた。天正年間（1573-91年）は，かれがもっとも充実した活動ができた時期なのか。室町幕府滅亡が天正元年（1573年），秀吉による全国統一がほぼなったのが天正18年（1590年）である。慶長12年（1607年）刊の『医学天正記』（図14，寛文3年刊本）は，中風，傷寒，感冒，霍乱，痢疾，癇疾，痛風，脚気，疝気，眩暈，腹痛，痔漏，下血，吐血，耳病，崩漏，帯下，児新，痘疹，麻疹などなど，計60の病名目録のもとに，かれが診療にあたった有名人につきしるした診療録集である。ここにつかったものを乾として，48病名を目録とする坤の巻もあって，こちらには頭痛，癲癇もはいっている。文禄4年（1595年）に蒲生氏郷が40歳で没したについては，毒殺説もある。『医学天正記』は，氏郷に下血があり顔色がよくなく，どんどん衰弱していったことをしるしていて，消化管腫瘍をうたがわせる。このように『医学天正記』は一般的な史料価値もたかいものである。

ここから，中風，鬱証，癇疾および眩暈に関する記載の一部分をひいておこう。

中風——"今上皇帝〔後陽成〕卅四才和仁　上唇瞤動〔ぴくつき〕精神酔へるが如くにして乱夢盗汗，脈左の寸関に力有り"，"天正十一正月廿一　金春宗意六十余　中風健忘舌縦〔ゆるみ〕語渋り皮肉瘛瘲〔ひきつけ〕に及び，脈沈細"，"五の十日　今井勘解由五十余　普請天〔之か〕地に在りて風湿に感じ中風を患ふ，右の手足挙らず腰下処処腫る"，"東条法印　上気頭痛して脈実大数なり，去る十六日俄に左の手足痿して舌強ばり眩暈す"，——ほぼ今の脳卒中に相当する急性の脳器質疾患で，精神症状をともなうこともおおい。

鬱〔目録では"鬱証"〕——"秀頼公御母〔淀君〕御年三十余　御気鬱滞，不食眩暈"，"内大臣秀頼公御母三十余才　気鬱して胸中痞塞し〔ふさがり〕て痛す。全く食すこと能はず，時に頭痛"，"伏屋左衛門佐の後室四十余　心気鬱滞，眩暈心悸汗無く，上熱下冷す。脈弦実なり"，"近衛殿前関白左大臣　恐懼気鬱して過酒，心中熱悶して痛む。脈強実なり"，——一般に"鬱"とは，気，心気，痰などの鬱滞である。ここでは，胸塞がり，心悸，不食の身体症状に憂うつ気分のくわわったものである。伏屋左衛門佐の後室のばあいは，いわゆる更年期障害にちかいか。

癇疾——"大坂御岩二十余才　中気人を知らず，手足冷ゆ，食頃〔しばらく〕して甦る。上気目赤く皆〔背か〕筋ち拘痛し，呼吸連〔速か〕迫して脈沈遅"，"光徳寺息女　癇痰〔疾か〕を患ふ。去る今年の春初発〔おこ〕す。一日に五六次発る則は頭重く足冷へ，心中力無く沫を出す"，"大聖寺殿御年十六　風熱の証二十余日，今に俄に昏冒して人を知らず，食頃〔とき〕らくして甦りて，心中苦悶して少し痛み，脈伏す"，"大坂御サコの御局十八九　癇痰〔疾か〕を患ふ。発る則は手足力有りて忽に起て走らんと欲す。心中火焼の如くして手足冷ゆ"，"権大納言〔御〕局　心腹俄に痛み身冷へて人を知らず。脈沈伏す"，——自律神経症状を中心にした発作で，筋攣縮，意識喪失，運動興奮をともなうものである。

眩暈——"女院様　頭旋，目が暈し，嘔咳便瀉し，足冷へ心悸手心熱す。脈遅なり"，"安威摂津守七十余才　常に過酒し，眩暈上熱下冷須〔しばら〕く"，"木下左京亮三十余才　久しく労し，心悸眩暈，眠らんと欲する則には驚く，脈沈細なり"，"女院様　眩暈し不食にして心中冷逆す。頭中冷へ項背灼急す"，"家所帯刀女中　心痞悸惕，眩暈甚しき則には人を知らず，虫衝上して不食悪心耳鳴り"，"庄田宗桂息女　寡居怔忡眩悸無力，脈微弦にして五動あり"，——めまい（頭旋もふくむようである）を中心にして，他の自律神経症状に抑うつ性の精神症状もともなっている病態である。

前述のように，癲癇は別に記載されている。有名人（上にも淀君，天皇がでている）をみていたとはいえ当時の一般医であった曲直瀬玄朔がみていた癲狂関係の病いは，上記のようなものであった。記載をみるかぎり，中風は別にして，鬱証，癇疾，眩暈の境界ははっきりせず，自律神経症状がつよかったようである。坤の巻をみていないから断言はできないが，はっきり狂といえる病態の記載はない。

〔注〕ここで底本とした『医学天正記』は，慶長12年刊本をそのまま寛文3年にすったもので，上下2巻をまとめて1冊としているものである。『近世漢方医学書集成・6・曲直瀬玄朔』（名著出版，東京，1987年）にのる『医学天正記』は富士川文庫本によっているが，そこでは，上，下それぞれの表題に乾，坤とかきいれられている。だが，『医学天正記』には異本があって，本書の底本としたものを乾之巻とし，そのほかに坤之巻のあるものがある。前ページにしるした坤の巻についての記載は，服部敏良『室町安土桃山時代医学史の研究』，吉川弘文館，東京，1994年（468-473ページ）によっている。

3. 狐事談，謡曲にみる狂

医師高天の事　『康富記』とは，権大外記中原康富（1400-1457）の日記で，応永8年（1401年）から康正元年（1455年）のものがのこっている。かれは宮廷に出仕して多くの記録をつかさどっていたので，その日記は室町初期の政治史・社会史の好史料とされている。服部敏良『室町安土桃山時代医学史の研究』は，**医師高天**（あるいは高間とも）の"**狐使い**"[17] の件をひいている。応永27年（1420年）8月27日ごろから将軍足利義持が病気になり，坂土佛は痢病と，高天は瘡〔そう〕病として処方したが，軽快するにいたらなかった。『康富記』の同年9月10日の条に，"今朝室町殿医師高天禁獄せらる，父子弟三人なり云々。この間仕狐の沙汰風聞あり。しかうして昨日御台御方において験者におほせて加持されるの処，狐二匹御所よりにげだし，すなはち縛せられ件の狐はこののちうちころさる。この事によりて高天が狐を詛付け奉りしの条露顕云々。よりて今朝めしとらる云々，昼程又陰陽助定棟朝臣めしとらる，

是も仕狐の由虚説あり云々，末代の作法浅間敷々々々"とある。

おなじく服部[18]がひく『看病御記』は，御崇光院伏見宮貞成王（1372-1456）の日記である。その永享4年（1432年）2月20日の条に，三位中将の妹が病気になり，狂気じみたことを口ばしるようになったのを，人びとは"狐がついた"と称した，とある。

ここで，古くからの狐に関する記載をたどってみよう。狐についての古記録をあつめたものとしては，呉秀三が1896年に『中外医事新報』の第393号から第397号に連載した「雑抄──（十一）狐ニ関スル載籍ノ稽攷」[19]もあるが，これよりは蔦酒家主人『霊獣雑記』が便利である。この編者がなにものであるかはしらぬ。自序の最後には"まにえにのはじめのとしといふ年の。しはすのつきたちよりいつかにあたるの日。しるしぬ。"とある。万延元年12月5日とは，1861年1月11日にあたる。これは写本でつたえられていたが，呉は井上圓了所蔵のものをうつして，「磯辺偶渉」にいれ，また『呉氏医聖堂叢書』（1923年）[20]におさめた。また，「未刊・稀覯書叢刊　第一輯」として1937年に壬生書院（東京）から謄写印刷の3冊本[21]としてでている。これらのうち「磯辺偶渉」のものは自序，目次をかく。壬生書院本がもっとも完全なようである。

『霊獣雑記』の内容は，古記録および物語りから狐についての記載をひろいだし，ところどころに編者の意見をさしはさんでいるものである。主としてこれによりみていこう。

狐瑞から狐妖へ　"齊明天皇紀に云ふ。三年〔657年〕石見国言す。白狐見はると"，"元明天皇紀に云ふ。和銅五年〔712年〕秋七月壬午，伊賀国玄狐を献ず。又云ふ，九月己巳，詔して曰く〔中略〕伊賀国司阿直敬等献つる所の黒狐は即ち上瑞に合へり。其の文に曰く。王なる者の治，太平を致せば則ち見はると"，"元正天皇紀に云ふ，養老五年〔721年〕春正月戊申朔，甲斐国白狐を献ず" などなどと，とくに白狐，玄狐〔黒狐〕はおめでたいものとして，宮廷に献上されたり，歴史に記載されたりしていた。『延喜式』二十一祥瑞部には，"九尾狐　神獣也，其の形赤色，あるいは云ふ白色と，音嬰児の如し"，"白狐　岱宗之精也"，"玄狐　神獣也"，"赤狐" とのっていた。

そこで狐を害して罰せられるものがいた。"『百練抄』巻第五（後三條院条）に云ふ。延久四年〔1073年にはいるか〕十二月七日。藤原仲季罪名を勘へ土佐国に配す。斎宮辺に於て白き専女〔老狐〕を射殺すに依りて也"，また "『百練抄』巻第八（高倉院条）に云ふ。治承二年〔1178年〕閏六月五日，伏議有り。去る五月十三日，斎宮御在所の辺に於て院北面の下臈源の競白専女を射し罪名也"。

狐の屍は穢とされた。"聖武天皇紀に云ふ。天平十三年〔741年〕閏三月己巳，難波の宮，恠を鎮む。庭中狐頭有り，断ち絶えて其の身無く，但し毛尿等は頭の傍に散り落つ"。『扶桑略記』第二十三に，延喜 "九年〔909年〕六月十日甲辰，大雨。右大臣以下参陣。宮申して云ふに，中院中門内に狐死す，明日の神事如何と。外記，先例の穢と為すや否やを勘へ申さしむ。年々記，皆穢と為すの由申し，大臣之を奏す。穢と為すべからざるは，是六畜の外にして式に載せざる故なり" などとある。

だんだんに狐妖の面が強調されてくる。"光仁天皇紀に云ふ。宝亀六年〔775年〕五月癸巳朔乙巳，野狐有り，大納言藤原朝臣の朝座に居れり。又云ふ，八月戊辰，野狐有り閣門に踞る。" "仁明天皇紀に云ふ。承和元年〔834年〕二月壬午朔辛未，是夕禁中〔宮中〕の上に当たり，飛び鳴く者あり。其の声世俗の謂ふ所の海鳥鴨女〔ママ〕なる者に似る。其の類数百郡。ある

ひは言ふ，海鳥にあらず，是夭狐也と（一本に天狐）．"『日本紀略』に"天禄元年〔970年〕六月九日戊寅，式曹司内南舎庇の上に女一人髪を撫す。若し是狐妖か．"

　狐を妻とする話しは『日本霊異記』（810-824年成立）にすでにみられる。上巻の"狐を妻となし子をうましむる縁，第二"がそれである。男が野原でうつくしい娘とあい，家につれてきて，まじわった。女は男の子をうんだが，この家の飼い犬がうんだ犬の子はいつまでも女にほえつづける。女は，犬をうちころすことをたのむが，男はころさない。犬の子が女にかみつこうとするにおよんで，女は狐の姿になり，垣根にのぼった。男は"いとしいお前をわすれはしない，いつでもきて，ともにねよう"といった。そこでその名を岐都禰（来つ寝）というのである。二人の間の子の名も岐都禰とし姓を狐直とした。これが美濃の国の狐直のおこりである，──というのである。源隆國編といわれる『今昔物語』（成立は1120年以降）には，女にばけていた狐とまじわった男の話し，狐がいろいろにばけていた話しがつづいている。

　『扶桑略記』第二十二巻宇多天皇紀にあるつぎの話しは，狐つきのもっともふるい記録だろうか，──

　　相應和尚伝に云ふ．仁和四年〔888年〕六條皇后御悩事有り。和尚行年六十。召により御加持に参ず。三箇日夜居処を動かず，永く眠食を忘る。四日暁，皇后音を挙げたまひ，叫喚（きょうかん）し身を屈して宛転（まろび）たまひて，寝殿殆んど顛仆（てんぼく）せんと欲す。此間霊狐形を現はし，斗張乾角（いぬいのすみ）より出て，東西南北往反（ゆきかへり）走（はしりまよ）迷ふ。爰に太政大臣并びに諸人，恐懼戦栗，五情之を失ふ。是に於て和尚解脱の咒を誦（じゅ）む。震動已に止み，迷狐僅に出づ。皇后の御悩已に以て平復す。勅して度者被物等を賜（かづけ）ふ。

　これらのあと狐はその妖性をましてゆく。その変化はなによったのだろうか。吉野裕子『狐　陰陽五行と稲荷信仰』（1980年）[22]によって，そのあたりの事情をさぐっていこう。

　狐は日本の全土に分布し，森・林の周辺，人里近くに巣をもうける。その交尾，出産，子育て，子別れは古代人がしたしく目にしていた。中国では唐初以来，狐はその黄色から土気の化身とされ，農民により穀物神としてまつられてきた。他方で，その感覚の鋭さ，行動能力，姿の美しさから，狐は妖性をもった陰類の獣，淫獣とみなされてもきた。これらの中国における狐観が日本の古代人におおきく影響した。日本の稲荷社は和銅4年（711年）に創始されたが，それは大陸渡来の秦（はた）氏が奉斎したものであった。稲荷とはイナナリ（稲生）の約といわれ，五穀の神宇迦之御魂（うかのみたま）（速須佐之男命が櫛名田比売とのあいだにうんだ）をまつるもので，狐はその使いとされるが，実質的には狐そのものが祭神である。

　狐のなかでも白狐が霊狐としてとくに信仰されたが，仏教の荼枳尼（だきに）が白狐と習合した。荼枳尼はもとインドの最悪女神カーリーの侍女で，しぬべき人の心臓をくう飲血鬼（おんけつき）であった。それが仏の威光で仏法守護の諸天にくわわった，とされる。こういった秘神は密教でまつられ，天長4年（827年）の頃には荼枳尼をつかう賊巫の群れもあった。この荼枳尼（あるいは荼吉尼）をいみはばかって，稲荷神使といったことから，白狐に荼枳荷性がはいりこんだ。

　狐についてはのちに，1900年前後の資料によって論じる。だが，日本人にとっての狐は，まだまだ解明をまっている面がおおいように感じている。

　謡曲にみる物狂　現存する能・狂言は，鎌倉時代末期から室町時代初期にかけて（14世紀から15世紀初めにかけて）形成され，室町時代末期（16世紀末）まであたらしい作品がつく

られた．いうまでもなく，能楽をはなれてその詞章をうたうこと，またはその詞章が謡曲，謡である．1日に5番を上演するさいに，脇能（神物），修羅物（男），鬘物（女），雑物（狂），切能（鬼物）の順に演じることが通例となっていた．この何番目にはいるかが，能の内容の分類になっている．4番目物は，物狂の能のほかに，他の4類にいれにくい雑の能をあつめている．小田晋（1980年）[23]が野上豊一郎編『註解謡曲全集』（1935年）によっていうところでは，この『全集』に狂乱物が25番おさめられている．能における精神疾患については村上仁（1974年）[24]，小田（1980年，1990年）[25]，最近では金澤彰（2000年）[26]の研究があり，また能の構造と精神分析の過程とを類比している単行本，金関猛『能と精神分析』（1999年）[27]もでている．わたしも「わが国の精神疾患史の点描」（1978年）[28]で能につきふれるところがあった．

金澤は物狂能のうちシテ（主人公役）が女である狂女物を12番あつめている．ここでは，『謡曲集』（1，2；日本古典文学全集，33，34；小学館，東京，1973年，1975年）[29]によってみていく．ここにおさめられているのは，計77番，うち4番目物が28番である．そのうちで物狂の能は，「百萬」，「三井寺」，「隅田川」，「花筐」，「班女」，「富士太鼓」，「卒都婆小町」の7番である．それらの粗筋をみていこう．

「百萬」は世阿彌作とされているが，その原型「嵯峨物狂」は，その父で能の祖とされる觀阿彌の作であったかもしれない．夫にしにわかれ，幼な子の行方がしれなくなった百萬は奈良からでてきて嵯峨清涼寺の大念仏でおどりくるっている．門前の者が"ここに百萬と申す女物狂の候ふが，われら念仏を申せばもどかしいとあって出でられ，面白う音頭を取り申され候"といった相手が，奈良西大寺のあたりでその幼な子をひろった男であった．子は母をみとめて，男に母にとうてもらう．"それは何故狂人とはなりたるぞ"，"夫には死して別れ，ただ一人ある忘れ形見のみどり子に生きて離れて候ふほどに，思ひが乱れ候"．"狂人ながら，子にもや逢ふと，信心はなきを，南無阿彌陀仏，南無釋迦牟尼仏，南無阿彌陀仏と，心ならずも，逆縁ながら，誓ひに逢はせて，賜び給へ"．男が子をひきあわせると，"心強や疾くにも名のり給ふならば，かやうに恥をばさらさじものを，あら恨めしとは思へども"と母は最後になげく．

「三井寺」も世阿彌の作とされる．人買いにわが子千満をさらわれた母は，清水の観音に参籠してえた夢のお告げにしたがい，三井寺へいく．8月15日夜，僧たちが少人をつれて月見をしている．寺の能力，"さん候あれへ面白き女物狂が参ると申すほどに，少人の御慰みに，お庭へ入れて狂はせ申さうずると，但しは何とござあらうずるぞ"．母がくるいまうさまを，地謡は"乱れ心や狂ふらん"とうたう．能力が後夜の鐘をつきはじめると，母も鐘をつこうして，おしとどめられると，月にむかつて鐘をつく心をのべて鐘をつく．少人は母とみとめて国里をたしかめてもらう．少人の"何なう清見が関の者と申し候か"の声を，母がわが子とみとめると，住僧が"しばらく，これなる狂女は粗忽なる事を申すものかな，さればこそ物狂にて候"，母は"なうこれは物には狂はぬものを．物に狂ふも別れ故，逢ふ時は何しに狂ひ候ふべき"という．子も名乗りをあげて再会がかない，二人はつれだって故郷へかえった．

「隅田川」（流派によっては「角田川」ともしるす）は，世阿彌の第1男觀世十郎の作とされるが，異説もある．人商人にさらわれた一人子をもとめて京の北白河から隅田川まできた

女物狂が，渡し守りに"都の人といひ狂人といひ，面白う狂うて見せ給へ。狂はずはこの舟には乗せまじいぞとよ"といわれ，くるいまってから舟にのせられてついた岸では，ちょうど1年まえにしんだ少年のための大念仏がいとなまれていた。その子の名は梅若丸，父は吉田のなにがしときいて，"その幼き者こそ，この物狂が尋ぬる子にてはさぶらへとよ。なうこれは夢かやあらあさましや候"。物狂がおわって悲嘆にしずんだ母が，塚にむかい鉦鼓をたたき念仏をとなえると，子の声と幻とがあらわれた。

「花筐（はながたみ）」は世阿彌作とかんがえられる。男大迹（おおあとべ）の皇子に寵愛されていた越前の照日（てるひ）の前は，武烈天皇の譲りをうけてにわかに上洛した皇子（繼體天皇）をしたって，大和の玉穂の都へといそぐ，

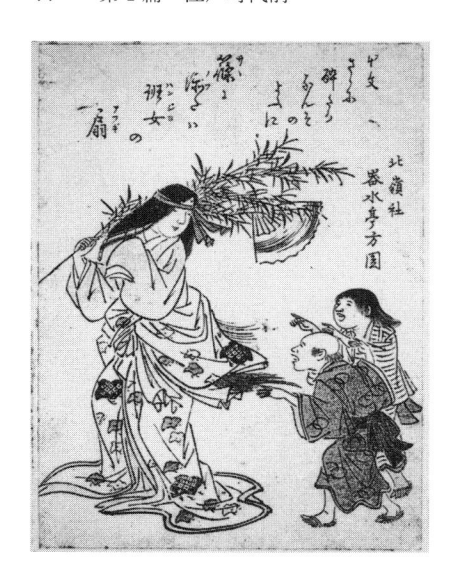

図15 班女の扇

物狂となって。途中，都への道をきくのに，"なに物狂とや。物狂も思ふ心のあればこそ問へ，など情なく教へ給はぬぞや"という。紅葉見物の御幸の行列にであった照日がちかづこうとするのを廷臣は，"ふしぎやなその様人に変りたる，狂女と見えて見苦しや"と照日をおいはらおうとして，形見にもってきた花筐をうちおとされた。繼體の君となった人の御花筐をうちおとしたもう人びとこそ"われよりもなほ物狂ぞ"と照日は抗議する。ちかくによって"面白う狂うて舞ひ遊び候へ"と天皇の宣旨をつたえる廷臣のことばによって照日は，武帝・李夫人の相愛の故事をうたいまって，花筐をさしだす。天皇はそれをかつてのわが物とみとめ，"同じく留め置き給ひし御玉章の恨みを忘れ，狂気を留めよもとのごとく，召し使はん"と照日につたえさせる。こうして，二人はつきせぬ契りをむずぶことになった。

これも世阿彌作とかんがえられる「班女（はんじょ）」も「花筐」に類した筋のものである。美濃の国野上の宿（しゅく）の遊女花子は吉田の少将と交換した扇にながめいってばかりいるので，"班女"（前漢の成帝の寵姫班婕妤は，寵を他の女にうばわれた怨みを，秋になってすてられる夏の扇にたとえた詩にうたった）と仇名され，さらに仕事せぬので宿をおわれた。一度班女をさがした少将は都にもどっており，これも都にのぼった物狂の班女は，少将の従者に"何とて今日は狂はぬぞ。面白う狂ひ候へ"とうながされ，"たまたま心直（すぐ）なるを，狂へと仰せある人々こそ，風狂じたる秋の葉の，心もともに乱れ恋の，あら悲しや狂へとな仰せありさぶらひそよ"と，扇をもって少将をおもう心をまい，気づいた少将とまた扇を交換しあって，お互いを確認した。

図15にあげた「班女の扇」の絵は，この「班女」を風俗画にしたてたものである。この画家はしらぬが，江戸末期か明治初期のものか。班女が扇を笹につるしもっている点に注目してほしい。能で物狂は笹をもつこと，あるいは片袖をぬいだ形で表現されることがおおい。歌舞伎でも笹が狂気の印としてつかわれるときく。『古事記』をみると，天の石屋戸のまえで"天の宇受売の命天の香山（かぐやま）の天の日影（ひかげ）を手次（たすき）に繫けて，天の真折（まさき）を縵（かづら）として，天の香山の小竹葉（ささば）を手草（たぐさ）に結ひて，天の石屋戸に覆槽（うけ）伏せて踏みとどろこし，神懸（かむがか）りして，胸乳（むなち）を掛き

出で，裳の緒を陰に忍し垂りき"[30]) とある。その後も巫女などが笹をもった。笹をもつというこの形には，物狂が神にも通じるもの，真実をときあかすものである，との見方がこめられているのだろう。

「富士太鼓」も世阿彌作らしい。住吉の楽人富士は太鼓の役をあらそって，天王寺の淺間にうたれた。富士の跡をおって都にきた妻は，夫の死をしり形見の装束を身につけると，太鼓こそ夫の敵だと娘に太鼓をう〔討，打〕たせる。娘は"思ひのあまりに御心乱れ，筋なき事を仰せ候ふぞや，あらあさましや候"という。太鼓のひびくなか，富士の幽霊が妻にのりうつり，妻は娘にかわり太鼓をうち楽をまうと，恨みの心もはれ，五常楽，千秋楽，太平楽とめでたい太鼓をうつ。そして，太鼓を夫の形見とみすえたのちに，故郷へかえっていく。

「卒都婆小町」は觀阿彌作とかんがえられる。高野山の僧との問答にかった百年の乞食の老女は，とわれて小野の小町と名のり，"今は路頭にさそらひ，往来の人に物を乞ふ。乞ひ得ぬ時は悪心，また狂乱の心憑きて，声変りけしからず"と，狂乱状態になる。さらに物言いがかわって，深草の少将が小町にかよいつめながらあと一夜で命つきた苦しさをうたい，"深草の少将の，その怨念が憑き添ひて，かやうに物には狂はするぞや"とのべて狂乱を脱した小町は，悟りの道にはいろうとする。

鬘物にいれられる「松風」にも物狂の場面がある。須磨の浦に，昔行平の中納言（在原業平の兄）が愛した二人の海女の古跡という一本の松をとむらった旅の僧がかりた一夜の宿の二人の女は，じつは行平に愛された松風，村雨の亡霊。二人は，恋いの思いをかたり，"恋草の，露も思ひも乱れつつ，心狂気に馴れ衣の"などとうたい，松風は行平形見の狩衣などを身につけると，松を行平とみてよりそうのを，村雨は"あさましやその御心故にこそ，執心の罪にも沈み給へ。娑婆にての妄執をなほ忘れ給はぬや"とたしなめる。松風がくるいまったのち，二人は僧に回向をたのんで姿をけした。というところで，僧の夢はさめて，松風の音ばかりのこった。

上記にみられるように，物狂は，うしなわれたもの，あるいはえられなかったものを，もとめる心の激しさの表現としてだされている。狂乱物25番を分析した小田[31])によると，発病動機となる葛藤は，恋慕7，親子の情（子どもとの別離）7，嫉妬1，主従関係2，物の怪ほか超自然的動機2，貧困・窮境2，無実の罪1，などである。もとめた子，男にあい，あるいは子の死をたしかめ，あるいは己が執念のかなえられぬことをさとったとき，物狂はおさまる。宝生流の「木賊」は，老翁がいなくなった子をもとめての物狂であるときいたが，物狂になるのはほとんどが女で（小田によれば，25番中狂女物が19番），まいくるうことで物狂は表現される。

その病像は心因反応，あるいは急性一過性精神病性障害，といってよいものがほとんである。といっても，物狂の人の"激情の理"とでもいうべきものがよくあらわされていることは，引用した詞からわかるだろう。たとえば「三井寺」での母の，"なうこれは物には狂はぬものを，物に狂ふも別れ故，逢ふ時は何しに狂ひ候ふべき"の詞は，病識，および心因と自分の状態との結び付きへの洞察をもしめすものである。

主人公に接触する人たちの態度も興味ふかい。物狂をそばによせまいという排斥の態度もあるが，"面白う狂うて見せ給へ"と物狂に興ずる態度が主である。さらに，主人公がくるいまったのちには，それに接触した人たちは主人公の物狂の心を納得しているようである。

それは心がかたられたからであって、かならずしも仏の力などともいえないのであるまいか。小田は、4番目物でも狂乱物と遊狂物（意識してたわむれくるう）とには区別がある、という。でも、接触した人にうながされて物狂になるという点で、狂乱物にも遊狂の要素がかなりはいっているとみてよかろう。

こうみてくると、能では狂気を全体として、常人の心にちかいものとしてえがいているといえる。だが、このことは、当時の人が狂気をすべてそのようなものとしてとらえたことを意味しない。舞台芸術としての性質が、それにふさわしい筋を要求したのである。ここでは対照として、『徒然草』第195段[32]を引用しておこう、——

　　或人、久我縄手（こがなはて）を通りけるに、小袖に大口着たる人、木造りの地蔵を田の中の水におし浸して、ねんごろに洗ひけり。心得難く見るほどに、狩衣の男二三人（ふたりみたり）出て来て、「こゝにおはしましけり」とて、この人を具（ぐ）して去（い）にけり。久我（こが）の内大臣殿にてぞおはしましける。尋常（よのつね）におはしましける時は、神妙（しんべう）に、やんごとなき人にておはしけり。

みじかい、外からの描写だけにひどく不気味でさえある。

4. 癲狂治療所の始まり

室町時代初期および桃山時代の終わりに、一つずつついまにつづく癲狂治療所ができた。

灸寺[33]　三河国羽栗の里の灸寺としてしられてきたものの所在地は、現在の岡崎市羽栗町田中である。東海道新幹線を豊橋駅で名古屋鉄道本線にのりかえて、35分ほどの名電山中駅（東岡崎駅の4駅手前、無人駅）でおりると、徒歩10分ほどの街道ぞいにある。このあたりは農村地帯で、昔は平均8反に達しないまずしい農家ばかりだったが、現在はほとんどの家からトヨタ関係の会社に就職している。街道に"灸寺"の石柱がたっている（図16）。

灸寺の正式の名称は光明山順因寺である。順因寺は元弘2年（1332年）に、もと武士であった善照法印によりはじめられた。当初天台宗に属していたが、善祝、善祐、善頓、日善をへて、6代目照善法印が文亀3年（1503年）に蓮如上人に帰依して浄土真宗に転じ、釋正善法印と改名した（真宗の中之郷町浄妙寺派に属する）。

漢方薬および灸法による癲狂の治療は、3代目善祐法印のときにはじまるという。応永2年（1395年）の頃、羽栗の里に長雨があって悪疫がはやった。善祐はのまずくわずに本堂にこもって阿彌陀如来にいのっていた。15日目の夜白狐が足から血をながしてきたので、手当てしてやると山へかえった。満願の21日目の夜善祐の夢に、白狐がお礼にと灸の壺のかいてある巻き物をくれ、目をひらくと阿彌陀様のまえに巻き物があった。こうつたえられているのである（この狐は、豊橋の先の豊川稲荷とはむすびついていない）。そして、いまも、本堂脇の椋（むく）の木

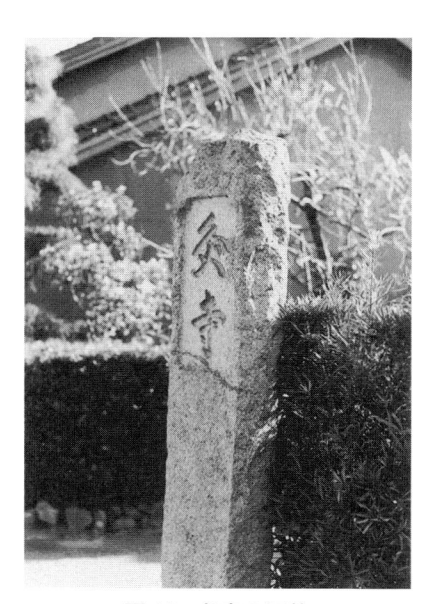

図16　灸寺の石柱

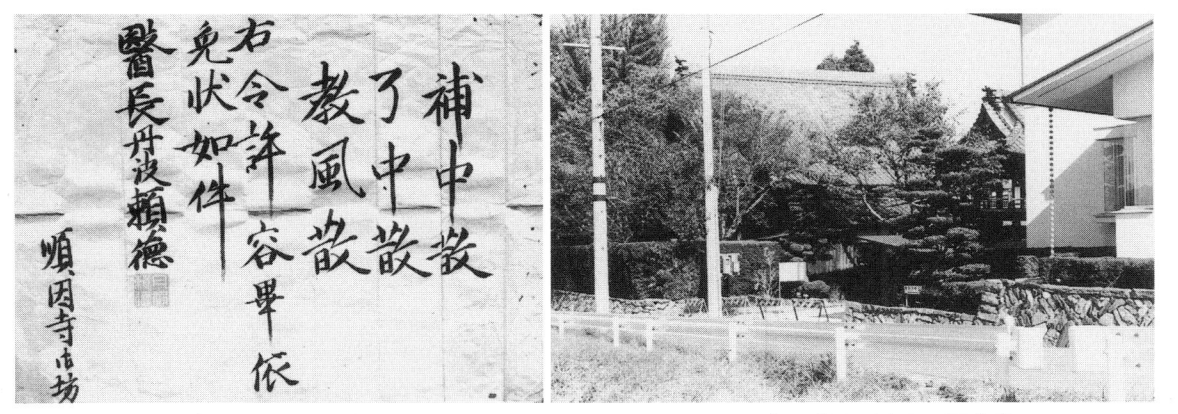

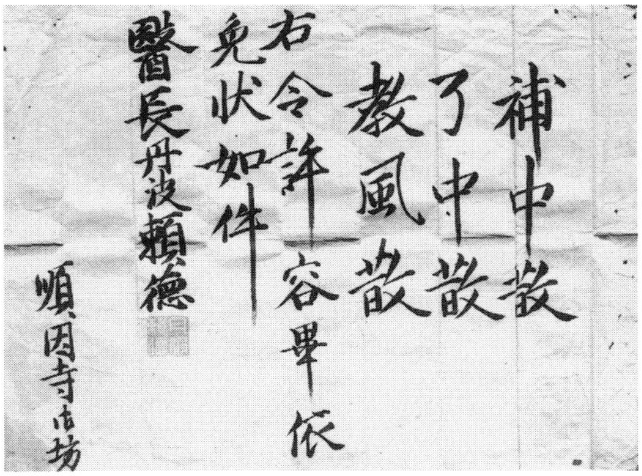

補中散
了中散
教風散
右令許容畢依
免状如件
醫長丹波頼徳
順因寺[illegible]坊

図17　丹波頼徳による免状（順因寺蔵）

図18　光明山順因寺と羽栗病院

が鎮守様とよばれ，毎月15日にお赤飯と油揚げとがここにそなえられている（真宗で狐をまつることはしていないので，この行事は住職粟生家のものとして，ひっそりおこなわれている）。

世襲歴代住職のなかに漢方医でもあった人が何人かいたらしい（ふるい書類がかなりあったものが，戦争中のゴタゴタなどで，ほとんどうしなわれてしまった）。錦小路頼徳（よりのり）（1835-1864）による，横80 cmに縦60 cmほどの和紙の免状がのこっている（図17）。錦小路頼徳は丹波氏，幕末の長州落ち七卿の一人である。現在つかわれている漢方薬が，この免状にでている三つの散薬のどれにあたるか，わからない。

灸寺の通称はいつごろからあったのか。入り口の「灸寺」の石柱は，先代院長粟生（あお）敏春の父君舜治がたてたものである。舜治は住職ならびに薬剤師兼鍼灸術師として仕事し，家伝の羽栗散をうっていた。その効能書きには頭痛，のぼせなど脳神経関係のいくつかの症状があげてあった。“羽栗”の名は，東京の“巣鴨”あるいは“松沢”とおなじ響きをもっていた。当時患者は全国からあつまり，岡崎から人力車でくるので，寺のまえに2，3台の人力車のとまっていることがしばしばであった。患者を庫裏などへとめることはなかった（昔も患者を収容することはなかったらしい）。灸は有痕なので，あとは自宅で期間をさだめてやるようにしてあった。薬はあとからまたおくってやっていた。薬の材料は大阪からおくってもらい，こちらで乾燥して薬研でつぶしていた。灸寺とはいえ，灸法および漢方薬療法は宗教的なものとはいちおう関係のない外来治療の形でおこなわれていたのである。

光明山順因寺の現在の本堂は1891年（明治24年）にたてかえられたものである。山門をかねた鐘堂および庫裏はさらに100年ほどふるいらしい。“鎮守様”の椋の木は本堂の西側にあって，その樹齢は400年ぐらいかといわれている。

前院長粟生敏春（1908-1994）は，1932年に昭和医学専門学校を卒業。東京帝国大学医学部精神病学教室に入局し，ついで脳研究室にうつって，応召の1941年までそこにいた。1946年帰還し，兄，弟とも戦死したので，灸寺を自分がつぐしかないと，同年に精神科羽栗病院をはじめた（40床，のち102床に増床）（図18）。寺の住職としての資格もとった。外来は，わたしが訪問した1988年当時，1日20-30名で，これは病院の規模・所在地からするとおおい。羽栗の名がひびいていることもあって，東は東京よりも東から，西は岡山あた

りからも患者がきている。

　羽栗病院での治療は，普通の向精神薬を基盤にし，のみそうな人には漢方薬を併用している。それは入院患者では半数ぐらいで，外来では漢方薬希望の人がかなりある。この漢方薬の内容は蒼朮，当帰，柴胡，遠志，酸棗仁，甘草，陳皮，黄耆，辰砂であったが，現在は辰砂のかわりに大黄をいれている。これは大阪で調剤してもらっている。1日服用量は3g。

　灸は要求に応じてやっているが，いまはやる人がへって年間100名ぐらい。灸点は第1胸椎および第12胸椎（あるいは第1腰椎）の左右2横指はなれたところ，男には第5胸椎の左に1横指はなれたところ，女ではおなじく右に1横指の箇所，それに両足背で第4指・第5指のあいだのすこし上の箇所，と計7箇所である。有痕灸であって，はじめ1週間は毎日午前中に，その後は1週間に1回，朝に点灸する。

　漢方薬および灸法の内容を中国古代医学の研究者家本誠一氏に検討していただいたところ，漢方薬は加味帰脾湯の加減法である。帰脾湯は心脾をおぎない肝胆を和するのがその狙いで，精神疾患としては，抑うつ的，神経症的な人が対象で，興奮状態は適応外である。灸法も脾胃，胆肝を主なる作用目標にしており，漢方薬と同様の状態をねらっているものだろう。

　粟生談では，これらの効果の統計的まとめはしていない。印象としては，漢方薬併用のほうが効果がたかい。とくに維持療法では，漢方薬だけのほうが頭がすっきりするという人がおおい。はげしい状態の人への効果についてはなんともいえない。

爽神堂[34, 35]　大阪府の七山病院（地元では七山を"しっちゃま"とよぶそうである）の，もと爽神堂の創始は慶長4年（1599年）である。七山病院は，大阪・天王寺駅と和歌山駅とをむすぶ阪和線のほぼ中間，熊取駅のある大阪府泉南郡熊取町七山にある。尾張知多郡在上村の武士本多左内（1563-1633）は，兄右内とともに諸国行脚の旅にで，七山の地にたどりついた。医を業として爽神堂を建立したのが，慶長4年3月5日とされる。左内はまた，おなじところに七宝山浄見寺（浄土真宗）を創設し，みずから得度して浄見坊義風と称した。精気丸（赤）および健児丸（黒）ならびに煎薬の処方，灸法の併用，仏への祈禱により癇症病および癲狂症の治療がはじめられた。この地に患者が寓するようになったのは，19世紀初頭らしい。住職中に医をかねて精神病者の治療をこころみるものがいた。

　第12代義憧は済生学舎で西洋医学をまなんだ。本多病院として正式の許可をうけたのは，1882年（明治15年）であった。第13代本多榮は，父に内外科，癲狂の治療をまなび，のち大阪病院にはいり，堺県医学校を卒業し，1878年から自家で医業に専念していた。そして1889年には，僧職をはなれて，寺院をあらためた完全な病院組織として，病院を七山病院と改称したのである。

　同院は1933年には大阪府代用病院の指定をうけ，現在では，完全に近代的な大精神科病院になっている。なお，2001年に浄見寺の改築にかかり，寺宝・文書を整理するなかで，上記のような由来を訂正するべき史実がおおくあきらかになってきている，ときく。

●第3章文献

1) 山崎佐：江戸期前日本医事法制の研究．中外医学社，東京，pp. 350-543, 1953.
2) 西尾実，安良岡康作校注：新訂徒然草（岩波文庫）．岩波書店，東京，p. 199, 1985（改版）．
3) 山崎佐：1) におなじ，pp. 630-646.
4) 2) におなじ，pp. 202-203.
5) 服部敏良：鎌倉時代医学史の研究．吉川弘文館，東京，pp. 93-133, 1964.
6) 古田紹欽訳注：栄西　喫茶養生記（講談社学術文庫）．講談社，東京，2000.
7) 服部敏良：室町安土桃山時代医学史の研究．吉川弘文館，東京，pp. 254-260, 1971.
8) 大塚敬節：江戸時代の不食病について．日本東洋医学会雑誌 6 (3)：10-14, 1956.
9) 栄西：6) におなじ，p. 25.
10) 2) におなじ，pp. 77-78.
11) 2) におなじ，pp. 214-216.
12) 佐藤謙三校注：平家物語（角川文庫，上巻）．角川書店，東京，pp. 293-294, 1959.
13) 津川武一：癲癇の歌人藤原定家　明月記の病蹟学．医療図書出版社，東京，1987.
14) 服部敏良：5) におなじ：pp. 248-295.
15) 岡田靖雄：日本の精神科医療史ノート(5)．最新精神医学 4 (5)：521-526, 1999.
16) 服部敏良：5) におなじ，pp. 193-196.
17) 服部敏良：7) におなじ，pp. 45-46.
18) 服部敏良：7) におなじ，pp. 52-61.
19) 呉秀三（岡田靖雄編）：呉秀三著作集・第一巻（医史学篇）．思文閣出版，東京，1982, に収録．
20) 呉秀三編：呉氏医聖堂叢書．呉秀三，東京，pp. 99-182, 1923.
21) 蔦酒家主人纂：霊獣雑記（未刊・稀覯書叢刊，第1輯，3冊）．壬生書院，東京，1939.
22) 吉野裕子：狐　陰陽五行と稲荷信仰（ものと人間の文化史）．法政大学出版局，東京，1980.
23) 小田晋：日本の狂気誌（叢書・人間の心理）．思索社，東京，pp. 136-143, 1980.
24) 村上仁：能と精神病理学――能に現われた憑依状態について――．宮本忠雄編：分裂病の精神病理・2，東京大学出版会，東京，pp. 317-336, 1974.
25) 小田晋：狂気の構造．青土社，東京，pp. 18-26, 1990.
26) 金澤彰：謡曲における狂女物の狂気．心と社会 31 (3)：117-121, 2000.
27) 金関猛：能と精神分析（平凡社選書）．平凡社，東京，1999.
28) 岡田靖雄：わが国の精神疾患史の点描．日本医史学会編：図録日本医事文化史料集成，第4巻，三一書房，東京，pp. 295-304, 1978.
29) 小山弘志，佐藤喜久雄，佐藤健一郎校注・訳：謡曲集（一，二）（日本古典文学全集），小学館，東京，1973, 1975.
30) 武田祐吉訳注：新訂古事記（角川文庫）．角川書店，東京，p. 37, 1977.
31) 小田晋：23) におなじ，pp. 136-143.
32) 2) におなじ，pp. 332-333.
33) 岡田靖雄：灸寺・羽栗病院訪問記．日本医史学雑誌 36 (4)：401-411, 1990.
34) 呉秀三：我邦ニ於ケル精神病ニ関スル最近施設（東京医学会創立廿五年記念文集第二輯）．東京医学会事務所，東京，pp. 103-105, 1912.
35) 爽神堂七山病院（病院今昔物語）．Medical Tribune 32 (36)：16, 1999.

第 II 篇
江戸時代

織田信長，豊臣秀吉のあとをうけついだ徳川家康が征夷大将軍に補任されて江戸に幕府をひらいたのは慶長8年2月12日（1603年3月24日）である．豊臣氏がほろんだのは慶長20年（→元和元年，1615年）だが，参勤交代制をさだめて幕藩体制が確立したのは，3代将軍家光の寛永12年（1635年）である．また，平戸のオランダ商館が寛永18年に長崎の出島にうつされるにおよんで，日本国の海禁体制は完成し，日本は海外にたいし，アイヌ，琉球，対馬，長崎と四つの出口だけをもつことになった．

　活字印刷は中国で発明されたものだが，当の中国ではあまり発達しなかった．それが発達したのは朝鮮においてである．秀吉の朝鮮出兵は日本に活字印刷をもたらした．この古活字印刷による中国医書の刊行と，長崎を通じての中国医薬書の輸入とが，日本医学を活性化した．中国では寛永21年（1644年）に明がほろびて，清朝の支配時代にはいった．しかし，小曽戸洋[1]の調査によると，江戸時代に日本で翻刻された中国医薬書中で清のものがしめる割合は1割5分程度にすぎない．日本の漢方への清医学の影響は僅少であった．そして，蘭方の影響もふくめて日本医学の独自化がおこった．日本医書の刊行もさかんになっていった．

　元禄時代（1688-1703年）まで日本医学に支配的だったのは，曲直瀬道三・玄朔の学統であったが，漢代に張仲景がつくったとされる『傷寒論』に医学の理想をもとめる古方派が江戸中期におこった．それから現在まで，日本の漢方の大勢は古方派の流れにそうことになった．

第1章　医説を中心に

1. 『病名彙解』から

蘆川桂洲『病名彙解（いかい）』は貞享3年（1686年）積玉圃玉淵堂からの刊で，和文でしるされた日本で最初の病名専門辞典，1822項目をおさめている（図19）。著者は17世紀の彦根の医師で，名は正柳（しょうりゅう），字は道安，通称正立（しょうりゅう），桂洲は号である。

精神神経疾患の病態　まず『病名彙解』から，当時の漢方医学で精神神経疾患のどういう病態が認識されていたか，ひろいだしてみよう（イロハ順）（原文の片仮名は平仮名にし，句読点および（　）内の送り仮名をおぎなった。また，まえに別のところ[2)]でくわしく紹介しているので，その意味の理解しやすいものを中心に，説明の一部分は省略する），——

遺精　夢中に心に感ずることもなく，覚へず精のもるゝこと也。腎虚の症也。〔後略〕

痿躄（いへき）　痿は手なへしびるゝなり。躄はあしなへたをるゝなり。

瘖瘂（いんあ）　二字とも俗に云ヲシのことなり。

咽喉不利　息にむせのどのつまることなり。

乳癇　小児あしき乳を呑て，其毒によって癇症を発するを云り。

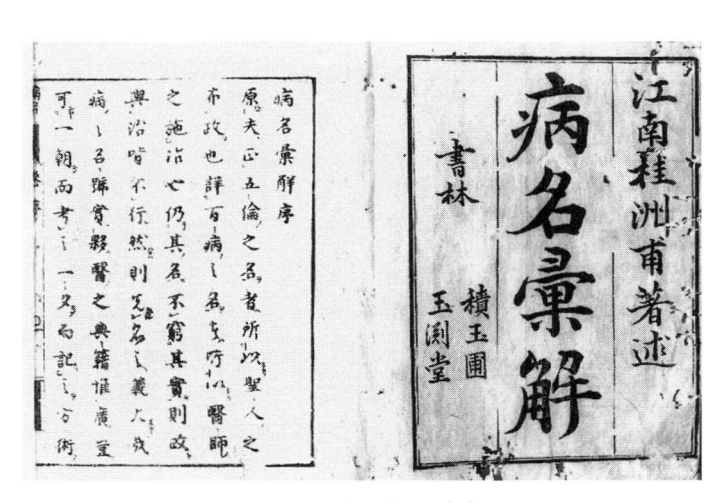

二形（にぎょう）　〔略〕

図19　蘆川桂洲『病名彙解』

偏枯　中風の中の一つなり。○熱病篇に云，偏枯は身偏用られずして痛。言変ぜず志乱れず。〔後略〕

癖疾　俗に云小児のかたかいなり。乳食宜を得ずして，癖積を生ずるなり。隠僻の処にあるゆへに癖と云なり。

反張　身のすくみそりかへる病なり。

癖飲　飲癖に同じ。

偏視　〔略〕

偏頭痛　〔略〕

通睛　俗に云ヤブニラミなり。

中風　中はあたると訓ず。風にあたる也。真中風，卒中風，類中風の分ちあり。〔中略〕卒中風は卒然として暈倒し人事をしらざる也。

中気　七情〔喜，怒，哀，懼，愛，悪，慾〕の気に傷るゝに因て，病をなす。大方中風と同じ，風と気との差別ある也。

搐搦　発搐とも驚搐とも風搐ともいへり。心肝の熱にて，目をみつめ手足すくみ手を握びくめくこと也。搦は手をにぎりかたむること也。

猪圏風　癇病の別名なり。

離魂　俗に云かげの病也。○奇疾方に云，人伏す時は身の外に身あることを覚へ，一やうにして別なく，但語ざるのみ。蓋人臥ときは魂肝に帰す。此肝虚によつて邪襲て魂舎〈いへ〉に帰せざる也。名（づけ）て離魂と云り。○按ずるに離魂の病名のみ聞て，是を目撃せしものなし。俗に云両人ともに同じやうに言語し，外人の目にも見ると也。思ふに外人の目に見べきものにあらず，心肝の虚より生ずれば自のみ両人に覚るなるべし。病人言こともなく，黙々として居証とみへたり。辰砂，人参，茯神を煎服すれば，真なるもの気爽かに，仮なるもの自ら化すと云り。〔二重身である〕

応声虫　これ瘵虫の症也。○入門に云，応声虫は，語る毎に喉中物ありて声をなし，相応（ずる）ものゝごとし。人あり本草を誦（ぜ）しむ。雷丸に至てすなはち声なし。乃（ち）頓に数枚を服して愈。

疳　俗に云小児かんのむしなり。疳は甘〈あまし〉なりと註して，肉食肥甘の物を食し病を生ずる故也。又疳は乾也と云説もあり。虫と云は疳症必ず虫を生ずることあれば也。大人の虚労と同じ。

疳啞　疳にて声を発することあたはざるなり。

角弓反張　驚風などの証に，搐搦して角弓の如くにそりかへること也。諸病にあること也。

癎症　俗に云クッチカキ也。癲癇と連ても云り。○古今医統に云，大人のを癲と云小児のを癎と云り。○丹溪纂要に云，内経に癲を言て癎に及ばず。諸書に癲癇と言，或は癲狂，風癲，風癎と言，論名同じからず。夫癲病は時に作り時に止。其の癲狂の心を失して妄に作り久を経て愈ざる者と本一類にあらずと云り。○医書大全に云，癲は全く心に帰す，癎は五臓に帰す。○龔廷賢が曰（く），癎病は卒時に暈倒し身軟て咬牙涎沫を吐人事を省まず，随て後醒るものは是癎病也。癲病は狂叫奔走して人を知（ら）ず専痰を主ると云り。○五癎とは馬〈心〉，牛〈肺〉，鶏〈胃〉，羊〈脾〉，猪〈腎〉なり。〔中略〕。癲にも又五種あり，陽，陰，風，温，馬也。〔後略〕

胎癇　医学六要に云，胎元の始母に随て呼吸す。母の生気に通じ母の穀気を食し，母驚を受るの邪，子母の腹に在にあたつて呼吸に随てこれを得，生て腹を出といへども，後一二歳にして始て発し，或は八九歳にして発する也。

頭痛　真頭痛は脳巓泥丸に引(ひき)，ことごとく痛み，手足冷て節に至るものは死す。外感の頭痛は必ず寒熱あり。〈頭疼(づとう)と云は，いたみの軽き也。痛は重き也。〉

夢遺　俗に云モウザウ也。心に感ずる所あつて夢中に交合して精もるゝこと也。心虚に属す。遺精よりはかろし。或は年少く気盛に鰥居矜持(くわんきょ)して，しひて精慾をつゝしみ自ら覚(わか)ずして泄精するものは，瓶(つぼ)の水満(みち)あふるゝにたとへたり。薬を用ひずしてもよし。其の外は腎水の不足より起ること也。

鬱症　七情の気が鬱滞して病を生ずる也。鬱は字書に滞(とどほる)也。又抑屈也。気鬱は胸脇痛(むねくわんきょうつう)也。湿鬱は周身〈そうみ〉走り痛，或は関節痛陰寒に遇ときは即発する也。熱鬱は目昏(くらく)小便赤し。痰鬱は動くときは喘する也。血鬱は四肢力なく大便紅なり。食鬱は酸を噫(のみ)腹飽(すき)て食することあたはざる也。以上是を六鬱と云也。

鬱冒　血厥のことを云り。○入門に云，鬱は乃ち気舒ざる也。冒は乃ち神清からざる也。俗にこれを昏迷と云。

花風　俗に云女子の恋ワヅラヒ也。○名医類案火熱門に云，頭痛腹痛し十の指(ゆび)酸痛し，心志紛紜〈かきみだれ〉し，鼻息(ぶんうん)粗(そ)く甚しく，其脈甚だ大也。蓋し男子に近づかんと欲して得(う)べからざるなり。俗にこれを花風と云り。

夜夢鬼交　夢遺のこと也。夢中に邪鬼と交合するの意なり。

麻木(まぼく)　しびるゝこと也。〔中略〕○按ずるに木とはしびれて覚なく木の如くなる也。〔後略〕

麻痺　〔略〕

眩暈　目のまうこと也。或は眩運といひ，或は眩冒と云。眩は其黒を云，暈は其転ずるを云，冒とは其昏(くらき)を云，運もめぐるとよめり，皆一なり。目がまへばめぐるやうにて昏なるを以て也。〔後略〕

血厥(けっけつ)　本事方に云，人平居疾苦なくたちまち死人の如く，身動搖せず，目閉口噤じ，或は微く人を知，眩冒〈めまい〉時を移して，方に寤(さむ)。此を血厥と名づく，又鬱冒と名(づ)く。汗を出すこと過多にして血少(すくな)く，陽気独り上(のぼ)り気塞(めぐら)つて行ず。故に身死せるが如し。気過(すぎ)血還(かへり)陰陽(つう)また通ず。故に時をうつしてまさに寤，婦人尤も此の証多し。〔後略〕

健忘(けんばう)　ものわすれすること也。健は強也とあり，つよく忘る心なり。或人の云，其身は健固(ご)にあつて，愚人のやうに物を言(もの)ばの下に忘る也。○摘要に云，健忘は事(こと)をなすに始(わす)つて終なし，言談首尾をしらず，此を以て病の名とす。生成の愚頑人事を知(ら)ざるに比するにあらずと云り。

血風　玉案に云，血風は経水逆上し脳間をせめ，頭目悶迷して人事を省みず，甚しふして満目満頭，皆赤斑(たまへのぞ)となるに至る。此れ経水適(ま)臨み風邪に感冒するに因て致すところ也。○此の症，産後に風邪を受るものに間これあり。

謇吃(けんきつ)　舌なへて，物をゑいはざる也。〔後略〕

腹内人声　病源に云，夫れ人の腹内にたちまち人声(かたる)あるあり，或は人の語(まなむ)を学で相答(こたふ)。此れ乃(ち)不幸にして災変を生ずることを致す。〔中略〕○按(ず)るに応声虫のことか。

風痓　中風の種類也。其の状，口噤じて開(ひら)ず背こはゞつて直(なを)く発癇(ほつかん)の状の如し。其重きも

のは耳の中策々として痛み，卒然として身躰痙直なるものは死すと云り。

風痺　中風四種の一つなり。其の状，身躰痛なく四肢をさまらず，神智乱れず，一臂〈ひじ〉随はざるものは風痺なり。

風癲　癲疾原(もと)多くは風邪より生ず，故に風癲と云也。

不寐(び)　ねいられぬ病也。〇要訣に云，不寐に二種あり。病後虚弱及び年高き人，陽をとろへて寐(ねられ)られざることあり。疾胆経にあつて神舎を守らざるも亦寐ざらしむる也。

蠱注(こちう)　注病〔病源に云，凡そ注がことたる住なり。いはゆる邪気人身の内に居住す。故に名(づけ)て注とす。〕の一種なり。蠱毒にて注病となることなり。病源に見(みえ)たり。

哭注(こくちう)　前に同じ〔注病の一種〕。哭泣悲傷に因て生ずる也。人をして四肢沈重ならしめ，其の後若みづから哭し，乃ち哭声をきいて悵然〈かなしむ〉としてみづから禁持することあたはず，悲感やまざるなり。

惛塞(こんそく)　智のはたらかぬ，うつかりとしたること也。〇病源に云，人禀性陰陽の気和せずして，心神惛塞するものあり。亦病に因て精来闇鈍なることあり。皆陰陽の気不足に由(より)て神識分明ならざるなり。

昏迷　鬱冒に見(みえ)たり。

癲癇　回春に云，癲は喜で笑ふこと常ならず，顚倒錯乱の謂也。癲と癇と同じからず，詳に癇疾の条に見たり。

癲狂　俗に云キチガイなり。癲と狂と小く異なることあり。〇入門に云，多く喜を顚とし多く怒を狂とす。喜は心に属す。怒は肝に属す。二経皆火有余の地也。但喜ぶときは気散ず。畢竟，謀為遂ず鬱結して志をゑざるもの多くこれあり。〇要訣に云，七情鬱せらるゝに由て，遂に痰涎を生じ心竅に迷塞して，人事をかへりみず，目瞠(みはり)て瞬(またたき)せず，妄言叫罵す。甚しき時は垣をこへ屋に上り，裸体にして人をうつ。まさに痰を治して心をやすんずべしと也。

暗風　三因方に云，産後血暈(よん)医者呼で暗風とす。〇又癲癇のことをも暗風と云り。

客忤(きゃくご)　〈附，中客　中人〉　小児のをびへやまひ也。譬ば，みなれぬ人物をみて驚きをびへて病こと也。忤は字書に逆(ご)也，犯也とあり。をびゆる心なり。見しらぬ客人を見てをかされをびゆるの意也。然ども専ら人のみを云にあらず，客とは常なきの義なり。みなれぬ物を指て，凡て客と云り。〇入門に云ふ，心気不足し人客或は異物にあふ時は忤て驚く也。脾の臟冷て痛(いたみ)，多くは夜啼するなり。〇病源に云，小児中客忤は是れ小児の神気軟弱にして，忽ち非常の物，或は未識(いまだ)見を経ざるの人あつてこれにふれ，鬼神の気と相忤して病を発す。これを客忤と云，又中客と名(づ)け，又中人となづく。其の状，癇に似て但眼(ただまなこ)上竄(さん)せざるのみ。〔後略〕

狂毒　洞微志に云，斉州に人あり，狂を病て云。夢中に紅裳の女子を見る。宮殿の中へ引入る，小姑歌はしむ。毎日遂に歌て云，五霊楼閣暁き玲瓏天府由来，是れ此の中惆悵悶懐して言尽きず，一丸の蘿蔔(ろふ)吾が宮を火と。一道士あつて云，是大麦の毒を犯す也。少女は心の神，小姑は脾の神也。医経に言，蘿蔔〈だいこん〉は麫毒(めん)を制す，故に云り，吾が宮を火くと。火とは毀(こぼつ)也，遂に薬并に蘿蔔以てこれを治して果して愈。〇是毒にあたりて狂を発する也。〔麦毒による幻覚症〕

酒客病　此れ常に酒を好て飲(のむ)人，酒に傷られ悪心嘔逆して宿酒を吐(はき)出し，昏冒眩暈し頭痛

して破るが如き等の症也。

酒癖　〈或は酒積とも云り。〉多く酒を飲腹中に結聚し塊となり，気に随て上下するを酒癖と云り。

心風　癲狂の如（く）にして軽き症也。○要訣に云，心風は精神恍惚として喜怒常ならず，言語時に或は錯乱す。癲の意ありて癲の甚しきが如（く）ならず。是れ痰気のなす所なり。

沙魘　夢中にをそはれ目をまはす類也。〔後略〕

邪祟　邪気のたゝり也。○丹溪が云，俗に衝悪と云，謂 邪悪鬼祟に衝斥して病也。此の如きの病は，いまだ気血先かくるによらずして致すものはあらじ。血気は心の神也。神すでに衰乏し邪因て入るなり。○按（ずる）に是（れ）山谷の狐魅を指て云なるべし。

心労　五労の一つなり。神気へり血をとろへて物わすれやすく，大便実する等の症也。

痓病　俗にソリと云る病也。○入門に云，陽極るときは剛痓をなす，多くは風症に類す。陰極るときは柔痓をなす，多くは厥症に類す。又云，痓病は発するときは身強り醒ず。癇病は発するときは身軟かにして，時に醒。痓と癇と相似て実は同じからず。

笑不休　俗に云ワラヒヤマヒ也。〔後略〕

酒悖　論勇篇に云，怯士の酒を得て怒勇士を避ざる者を名（づけ）て酒悖と曰。○悖は字書に誖と同じ，逆なり，乱なり。

嗜眠　めたと〔やたらに〕眠ことを好る症也。○病源に云，陽気精からず，神明昏塞して，眠ことを嗜を云り。

心驚　弁に心瘁　心忪　倶にむなさはぎのこと也。

魘不寤　睡中にをそはれて気の付ざる也。魘は，字書に夢に驚也。又悪夢也。○病源に云，人眠睡するときは魂魄外に遊て鬼邪のために魘屈せられ，其精神弱きものは魘るときは久（し）く寤ことを得ず。乃ち気暴絶するに至る。傍人助け喚べし。弁に方術を以てこれを治して乃ち蘇るなり。

微風　此肌肉の間，虫の行如く覚ること也。〔後略〕

痺風　しびるゝこと也。〔中略〕。又痺は中風の一なり。

怔忡　憎忡，忪悸，並に同じ。俗に云むなさはぎ也。怔はをそるゝと読り。忡はうれふると読り。憎忡は忪悸也。驚悸とは小く異なることあり。○入門に云，怔忡は驚悸久しきに因て成。○要訣に云，憎忡は久しく愛する所を思ひ事に触て意ならず，真血を虚耗し心血不足して遂に憎忡をなす。俗に心忡脈乱と云是也。又曰（く）憎忡は即ち忪悸也。驚悸と相類するが若にして，実は同（じ）からず。驚悸は事に因て驚く所あつて悸す。忪悸は本驚く所なふして常に心忪て自悸す。〔後略〕

計66項目だが，ひろえばあと10項目ぐらいはありそうである。当時において，精神神経症状がわりあいこまかく観察されていたことがわかる。たとえば，魘不寤は睡眠麻痺とも，微風は皮膚寄生虫妄想ともよめそうである。ただし，行動，動作，運動といった客観的症状がおおく，体験される症状の記載はわずかである。子どもについての記載はわりあいあるが，精神発達に関するものはあまりない。老耄に関するものもすくない。これらは字書からの写しであるので，そこに体系はない（蘆川はもちろん一般医であった）。だが，これだけに観察される症状がこまかくなると，そこにおのずから体系がうまれるだろうことが想定される。

点もおおくなれば形がうかびあがってくる。

脳と心　いまみてきたなかで"血風"とは，経血が逆上して脳間をせめ，頭目悶迷して人事をかえりみられなくなり，満目満頭みな赤斑となるにいたるものであった。ここに脳のことがでていた。『病名彙解』により，"脳"にはじまる語をいくつかひろってみよう，――

　脳疽　俗に云クビキリチヤウなり。又は天疽とも対口とも云り。〔天疽　俗に云クビキリチヤウなり，脳後に生じて口に対する故に，対口とも云，又脳疽とも頸癰とも云り。〕

　脳衄　本草綱目に，口鼻幷に血を出すを脳衄と云り。

　脳疳　入門に云。脳疳はもと風熱を挟むによって生れ出でゝ，乳食常に越，或は臨産に房を犯して，以て満頭に餅の如くなる瘡を生ず。脳熱して火の如く，髪結をれて穂となり，頤はれ顖たかく，遍身汗多しと云り。

　脳漏　正宗に云。脳漏は又鼻淵と名づく。総て風寒脳戸に凝入し，大陽湿熱と交蒸に因て，乃(ち)其の患をなし，鼻に濁涕〈はな〉を流し，或は黄水を流し，点々滴々長く湿て乾くことなく，久しきときは頭眩虚暈已ずと云り。

　脳黄　黄疸〔疽？〕の種類なり。○病源に云。熱邪骨髄にあり，脳は髄海たり，故に熱気骨髄より流て脳に入るときは，身体黄を発して頭脳痛，眉痛，名(づ)けて脳黄とす。

　脳風　頭痛の種類也。○正伝に云。冬の寒，脳を犯して痛及び歯も亦痛を，名(づ)けて脳風と云り。

　脳砂　入門に云。鼻に臭黄水を流すもの甚(だ)しきときは，脳も又痛をなす。俗に脳砂と名(づ)く。虫脳中を食ことあり。〈又控脳砂とも云り。〉

これらの引用からみえるのは，"脳"とは頭部と同義であるか，その内部あるいは内部でも顔面に接する部分，といったものである。心，精神との結び付きはみえない。"脳黄"のところに"脳は髄海なり"の句がみえたことには留意していただきたい。

加納喜光「脳と心――中国医学思想における精神の座」(1979年)[3] によると，気を精神の媒体とする全体論的傾向もあり，また，肝，肺，心，腎，脾にそれぞれ魂，魄，神，精，志を配する考え，肝に喜，肺に怒，腎に哀，脾に楽を関係づける説などもあり，一方，"心は五臓六腑の大主なり，精神の宿る所なり"との心臓中枢説もあった。漢代以降には頭部を重視する考え方もでてきて，それがだんだんつよくなっていった。これは，小児の泉門が閉鎖する時期と言語発達との関係についての観察にもとづく。"思"の"田"は，泉門をしめすとされるが，この字の成立はいつごろなのだろうか。

ところで，**脳**は人体の"四海"（髄海，血海，気海，水穀海）の一つ，髄海に同定され，脳の内部はただ髄でみたされている，というのである。脳の形成は先天の"精"によるが，後天的には"穀気"（食物からくるエネルギー）の化した"精液"がこれを補給する。また脳は"真気"（宇宙的エネルギー）のあつまる所ともいわれた。脳の積極的機能ははっきりせず，生殖作用にあずかる腎との密接な関係から，生気的な作用もかんがえられたらしい。

はっきりしないいろいろな説があったからだろうが，加納論文をみてもすっきりしない。"四海"とは東西南北になぞらえて想定されていた。"海"は物事のおおくあつまる所の義。"気海"のうち，"上気海"は膻中（胸の中央部とも，心臓の下の鬲膜とも），"下気海"は丹田であり"血海"は子宮をさす。"水穀海"は辞書でもはっきりしなかったが，胃のあたりらしい。

"髄海余り有れば則ち軽勁にして多力，自ら其の度を越す，髄海不足すれば則ち脳転じ耳鳴り脛痠み眩冒し，目見る所無く，懈怠安臥す"（霊枢海論篇，『太素』巻五）の文章がある。これによると，髄海は生命的エネルギーあるいは意欲に関係ふかく，また目や耳とむすびついている。脳は"魄"のやどる所との説もみたことがある。

さらに通俗的に，頭にただならぬものがやどる，とされていたことは，犬神のつくり方としてつたえられるものにみられる。元気な犬を首だけだして土にうずめ，そのまえ，口のとどかぬ所に食べ物をおく。そして，犬がひどくうえながらなお元気がのこっているうちにその首をきりとって，それをほしかためると，犬神がえられる。憑きの能力をもった霊的なものが首にやどったのである。

いずれにせよ，頭，脳がはっきり精神，心とむすびつけられることはなかった。概していえば，中国医学で狭義には心臓が精神の場ともいえるが，広義には五臓と全身にはりめぐらされた経絡とがそれであった。したがって，癲狂にたいする処置も，全身的な気血の調整を目ざすものであった。精神病の民間療法として，仏像や人形の頭部になんらかの処置をおこなう（その部に朱を点ずる，まじないの紙をはる，たわしでこする，など）ことがある。そういったものは，文明開化の世になってからのものか，あるいは，別の形の操作であったものが文明開化の影響で変形したものとみるべきだろう。

2. 江戸時代の医説から（その1）
――漢方の医説――

わたしに漢方医学の素養はなく，その医学理論・治療論はつかめていない。そこで，症状論，疾患記載を中心にした記述にとどめざるをえない。まず，江戸時代における漢方医学の流れを概略したのちに，癲狂に関するおもな医説を順次紹介していこう。

漢方医学の流れ　第1篇第3章でのべたように，田代三喜が明からもちかえった李朱医学をうけつぎ，それを日本に根づかせたのが曲直瀬道三で，かれは日本医学中興の祖と称される。道三没は1594年で，江戸開幕は1603年。江戸時代初期には道三の甥・養嗣子の曲直瀬玄朔が活躍していた。室町時代末期から江戸時代初期は道三流医学の時代であった。のちに**後世方派**とよばれることになるこの流れの，江戸中期における代表の一人が香月牛山である。前記の蘆川桂洲も後世方派に属する。

さきにものべたことだが，これにたいして，漢代に張仲景がつくったとされる『傷寒論』を再認識して，そこに医学の理想をもとめようとする動きがおこった。**古方派**であり，これが現代にいたるまでの日本の漢方の大勢をしめることになった（古方派がでたので，従来の道三流が後世方派と称されるにいたった）。まず名古屋玄醫（1628-1696）が，道三流は思弁的だとして古典の重要性をといた。これは，儒学で伊藤仁齋が経典の古義をあきらかにすることにつとめて古学をおこしたのに，並行しあるいはそれにすこし先行していた。古方派は日本独自のものであるかにいわれていたが，小曽戸洋（1999年）[4]によると，古方派の淵源は中国にある。

すなわち，明の方有執の『傷寒論条弁』（1593年），清の喻嘉言の『傷寒尚論篇』（1648年），程應旄の『傷寒論後条弁』（1670年）は，復古と称して，『傷寒論』を自己流に解析し，自説

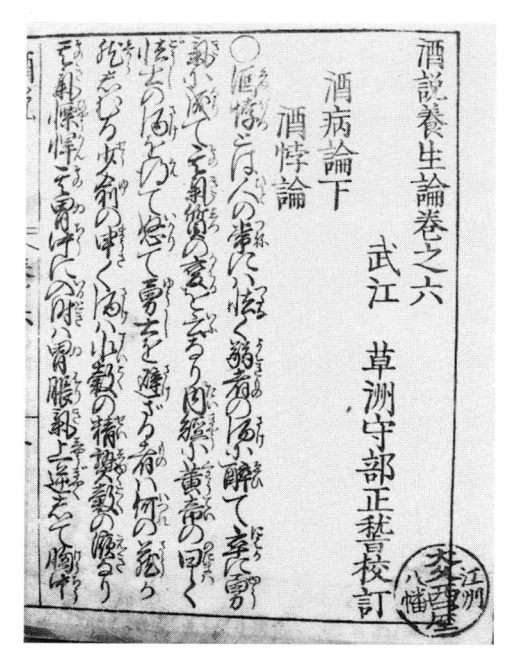

図20　守部正稽『酒説養生論』

にあう部分を張仲景の旧文とし，都合のわるい部分は後人の竄入として排除する手法をとった。日本の古方派はこれに触発されたのである。

古方派の祖とされる後藤艮山（こんざん）(1659-1733) は，百病は一気の留滞から生じる，順気をもって治病の綱要とすべきだ，という一気留滞説をといた。かれの門人は200名をこえ，そのなかには香川修庵，山脇東洋がいる。すべての病気は一つの毒に由来する，毒のある場所によって病態の発現がことなるだけだ，という万病一毒説をとなえた吉益東洞 (1702-1773) は，中年になって山脇にみとめられてから名声をえて，古方派の雄として活躍した。江戸後期に活躍した中神琴渓は，最晩年の吉益にまなんでいる。喜多村鼎は中神門下である。土田献の経歴はわからないが，その医説は古方派のものとされる。

これらにたいし，両派の極端をきらって中庸の説をとり，論理よりは有用性をおもんじ臨床を第一とする人びとが，享保9年 (1724年) ごろからあらわれた。この人たちは**折衷派**と総称される。和田東郭（とうかく）(1744-1803) がその代表的人物である。江戸後期には折衷派からさらに，古典医書の検証を重視する**考証派**があらわれた。丹波家の裔・多紀氏（元簡（もとやす），元胤（もとつぐ），元堅（かた））はじめ，江戸医学館をとりまく医家たちがその中心であった。考証学は中国清代におこったものだが，中国の考証学は医学の分野にはあまりたちいらなかった。日本では，考証学にたずさわった医家の多くが幕府権力を背景にしていたので，文献収集のうえでもめぐまれていた。その考証の範囲は医学にとどまらぬものであった。

他方，紅毛医学などの形ででていたオランダ医学の影響もだんだんにつよまってきて，江戸後期には山脇東洋 (1706-1762) を祖とする**漢蘭折衷派**がうまれた。永富獨嘯庵は山脇門下である。華岡青洲 (1760-1835) もこの学派に属し，青洲門の本間玄調もおなじである。『解体新書』以後のことは，のちにのべる。

『酒説養生論』　享保14年 (1729年) に江戸の守部正稽による『酒説養生論』全7巻がでた（図20）（この全文は呉秀三編『呉氏医聖堂叢書』におさめられている[5]，平仮名和文）。その序文をあげておこう〔句読点，および（　）内の送り仮名をおぎなう〕，――

　　酒説養生論序

此編は何物の狂子か是を作（る）と云ふ事を知（ら）ず。其序の言に，夫（れ）人は命を天に禀（うけ）て，皆能（く）無病長生にして優に百年の寿を保（つ）べし。其疾て且夭する者は，多は皆人欲これを害すればなり。凡欲は多といへども，殊甚（し）きは酒色に過たるはなかるべし。礼経にも飲食男女は人の大欲存すと見たり。彼淳于髠が一石，李白が三百盃，興有事は興あれども，周顗が客丙吉が御毒も亦甚し。さりとて是又絶て断（つ）べき事なら

ねば，是を用て能其利害避就を知べきや。其慎避べきの道，用治すべきの薬など記載て，酒説養生論七巻先成といへり。余が家曾て此書を蔵（す）。その辞雅ならず，其意褊にして見（る）に足（ら）ざるに似たれども，其説は新奇にして笑戯な言も亦皆味ある事を覚ゆ。生を養（ひ）病を却るの道に至つては，体に認て尽験あるべし。古人の言に，書を読事数遍なれば，其意自見へるといへり。只 冀［ねがはく］は一読て捨る事なく，能是を翫て自悟り人を覚さば，唯此身の保（つ）べきのみにあらず，又是を以て上には君父に事へ下には子弟を育ば，或は忠孝慈恵の助とも成ぬべし。試に人にも示てんとて，校訂て是を書つくるにこそはあれ。

享保十四年己酉正月穀旦

武江　草洲　守部正稽　選

この著者についてはしらない。みられるように，文章も一般むけの平易なものである。これがでたのは，醸造技術および商品経済の発達によって，酒害が現実問題となってきたことの現われだろう。

この本は，酒の飲み方をとく酒説総論3巻，全身にわたる酒の害をとく酒病論3巻，奇病論1巻からなっている。酒病論中巻には「癲狂論」があって，酔狂，酒狂病，真の顚狂と進行していくことをといている。すなわち，顚狂は心血の乱れによるもので，酔狂も心血の一時的な乱れでまたなおるが，それがくりかえされると"終には心血を敗乱して常に酔人の如くなる顚狂の病となる"。ただ，元来心気に差ない者はこの症にはならない。酒病論下巻の「酒悖論」には"酒悖とは人の常には怯く弱者の酒に酔て卒に勇気に成て其気質の変ること（を）云なり"などとある。奇病論には，瘖風［カハ］（酒によっての失声），癲癇，視物倒植，視正為斜（視軸の傾斜），珠突出眶（よっていかるための眼球突出）といった症状がでている。

『牛山活套』　後世方派の**香月牛山**（1656-1740）の『牛山活套』全3巻は，著者の没後安永8年（1779年）に菱屋孫三からでた（図21）。片仮名をつかった和文でかかれ，病症別に治法をあげている（引用文は平仮名でしるし，句読点をおぎなう）。記載されているのは，——

中風

鬱証（気，痰，血，食，熱の鬱がしるされ，気鬱が抑うつ状態に相当するか）

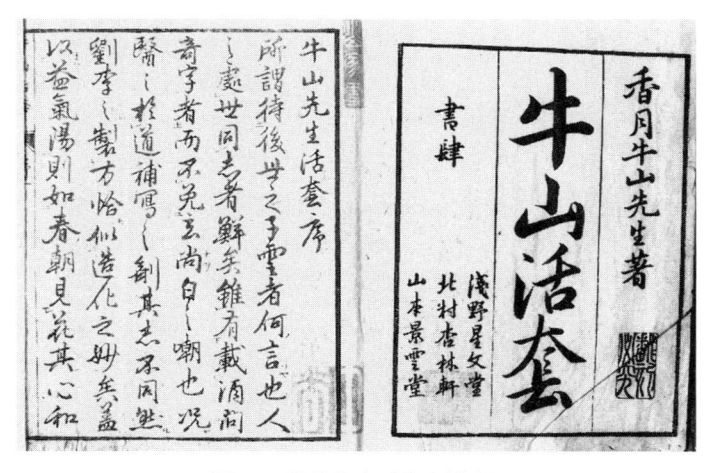

図21　香月牛山『牛山活套』

頭痛附項痛（たとえば"痰厥の頭痛は，眼昏く頭重く頭裂くが如く悪心煩満し，人に対すれば眩暈し心神顛倒し，常に風雲の中に坐するが如く，身重きこと山の如く，言語懶く何とも云にいわれず心持悪きは，胃虚して痰停る也"といった記載がある）

健忘（"健忘とは，健は強なりとてしいて物忘れする病にて，始ありて終りなく，己が名をも忘るゝほどのこと也"）

怔忡附驚悸（"怔忡は，多は思慮過度し心血不足して魚の水なきが如に因て，心中動跳して人の捕促んとする貌の如く胸さわぎする也"）

癲狂

癇症（てんかん，"癇症は卒時に暈倒し咬牙涎沫を出し人事を省みず，その声牛馬羊犬の鳴をなす。火の中に癲狂しても其あつきことを覚えざるの類なり。和俗此病をくつちの病といふ"。

不寐（附・多睡――この症状記載はない）

邪祟

痙病（"痙病は多は気血虚し風痰上り攻て，身反吊し身熱し足冷卒に口噤目脈赤反張し，脚弓の如く人事を知らず。和俗そりけの病と云ふ。多は治し難き者なり"）

麻木（"麻木は不仁なり。我身を按ずるに麻痺して身とも覚へぬなり。十指麻するもあり，手足麻するもあり，或は手足も左右を分つあり，渾身麻するあり。左は血に属すれば多は血虚なり。右は気に配するは多は気虚とせよ"）

驚風

"邪祟"の内容がおもしろいので，抄録しておこう，――

○邪祟は衝悪の症とて，邪悪鬼魅の類に衝犯て，或は卒に転倒し人事を知らず，或は譫言妄語し高に登て歌笑するの病なり。其脈たちまち数たちまち疎，たちまち大たちまち小，或は促を見し結を見す者なり。其始は傷寒にまぎるゝ者なり。脈を能く診して邪祟に極りたらば，金銀花一味一戔水煎して用て見よ。邪祟ならば此薬にて少し静になる者なり。又は生大豆を嚼て見べし。邪祟にあらざれば腥とて吐出す，邪祟なれば其弁へなくひたと豆を喰ふ者なり。邪祟にきはまりたらば，巫覡浮図の類に命じて祈禱し又は薬を服すべし。回春の辟邪丹を用て効多し。

○本邦にては多は狐狸犬猫の類，婦人女子に妨をなして邪祟となる。或は大病の後気血虚乏の時，邪気虚に乗じて入るなり。病者虚羸し邪気勝つ則は死す。早く祈て邪を退くべし。筑紫の方には河伯の邪祟多し。金銀花の煎湯を用て神効有り。或は髪切とて，婦人或は童男童女の髪をあたゝかなる風吹来ると覚て結節より髪をふつと落して，其跡稠粘て鳥餅などを付たるやうに成て，卒時に絶死に至り暫時ありて甦り，塞熱往来し傷寒に類する病あり。関東の鎌鼬と云ふ悪風の類なり。〔中略〕周防長門には，犬神と云邪祟土瓶と云ふ邪祟あつて狐つきの如くに人に害をなす。此邪祟は甘松香を火に焼き鼻に薫ずれば立ち処に其の邪退くなり。犬神と云は，犬を殺して邪をこしらへたるを云。唐土の蠱毒の類の如き者か。土瓶と云は小蛇を土瓶の中に蓄へ置を云。此両種の邪祟は甘松香にて薫ずれば其邪立ち処に退くなりと，周防国八代島の住医青木道説と云者啓益〔香月の通称〕に語りき。啓益木草甘松香の条を考に，邪祟を避くの能あり。啓益狐付の者をも此甘松香にて薫ずるに，其効神の如し。啓益又青木道説に邪祟に金銀花を用ることを伝ふ。青木氏国に帰て犬

神土瓶の邪祟に金銀花を用に其効神の如しと，書翰を通て互に謝礼せしなり。邪祟の症と見きはめたるときは，狐つきにても山獠〔山男〕のつきたるにても猫またでも，甘松香を以て薫じ金銀花の煎湯を用べし。さて又浮図巫覡に命じて祈禱すべし。世間の医師は多は，丹溪の虚病痰病邪祟に似たると云の論を確守して，真の邪祟病を知（ら）ぬ類あり。故に此所に委く弁じ置なり。

〇気血両ら虧て痰心竅に迷ひ痰火上衝して神明昏乱し譫言妄語する者，多は邪祟にまぎるゝ者なり。〔中略〕此症を邪を以て治すれば，其害踵を旋ざるなり。よく一脈を診すべし。証を弁じて治すべきなり，之を慎め。

香月牛山は，世の中の多くの医師は真の邪祟病をしらぬ，といって，邪祟病についての自分の経験・見解を確信をもってしるしている。貴

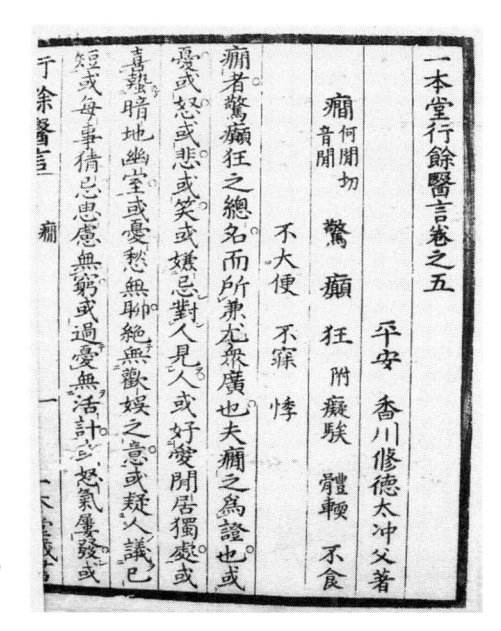

図22　香川修庵『一本堂行余医言』

重な証言である。邪祟を信じない医師がおおかったということでもあろう。なお，"祟"は当時の文献でも今も，しばしば"崇"ととりちがえられる。だが，"祟"は，たたり，神仏のとがめで，"禍は人の自ら招く所，神は其れに因りて之を降す，祟は神自ら之を出し示して以て人を警める者"と説明されている（簡野道明『増補字源』，角川書店，東京，1955年）。

『一本堂行余医言』　古方派の代表の一人**香川修庵**（1683-1755，名は修徳，修庵は号）は，孔孟の教えを崇拝して儒医一本論をとなえた。"一本堂"の堂号はそれにちなむものである。『一本堂行余医言』は天明8年（1788年）に京都の文泉堂・星文堂・文暁堂から刊行された全22巻。この巻之五が"癇，驚，癲，狂，附癲駭，体輭，不食，不大便，不寐，悸"にあてられている（図22）。このうち"体輭"は，小児で生下時より筋肉・骨格の発育がわるく，"面容癡駭のごとく"，"皮肉柔軟，骨無きに似"，15歳ぐらいまでに死にいたるものがおおいもの。"輭"は"軟"の本字である。

さて，この巻は，"癇は，驚癲狂の総名にして，兼ぬる所尤も衆広なり"とかきだされている（原文は，返り点にすこしの送り仮名のついた漢文）。つまり，"癇"が癲狂の総称であり，抑うつ状態，めまい，恐怖症，被害妄想，不眠，誇大妄想などなどがその症状としてある。そして，"凡そ癇の癲となり狂となり驚となる。外に異状を見はす（あら）といへども，その実は則ち同じく一癇疾なり。或は癲狂兼ね発する者あり，或は驚狂兼ね発する者あり，或は癲狂驚兼ね発する者あり。古今，名称多端なるはかの癲のごとし"。しるされている内容からすると，癇証は抑うつ―恐怖症状態，癲癇はてんかん，狂は被害妄想―誇大妄想―興奮―幻視の状態，驚癇は小児の癇証であるが，これらすべては同病である，と香川はとく。だが，癇の経過のなかに癲，狂，驚がどう位置づけられるのか，といった考察はない。かれの師後藤艮山は，万病は一気の留滞から生じるとといた。香川の癇説はそれをうけているのだろうし，かれの説をヨーロッパの単一精神病論になぞらえてしまっては，読みすぎとなろう。

癡騃（おろか）については，"いまだ驚癇を発せざるの前，頴悟〔才ひいで・さとい〕の小児，一たび驚癇を発して後，遂に変じて癡騃と成る者あり。比比〔しばしば〕にして之れあり。此れ驚癇の発作甚だ劇しきに由りて，神識頓に脱亡するなり。〔中略〕決して旧態に復することを得ざるなり。故に治法無し。聞くに生来癡騃の児あり。此れ乃ち天然の不慧にして，人力の及ぶ所に非ざるなり"とある。ここでは，知的変調に後天性（病後）のものと，先天性のものとがみわけられている。

香川の『一本堂行余医言』全体を通じての特色は，その症状観察の目の確かさで，その特色はこの巻之五にもみられる。なかでも注目するべきは，"**不食**"の記載である，――

　　不食の証また殆んど奇疾なり。古今の医書，いまだ明らかに言及する者あらず。予が見及ぶ所をもつてすでに三十人に余る。多くはこれ婦女にして，男子はただ二三あり。その証他に苦しむ所なく，ただ糠食を思はず，あるひは麦飯あるひは糯米粉あるひは赤小豆あるひは豆腐屑を食し，あるひは偏に一種の蒸菓を好み，あるひは終日食餌を喫せずして，飢ゑざること数日より数月にいたり，もつて数年におよぶ。しかれども形体痩せず，脈多くは平緩。ままあるひは癥〔腹中のしこり〕に苦しみ，あるひは痞え，あるひは痛む。もし強ひて之に食を与ふれば必ず吐す。吐せざれば必ず痛む。之に湯薬を投ずるに，また多くは吐す。吐せざれば則ち薬気胸中に満ちて煩悶多時。その証万態縷挙すべからず。〔中略〕此の証に遇ふ者は，措きて治せざるをもつて，乃ち真の治法と為す。第一に痩せざるをもつて佳兆となし，その次ぎは脈平緩，小便順利，月血滞らず，皆無病の候なり。いやしくも能く法を守り外に邪襲を防ぎ，ただ其の好む所を聴きて少少之を与食して，自然に回復するを待ちて可なり。

これは，神経性食思不振の，世界でもっともはやい記載の一つであり，しかも例数もおおい（R. Morton による anorexia nervosa は 1689 年，そのあとは apepsia hysterica を W. Gull が 1869 年に記載した）。

あげられている事例は 5 名（女 3，男 2）で，1 名をのぞいては年齢も比較的たかくて，神経性食思不振の典型例とはいえない。典型例とおもえるものは，"一室女十六，ただ雪花菜〔おから〕を食し，その他は一切食はず。父母之を憂ひ，予に請うて診視せしむ。その皮肉痩せず，色沢鮮明，脈平緩なり。予曰く，憂ふるなかれ，久しからずして，まさに平生に復せんとす。此の時已に半年の所なり。予また曰く，かならず薬することなかれ，もし薬を投ぜば則ち諸患蜂起せんと。その父母かたく予の言を守り，一年余にして自然に常食に復す"であろう。家族に病気の性質，治療の方針をよく説明し，それをまもってもらうことが重要であるとする。家族療法の萌芽である。つづいては，他医にみてもらい，薬がだされ，また家族が無理にたべさせようとして，かえって悪化した例が記載されている。あとの例は，偏食の面がつよいものである。

神経性食思不振については，その経済的背景が強調されている。それと同様の事情が当時の京都にもあったのだろうか。"麦飯を食し"とあるところからも，白米が常食であったことが察しられる。いずれにせよ，不食についての香川の説は，その背景もふくめて，もっとふかく検討していく必要があるだろう。

なお，香川は『一本堂薬選』3 巻を京都の文泉堂から享保 16 年（1731 年）から同 19 年（1734 年）に，その続編は元文 3 年（1738 年）にだした。温泉論，食養論をのべている続編

には，"瀑布泉"の項があり，狂証，頭痛，肩塞〔かたこり？〕を適応としている。"瀑布泉の甚だ高くかつ大なるは，忍耐すべからず，もし低くかつ細なるもまた病ひを治するあたはず。大抵高さ一丈四五尺，濶さ一二尺の者を律と為す。今の京北石屋山の懸泉の如きは，正に中的に当る。清水寺の音羽の飛泉，巌倉山の飛泉の如きは，もと造構に出で，低細にして病を除くべからず。凡そ諸国の瀑布を択ぶ者は，この例により則と為すが宜し"といい，また，"予かつて狂証を灌浴し全治を得たる者数十人。まま虚を帯ぶる者あり，また病勢を視察して，もつてこの法をもちふるが宜し"とのべる。

異色の乱神病論をといた安藤昌益　安藤昌益（1703-1762）は，医師でありまた革命的思想家でもあった。かれの学統は弾圧されていたため，その経歴には不明の部分がおおいが，京都の医師・味岡三伯らにまなんだことはほぼたしかで[6]，八戸で医業をいとなんでいた。そののち故郷の，現秋田県大館市にかえり，そこでなくなった。墓もみいだされている。かれは古方派にも後世方派にも批判的であったらしい。

かれの主著『自然真営道（しぜん）』は，自然，社会，人間に関するかれの知の集大成で，独得の字体や表現をもちい，既存のものにたいする批判はきわめてきびしい。『自然真営道』は宝暦3年（1753年）に一部分が刊行（全3巻，3冊）された。1899年に狩野亨吉により発見された稿本『自然真営道』（全101巻，93冊）の大部分は関東大震災で焼失した（現存12冊）。

ところが狩野は1924年に，『自然真営道』のうち「人相視表知裏巻」3冊の写本を発見した。安藤の思想および医説の全容をしることはできないが，『自然真営道』第35-37巻のこの「人相視表知裏巻」は，現在書きくだし文で容易によむことができる（『安藤昌益全集』第6巻，第7巻，1983年）[7]。ここにいう"人相"とは，人の心身の現象論である。癲狂に関係する病名，症状としては，癲癇，眩暈，狂気，乱神，邪祟〔邪祟〕，笑中風，哭中風，呻中風，健忘，酔狂（狂神病，乱志病），遅言，頭痛，憮悵，驚悸などがでてくる（"狂気"は"乱神"と同義でつかわれている）。安藤は癲狂を，癲癇・眩暈，乱神病，酔狂，その他，とわけているわけである。

「乱神病論」は「人相視表知裏巻」巻3にはいっている。"恐鬼病　是れ常に眼，鬼形を映し視て急に呻（さけ）んで其の後を知らず，迷欲の人相なり""進逆病　是れ飛び上がり走り狂ひて其の事を知らず。是れ強欲を為し，魂・神妄亢して魄・霊を伏せしむる人相なり。秘すれど隠すこと能はざる者なり"といったみじかい記述（『全集』の読みくだし文の片仮名は平仮名とした）で，24の病名があげられているが，その状態像は充分にはうかびあがってこない。

安藤のあげるものが現在のなににあたるかいちおう推定してみると（かならずしも『全集』の解説によらない），泥淫病（性的神経衰弱状態），脱神病（軽うつ状態），妄神病（軽躁状態），鬼邪病（失神？），急切風（鎌いたち），妄寝病（夢遊病），恐鬼病（鬼形の幻視），絶魂病（痴呆？），進逆病（興奮状態），退逆病（うつ状態―昏迷），埋神病（心気症），伏真病（？死），平語病（？死），重魂病（対話性幻覚のある分裂病），離魂病（二重身妄想のある分裂病），生霊病（極度の恋着・怨みによる心因反応），死霊病（死者への恐れによる心因反応），縊首病（自殺観念のつよいうつ病），摧圧病（脳器質疾患），溺水病（洪水恐怖），噎煙病（強欲な性格異常），噎雪風（？），逆乳病（産褥変調）となる。

これらのうち，急切風，噎雪風は乱神病としては不適切である（もっとも，すでにみたように，香月牛山は鎌鼬を"邪祟"にいれていた）。また『全集』第7巻の解説に寺尾五郎[8]

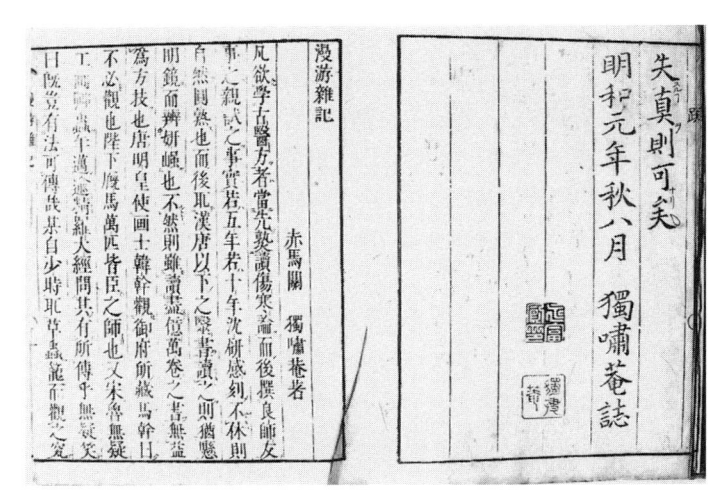

図 23　永富獨嘯庵『漫游雑記』

がのべているように，安藤が進退の互性（相互作用）を重視していたことからすると，進逆病―退逆病は躁うつ病の記載であるといってよかろう。いずれにせよ，安藤が癲，癇，狂などの従来概念にとらわれずに，細分化された病状記載をしていることは注目に値いする。事例記載をかくので，これらが安藤の実験からきていると，断定はできない。かれの医説は充分にはつたえられていないが，昌益方としていまにのこるいくつかの処方は，今日も充分に通用するものであるという。かれの医業はたしかなものであったし，上記の乱神病もかれの実験にでているとみてよかろう。18 世紀中頃にこのように細分化された分類をもった精神病学の体系は他国にも例はすくないし，安藤は日本独自の精神病学の鼻祖であったかもしれない。

狐狸について安藤は "狐狸の類人を視る則は，甚だ恐れ遠く迯げて近より得ず，是れ自然・活真・通横の道の妙序なり。之れを知らず，狐狸人を誑かすと思ふは甚だ愚迷の至り，己れが横気なる胸中の狐に自り誑かさるる人相なり" などとのべている。治療の基本方針については "右は是れ乱神病にして，府蔵至つて偏着し，情慮・知分，横気に感ずるが故に薬力のみを以ては治すること成り難し。故に理解を以て其の愚迷を暁らしめ，神知之れを得さしめ，慎み守らしめて，異薬を加へ之れを治す。故に此の治方は理を明かし暁して之れを治す" という。合理的心理療法の必要性をといているのである。

なお，「人相視表知裏巻」巻 2 には，八情八神論という性格論が展開されているが，乱神病論では八情八神論との関連はでていない。八情八神論のなかには独自の夢論がはいっている。さらに，安藤の流れをくむものとして，田中眞齋による『真斎謾筆』および『進退小録』，筆者不明の『自然精道門』が発見されていて，これらにも安藤の夢論がのっている（『進退小論』および『自然精道門』は『安藤昌益全集』第 14 巻に，『真斎謾筆』は同第 15 巻におさめられている）。これらを総合すれば，"日本精神病学の鼻祖"（ただし，うけつがれることのなかった）としての安藤の全体像は，もっとはっきりするかもしれない。

永富獨嘯庵　永富（1732-1766）は山脇東洋門で，奥村良竹に吐法をまなび，さらに長崎でオランダ医学にも接した奇才である。明和元年（1764 年）に大坂の書林・北田清左衛門からでた『漫游〔あるいは "漫遊"〕雑記』（図 23）は，かれが各地でであった事例の記録をおお

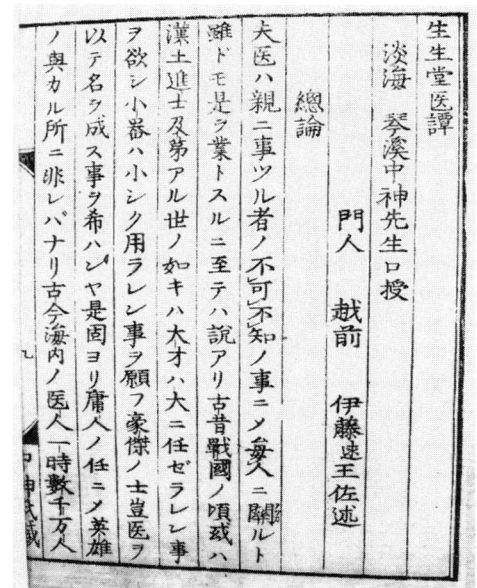

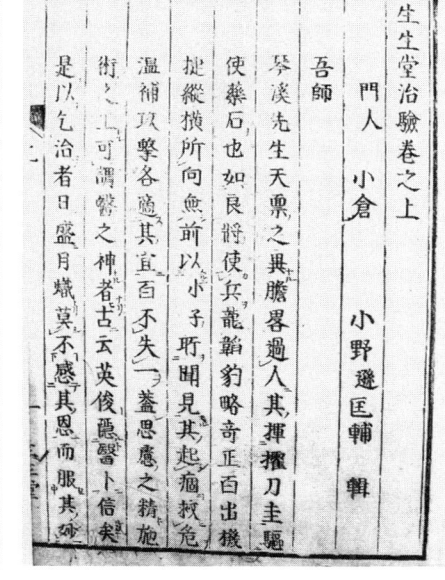

図24 中神琴渓『生生堂医譚』　　図25 中神琴渓『生生堂治験』

くふくんでいる。ここには"気疾"が5例でている，——誇大妄想の男，脳性麻痺らしい12歳の男子，眼睛糸をはくという男，顔面変形をうったえる女，亜昏迷らしい男，である。このほかに，時疫（熱性疾患）にともなう狂（疾病恐怖）の医生，堕胎にともなう大量出血をかくしとおそうとして心因反応を呈した女がでてくる。

"気疾"の概念ははっきりしないが"狂"というまでにははげしくないもののようである。1例の記載をあげておこう（原文は，返り点とわずかの送り仮名とを付した漢文），——"一男子有りて気疾を病む。発すれば則ち壁に向かひて坐す。食欲は常の如く大便は五七日に一行，語言動作は懶し。諸医悉く労と為す。余曰く，是労にあらず痼癖なりと。瓜蒂散をもつて膠痰を吐すること数升，後蘆薈丸を与ふること毎日五分。毎月輪次して十三四五六七の輪に灸すること数百壮。三月を経て復発せず"。吐方などをもって亜昏迷をなおしたのである。

中神琴渓　京都の中神琴渓（1744-1833）は，はげしい下剤，水銀剤，刺絡（瀉血），灌水，心理療法などを臨機応変にもちいた人で，かれが治療したなかには，てんかん，癇症（狂），奔豚（神経症）の人がみられる。寛政7年（1795年）に京都の書林・林伊兵衛からでた『生生堂医譚』（図24）は，中神の口授を門人の伊藤王佐が筆述した医論集。この「灌法」の項にはこうある（原文の片仮名を平仮名とし，句読点をおぎなう），——

今時此法を行ふを奇異の事に思ひ甚怖るゝ風となれども，古へは常に行ひし事なり。〔中略〕今も京師の俗，をりには発狂の人を岩倉等の処に伴ひ，飛泉（たき）に打つ事あり。然れども多く親戚の者は見るに忍ず抔（など）とて，他人を雇ひつけ置故，夜中抔病人を取逃さん事を恐れて，終日終夜縛り置き，己が寝食を安ぜん事を計る。此故に病人の意を激して，却て狂気盛んになる類多し。若し親子兄弟朋友抔，交代病人の気取りを専にし，志の従（ふ）を見てうたせなば，必ず功はあるべきなり。治不治は灌水の罪に非ず，行ひ様の備へ悪きによる。今予が行ひし灌水の治験一二を挙て示さん。此の意を以て行ふべし。蓋し灌水，

狂に限らず諸病に行ふなり。

このように，親身な看護の重要性をとくのである。灌法の1例，——"越中某村の産，善次郎なる者，大津に来り雇夫となりて渡世しけるが，一日遽に痴癡の如く神心恍惚として菽麦を弁ぜず。此の如き事七八日。予是を裸にして灌法を行ひ，金石丸を与る事十日にして，常に復す"。

文化元年（1804年）に，京都の林伊兵衛・江戸の前川六左衛門・大坂の河内屋太助から発行された『生生堂治験』2巻（図25）は，門人小野匡輔の編集になる中神の治験例集である。およそ160の事例のほとんどは，京都の街なかの人のようである。屋号のついている人が目だち，僧侶もわりあいおおく，娼婦も2, 3みられる。ここから，癲狂に属するとおもわれる人をひろってみよう（病症の記載はみじかく治療が主になっているが，病症を主にのべる）。

1. 井筒屋喜兵衛妻，狂癇を発すれば刀で自殺をはかり，井戸に投身しようとし，終夜狂躁して，ねない。間には脱然として謹厚，女功〔つとめ〕一つもおこたることがない。
2. 婦人幼にして癲癇をわずらい長じて悪化し，たてば暈厥して，しばらくすると復すること日に1, 2回。30年あまり衆医の雑療は無効だった。診察すると，心神茫然として，数十年寝食をやすんずることはすこしもなかった，といい，顔色は愁容あわれむべきであった。
3. 小川屋萬助の婢，狂癇を発して百治無効。先生は瓜蒂散をだしたが，主人は狐疑して服させなかった。他薬で病勢がすすみ，他医ではだめだとさとって，主人が先生に頭をさげてきた。
4. 30歳の男，不語歳余。凡百の医療秘呪禱祀つくさざるはなかった。先生が口をあけさせ声を発せさせると，舌は攣縮した。大陥胸加烏頭湯と漆漆丸とを5, 6日あたえると，全身紫斑を発し痒さがたえがたかった。病者は憤如として，"カユイ，カユイ"と声を発した。翌日には喉舌ことに旋転し，言は意を達するにたりた。斑もまた日をへてなおった。
5. 大津の人がきていうに，16歳の娘が婚約しているが，毎夜家人の熟睡をまっておきて，清妙閑雅の舞いをまい，毎夜その曲がことなる，しかも朝には動作食欲に異常がない，これでは結婚にさしつかえると。先生診するに狐惑病で，甘草瀉心湯をあたえると，数日もせずに舞いはやんだ。そして，娘は嫁して子もある。
6. 大津の一婦人は猫の櫃中にあるをしらずに蓋した。2, 3日してあけると，猫はうえていてひどく瞋りとびだした。婦人はふるえ，ついにはその号呼臥起が猫のようになった。先生はこれに甘草瀉心湯をあたえてなおした。
7. 娼家某の妻，頭痛をわずらって年あり。愛猫をだいて門によっていたところ，狗がほえた。脱去しようとする猫をさらにだきしめたので，猫は婦人の頭をひっかき黒血がながれだした。まねかれた先生は，これは猫の恩返しで頭痛はなおるよ，といった。そのとおりだった。
8. 近江屋某の娘が狂癇を発し，発すれば心気恍惚として妄想してやまず。14歳の春になって病症増悪して，毎夜3, 4回発した。諸医は手をつけかねていたが，先生は娘を浴室につれていって，これに冷水をそそいだ。しばらくして麻黄湯をあたえ，汗をふきとった。こうして2, 3回すると，発作はなくなった。

9. 若挾屋惣兵衛の妻が産後に神気鬱した。10日余りで歯肉がはれていたみ，たてば眩冒し身がふるえ，舌本がこわばった。師は鬱金散をもって青黄水半升をはかせ，桂枝伏苓丸をあたえると，全治した。

10. 10歳余の児が神気鬱鬱として母をはなれず，群児と嬉戯することをこのまなかった。先生診するに脈微弱，面色青青。鳩尾の一辺が膨起して，掌をおおうようであった。涼膈散と金玉丸とをあたえると，1年あまりでもとにもどった。〔小児うつ病か。〕

11. 綿屋彌三郎妻は，なにを見聞きしてもわらい，わらえば捧腹絶倒し，ひどいときは脇腹がつって，いたみ，息もできなかった。師はこれに瓜蒂散一銭をあたえると，上湧すること一升余。再発せず。

12. 堺の近江屋清兵衛によばれていくと，40ばかりの旅客が呼吸短促し眼睛転ぜず，心精漂漂乎としていた。発すれば室内を奔走し妄叱狂唱，制する者をかんだ。瀉血ですこしくおさまり，脈をみると散乱している。暴痎と診て桃仁承気湯三貼をだしたところ，しばらくしてよくなった。

13. 50余の男，目眩卒倒すること月1，2回。6年たって毎日散発。先生痎と診て口吻をさして，黒血1合ばかりをとり，それで病いはやんだ。

14. 男子胸膈痞満，食気をにくみ，動作はなはだものうく，このんで暗処に坐臥す。百方験あらざること半歳。先生診するに心下石鞭〔硬？〕，脈は沈にして数。瓜蒂散で湧する2升余り，すなわちいゆ。

15. 30歳の男，奔豚を発すること日に1回か2回，ひどければ牙関禁急，人事を省せず。百治無効。先生診して臍下に悸あり，これを按ずればいたむ。伏苓桂枝甘草大棗加大黄湯を服させ，さらに反胃丸20丸を毎日1回。旬余でいえた。〔これでは，"奔豚"の病状がはっきりしないが。〕

160例ほどのなかに，癲狂圏の15例があげられている。もちろん，これらは興味ふかい事例をだしているのだろうが，当時京都の町医がみていた病人のほぼ10分の1が癲狂圏の人だったことに注目したい。また，癲狂をやむ人にたいし中神がさまざまな治療法を自在につかっていたことがよみとれる。癲狂関係の自分の実験を体系化しようとの志向は，これら2種の本からはよみとれない。

薩摩藩侍医**喜多村鼎**（良宅は号）は中神から吐方をうけついだ人である。その著『吐方論』は文化14年（1817年）にだされ，中神による「吐方論」序がついている。この上篇坤が「狂癇」にあてられていて，呉秀三編『呉氏医聖堂叢書』におさめられている[9]。この冒頭は，"狂癇，父子血統相伝ふる者あり。或は幼時大驚して，物胸中に凝結して遂に成る者あり。或は成人してのち心を労するの度を過ごし，抑鬱憂愁して成る者あり"とかきだされている（原文は返り点のついた漢文）。いままでみてきたなかでは，日本の医書で**癲狂の遺伝因**を明言しているのは，これが最初である。

事例24ほどがあげられている最後に，"予，狂を治すること甚だ多く，しかうしてその遇ふ所正変万種，枚挙に暇あらざるなり"とのべている。事例からみると，江戸に在府して侍医としてつかえるかたわら開業もしていた。他藩の藩主の娘や家臣もみているので，その治狂の技はかなり名声を博していたのだろう。各事例に"狂癲正証"，"狂癲易証""狂疾纔萌"，"狂癇不睡"，"狂癲の労疾に似る者"，"狂癲の狐憑に似る者"，"憂愁に因りて狂を発する者"，

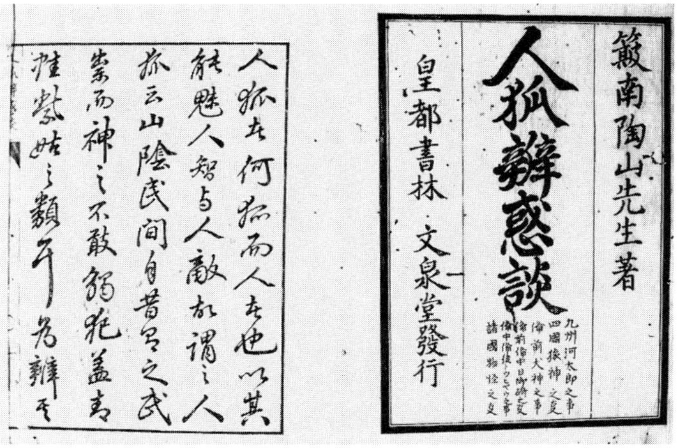

図26　陶山尚迪『人狐辨惑談』

"狂癇の，前医吐を誤れる者"といった，その特徴をあらわす小見出しがついているが，狂癇自体をさらに分類することはこころみられていない。なお，狂癇では搐搦が副証としてあることがあるようにかかれている。てんかんは喜多村の狂癇にはふくまれていないようである。

つきもの　つきものについての諸家の説は，そのところどころにひいてきた。香月牛山は邪祟病の存在を確言し，安藤昌益は狐狸が人をたぶらかすことを否定していた。中神琴溪が狐惑病の本質をどうみていたかは，よみとれない。香川修庵は，"俗に狐憑きと称する者を視るに，皆是狂証にして，野狐の祟る所に非ず。真の狐憑きは百千中之一二，或は亦之有り。終に是癇気味を帯ぶる人のみ"といった。

喜多村鼎は，狂癇につき概説しているなかに，"或はもつて狐憑と為し，或はもつて神祟と為す。医もまた之を委ねて治せず。あに憫むべきにあらずや"と，そして"狂癇の狐憑に似る者"のはじめには，"鬼狐人に憑くの説，古より之あり。独り捜神，述異の諸書，之を載せず。正史といへどもまた往往に有り。いまだ遽に斥けて妄と為すべからず。然してまた甚だしく信ずべからざる者有り。予の見る所をもつてすれば，蓋し癇疾十の八九に居るなり"と，のべている。香川，喜多村のように，大部分は病気だろうが，本物の憑きも否定はできない，というのが，当時の医師の大勢だったのではあるまいか。

ところで，文政元年（1818年）に，伯耆の陶山尚迪（1758-1845）による『人狐辨惑談』（図26）が京都の文泉堂からでた。陶山は京都の賀川家などにまなび，頼山陽としたしかった。本の表紙裏には，上記題名の下に，"九州河太郎之事／四国猿神之事／備前犬神之事／備前備中日御崎之事／備中備後トウビヤウ之事／諸国物怪之事"といれられている。西国における主要なつきものを列挙して，それらについての惑いも弁ずる，というのである。そこに頼山陽による"人狐とは何ぞや。狐にして人なる者なり。其の能く人を魅すを以て，智は人と敵ふ。故に之れを人狐と謂ふと云ふ。〔後略〕"の序文〔原漢文〕がつづく。凡例附言中に，"一，此書モト俚俗ノタメニス。故ニ国字ヲ用ユ。俚俗ヲシテ読易カラシメンコトヲ欲シテナリ。其漢字アル者ニハカタハラ和訓ヲシルス。若同字重出シテ前ニアゲシ者ニハ復シルサズ"とあり，字もおおきく，きわめてよみやすい。これは，医書というよりは，一般

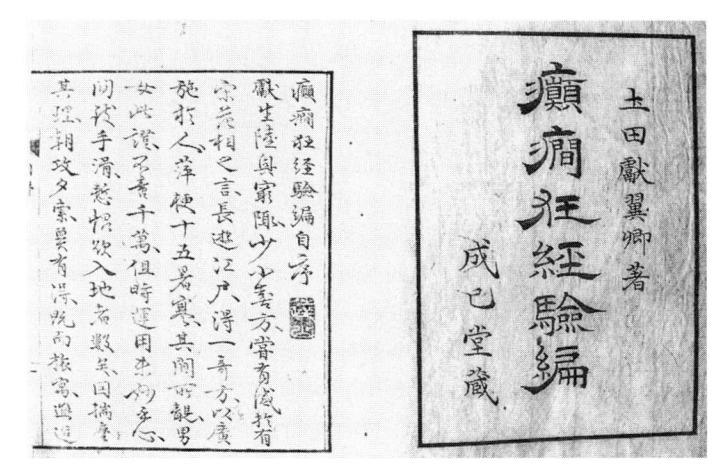

図27　土田献『癲癇狂経験編』
左側「自序」の下に "達山" の印がある。

むけの啓蒙の書であった。これも『呉氏医聖堂叢書』にはいっている。

伯州雲州に人狐とよぶものは，小鼬とよばれるものに相当する。だが，各地で河太郎，猿神，犬神，日御崎，トウビヤウなど人につき人をなやますものは，人をなやますところを通考すれば，名はことなりといえども，その実は一である。"予を以てこれを観に，みな此者の所為にあらず，其実は病症なり"（これからの引用では片仮名を平仮名にし，また句読点をおぎなう）。"予俚俗の人狐の所為と云者をみるに悉く顕然たる病症なり" として，その病症，治法，法者や祈禱の実情などなどを，啓蒙家の立場からくわしくのべ，つきものとする考え方，それへの対処法をきびしく批判している。かれの筆は医師にたいしてもきびしい，——

　医も又人狐の障を云者あり。庸医治療を施(こ)し荏苒として病愈ざる時，己が薬効のなき失をのがれんため人狐の所為を兼たりとし，此さはりを除かざれば薬を服すとも験なし，法者を招き此障をのぞくべしと勧て，人の迷をいたせり。
　又庸医法者と密通し，あきらかなる病症を人狐の所為を兼ねたりとし，何方の法者はよく此さはりを除くゆへ，此法者をまねき祈禱すべしと勧め，法者は祈禱をたのむ者あれば，密通の医師の方を方角吉とてこれを招かせ抔することあり。是また人狐の偽を云て人の迷をいたせり。
　又庸医菽麦を弁ぜず。病症を見て人狐の所為と心得たる者も有，医を業としていづれの病症なることを知ず，至てはづべきことなり。たとへ万巻の書を読し医たりとも，医事にうとく何れの病症とすることを知ずんば，多なりと雖，亦奚を以てせんや。

終わりのほうでは，家相，方角，五行の説，吉日の風俗，元気をおぎなおうとたえず薬を服することなども，批判している。総じて，迷信排撃の書である。さらにいえば，つきものを中心にしているとはいえ，**日本で最初の精神衛生の書**であるといってよかろう。

　『癲癇狂経験編』　文政2年（1819年）にでた土田献の『癲癇狂経験編』（図27）は，日本で最初の癲狂論専門書である。かれは自序（原文は，漢文）に "献，陸奥の窮陬に生まれ〔中略〕長じて江戸に遊ぶ" というが，その生涯は不明である。「経験」に土田があげる事例

のほとんどは江戸の人であったらしく，武州川越，小梅村，下総州関宿も江戸の周辺であるが，ただ一人"奥州二本松百目木村，木村屋多吉ナル者ノ子"がでてくる。故・寺山晃一（一陽会病院・福島市）[10]はこれに注目して，この百目木村（現在は福島県安達郡岩代町のうち）が土田の出身地ではないかと，その周辺をさぐられたが，手懸りをえられなかった。わたしは"癲癇狂経験編自序"とある下に"達山"の印のあることに目をとめた（『医聖堂叢書』におさめられている活字本では，姓名の上に"達山"とはいっているが，創造印刷による精神医学神経学古典刊行会本は，影印本なのにこの印影をかく，復刻といっても細部まで正確に再現されているとはかぎらない）。二本松から西にうかぶのが安達太良山で，土田はこの山から"達山"の号をとったのではないかと想像できる。確証はない。

自序には，諸国を15年まわり，ある旅の宿で古代中国の名医風の人にあい，その人に指南されてうる所があった，土田氏をつぐにおよんで江戸で仕官した，とある。林道倫は呉秀三先生生誕百周年記念講演（1965年）[11]で，"江戸に来て，本所か浅草の辺で沢山の精神病者を治したらしい"とのべているが，この点の出典とおもえるものをわたしはまだみていない。

土田は本文を，"癲狂疾の由〔原因〕，竊おもへらく伏熱と。古へ此の疾有ること少なし。近世に迨んで之れを患ふ者の更に多く，連染するが如く然かり。蓋し太平の日久しくして，貴賤思慮嗜欲節ならざるの致す所なり"とかきだして，癲狂をやむ人がふえたという時代の動きを指摘している。

土田は癲癇狂を総論では癲狂（狂気）と癲癇（癲＝てんかん，癇＝ヒステリーか）とにわけているが，経験例の記載はこれとあわない。"発癲"とある例と"発狂"とある例とで，ほとんど同内容のものがある。全体としては，癲では不安・抑うつ状態，てんかんがおおく，狂では興奮状態がおおい。

狂気の主方は下気円であるが，単方のもの，大柴胡加香附湯，大柴胡加香附黄蓮湯などとの併用がおおい。てんかんの主方は消毒煉，それと半夏瀉心湯などとの併用である。土田は下気円，丹砂円，消毒煉を製したと称するが，丹砂円の使用例はのっていない。また，この3剤の内容は記載されていない。

経験例には進行麻痺らしい2例がのっている。その一つをあげておこう。"高林某なる者年五十五，狂を発す。二年余，臥すこと少なく，心煩驚悸，語言蹇渋〔すらすらでず，とどこおる〕，身体麻痺。余を迎ふ。之れを診するに脈浮緊，腹満，嘔逆，大便鞕。経に曰く，邪陽に入れば則ち狂し，邪陰に入れば則ち痺す。之れを外疾に得たり。思慮して心虚す。故に邪之れに従ふ。之れに順気附子湯及び下気円を与ふ〈半剤七日〉。稍効し有るが如く，後ち異証畳出，遂に起たざるに至る"。

故・吉岡眞二が入手した「癲癇狂主方下気円」引き札（一枚ものの広告）をみると，"余があらはす所の癲癇狂経験編"とあって，これが土田のものであることがわかった。この引き札は下気円の効能をのべ，あとに"癲癇主方消毒煉"につきすこしのべている。"文化庚午〔1810年〕のはるより，十年来余，みる所のもの千余人"とあって，下気円の処方をみたのは1810年のことと察しられる。この引き札は文政4年（1821年）の再刻である。この病症記載をみておこう（仮名は変体仮名であるが普通の平仮名とし，句読点をおぎなう），──

肝症とは癲狂をいふ。〔中略〕そのはじめおこる，気さへてねむりがたく，ものごとにう

たがひふかく，わく〰〰として心さだまらず，或はふさぎつよく，時としておどろきおびへ，或は気せまり，又はひとりごといひて，かなしみ，わらひ，いかり，或は，もく〰〰としてものいはず，戸牖(こゆう)とぢて，ひとりおらんとし，人とものいふことなく，又はめまひつよく，目つり，口ゆがみ，或はものゝかたちいろ〰〰に見へ，またはものゝたゝりあるがごとく，〔後略〕

狂症(きちがひ)とは，そのかたちふすことすくなく，気たかぶり，たべんにして，言語善悪親疎のわかちなく，独語妄走水火をさけず，喜怒笑罵，つねなく，かたち鬼神のごとく，其はなはだしきものは，身命をおしまぬものなり。かん病おこたるべからず。〔後略〕

ここでも，癲狂では不安・抑うつ状態が優位しており，狂症では興奮状態が前面にでている。癲癇の記述はてんかん大発作に一致する。このように，精神症状を一般のことばでのべている（広告だから，それは当然のことだが）点に，この引き札の意義があろう。

こういった癲狂論の単行本がでるにいたったこと，また，のちにみるように，江戸医学館の試験問題に"癲癇狂辨"がでたことは，日本で**癲狂学**がもうすこしで独立する気運にあったことをしめすものだろう。

和田東郭，今泉玄祐ほか 和田東郭（1744-1803）は摂津高槻の人で，大阪の戸田旭山，京都の吉益東洞の門人となったが，かならずしも東洞説にしたがわず，一家の言をなした。『蕉窓雑話』は，門人の久保喬徳(たかのり)・柁谷守清(かじたにもりきよ)の筆記による医論集で，全5編。第2編までは文政6年（1823年）刊で，第3編以下は弘化3年（1846年）の刊らしい。この第2編の全部が癲狂にあてられていて，他編にもそれに関するものがあるという。この本は未見であるので，山田照胤（1955年）[12,13]によって，ごく概略だけをしるす。

和田は癲狂を，癲と狂とにわけていた。その一つ癲の広義のものは，神経症，小児驚癇，てんかん，居眠り病，狭義精神病の一部をふくんでいた。症状が生起したり・消退する疾患の総称が癲である。狭義の癲は，肝疾または肝経の疾ともいい，現今の精神神経症，ヒステリー，神経質に相当する。狂は狭義精神病にあたるが，こまかな記載にかける。癲にたいし和田は，一種の説得療法，移精変気の術（暗示療法），睡眠療法（おおいに運動させて，つかれたところに，あたためた酒をのませて，熟睡させる），薬物療法，灸をもちいた。なかでも，和田が"説諭"とよんだ説得療法はかなりの効果をあげた。あげられているヒステリー性麻痺らしい例で和田は，下肢に病変のないことをたしかめて，そう患者に断言した。ついで，家人にささえさせて患者をたたせ，つぎには和田が手をひいて室内を一回りあるかせてから，"このとおりあるけるじゃないか"と患者を納得させ，いろいろ説得して，治癒させた。和田の方法は，今日の行動療法の面ももっていたようである。

狂にたいして和田は，興奮のはなはだしい者の箱への閉じ込め（手足を自由にうごかせないと肝気がうごかぬので，よい），薬物療法，灌水，吐方，灸をすすめた。

なお，"移精変気"とは，精神をうごかし気分を転換させるの意で，この語は中国の古典『素問』に，たとえば"移精変気論篇第十三"として，すでにでている。ここで，**日本的心理療法史**を一瞥しておこう。

元禄5年（1692年）に竹中通庵『**古今養性録**』全15巻がでた。竹中は美濃の人で，名は敬。17世紀後半に活躍し，『黄帝内経』の研究者として名があった。『古今養性録』は500をこえる文献を駆使してあらわされた江戸時代最大級の百科全書的養生書。この巻之八が導

引にあてられている。呉秀三は「導引法─磯辺偶渉・八」（1917年）[14]に，"導引は意志の練磨法として有効なるべきこと余の信ずる所なり"とかき，『呉氏医聖堂叢書』（1923年）に巻之八の全体をいれている[15]。字書には，導引とは道家の養生法，また，あんま，とある。竹中のひくところは理解しきれないが，呼吸法・坐法・簡単な体操をくみあわせたもので，一種の自律訓練法といえそうである。

臨済禅の復興者**白隠慧鶴**（1685-1769）については，服部敏良『江戸時代医学史の研究』（1978年）[16]にしるされている。はげしい禅修行のために神経症状態におちいった白隠に医薬は寸効もなかったが，京都白河の山中にすむ白幽老人をおとづれて，内観の法，和神導気の法，軟酥（なんそ）の法をおしえられた。それらにもとづいて案出し，それによって自分の健康を回復した健康法をのべたのが，宝暦7年（1757年）の『夜船閑話（やせんかんな）』である。その要点は，気海丹田に気を集中し，呼吸をしずめ気をやしなうことである。

同様の法は，**貝原益軒**（1630-1714）が正徳3年（1713年）にだした『養生訓』巻第二（総論・下）[17]にもでている。そこからすこしひいておこう，──

臍下三寸を丹田と云。腎間の動気こゝにあり。難経に，臍下腎間ノ動気ハ人之生命也。十二経の根本也といへり。是人身の命根のある所也。養気の術つねに腰を正しくすゑ，真気を丹田におさめあつめ，呼吸をしづめあらくせず，事にあたつては，胸中より微気をしば〳〵口に吐き出して，胸中に気をあつめずして，丹田に気をあつむべし。此の如くすれば気のぼらず，むねさはがずして身に力あり。〔後略〕

常の呼吸のいきは，ゆるやかにして，深く丹田に入べし。急なるべからず。

調息の法，呼吸をとゝのへ，しづかにすれば，息やうやく微也。弥（いよいよ）久しければ，後は鼻中に全く気息なきが如し。只臍の上より微息往来する事をおぼゆ。此の如くすれば神気（しんき）定まる。是気を養ふ術なり。呼吸は一身の気の出入する道路也。あらくすべらず。

導引法，白隠の法，貝原益軒の説については，精神科治療史の面からもふかい探究がのぞまれる。

心理療法をおおきくとりあげているのは，嘉永3年（1850年）にでた**今泉玄祐**（1797-1874）の『療治夜話』初編巻之上である。今泉は東奥白石の医官で，名は英行，京都の名医高階枳園の門人。この巻はもっぱら移精変気につきのべており，その全文は『呉氏医聖堂叢書』（1923年）におさめられている[18]。さきにみたように，移精変気の法は『素問』にでており，中国では一般の病気にたいしても移精変気のさまざまな方法がこころみられてきた。

今泉はこうかきだしている（片仮名は平仮名にあらため，句読点をおぎなう），──

上古の病を治する。移精変気の法ありて祝由〈祝由とは，其病の従て生ずる処の病由を知り，其病由を祝説して，其迷惑を解て，其病を愈すなり。古は祝由科ありて，今は其伝を失へりと云〉して已せりと祝由の法も亦奇なる哉。今世病を治するも必ず此移精変気の法なくんば有べからず。夫れ移精変気とは，移は移し易る也。即ち精神を移し易る也。変は変へ改むる也。即ち心気を変へ改る也。即ち是心に迷を生じて病を醸し為すことあり。其時其病の根元を尋求て，其迷を説解て其病を已すの法也。医の万病を療治する必ず此意を心に含て療治すべし。中にも心気病の如きは，是非に此法を行ざれば，啻（ただ）に服薬のみにては中々治すること能はざるもの也。人は七情に由て病を生ずること最多き者にて，世に心気病を患る人も亦多き者なれば，能く其心気病たるを診し得て，此移精変気の法を行ふ

ときは言外の奇効を得ることある物也。〇移精変気の法は最広きことにて，其時に臨み其人に応じて之を行ふべし。〔後略〕

今泉があげている移精変気の具体的方法は，"術を以て病者の心を転じて治することあり"，"言語を以て病者を説諭して治することあり"，"法を以て病者の心を変じて治することあり"，"疑惑に由て病を生じ其疑惑を解て病治することあり"，といったものである。

今泉はついで心気病の証候を列挙したのちに，治験をあげている。治験は33例（女26，男7）で，大部分が中年。産後や風邪につづき心気症，不安神経症，恐慌発作，抑うつ状態を呈しているものがおおい。ここで注目したいのは，事例記載が詳細で，いまの学術雑誌への掲載にも充分通用するほどのものだ，という点である。そのごく簡潔な1例だけあげておこう（句読点をおぎなう），——

一婦人年五十三歳。年来の滞患なるが，今年正月より驚悸し，寒熱往来し，自汗盗汗し，咳嗽し，夜間睡ること能はず。偶睡れば悪夢を見て驚き覚む。時あって気淪み地中へ陥り沈むが如く，気息絶んとするが如きを覚ゆ。飲食常の如く，二便自ら可なり。諸医之を治するに毫髪も効験なく，荏苒として愈ず，褥牀に平臥すること已に十箇月を経たり。初冬に至り予が治を求む。予診察するに，身体豊肥，腹中皮厚頓満，六脈細にして少く数を帯。予診し畢て曰，此病証状脈候，虚労に類似すれ共其肉脱せず，虚労には非ず，是心気病なり。予是を治すること易易耳。日を極めて治すべし。病婦之を聞て大に悦び頗る起色あり。乃ち移精変気の法を施し，温胆湯を投じ，家方神霊丸を副用す。諸患従て退き，軽状を覚ゆること恰も熱湯へ雪を入るが如く，凡そ療すること十日にして戸外を歩行す。

ここに移精変気の具体的方法はでていない。だが，記載されているところからも，病状につきよく説明したあと，"日を極めて治すべし"との見立てをのべている点を注目しておきたい。

呉秀三「我邦に於ける精神療法の二家——磯辺偶渉・四」（1916年）[19] は，今泉につきのべたのち，安政5年（1858年）薩摩府学の出版になる『施治攣要』をとりあげている。これは薩摩藩の医官田宮尚施が藩主の命によって全9巻の，身体各部および通体内服の諸部にわけて漢方古今の療法をのべた，系統的治療全書である。その第7巻に"心疾心療"と精神療法のことが数葉しるされている。そこには"凡心疾を療せば亦心を以て療すべし"，"既に人を気殺せば亦能気活せずんばあるべからず"，"真に医は意なりと云べし"といった文章がみられる。田宮はまた，和歌・詩を吟ずることの精神療法的効能についてものべている。だが，田宮はこれらを文献引用しているだけで，実験してはいないようである。

江戸医学館の考試辨書『癲癇狂辨』　在来の医説のしめくくりとして，この『癲癇狂辨』をみておこう。ここにいう江戸医学館の正式の名称は単に"医学館"であるが，同名のものは各地にあったので，区別のために"江戸"をつけておく。江戸医学館ははじめ多紀元孝（玉池）が明和2年（1765年）に私立の躋壽館として設立したもので，そののち多紀元徳（藍溪）の代にいたり，寛政3年（1791年）から公儀の医学館とされた。つまり，公的な医師の教育・再教育機関であった。考試（試験）の制度もあり，それには口答試問および辨書があった。辨書とは筆記試験であって，たとえば，寛政6年（1794年）秋の考試では，御医者一同に脚気痛風之辨，虚腫実之辨，腹痛寒痛熱痛之辨，乾霍乱湿霍乱之辨，脈結促代濇之辨の5か条につき辨書をおおせつけられた。

ここにとりあげる『癲癇狂辨』は22名が，大部分は"医学館"とはいった20行罫紙に白文の漢文でかいている（図28）[20]。それぞれの筆者の署名はないが，塩田孝昭，吉田松菴，田村長安，小森西清，古田休菴，坂本養禎，桂川甫悦，岡田昌春，藤本立運，井上齢菴，赤松久安，谷邊玄珠，吉田周禎，多紀安琢と14名の名が同一筆で記入されている。桂川（1835-1881）は桂川家6代目甫賢國寧（くにやす）の3男で，1856年には講武所砲術教授方仕役を命ぜられ，文久2年（1862年）には藤澤家の急養子となっている。多紀（1824-1876）は，元矢の倉多紀家（分家）をはじめた多紀元堅（もとかた）の2男で，安政4年（1857年）に父死去により家督を相続して奥医師

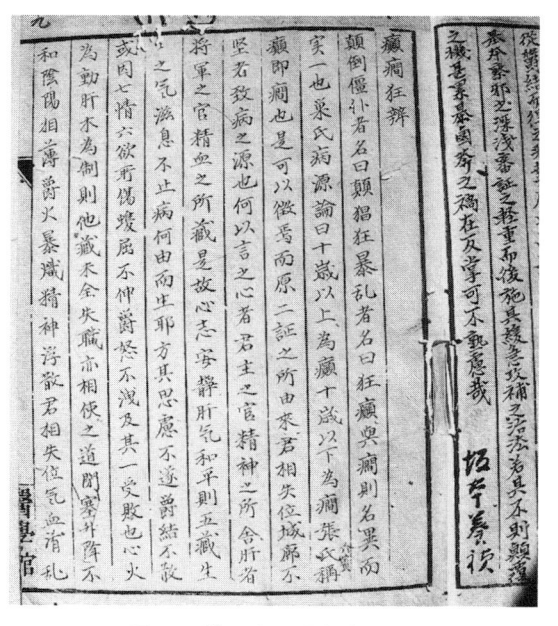

図28　桂川甫悦「癲癇狂辨」
（"醫學館"の罫紙）

となり，法印にまですすんだ。桂川と多紀と，ずいぶん年齢がちがうが，この辨書は1850年ごろのものとみてよいだろうか。

この内容は，それぞれが癲，癇，狂の概念を『黄帝内経』以下の古典を引用して論じ，またそれらの治療法をかいているもので，罫紙1枚から4枚，おおくは2枚にわたる。この22名分のまえに「癲癇狂辨批語」がつけられて，"第一　弁論約当　狂者枉也不知何所本此等字義不須曲費解釈"，"第七　亦佳"などと，それぞれについて内容を概評し問題点を指摘している。このほかに「癲癇狂辨校字」がはさみこまれていて，字・文章の誤りをただしている（「批語」と「校字」とは別筆）。なかには，古典からかなり長文の引用をしている人もいるので，これは宿題のような形で，文献をみながらかいたのか，ともかんがえた。よくみると，『素問』からの引用箇所に朱がいれられたり，"趙氏"が"張氏"と訂正されたりしている。してみると，これらは試験場で参考書なしでかかれたのだろう。

わたしは22篇中ごく少数しかよみくだせていない。ここにその一つをあげておこう，――

癲癇狂辨

謹みて按ずるに，内経に黄帝問ふて曰く，人生まれて癲疾を病む者あり，病ひ名づけて何と曰ひ（いづ），安くの所に之を得ると。岐伯対へて（こた）曰く，病ひ名づけて胎病と為す，此れ之を母の腹中に在る時に其の母大驚する所有るに得たり，気上ぼりて下らず，精気并居する故に子発して癲疾と為さしむるなりと。〔医学一朱筆〕綱目に曰く，癲癇は則ち頭眩なり，痰膈間に在れば則ち眩微にして仆れ（たふ）ず，痰膈上に溢るれば則ち眩甚しく地に仆倒して人を知らず，之を名づけて癲癇と曰ふと。夫れ癲癇の病ひたる之を諸書の所説に考ふるに名証同じからず，或は併言し或は分言し，風癲，風癇，癲狂の名指す所一ならず。内経は癲を言ひて癇を言はず。徐嗣伯は，大人は癲と曰ひ小児は癇と曰ひ其の実一病なりと云ふ。之に依りて之を観るに，癲癇固より是一疾なり。人に虚実有り病ひに緩急有りて，発する所

一様ならず。故に癲と日ひ癇と曰ふは，その発するの状を目するなり。狂言妄想して年を経て愈えず。或は仆れし時に口中に声を作し将に省せんとする時に涎沫を吐き，省して後又復た発し時に作し時に止みて休息せず。或は僵仆して直視し心常に楽しまず，言語倫無く酔へるが如く癡せるが如し。或は卒然畢倒し牙を咬み声を作し涎沫を吐き人事を省せず，随ひて後醒やす。此の如き証候多端にして枚挙すべからざるなり。

　狂の病ひ為る小相類すと雖も自ら陰陽の別有り。内経に黄帝問ふて日く，怒狂を病む者有り，此の病ひ安くに生ずるかと。岐伯対へて曰く，陽に生ずるなりと。帝曰く，陽何をもって人をして狂せしむるかと。岐伯曰く，陽気は暴(にはか)に折(くじ)けて決し難きに因りて故に善く怒るなり，病ひ名づけて陽厥と曰ふと。帝曰く，之を治するにはいかんせんと。岐伯曰く，其の食を奪へば即ち已むと。難経に曰く，狂の始めて発するや少しく臥して多く起き自ら高賢なりとし自ら弁智なりとし自ら倨(きょ)貴し，妄りに笑ひ歌楽を好み妄りに行ひて休まざる，是なりと。

　蓋し癲癇狂は多く痰心胃の間に結するに因りて発する者有り。或は滞食し気を塞ぎ，或は風寒し外に閉じ内に気鬱室し，或は房労し内に虚し精気留滞し，或は思慮を過用し心情大鬱して発する者なり。故に其の従来する所を詳にして後，瀉して可なれば則ち瀉し，補して可なれば則ち補す。宜しく痰を開き心神を鎮むべきなり。癲癇を療する者は瓜蒂散，妙功十一丸，沈香天麻湯，千金竜胆湯，茯苓補心湯の類なり。狂を治する者は，清心温胆湯，柴胡加竜牡蠣湯，大柴胡湯加鉄粉，三黄瀉心湯，朱砂安神丸の属なり。虚実を詳かにし陰陽を弁じ，宜しく証に随ひて之を用ふべし。

　庶(こひねがは)幾くは大過無からんことを。伏して教諭を竢つ。

吉田周禎〔別筆〕

　この吉田周禎についてはしらない。「癲癇狂辨批語」は，これにつき"平穏□〔虫食い〕方亦佳，但し瓜蒂散は亦発狂にも用ふべし"と評するが，「校字」のほうにはこれはとりあげられていない。

　22篇中17篇は吉田とおなじく癲・癇同病説をとる。たとえば多紀は"癲癇狂とは何ぞや。癲と狂との謂ひなり，三病に非ざるなり"とかきだしている。そして多くは"巣元方曰く，癇は小児の病ひなり，十歳以上を癲と為し十歳以下を癇と為すと"などと，癲と癇との関係をかく。多紀が"狂は喪心の謂ひなり"というように，狂は精神病的状態である。

　これにたいし4篇は，癲と癇とは別病であるとする。その一つの要旨を今の用語でのべると，癲は生来性の，大発作を主症状とする不治の宿痾である。癇は心肝胆三臓の病いで，閉居・憂鬱がその主症状であり，劇症であれば大発作となる。狂は心肝二臓の病いで精神運動興奮が主症状である，ということになる。つまり，癇の劇症は癲にほかならぬということである。これらにたいし「批語」は"癲癇を分かちて二と為す，その説晰(あき)らかならず"と批判する。〔『黄帝内経』は癲および狂にはくわしいが，癇は"癇瘛"，"癇眩"としてでるだけである。そこで，癇の概念を中心にして，癲，癇，狂の概念が混乱したのは，中国においても同様だった。香川修庵の"癇"説も，いわばこの混乱のなかからうまれたのである。〕

　『黄帝内経』以下の古典の精読をその教育の基本とする考証派多紀家の江戸医学館における公的見解は，江戸末期においても上記のようなものであった。江戸医学館の試験問題に"癲癇狂辨"がとりあげられたことは，さきにものべたように，これら疾患の重みがまして

きたことをしめすのだろう。ヨーロッパ世界での精神病学の成立は，刑事事件における精神鑑定の必要性にうながされた面が多分にあることが指摘されている。日本では，在来医学そのもののなかから癲狂学が独立せんばかりのところにきていた，といえそうである。

3. 江戸時代の医説から（その2）
　　　―西説をうけて―

　蘭学の始まり　明和8年3月4日（1771年4月18日）杉田玄白，前野良澤，中川淳庵らは千住小塚原刑場に腑分けをみにいき，オランダ語の解剖書『ターヘル・アナトミア』の図とひきくらべて，図の正確さにおどろいた。翌日から前野宅で『ターヘル・アナトミア』の翻訳にとりくみ，安永3年8月（1774年のほぼ9月）に『**解体新書**』5巻を完成させた（翻訳の中心は前野であったが，かれはおもうところあって訳者として名をだしていない）。日本の蘭学（さらにその発展形態としての洋学）が『解体新書』にはじまるのは，周知のことである。また，**脳，神経についての西説**がこれによりもたらされ，心が脳とむすびつけられるにいたった。"神経"の訳語もここではじめてもちいられた。

　ここでは西洋解剖学の入門書として版をかさねた**宇田川玄眞**（榛齋，1769-1834）の『**和蘭内景医範提綱**』（全3巻，文化2年〔1805年〕，青藜閣発兌）（図29，30）の関係部分をみよう。これは，玄眞が数種の解剖書を訳しまとめた『遠西医範』30巻の要点を講義したものを，門人の諏訪俊（藤井方亨，1778-1845）が筆録したものである。人体に3腔10器あり，とかきだされている。3腔とは，上腔である頭，中腔である胸，下腔である腹である，――

　　上腔は脳髄を蔵する神霊舎にして，性命係る。一身万機の政，悉く此に由りて出づ。
　　脳髄は精神の府。霊液を造り神経を起し，以て寤寐・動静・運化・生養の機を発す。其の脊に在る者を脊髄と為す。○霊液は精微の液なり。神気の資る所，精妙の成る所，脳及び脊の髄に出て，神経に注射す。
　　神経は霊液の道路。白色。髄質。其の幹脳及び脊の髄に起る。脳なる者は左右二十条，合して十対を為す。脊なる者は左右六十条，合して三十対と為る。幹分れて万支と為り，周身に彌綸(びりん)し，以て痛痒寒熱を知り，以て視聴齅味を弁じ，百体をして各々其の官能を致さ伸む。

ここまでが，神経・脳脊髄についての概説で，返り点・送り仮名つきの漢文である。片仮名まじりの解説文がつづくなかから，ぬきだしてみる（片仮名を平仮名とする），――
　○凡そ人身一切の生機活動をなすこと。皆霊液神経の妙用に係(か)らざるは無し。〔中略〕是を以て霊液盛んにして神経健なれば，百体自ら栄養し，諸液能く運行し，汚滞の穢物なく，稠結の妨害なく，耳目聡明にして肌膚鮮沢を為し，津唾滋溢して溲尿調平なり。〔後略〕
　○凡そ神経の用に二様あり。一は意識の用を為し，一は運化の用を為す。〔後略〕
　○寤寐は霊液の盈虚。神気の動静に係るなり。凡そ人，寤覚の時は脳髄に充満せる霊液自ら神経に分流し，神気も一身に徧満して痛痒寒熱を知り，視聴齅味を弁じ，意識に応ずる百事の営為をなすに由て霊液を使用すること甚だ多し。故に脳中須臾も間断なく霊液を製造し出すと雖も，終に漸く減耗不足し，供給するに堪(た)へざるに至る。此に於て脳髄充張すること能はずして自(みづか)ら萎閉し，運化神経を除くの外は，霊液絶て流通せず。神気も自ら脳

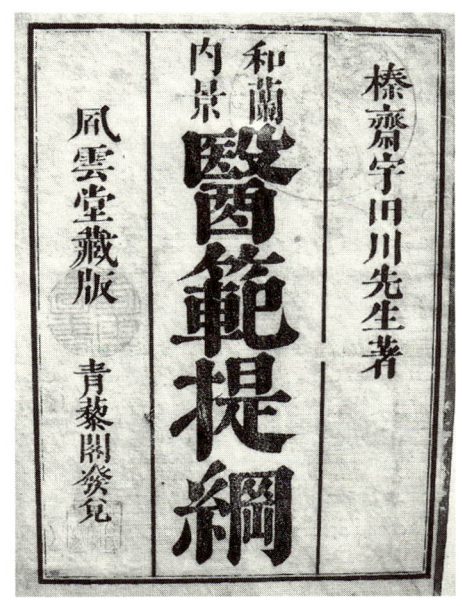

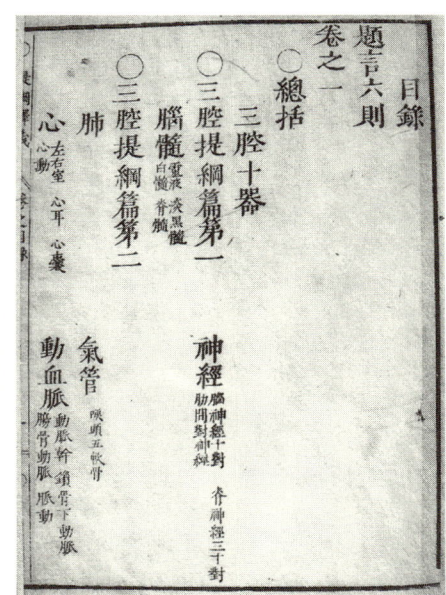

図29　宇田川玄眞『和蘭内景医範提綱』　　図30　宇田川玄眞『和蘭内景医範提綱』

中に静蔵，潜蟄し，意識に係（か）る営為感触の用悉く廃して睡寐を為すなり。〔後略〕
○頭脳，神経，霊液に関する疾病の因証一二を挙て其他を例す。凡そ人，血過多にして脳中の血絡に留積瘀（あづか）滞し，若くは脳中に溢出し，或は血中に粘液痰飲を多く生じて脳の血絡に留満し，若くは脳間に滲出する等にて脳を壅塞する者。或は血中悪性の汚液を生じ脳の血絡に留結して腫瘍を生じ脳を閉塞する者。或は頭を打撲して脳髄に損傷し，或は胸腹諸蔵の神経，攣急搐掣の病，甚しふして遂に頭中に及び，脳髄を攣急して閉塞せしむる者。摠（すべ）て斯の如きは皆脳髄塞りて霊液を神経に通ずること能はず。此に由て卒厥，昏睡，失気，暈倒の類，人事不省の症を発す。其他一切知覚活動の機を失ふ。諸疾悉く斯の如き因より起らざるはなし。
○痺は神経閉塞するの病なり。凡そ脳髄は血を分泌し其精粋を取て霊液を造るを常とす。然るに素（もと）より血中に粘液過多にして且脳髄衰弱なる者は其粘液を取除くこと能はずして多く霊液に混じ，漸く神経中に凝滞し，遂に閉塞して流通すること能はず。此に由て一切触覚活動の用を失ひ，其壅塞を為す処に従て頑麻不遂の症を発す。又始め卒厥を発し後に痺不遂となる者あり。これ始めは漸く積む所の粘稠の汚液俄頃（にはか）に脳髄に窒塞して卒厥を発す。〔後略〕
○癇は脳中に於て霊液自ら鬱敗して酷厲の性と為り。或は霊液に他の酷厲液を混じて脳及び神経攣急搐掣するより発す。其霊液酷厲を為の因一ならず。或は人の稟賦にて脳髄の形状大小広狭等常に異なる所あるに因り，〔中略〕凡そ酷厲液は侵刺を性とす。故に漸く増息して脳中に満溢し卒然として斉（ひとしく）脳髄を侵刺すれば，脳髄其攻衝の劇（はげし）きに堪へずして自ら攘（はら）ひ除んとす。故に脳髄力を極て大に攣急搐掣を発し，既に酷厲となる霊液を諸神経に迸射して脳より肢体に駆逐す。其併射の過多なるに因て霊液大に脳中に減耗し，頓（にはか）に脳髄萎閉を為し。卒倒して知覚を失ふ。此時に当て支体の神経に酷厲なる霊液過多になり其毒

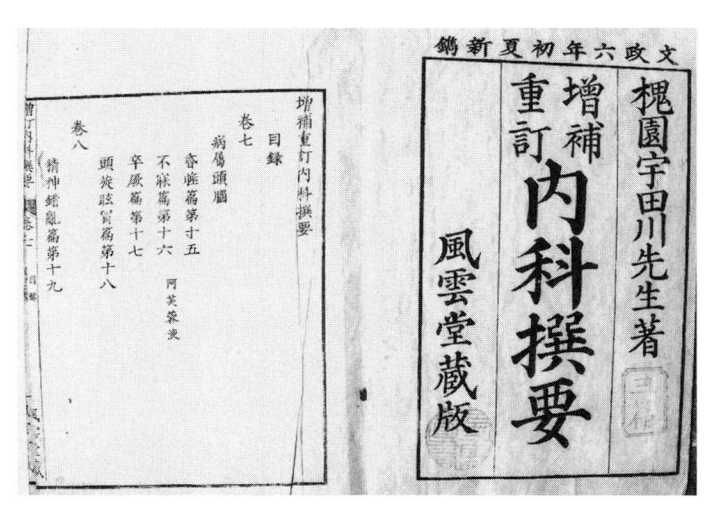

図31 宇田川玄隨『増補重訂内科撰要』

神経を衝動すれば全身の諸筋忽ち強力を生じ，大に攣急捲掣して角弓，反張，四肢強硬，直視，咬牙，掉頭，振身，吐涎，叫吠，大小便失禁等の諸症を発す。此の如き神経の強烈なる運動に由て酷厲の霊液漸く労費消耗し，又諸液の中にも流散して神経終に弛緩痿軟し，攣急も亦静止して幾ど死尸の如（く）なるに至る。〔後略，──これが一止一発，癖のようになることがある。〕

○不寐の症は，或は血中酷厲液ありて少（すこし）く霊液に混じ，梢脳髄を触動すれば，脳髄此に抗抵して彊直拘急し萎閉すること能はず。或は意識大に感動することあれば霊液攪擾して脳髄閉ること能はず倶に此症を発するなり。若し其拘強の甚しきに至れば，或は癇を発し，或は精神錯乱す故に斯の如き不寐は多くは発狂の漸（きざし）となるなり。

ながく引用してきたが，神経系の働きが霊液の流れによること，さまざまな病態は霊液その他体液の変常によること，また脳の働きが機械になぞらえられて説明されていることがわかろう。

『増補重訂内科撰要』 南蛮医学，紅毛医学とよばれていた時代に紹介されていたのは，もっぱら外科面であった。寛政5年（1793年）から文化7年（1810年）に出版された**『西説内科撰要』**は，日本で最初の西説内科書であった。原著"Gezuirerde Geneeskonst"（精撰医学）(1744)の著者 Johannes de Gorter (1689-1762) は，Boerhaave にまなんだオランダの Harderwijk 大学教授。訳者宇田川玄隨（槐園，1755-1797）は，宇田川玄眞の義父。

門人の藤井方亭が原著の1773年版により増訳し，宇田川玄眞が校注したのが『増補重訂内科撰要』（図31）で，この刊行は1822年にはじまった。ここにでてくる精神疾患および一部神経疾患は，つぎのようなものである（ラテン語名およびオランダ語名が片仮名でつけられているが，ここではラテン語名だけをつけておく），──

胆液敗黒病（メランコリア）
煩悶（アンキシータス）
痺（パラレイシス）
昏睡（ソポル）

不寐（アゲレイプニア）

卒厥（セインコーペ）

頭旋眩冒（ヘルチーゴ）

精神錯乱（デリリウム）　イポコンデル，癲狂，譫妄（パラプレニチス），熱毒発狂（ヒュロル〔Furor〕）

痙攣（テタニゥス），搐掣（コンヒゥルシヲ）

頭痛（セパラルジア）

　これらの記載内容は『西説内科撰要』と『増補重訂内科撰要』とでほとんどおなじである。後者によって，まず**胆液敗黒病**の記載を紹介しよう（片仮名を平仮名とし，句読点をおぎなう），──

　　胆液敗黒病は，患者故なくして鬱憂悲悶し，又神志知覚，常の如く爽明ならずして疑惑迷罔し，事に臨て思慮錯謬する症を発するなり。是れ元来胆液腐敗し変じて黒色となるより発するがゆゑに，爾く命くと雖も，他の因よりして右の症を発するも亦概して此名を命ずるなり。

　　此症。今人通じて依剳毘埑児と称す。然れども依剳毘埑児は，元来上腹病と名（づ）くべき者にして，此病の名に適当せざるなり。短肋の下，腹の上辺の部を総て依剳毘埑里亜と名（づ）く。是を以て其部，痞悶困重して心思鬱憂せる一病を依剳毘埑児と名（づ）く。是れ其病因は胆液敗黒病と異なれども，其症状の相似たるを以て今人通じて此病の名とするを云。〔中略〕

　　夫れ人の事物を弁知し道理を識別する所以の者は，啻に脳の機関，平全健康なるのみならず。又其灌漑する所の精気〔『医範提綱』にいわゆる"霊液"〕の常性を爽はざるに因る。〔中略〕

　　胆液敗黒病も亦斯の如く其敗黒の胆液，脳中に運輸するときは，精気是れに変化せられて必ず鬱憂悲悶の症を発するなり。〔中略〕

　　然れども虚弱の人に於ては，胆液敗黒に非ずして唯壊液より此病を発し淹滞して経年治せざる者を見ることあり。

　そこで治法としては，敗黒せる胆液が門脈中に鬱積しているときには，腸間膜の静血脈が敗黒液を門脈から腸中に通泄するので，数日間大便を平常よりはおおく通利させるを緊要とする。また，衰弱虚損および亡血，脱液の人では，体中の諸液がその自性から変壊して，その変壊せる血液より精気を分泌しだすので，精気もその常性とちがって意志の変動をおこさせる。このばあいは，寒壊液への治法を専一に持久しておこなうと治する。

　壊液（コルルピチヲ）とは，生気運行〔新陳代謝〕の失常より生ずる腐壊である。その治法は，壊液が悪厲にすすむこと，またその新生をおさえて，また平常の道路（蒸散，汗，大小便など）にしたがい漸次泄除する薬剤をもちいることである。寒壊液の人はやせて，ややもすると汗がでて振寒し，最後に熱がでる。やせきったのを労瘵とよぶが，これには咳，痰がなく，肺瘍〔肺癆〕とはことなる。この治法には温暖にして腐壊を防止する薬剤を少量から漸増するのがよい。乳香，安息香，没薬，バルサムなどの樹脂類の薬をすすめる。

　つぎに，**精神錯乱**の大要をみておこう，──

　　若し人先には日常凡百の営為操設，事に応じ機に臨て思慮弁識を為すこと常人のごとく

にして，一も異なる所なき者，今にして其性理を錯り，其人の平素並に衆人の思慮弁識，百事を処置する常態に比すれば尽く変異せる者。是を名(づ)けて精神錯乱と曰ふ。

若し其思慮弁識の常を失ふこと甚きに至らず，事に由り物に触れて偶発する者は，乃ち第六十九章〔前記胆液敗黒病篇中の依剌毘埑児に関する記載〕に説く所の症にして，是れを依剌毘埑児と名づく。〔中略〕此症は鬱憂悲惋を兼ること殊に多し，或は偶一二の事件に於ては其弁識思量，甚た爽利快了なることあり。

若し人熱なくして唯思慮弁識の運営を失ふこと常と成て治せざる者。是を痴迷の症状と謂ふ。

是に加(ふ)るに神思の錯乱攪擾すること太甚く動 輙曠日弥久淹滞して治せざる者。是を癲狂と曰ふ。

軽浅なる発狂の熱病に因て発熱を兼る者。是を譫妄と曰ふ（羅甸名「パラプレニチス」）。

其熱病劇盛にして患者尽く知慮弁識を失ひ，狂躁荒憒罵詈騒乱する者。是を熱毒発狂と曰ふ（羅甸名「ヒュロル」）。

精神錯乱の病いはギリシャ語，ラテン語，国語とも名称おおく，それぞれの内容は的識しがたい。精神錯乱の病原は一つだが，多くの種類がある，それは酒という同一原によっても酩酊状は不同なるがごときものである。病因は脳の運動および精気の流通が常度を変じたことである。

これまで抄録してきたところからわかるように，叙述の基調音は体液病理学である。また，1773年という原著の出版年からもわかるように，ピネルにより近代精神病学があゆみだすまえの精神病論が，ここに展開されている。なお，メランコリアとイポコンデルとの関係は，同症状であっても胆液敗黒によるものがメランコリアで，自性壊液によるものがイポコンデルだというのである。ヒステリーに相当する記述は"子宮衝逆"として「痙攣掣掣篇」に8行ほどあるだけである。また，同篇の記載は，諸筋が我意にさからって自然に攣急掣抽するというもので，人事不省をいわない。みおとしているのかもしれないが，この本にてんかんはとりあげられていないようである。

緒方洪庵訳『扶氏経験遺訓』（図32）　この本は安政4年（1857年）に大坂の河内屋卯助版ででた。ドイツの碩学 Christian Wilhelm Hufeland (1762-1836) の "Enchiridion Medicum (医学全書, 1736)" のオランダ語訳本からの重訳。緒方洪庵 (1810-1863) については紹介を要しないだろう。

この第3帙が第六編神経病（「子ウロセス」羅）にあてられているので，目次をあげておこう，――

神経病　総論

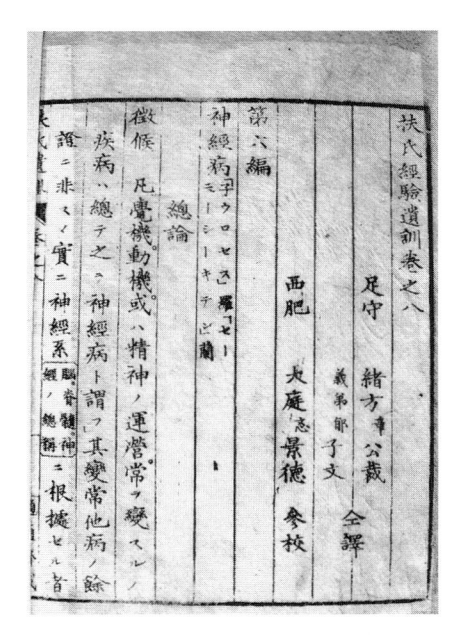

図32　緒方洪庵訳『扶氏経験遺訓』

其一　精神病

　　精神錯乱　依卜毘埒児

其二　痙性病

　　癲癇　舞踏病　秦漢虞（シンハング）〔「カタレプシス」羅〕　夢中行歩　魘不寤〔「インキュヒュス」羅〕　不寐　刺発尼亜（ラハニア）〔搐搦痙攣劇烈にして奇痒を覚え，或は激痛を兼る者〕　顫震　身体強直〔「テタニュス」羅〕　破傷風　喘息　心悸動〔「パルピタチオ」羅〕　欬嗽　疫欬　慢性嘔吐　吃逆　神経痛　痒病　頭痛　面痛　歯痛　耳痛　胃痛　嘈雑　疝痛　恐水病　渇病　善饑〔「ポレイパギア」羅〕　錯聴　錯視　花風〔「オナニスミュス」羅，——男子にありては「サテイリアシス」など，婦人にありては「ネイムポマニア」など〕

其三　麻痺病

　　卒中　肺痺〔「アポプレキシアピュルモニュス」羅〕　昏冒〔「リポテイミア」又「セインコーペ」羅〕　卒死〔「アスピキシア」羅〕　眩暈　昏睡〔「レタルギュス」羅〕　局処麻痺　膈噎〔「デイスパギア」羅〕　不語及失声〔「アポニア」羅，「デイスポニア」羅〕　胃弱〔「アペプシア」羅〕　異嗜〔「マラシア」羅〕　陽精無力　黒障眼　耳聾　失齅及失味　皮膚不仁〔「アナーステシア」羅〕　不食〔「アノレキシア」羅〕　不姙〔「アナプロヂシア」羅〕

　神経病総論は，まず徴候で"凡そ覚機，動機，或は精神の運営，常に変ずるの疾病は総て之を神経病と謂ふ。其変常他病の余証に非ずして，実に神経系（脳，脊髄，神経の総称）に根拠せる者は固より論を俟たず。仮令ひ他原に原くとも純ぱら神経系の変を徴する者は，亦之に算入す"とかきだされている（片仮名を平仮名にあらため，句読点をおぎなう）。

　"精神病"の語は本書ではじめてもちいられているが，この語の定義，説明はない。"精神錯乱　「インサニア」羅，「ワーンシン」蘭"は，つぎのようなものである，——

　　精神の運営常調を錯越せる者は，総て之を精神錯乱と謂ふ。而して其心常に悒々として人を嫌ひ鬱々として物を憂ひ自精力乏弱を覚ゆる者を，鬱憂病「メランコリー」と謂ひ，其心勇猛にして錯乱し意気揚揚として喜んで人を拒む者を，顛狂「マニア」と謂ひ，其心茫々然として智恵を失ひ，或は拘々乎として一念動かず，或は恍々として物を弁識すること能はず，若くは事を思慮すること能はざる者を，健忘「アメンチア」と謂ひ，其弁識思慮共に乏弱せるか，若くは全く之を脱せる者を，痴呆「ファチュイタス」と謂ふ。又其神識睡中も仍ち休止せず起て事を為す者あり，之を蘓護南貌律斯繆私（ソムナムビュリュスミュス）と謂ふ。

　他病に併発してそれとともに進退するもの，熱病，ヘイステリ，情意劇動のように一時的のもの，譫語のように傍証であるものは，精神錯乱には属しない。"殊に少年の医輩は，深く謹慎を加へて之を察し妄に精神錯乱の名を下すことなかれ。人を斥して狂と称するは，猶ほ之を斥て禽獣と謂ふと一般なればなり。"原因としては無形之因，有形之因および素因を論じているが，素因の第一に"遺伝　父母之を児に譲り，児亦孫に伝へて一血属の固有病となれる者，常に多く実験する所あり"とでてくる。

　依卜毘埒児（いぼこんでる）（"男子に依卜毘埒児と謂ひ，婦人に歇依私的里（ヘイステリ）と謂ふ"）の徴候は，つぎのように記載されている，——

　　百般の痙攣証，神経証，交々起り諸証彼此契合せずして，屢々変革し非常の交感を発し，奇異の嗜嫌を為し，風気痞脹，酸液鬱滞，大便秘結等の腸胃証を兼ね，喜んで悲涙を流し

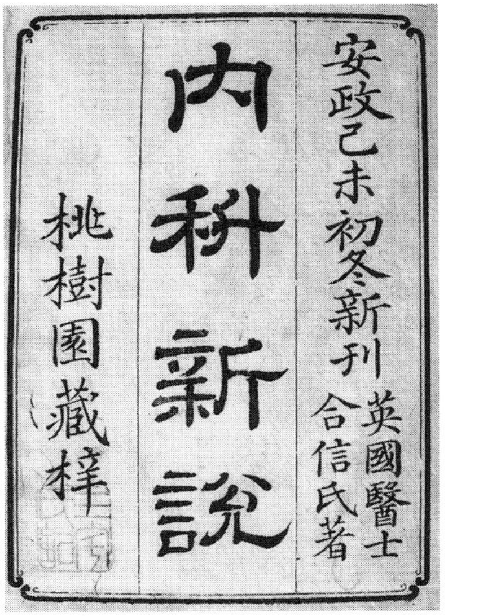

嗜て幽閑に居り，常に身事と其病とを以て憂とし，独り之が為めに神思を労すること甚しくして，顚沛にも之を忘れ難く，奇異の想像を起し自ら大患を抱くとして薬治怠ること能はず。小心翼々として神思楽まず，悲哀鬱悶して動もすれば，哭泣し痙攣将さに発せんとする時は，必ず小便淡白にして甚だ頻数なる者是なり。

『増補重訂内科撰要』における記載とくらべると，わたしたちがしる精神病学へずっとちかくなっていることがわかる。

合信『内科新説』 江戸時代末期には，中国語を介しての洋方医学もおおきく流入した。その代表として，合信または霍蒲孫とあらわされるイギリス人宣教医**ホブソン**（Benjamin Hobson, 1816-1873）の著作がある。かれは 1839 年に中国に派遣されて，マカオ，香港，広東西郊，上海で活動した。かれの著作は中国で発行されると，翌年ぐらいには日本で翻刻本がでた。生理解剖書『全体新論』は咸豊元年（1851 年）出版で安政 4 年（1857 年）翻刻，外科の『西医略論』は咸豊 7 年（1857 年）上梓，安政 5 年（1858 年）翻刻。

これからとりあげる『**内科新説**』（上・下）（図 33）は，咸豊 8 年（1858 年）上梓，翌年には三宅艮齋（三宅鑛一の祖父）による翻刻本が，その翌年にはさらにべつの翻刻本がでた。三宅翻刻による桃樹園蔵梓本によってこの「癲狂論」をみよう（この文章は，返り点とごくわずかの送り仮名とをつけた漢文である），——

> 癲と狂とは病原は一なり。分かちて之を言へば，鈍滞安静なるは癲と為し，叫呼跳躍するは狂と為す。狂なる者は力猛く，癲なる者は力弱し。狂なる者の初め起こるやほぼ知識有り，癲なる者の初め起こるや即ちほぼ迷蒙にして，久しくして全く知識無し。その故同く脳に在り。然して脳体自ら病むにあらざるなり。是れ霊性の病累ねて脳に及ぶ。蓋し脳は霊性の宅する所にして，時に脳病みて霊性を乱すに到る有り。此れ則ち霊性先づ病みて脳之が為に安からざるなり。

とかきだされている。もうすこしよむと，狂癲の記載は，今日の正，負（陽性，陰性）の症状にちかい。精神遅滞，痴呆も癲にはいっているようであり，狂から癲にいたることもあるとある。ホブソンの著がどういう本を典拠にしているかはあきらかでなく，狂，癲の二分はあまりにおおまかにすぎる。

癲狂院についてややくわしい記載があって，これが日本への癲狂院紹介の最初だろうか。西国に昔は癲狂院がなかったが，"医士"はよく病源をしって治療していた。のち医道がおとろえて，癲狂を魔鬼がとりついたものとうたがった。近今百余年 "医教振興して，明かに此の理〔霊性病むの理〕を悟り，癲狂院を設立し，之を待すること甚だ優に，その耳目を悦ばしめんと欲して，則ち，花木禽魚，音楽戯劇一も備はざる無く，其の情志を怡ばしめんと〔よろこ〕

図 33　合信『内科新説』
（"桃樹園蔵梓" とある下に "三宅氏印"）

欲して，則ち読書し画を作り，間談し散歩し，これ意の適する所とす"。ホブソンはここで，moral treatment の考え方にたっているようである。

　注目をひくのは，統計的事項がでている点である。しかも"統計"の語をもちいて（日本で statistics にたいし"統計"の訳語がさだまるのはずっとあとで，たとえば，呉秀三訳の『医学統計論』をきっかけにおこった森林太郎の"統計論争"も，この訳語をめぐってであった）。その一部分をみると，――

　　癲証の愈期はしばらく定まらず，年を経月を累ぬる者有り。大抵一年の外は更に医治し難し。昔医士有りて統計するに，二千五人中，一年にして愈ゆる者六百四，二年にして愈ゆる者四百九十七，三年にして愈ゆる者八十六，四年にして愈ゆる者四十一，五年より十一年の中に至りて愈ゆる者は僅か四十一。統計するに愈ゆる者は三十の一のみ。一人発癲して二十五年にして愈ゆる者有るは，蓋し罕に見る事なり。又凡そ二十五歳より三十歳に至るの人はやや愈え易く，四十以後の患者は愈え難し。婦人の愈ゆる者の易きこと男子に過ぐ。又医士，癲狂証を患ふ者を統計する有り，男女の数ほぼ相同じ。

　またいう，"死後脳体を割視するに，必ずしも損壊せず。故に病の霊性に在りて脳髄に在らざるを知るなり"。

その他の翻訳内科書　金子準二『日本精神病学書史　江戸以前篇・江戸篇』（1965年）[21] によると，ほかにもいくつかの翻訳内科書で癲狂説が紹介されていた。

　文化14年（1817年）の**小森玄良**（桃塢，1782-1843）による『**蘭方枢機**』は，ウィツラム・ブカン著の1780年版の訳。治方，処方が重点の本だが，白脈〔神経〕熱，鬱証，癲などの記載がある〔あまり鮮明とはいえぬ記載のようだが〕。小森は江馬蘭斎，ついで海上随鷗にまなんで，京都に開業していた人で，2回解剖を主宰している。その2回では乳糜管実見への努力がなされ，日本で最初の乳糜管実見となった。

　Hufeland の "Enchiridion medicum" の蘭訳本からは，前記『扶氏経験遺訓』のほかに，3種の訳本がある。

　その一つ，**杉田成卿**（杉田玄白の庶子立卿の子，1817-1859）による『**済生三法**』は嘉永2年（1849年）にだされた。上記の本から刺絡（瀉血），阿片，吐薬につき訳出したものである。刺絡の適応症に癲狂に関するものははいっていない。阿片の適応症には，痙，創後の神経症，精神錯乱などがある。"阿片の功，精神錯乱における甚だ一定せず。あるいは迅速適切驚くべく，あるいは毎にその功なく，あるいはまた大害を致すことあり。故にその症を弁別し，その当否を察定することを必要とす。その汎則というべきは，およそ神経の所患単純神経性にして，真の衰弱を兼ね，あるいは衰弱によって発するものなるときは，阿片いよいよ功を奏すべし"などとある。

　精神錯乱はまた吐薬の適応症でもある。"およそ有形の能をもって，精神錯乱を治するの諸薬中，灌水法に次いでは，吐薬をもって，最も有力のものとす。此薬よく脳の機能の乖戻せるものに，有力の対衝を致す。而してその脳の所患，時に黒胆病におけるが如く，上腹神経及び腹神経の機能廃絶せるに兼ね，かつ此腹部の機廃止せるが，精神病の一大因たること顕明なるときは，吐薬をもって，腹神経を烈しく興奮し，その機能を復せしめ，これによって，脳の機能を調正すること，これその王法にして，かつその功偉大なり"などとかかれている。

安政4年（1857年）に**青木浩齋**（1814-1883）による『**遠西名医扶歇蘭度察病亀鑑**』3巻がでた。前記書から診断学に関する部分を訳したものである。巻上は「第一篇　患者素質の診察」で，各人各異素質，父母遺伝，男女，年齢，甸百剌孟禿，異変質，体中虚弱部などの記載がある。各人各異の素質は，多血強壮質，虚弱質，神経質，粘液質，黒胆汁質などをふくむ。"およそ精神と体質とたがいに交渉して致す所の禀賦をテンペラメントと名づく" として，テンペラメントは多血質，胆汁質，粘液質，黒胆質にわけられている。"学者すべからく知るべし，今説く所のテンペラメントは，毎常必ずしも単見せず，またまた彼此兼合するものあるを"。黒胆質は "追想，沈思，依剎毘埀児，鬱憂，悲哀等の神経病及び身体腹部の慢性病，内臓壅塞等にかかり易き所以なり"。巻中，巻下の第2篇が疾病の診察にあてられていて，巻下に「第六　精神及神経に関する諸感動を開陳す」がある。ここには，譫語，睡寐をふくむ神経症状がのべられているが，狭義の精神症状にはふれられていない。

　安政5年（1858年）にでた**山本美致**の『**扶氏診断**』も，同書からの部分抄訳である。その巻下に「第六　精神及神経の感動」がいれられていて，譫妄，眠覚ほかの神経症状につきのべている。"譫妄は通常脳患の徴とする。しかれどもこの症は，原，各異の因によるために，随ってまた各異の微意を有する一大要症たり。もしそれ，軽易の熱症あるいはわずかの寒冒に侵さるるとき，睡中に譫言を発する者あり，またその健寧の日にあるも，なお夢裏に囈語〔ねごと〕を発する者あり，これことに，識らずんばあらず。故に譫妄の症に遇うてその謬見なきを欲せば，よろしく患者の平候を委曲せざるを得ず"。"病時の譫妄は専ら脳の常政の妨げらるる候にして，すなわち，あるいは脳の刺衝を証し，あるいは頭脳の衰弱を徴す"。"慢性譫妄もまた，この種の因より発す。しかれどもその歇依私的里性及び依剎毘埀児性の〔へいすてり〕〔いぽこんでる〕婦人において，しばしば，この症を発することあれども，この譫妄は病の顕症にして，一の徴候にあらざれば，仔細にこれを察別せずんばあらず。また狂癇と譫妄とよろしく区別すべし。すなわち，譫妄久しくやまず，その因すでに退くも，なお独り存するとき，終いにまた，狂癇にいたれる者なり"。

　これらの記載には譫妄の今日的問題がいくつかふくまれている。すなわち，重症疾患のさいの譫妄が強調されているが，とくに老人では，風邪などの軽症疾患でも夜間譫妄がよくおこること，また，譫妄と内因性精神疾患との鑑別が必要な事例のあること，である。さらにかんがえると，フーフェランドという内科医が譫妄をよくみわたしていたことがわかるし，逆にいって，今日の精神科医はあまりに専門家になりすぎているのかもしれない。

　西説の影響　ここまでみてきたような西説内科書が日本の医説にどんな影響をおよぼしたろうか，翻訳でない内科書における記載をみていこう。ここも金子準二『日本精神病学書史　江戸以前篇・江戸篇』（1965年）[22]によってしるす。

　文政10年（1827年）にでた**小森桃塢**『**病因精義**』10巻は，治療の標的は病因にありとの見識からあらわされたものである。この巻三に，眩暈卒厥，不寝，魘，健忘，鬱愁，癲狂につきしるされている。脳質，脳管，白脈〔神経〕，霊液，血液，神気などの概念で上記諸病の機制をときあかしているもので，小森のいう "病因" とは病態発生（pathogenesis）が主体である。癲狂の記載を抄録しておこう，――

　　癲狂の近因は，霊液行度を過ぎて，強暴躁動するなり。その遠因は多血稠厚にして精気溢余なるもの，或は常に酷烈の諸欲を用ゆるもの，或は男女精気盈満して慾情を遂げざる

もの，或は大いに神智を労して，思慮紛糾するもの，或は沈神鬱愁窮極して濫するもの，或は諸瘡毒内陥して上攻するもの，或は熱毒強盛にして，炎上するもの等なり。もしそれ先天の遺毒世世発狂するもの及び経日弥久なるものは治せず。軽証或は継いで搐搦痙攣を発し，或は諸出血をあらわすものは，自づから愈ゆることあり。

　それ霊液は神の資にして，および人身知覚運動の事件は，皆その与かるところなれば，すなわち，諸病精神知識に関係することのあるものは，必定霊液の運行において，常に反することあることは，すなわち論をまたずして知ぬべし，中に就いて鬱愁，癲狂の如きは，そのもっとも著しきものなり。しかれども，この二証について，その因のもっとも弁別すべきところを論ずるに，虚実の分大に同じからざることあり。けだし鬱愁病は，概括して，霊液の乏損するか，しからざれば，すなわち微力にして，邪物に敵対し克勝することあたわざるものの患うるところなり。癲狂病は，すなわち霊液有余過行するか，しからざれば激するところありて，而して奮起妄動するの致すところなり。しかりといえども，もし他の本病ありて，これに傍発するものは，また概して論じ難きのみ。けだし，その人多血稠厚にして，而して精気有余なるものは，すなわち脳内霊液を醸すること，自ら過分にして〔中略〕，その白脈に灌注すること居常に夥多にして，溢越，衝行，激射，逆流し，しかのみならず，その霊液の質中に，塩気を含有することも，又ははなはだ夥多にして，常常に熱沸するが故に，僅かに恥辱を蒙り，もしくは意に逆うことありて，憤悶に堪えざるか，或は不図愾躍することありて，神気度を越えて発暢するか，もしくは驚恢することあれば，すなわち精気沸溢，元運行度を失して，神騒癲狂することあるなり。〔後略〕

『病因精義』における小森の医学思想は，ライデン学派のブールハーフェの機械論的医学であって，小森はライデン学派の説によって，霊液（神経液）は白脈（神経）を流動する，との考えを主張していた。

おなじく小森桃塢が文政12年（1829年）から天保5年（1834）にだした**『泰西方鑑』**5冊は，西ヨーロッパの医書94部から編集した治法書で，ところどころに療法の適応症がしるされている。この巻二に，痺および病属頭部として，卒中，癇（てんかん），眩暈，鬱証，脾鬱，子宮痙，神経病，情疾（忿怒，驚恢，恐怖），癲狂，不寐，健忘，魘，頭痛などにつきしるされてる。巻四には遺精，女科に遺尿，異嗜，子宮痙，頭痛，精神錯乱，花風など，妊娠諸病に発癇，頭痛など，臨産諸病に眩暈など，産後諸病に発狂などの記載がある。巻五の中毒には，阿片毒，酒水毒の記事がある。この本も，治法を中心にしているので，症状記載が不充分で，たとえば"脾鬱"の記載をよんでも，いまのなににあたるか見当がつかない。小森がいろいろな本からよせあつめたようでもある。

天保13年（1842年）に**新宮凉庭『療治瑣言』**（前篇，上・中・下）がで，その巻の中に不寐，狂疾，虚悸，怔忡，健忘，眩暈など，巻の下に卒中風，半身不遂，偏枯，痙病，奔萎躄，奔豚，癲，癇，驚癇につきしるしている。新宮（1787-1854）は京都に開業していた蘭方医で，順正書院を設立して後進をそだてた（現在南禅寺門前にある料亭順正は，順正書院の建て物をほぼそのままのこしている）。この本に，狂疾についてはこうある，——

　この症は，恐怖，驚駭あるいは神心不平を抱くは，すべて終いにこの症を発す。この病，神府にあり，何となれば延髄は精神の府なるをもって，神経攣急して血液衝動激迫の勢い延髄に波及すれば，必ず発す。

症候　故なくして，あるいは自殺するものあり。飢飽常なく，人を罵り己を誇り，物を怖れ，甚しきは痛痒寒熱を覚えざるにいたるものあり。これをもって，手自ら腸を剖き，喉を穿ちて，自らその痛みを知らざるにいたる。〔中略〕

　この症父母の遺伝に得るものあり。聖語に悪疾あるものは去るといえり。婚姻もっとも撰むべきの大義なり。ある一貴人の妾，その血伝に狂疾ありて，それより子孫に伝えしを目撃せり。遺伝の症は一旦治すといえども再発しやすし。また梅毒，諸毒上攻より来るものあり。これはその病に従って治を施すべし。

金子は，これが江戸時代医書の精神病関係記載に**遺伝の字**がみられる最初である，としるす。もっとも，金子がひく小森の『病因精義』（1827年）に"鬱愁の近因は，毒あって神府に追攻し，神気虚弱して，自ら苦しむなり。その遠因は胆液敗黒，自敗壊或は遺伝或は間居役神，恐驚動情〔後略〕"などとして"遺伝"の字がすでにでている。ただここに，それについての説明はなく，説明つきでこの語をもちいたのは新宮が最初ということになろう。

奔豚については"この症は腹筋の攣急より来る。左腹に多し。婦人子宮逆より来るあり。男子縊疝より来るあり。ともにその由にしたがって治すべし。物あって豚の上奔するが如し。故に名づく"などとあり，これはヒステリー球症状だろうとされる。癲癇については"癲癇は難治の病なり。何れにしても病因の脳にあるもの最も難治にして，その胃腸にあるものは，薬功によって，あるいは治すべし"とある。病因の腹中にあるものとは，頑固な風気，回虫の類である。"近世黴毒頭蓋に附いて，癲癇に変ずるものあり。頭蓋腫起し，脳を圧迫するより来るなり。また黴毒脳膜に附いて来るものあり"。

元治元年（1864年）に『**内科秘録**』をだした**本間棗軒**（通称玄調，1804-1872）は，原南陽，杉田立卿についたのちシーボルトにまなび，さらに華岡青洲について外科をおさめた。のち水戸烈公の侍医となり，弘道館医学教授として後進の指導にあたった。かれは安政4年（1857年）にハイステル外科書に示唆をえて，日本で最初の脱疽患者右大腿部切断手術を敢行し，『瘍科秘録』，『続瘍科秘録』と外科の業績がおおきい。華岡青洲没後，世人は外科の大家として"東の玄調，西の玄臺〔鎌田〕"と称したという。

さて，『内科秘録』巻五は，健忘，眩運，麻痺，癲癇，不寐，狂，邪祟，心気病と，癲狂に関する記載がおおい。また巻四に中風，巻七に中酒，巻十二に夜啼，驚風，疳の記載がある。本間は"癇は人いまだ，何の義なることを詳かにせず。『行余医言』に「癇は病間の簡慢をもって呼となす」と説きたれども，強弁なり"と，香川修庵にきびしい。本間にあって，癇はもちろん脳病である。陽癇は急証であるとあるが，記載されているのは全身性の強直-間代性痙攣である。"陰癇はすなわち，緩証のことにて，身体の一部にただ一証を発して，諸証備わらず，あるいは諸証備わるといえども，緩慢なる者これなり。一臂に搐搦を発し，一旦いえて後，屈して伸びず，食に対して箸を持つこともならぬ者あり"などと，陰癇は部分発作をふくんでいる。狂でも，陽狂は興奮状態，陰狂は抑うつ状態，被害妄想状態である。

邪祟（金子では"邪崇"となっている）につき本間は否定的である。"愚案ずるに，狐憑は狂癇の変証にして，いわゆる卒狂これなり。決して狐狸の人身に憑るにあらず"，"狐憑の説古今確定して，万喙一声また異議をなす者なし。予独りこれを疑う。狐体は頗る大にして，かつ四足を具うる者なれば，人身において，入るべき門なく，また居るべき窟なし。狐の精神，もしその体を離れて，人身に入る者ならば，狐体は無精神になりて，山野に倒れあ

るべき筈なれども，いまだかつて，これを見る者あらず。狐を霊獣と心得るは，大なる誤りなり"，"狐憑は心疾にして，すなわち狂癇の変証なること彰然たり"，"別に邪祟の治法を設けず，狂癇の治法を撰用して足れり" などとしるされている。

本間は随所に，癇は脳病である，頭脳は精神のやどるところである，という。だが，病証記載や薬方は従来医学のものが主である。風茄子（まんだら）剤については "西洋の本草書を閲するに" などとあるが，師伝もあろうか。阿芙蓉（阿片）液もわりあいつかわれている。本間は，洋漢二方の折衷派とされるが，その癇狂説は漢方よりであったとしてよかろう。

心気の説　項をあらためたが，本間の『内科秘録』で**心気病**の記載に注目しなくてならない。すなわち，——

　　心気病
　　心疾，心恙，心風
　　心気は『素問』に心気痿といい『金匱要略』に心気不足とあるを鼻祖とす。『左伝』には心疾という。唐宋の医籍に心風と呼び，あるいは心恙と名づく。これも脳病にしてすなわち，癇の変証なり。故に初め心気にして，後に癇に変ずる者あり，また初め癇にして，後に心気に変ずる者あり。〔中略〕その因精神の虚耗より起りて，常に黙々として，閑居独処を好み，明室を避けて暗室におり，憂うるに足らざることを憂い，悲しむべからざることを悲み，善く驚き，よく恐れ，既往を悔み，未来を慮り，ただ沈思反覆するのみにて，思うところを人に告げず，塵ほどのことを山ほどに思い，兎角に死ぬ気になりて，百端感じ易く，凶事を見聞すれば，たちまち潸然として涙を流し，人の事を自分の事のように思い，長く忘るること能わず，禀賦強健なれども，自ら虚脆となし，無病なれども自ら有病となして，深くこれを憂い，もし眉一毛にても脱するときは癩風となし，あるいは風邪にて欬嗽しても労と思い頤下の濾胞を探りて瘰癧ならんかと慮かり，あるいは咽を探り会厭に触れて悪腫となし，男女とも自ら陰貝を熟視し，形色の人に異なることを疑い，自ら□（ばい）瘡となして，医薬を乞うに，医もまた□瘡にあらざることを知れども，薬金をむさぼって，しばらく療治するに，もとより資質のことなれば，確乎として変ぜず，かえって薬の瞑眩にて，諸証を発するゆえ，いよいよ□（ばい）毒となして，苦心する者あり。あるいは熱気身体を遊走して止まずといい，あるいは蛇，蜈蚣の類，皮膚の間に蠕動すといい，あるいは腹中非常の声ありといい，あるいは飲食するときは，頭中に入りて腸胃に下らずという者あり。門外に出ることを嫌いて，踏青，看花，演劇，歌舞等へ，人に誘われても，かつて出でず，遂には人に逢うことを嫌い，親族朋友をも避くるにいたる。此証一たび床蓐に臥すに及びても，診したるところにては，何等の脈証もなく，平生に異ならず。しかれども起きることを得ず，髪もくしけずらず，面もあらわず，爪もきらず，暑時蚊幮（かや）を張り，秋涼に及びて去らんとすれば，病に障わるというて，少しも掃くこと能わず，総身黎黒になり，塵埃の中に臥して，三四年あるいは六七年にいたる者あり。心気の証候，極めて多端にして枚挙にいとまあらざれども，前項に挙ぐるところに就いて察するときは，幾多の奇証異候も一心気病たることを知るに足れり。

　　心気病は固より心疾のことなれば，薬の効はなきものなり。第一に権道をもって，心気を一変するを良薬とす。家の焼失して心気の愈りたる者あり，あるいは夫を亡しない，あるいは子を哭して自ら愈りたる者あり，仕官の者は転役して愈ることあれば，出きらいの

者をば，勧めて外へ出し，臥癖のつきたる者をば，強いて起たしむべし。

　全文のほとんどをながながと引用したのは，この臨床観察の目の確かさにひかれたからである。抑うつ症候，心気症症候（皮膚寄生虫妄想，心気症妄想をふくむ）が，みごとにえがきだされている。まえにあげた今泉玄祐（74ページ）にも心気病のくわしい記載があったが，それは抑うつ不安状態で，そのなかに"病中左程の大病にも非ざれども病人は死を恐れて迚も助り難きと今夜死せん明日死せんと歎く者なり"，"痛無定処"などの症状のあるものである。こうしてみると，本間において，今日いわれる心気症の輪郭がよりはっきりしてきたといえる。

　本間によるこの記載に注目して，これまで依剌昆垊児などと原語の音をひきうつしてきたHypochondrieに"心気病"の訳語をあてたのは，呉秀三『精神病学集要』前編（1894年）中の"一二訳語ノ出典"[23]である。

　ここで本間があげた原典をみよう。『素問』の「奇病篇」には"腎風にして食ふあたはず，善く驚き，驚きて已に心気萎ゆる者は死す"とある。『霊枢』「脈度篇」には"心気舌に通じて心和らぎ，則ち舌能く五味を知るなり"と，同「淫邪発夢篇」には"心気盛んなれば則ち夢を善く笑い恐れ畏る"とある。漢の張仲景による『金匱要略方論』の「五臟風寒積聚症脈証幷治第十一」には"心気虚する者は，其の人則ち畏れて，目を合て眠ることを欲し，夢て遠行して精神離散し，魂魄妄行す"とある（"心気不足"とある箇所はみつけだせなかった）。これらへの注釈には"心気，心臓之気也"とある。つまり，**心気とは生理的概念**であって，その痿，欠，失，不足，虚が病態である。本間が"心気は""心気に"などとかいているのは不正確なのである。

　もっとも"心気"を病態とする一般的用語法があったことは，大野晋・佐竹昭広・前田金五郎編『岩波古語辞典』（岩波書店，東京，1974年）からもわかる。"心がいらいらすること・気がふさいでくさくさすること。病気の一種と考えられていた"と，その意味がかかれ"又，心気・腹病・虚労等は更る更る発り"（庭訓往来，十一月十二日），"これほど思ひ合うた中，なぜに女夫にならりれぬと，心気にぞ泣きゐたる"（近松，五十年忌中）などの例文がひかれている。"心気が湧く"は"心が湧き立つように甚だ悩む。我慢出来ぬほどいらだつ"と解されていて"女子でさへ心気が湧く"（近松，鑓権三上）の例文がひかれているが，ここで"心気"とはいらだつものであって，いらだった状態ではないはずである。また，見出しに"しんき〔心気〕（「辛気」とも書く）"とあることにも注目しておこう。新村出編『広辞苑』（岩波書店，東京，1955年）は"しんき〔心気・辛気〕①こころ，きもち，気分，②心がむすぼれてもだえること。また，いらいらすること。じれったいこと"としるす。

　他方，諸橋轍次・鎌田正・米山寅太郎『広漢和辞典』（中）（大修館書店，東京，1982年）の"心気"をみると"こころ。心持ち。気分"と解して，〔禮記・月令〕（仲夏之月）の"嗜欲を節し心気を定む"を例示している。簡野道明『増補字源』（角川書店，東京，1955年）の"心気"も"こころ，気分"と解されていて，同例文をひいている。どうも漢語自体としては"心気"に病態はふくまれていないようである。

　現代日本語で"心気"の語がつかわれることはすくない。気づいた例をあげておく。『中浜東一郎日記』第1巻（冨山房，東京，1992年）の1892年2月23日のところに"咳嗽益々甚しく心気不振"とある（中濱〔1857-1937〕は，森林太郎と同級だった医師である）。この

"心気"は"気分"とおきかえてよかろう。"心気が衰弱したところに風邪でも引いたんじゃろ","心気の衰弱やなあ"は，主人公の病気のときに医者および仲間がかたったものである（立松和平「恩寵の谷」,『毎日新聞』1996年3月28日，29日）。"望の心気が萎えてきた"とは，主人公が希望をうしなった状態の描写である（宮城谷昌光「大公望」,『産経新聞』1996年5月12日）。立松は"心気"を体力・気力をあわせたものとして，宮城谷は気力としてつかっているのである。

わたしは中国の文章および上記のほかの医書における"心気"の用例をしらべてはいない。いままでみてきたものから，この語についてつぎのようにいえよう。

 1）"心気"とは中国医学の古典では，心的活力といった意味の概念であった。一般用語としては，心，気分の意だったろう。

 2）"心気"の萎，欠，虚が病態であって，元気のない状態，活力のうしなわれた状態をさしていた。そのなかでも，いつごろからか，己れの健康状態にひどくとらわれている状態（つまり，いまの心気症）が強調されるようになった。

 3）江戸時代の一般語として，いらいら，くさくさの状態をさすのに"心気"の語がつかわれたが，それには"辛気"と"心気"とが同音であるための意味の混交があったかもしれない。

 4）呉は本間の記載によって，それまで訳語のなかったHypochondrieに"心気病"の語をあて，それが現在"心気症"になっている。本間の記述のなかでも"心気病"とするべきところを"心気"としるしているのは不正確である。

わたしは精神科医となってからずっと"心気症"の語になじめずにきた。語の本来の意味からすれば"心気乏症"とでもすれば，もうすこし意味がすっきりする。この語を"心気"としるすことは，医学用語としてはただしくない。"あの人は精神だよ"というのは，俗語としては通用しても，ただしい表現としは"精神病"あるいは"神経症"を"精神","神経"としてはならないことと，同様である。

わたしは1994年から計4回上記の点を主張し，"心気性","心気妄想"も"心気症性","心気症妄想"としるすべきだといってきた。この主張が同僚精神科医の注目をひいたとは到底おもえない。最近も，心気は分裂病のあらゆる段階に出現しうる，といった文章を目にしたばかりである。精神科では"心気"で通用するのだから，それでいいじゃないかとの声もきいた。この語が他分野ではまったくつかわれぬならそれもよい。だが，繁用はされぬとはいえ，上記のような用例が現在もあるのである。わたしの主張は，権威のない者の言として無視されているのかもしれないが，日本の精神科医は歴史に無関心にすぎないか。

◉第1章文献

1) 小曽戸洋：漢方の歴史——中国・日本の伝統医学（あじあブックス），大修館書店，東京，pp. 145-168，1999.〔直接に引用していないところでも，本章の記述でこれによるところがおおい。〕
2) 岡田靖雄：日本の精神科医療史ノート（7），（8）．最新精神医学 5 (1): 97-102, (2): 199-203, 2000.
3) 加納喜光：脳と心——中国医学思想における精神の座．日本医史学雑誌 25 (3): 229-243, 1979.
4) 小曽戸洋：1) におなじ：pp. 153-158.
5) 守部正稽：酒説養生論．呉秀三編：呉氏医聖堂叢書，呉秀三，東京，pp. 695-792, 1923.
6) 和田耕作：京都の医師・味岡三伯と安藤昌益——新史料「儒道統之図」の考証と解釈．PHN（思

想・人間・自然) 8 号：2-24, 1999.
7) 安藤昌益研究会編：安藤昌益全集，6, 7. 農山漁村文化協会，東京, 1983.
8) 寺尾五郎：人相視表知裏巻　解説 (2). 安藤昌益全集, 7, 農山漁村文化協会, 東京, pp. 5-64, 1983.
9) 喜多村鼎：吐法編. 呉秀三編：呉氏医聖堂叢書, 呉秀三, 東京, pp. 39-53, 1923.
10) 寺山晃一：福島県〔日本精神医学風土記〕. 臨床精神医学 14 (10)：1535-1544, 1985.〔岩代町のあたりをさぐって手懸りをえられなかった, というのは, この論文のあとである, ——直接の談話による。〕
11) 林道倫：日本精神医学の過去と展望. 精神神経学雑誌 69 (9)：915-923, 1965.
12) 山田照胤：蕉窓雑話にあらわれた精神神経疾患に関する考察. 日本東洋医学会雑誌 5 (1)：35-36, 1955.
13) 山田照胤：和田東郭の精神医学に就て. 日本東洋医学会雑誌 5 (4)：44-50. 1955.
14) 呉秀三：導引法——磯辺偶渉・八. 神経学雑誌 16 (1)：37-41, 1917.
15) 竹中敬：古今養性録導引篇. 呉秀三編：呉氏医聖堂叢書, 呉秀三, 東京, pp. 549-577, 1923.
16) 服部敏良：江戸時代医史の研究. 吉川弘文館, 東京, pp. 85-88, 1978.
17) 貝原益軒 (伊藤友信訳)：養生訓 (講談社学術文庫). 講談社, 東京, p. 295, pp. 299-300, 1982.
18) 今泉玄祐：療治夜話. 呉秀三編：呉氏医聖堂叢書, 呉秀三, 東京：pp. 1-24, 1923.
19) 呉秀三：我邦に於ける精神療法の二家——磯辺偶渉・四. 神経学雑誌 15 (9)：463-466, 1916.
20) 岡田靖雄：江戸医学館の考試辨書『癲癇狂辨』について (第一報)——当時の精神病学説をみる——. 日本医史学雑誌 30 (4)：361-373, 1984.
21) 金子準二編著：日本精神病学書史 (江戸以前篇・江戸篇). 日本精神病院協会, 東京, pp. 230-233, pp. 289-292, pp. 306-308, pp. 318-319, 1965.
22) 金子準二編著：同上：pp. 249-263, pp. 272-278, pp. 284-286, pp. 325-339.
23) 呉秀三：精神病学集要 (前編). 島村利助, 吐鳳堂書店, 東京, 本文後 pp. 11-14, 1894.

第2章 治療・処遇など

1. 癲狂者の治療

　ここでは，宗教的なものをふくめて治癒をめざした行為を治療としてあつかう。

　癲狂治療所　三河国羽栗の里の灸寺および和泉国七山の夾神堂については，第I篇第3章でのべた。

　紫雲山大雲寺（天台宗寺門派）の建立などについては第I篇第2章でのべたので，その後については跡部信・岩崎奈緒子・吉岡眞二「近世京都岩倉村における『家庭看護』」（1995年）[1]によりたどっておこう。寛喜元年（1229年）開基の実相院が岩倉に移転したときから，大雲寺の寺務は実相院がとりおこなうようになった。元禄3年（1690年）に，大雲寺本堂の観音（それまで秘仏とされていた）が開帳されてから，大雲寺に参詣人があつまりだした。元禄10年（1697年）に眼病をやむ者が観音の宝前にこもって読経にはげんだところ治癒した，との記録がある。その後，大雲寺の滝が眼病によいとされた。乱心者が観音堂にこもり滝にうたれたとの記録の最初は，明和2年（1765年）のものである。

　参籠者への宿泊ははじめ大雲寺が提供していたが，やがて茶屋が宿泊をひきうけるにいたった。茶屋が営業活動を拡大していくにつれて，"強力"（ごうりき）とよばれる専門の病人介抱人が出現した。"夜中抔（など）病人を取逃さん事を恐れて，終日終夜縛り置き，己が寝食を安ぜん事を計る。此故に病人の意を激して，却て狂気盛んになる類多し"との，強力による扱い方の問題点を中神琴溪が指摘していたことはすでにのべた（67ページ）。癲狂者が大雲寺でうけた治療は，毎日本堂での念仏に参加する，境内の井戸からくみあげた"香水"（こうずい）をのむ，智弁谷から水をひいた滝垢離場での灌水，などである。江戸末期には，癲狂者をあずかる茶屋は実相院支配下に6軒あった。

　実相院門跡は幕末から不在で，また大雲寺もおとろえて，参籠人のための毎日の祈禱もとりやめられた。こうして，維新後は癲狂者扱いの主導権は茶屋にうつった。茶屋は京都府から旅籠屋の鑑札をうけて，"宿屋"として営業していた。1875年（明治8年）の京都癲狂院設立にともなって，旅屋が精神病患者をあつかうことは禁止されたが，京都癲狂院は1882年に廃止された。それとともに患者はまた岩倉にあつまりだした。

　京都癲狂院設立に前後して，岩倉に仮癲狂院設立の動きがあったらしい。1884年（明治17年）に，村の有志と旅宿業者とが岩倉癲狂院を設立した。その後身の岩倉病院では，1901年

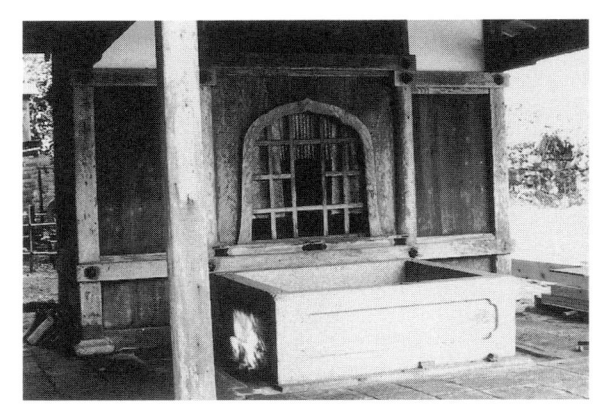

図34　旧大雲寺の井戸

に着任した土屋榮吉院長のもとで，精神病患者をあずかる保養所（茶屋の後身）と病院とが連係して患者の療養にあたる方式がほぼできあがった。岩倉には，日本のゲールと称讃される院外保護の面もあったが，保養所は金持ち患者のための高級下宿だと評する人もいた。

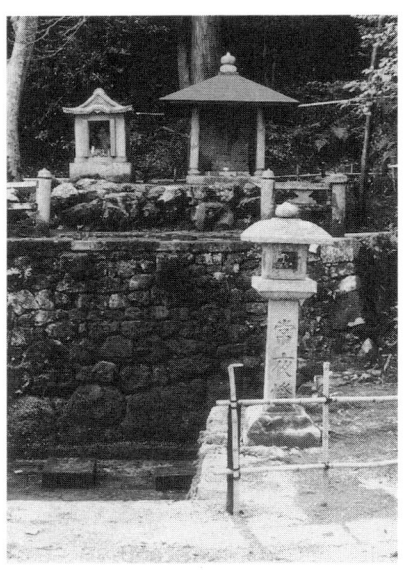

図35　旧大雲寺の人工滝の跡
（石組みのつきでた所——写真中2か所——から水がおちていた）

　戦争中に岩倉病院は軍に接収されて廃院になった。また大雲寺の土地は，実相院の債務の関係でうられて，現在の大雲寺はその旧来の土地にはない。いまのこるのは，井戸（図34）と人工滝の跡（図35）とである。

　阿波井神社（天太玉命および大宜都姫命が祭神）。現鳴戸市の離れ島・島田島の海辺，建立年は不明。寛永15年（1638年）嵯峨宮静養。天保11年（1840年）より確実に，心やむ人の参籠および海での行水があった。1926年阿波井島保養院。

　穂積神社（大己貴命および少彦名命が祭神）。現静岡市からバスで1時間の山間，他地にあった祠が慶長12年（1607年）に現地に再興された。元文5年（1740年）にここで憑きものの人がなおったとの伝説がある。湯祈禱がおこなわれ，いつからか患者収容室もつくられていた。

　鵜の森狂疾院。現新潟県加茂市。安永年間（1772-1781年）に6代目永井慈現が永井山順行寺（浄土真宗，17世紀建立）境内で，家伝の漢方薬による治療をはじめた。患者収容は寛政末年ごろ（1800年ごろ）より。1894年永井精神病療院（図36），1922年廃院。

　瘋癲病治療所。現広島市の西，現廿日市市内。南光山専念寺（浄土真宗）の分家，武田一逕（1800-1842）が文化5年（1808年）家伝の瘋癲病秘法（巴豆，大黄，黄柏，木通，黄芩，黄蓮木，柴胡，檳榔子をつかった，そのほかの処方もあった）で治療をはじめた。1900年武田精神病院，1942年廃院。現在，宮内天満宮の石垣に"宮内武田狂気之薬"とほられた石があり，また1965年には病棟の跡が青年団の物置きとしてつかわれていた（図37, 38）。

　岩井の滝（仙滝山龍福寺，真言宗）。現千葉県海上町。弘法大師飛錫の地とされ，寺は鎌倉時代の建立。19世紀はじめから境内の灌滝に心やむ人があつまり，収容施設もあった。

　この滝の後日については，佐藤壹三"岩井の滝"見聞記」（1962年）[2]があるので，それ

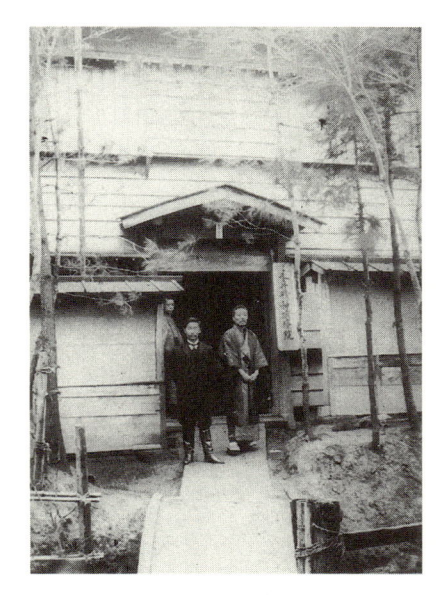

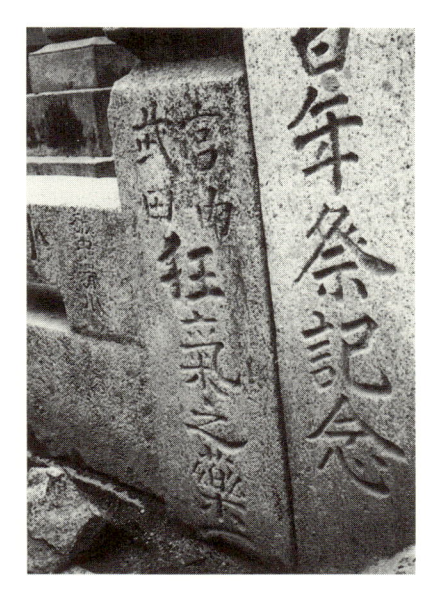

図36　永井精神病療院　　　　　　図37　宮内天満宮の石垣

を紹介しておこう。千葉大学精神科に勤務していた佐藤は，足首に鎖の痕のある患者をみて不審におもい，つきそっていた家族からこの滝のことをしった。そして，――

　訪れた〔1949年〕5月22日には患者は12人ばかり収容されていた。5日程前からいるという一人の青年を除いては付添はないらしく，一部屋に1-3人たしか7部屋に分けていれられていた。付添のあるなしに拘らず患者は何れも足くびを鎖で部屋の10cm角位の

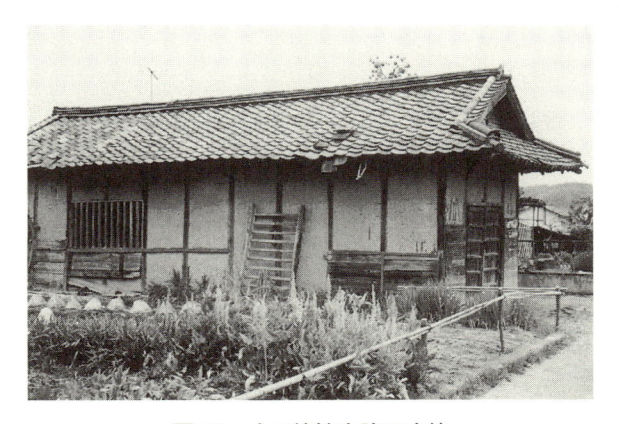

図38　武田精神病院旧病棟
壁にたてかけてあるのは，窓につかわれた格子

柱につながれていた。鎖は鉄の太さ5mm，半径3cm位の環で出来ており，全長1m位余であるが，両端が足首と柱に巻きつけられて夫々5cmと10cm位の大きさの南京錠で鍵がかけられているため，動く部分は1m以下である。患者は夫々繋がれている柱の前にふとんをのべ，滝にうたれに行く以外は，食事，用便等もすべてそこで行うわけである。

　滝にはふつう1日2回，午前と午後とうたせるとのことである。寺院の人の話ではふつう5分から始めて次第に時間を延し，たえられるだけ長くうたせる様にするとのことで，男では25分位まで女ではそれ以上に至り，寒中でも続けるが，別に気絶する様な者は居らず，又すぐねかせば冬でもかぜをひく事はないという事であった。

この収容施設はもちろん，精神衛生法の施行とともに廃止された。滝の水源はのちに水道の水源とされたそうで，1985年ごろにいったときには，滝の水はほとんどなくて，滝壺に

おかれた仏像がチョロチョロ水をあびていた。

石丸癲狂院。現大阪府豊中市。漢方医石丸周吾（1799-1868）は文政年間（1818-1830年）に漢方薬で入院治療をはじめた。1885年石丸癲狂病院，1945年廃院。

鉄塔山天上寺（天台宗，修験道）。現岐阜市の西南，山地。建立年不明。正壽院秀詮（1783-1870）が妻の狂疾を治せんと，天保11年（1840年）より看護にくわえて灌水，祈禱。のち救護所として家族的処遇。

狂疾治療所。江戸小松川村で医師奈良林一徳（1822-1905）が弘化3年（1846年）漢方薬をもって病者を収容治療しはじめた。1878年癲狂病院，のち小松川精神病院，加命堂病院と改称。1944年軍部に接収された。

御滝山金剛寺不動堂（律宗）。現千葉県船橋市。建立不明。文久年間（1861-1864年）より心やむ人の参籠あり。滝場での滝浴，宿舎あり。

卯辰山養生所。現金沢市。慶応3年（1867年）加賀藩主前田慶寧は卯辰山に養生所（金沢大学医学部の最前身）をもうけさせ，そこに"狂者の柵"があった。その具体的なことはのこっていない。総合病院精神科の最初のものといえる。

定義(じょうぎ)温泉。現仙台市より7里の山中。温泉の自然温度が37℃（持続浴に最適とされる温度）で，江戸時代末期から精神病に効ありと患者があつまっていた，おおく家族がついていた。現在も精神疾患をもったらしい人が湯治にきている。ここで鎖などはつかわれていなかった。

本稿もそれによるところがおおい呉秀三『我邦ニ於ケル精神病ニ関スル最近ノ施設』（1912年）[3]には，さらにおおくの寺社があげられている。江戸時代から精神病の患者があつまっていたとの記載があるものをみると，――

慈光寺（新潟県中蒲原郡十全村）

大福寺（天台宗）滝不動堂（群馬県群馬郡室田村）　窟からの流水への水浴

滝沢不動尊籠堂（群馬県勢多郡粕川村）

観月山妙法寺（日蓮宗，山形県東村山郡天童町）

記載ははっきりしないが，これらのほかにも江戸時代から患者があつまっていたところはあるようである。呉が記載していないものでは，京都の岩屋寺志明院の岩屋不動の滝，おなじく清水寺の音羽の滝が有名である。

ところで，森納「民間療法としての滝治療」（2000年）[4]は，鳥取県内で滝治療がおこなわれた所として，――

岩美郡国府町の雨滝（不動明王）

八頭郡智頭町樽見の副(そう)ケ滝（不動堂）

気高郡青谷町田原谷の不動滝

東伯郡関金町関金宿，地蔵院の不動滝

倉吉市富海の妙見滝

西伯郡名和町旧奈和の不動滝

日野郡日野町中菅，滝山の龍王滝

をあげている。これらのうちには，江戸時代からとははっきりしないものもあるが，いくつかでは江戸時代からの記録がある。また，森は，滝治療の記録はないが，それがおこなわれ

図39 「乱心之妙薬」
(『諸家秘法集』)

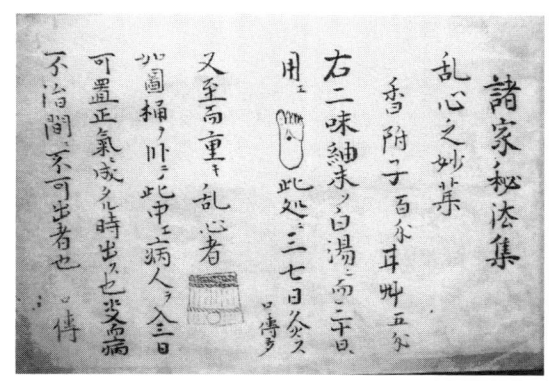

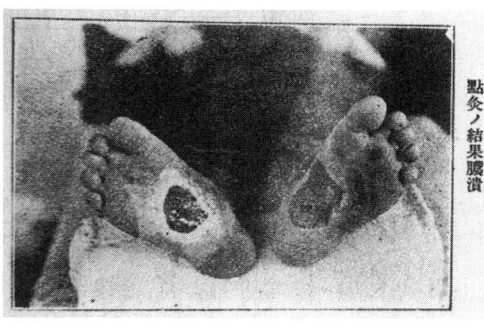

図40 点灸のため足裏膿潰
(呉秀三『精神病ニ関スル最近施設』より)

ていた可能性のある4か所もあげている。森があげているものはどれも，呉の記載にははいっていない。してみると，滝治療がおこわれた場所は全国的にはかなりの数にのぼるだろう。いまのうちに，それらをたしかめておく必要があろう。

　ここで，一般医による癲狂治療をつたえる資料をあげておこう。所蔵の『諸家秘法集』の表紙には"文化二年七月廿　書之"とある(1805年)。その一番はじめが図39である。このほかに"婦人血道一切之妙薬"，"長血白血之妙薬"，"虎病之妙薬"，"疔の妙やく"など9法をしるして，"一曲道人"の署名と印とがある。そのあとには"ハミガキ法"，"目薬法"などの処方のなかに"毛センの色揚"もはいっている。おそらく市井の一医師の手控えだろう。

　このうち"乱心之妙薬"はみられるとおり，香附子および甘草，足裏の灸21日，桶伏せである。桶にあけられているまるい穴は，飲食物をさしいれるためのものだろう。"又至て重き乱心者は図の如き桶を伏して此中え病人を入れ，三日置くべし。正気に成たる時出す也。しかして病ひ治せざる間に出すべからざる者也。口伝"とある。なお，足裏の灸については，呉[5]が"点灸ノ結果膿潰"の写真(図40)をのせ，"足蹠ナドニ二銭銅貨大ノ灸ヲ点ジテ飛躍ヲ防グガ如キ類ナリ"としるしていることにも，注意しておかなくてなるまい。

　癲狂の民間療法(その1)　呉秀三・樫田五郎「精神病者私宅監置ノ実況及ビ其統計的観察」(1918年)[6]は，樫田が富山市で調査したところとして，精神病者または脳病に効ありとされる売薬，民間薬として，猿頭の黒焼き，狐舌の黒焼き，鹿胎児の黒焼き(血の道に有効)，玉牛黄(老牛の胆石，五疳・驚風・中風に有効)，川芎の根(脳病，痢病，婦人病に有効)，蕗の根(おろして服用)をあげている。私宅監置例でもちいられたのは，鳶の黒焼き，酸漿(ほおずき)の根と柘榴の皮との煎剤，穿山甲の粉末，茗荷の古根(おろして)，墓木煎剤，臍の緒の煎剤，屍体骨の煎浸液，人骨もまじっている可能性のある墓土の浸煎液である。

　"妙薬いろはうた"とは，江戸時代からつたわる家庭薬の書で，いくつも種類があるだろう。ここでは，栗原廣三『妙薬いろはうた新釈』(1937年)[7]から，関係するものをかきぬいておこう，──

　ろ　労咳(きうつ)や気鬱の病には，煙草や榧(かや)の実を煎じ飲め
　へ　平常に心づかひのある人は蓮(はす)と蓬(よもぎ)を煎じのむべし〔栗原は，これを神経衰弱の治療と解釈している。〕

ち 血の道でいろ〳〵悩やむには猪のふくろ児黒焼で飲め〔栗原は、古来は鹿胎子、猪胎児はえにくかろうから豚胎児でよいだろうと。〕
る 類中風、脚気、肥満の妙薬は鯣（するめ）に甘草を入れ煎じて飲め
つ 頭痛して、のぼせて鼻のつまるには鳶の頭（とびかしら）の黒焼き、湯で飲め〈一書には、『頭痛してのぼせてはなのつまるにはなつめに甘草せんじのむべし』之れもよいものです〉
ね 盗汗（ねあせ）かき夢見驚きおそれなば長芋ばかり煮て喰ふがよし
ふ 船や駕籠（かご）馬にも酔はゞ用意して硫黄を臍にあてゝ乗るべし
て 癲癇の病、雉（きじ）の黒焼きに白き砂糖を混ぜてのむべし
さ 酒すぎてあとの気分が悪いなら丁字を煎じあついのを飲め
き 気付には梅をおろしてよくすりて日に干しかため用意あるべし
京 驚風や五疳の虫を煩はゞ鷹の糞をば煎じのませよ〈一書に『驚風やごかんやむにやくもさう連銭草をせんじのむべし』〉〔五疳驚風は小児の神経質。〕

つぎに富士川游『民間薬』（1915 年）8) をみると、その「神経系病」には、頭痛、眩暈、卒倒、酔船、不眠、中風、破傷風、癲癇、発狂があげられている。

癲癇の薬としては、水蛭黒焼き、明礬・挽茶丸（煎じて）、万年青根（煎じて）、丹・甘草丸、寒中にとった鳥の黒焼き、こうもり（辰砂づめ）黒焼き、蝦蟆（がま）黒焼きに辰砂等量、人の歯 33・牛歯 33・馬歯 33 を黒焼きに金箔 33 枚をくわえ粉にしたものの好茶うわずみ、乾燥したひきがえる（ひる）の粉、眼子菜の乾燥粉、人をやく窯の内に煙かたまりたるをとりその丸を金箔でつつんだもの、白蛇（なまで）、芭蕉油（漆をとるようにかきだして）、熊胆、釣藤鈎・甘草（煎じて）、がでている。

"発狂"の部分は、そのままかかげよう（片仮名を平仮名にする）、──

　　　発　狂
（一） 食事をたたせて五六日もおけば、おほかたは正気になるものなり。
（二） かまどのやけ土、いかにもふるきほどよし。百草霜、各等分、水にせんじ、其うはすみをのますべし。
（三） 人糞をひそかに黒焼、酒にて用ふ。（以上、諸国古伝秘法）
（四） 俄に気狂ひたるには、其人を仰向きに臥さしめ、顔へ冷たる水を一すくい洒（そそ）ぐべし。正気になること奇妙なり。（万宝知恵海）

　　　狂疾度度おこり、水火を避（け）ざるには
（一） 苦参を末にし、蜜にてねり豆程に丸じ、二十粉づゝ薄荷の煎湯にて用てよし。（懐中妙薬集）

　　　邪祟
（一） 桃仁五十、碎き、水にて煮、熟して汁を一度に服す、吐逆すれば治するなり。若、二三日も病退かずして、吐逆せざれば、又右の如くにして、服すべし。
（二） 鬼魅に侵されて正気にならざる時は、伏龍肝を粉にして鼻中に吹入べし。（以上、妙薬博物筌）
（三） 狐のつきて狂するには、狼の牙をさめ〔鮫皮？〕にて抹して、狼糞を霜にして、鶏頭花を抹して、同分に合して、よしの管にて鼻孔へ吹き入るなり。
（四） 同上、甘松をせんじのますべし。又たきいぶすもよし。（以上、経験千方）

第2章　治療・処遇など　99

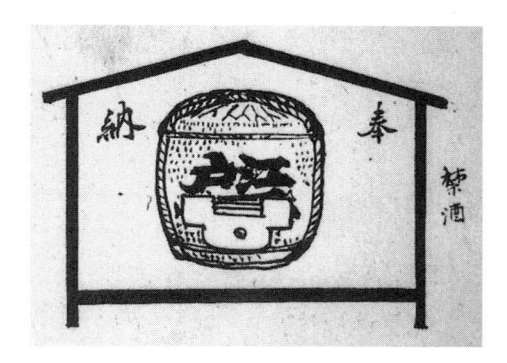

図41　禁酒絵馬
（図41から43は、伊藤晴雨『いろは引江戸と東京　風俗野史』巻の五より）

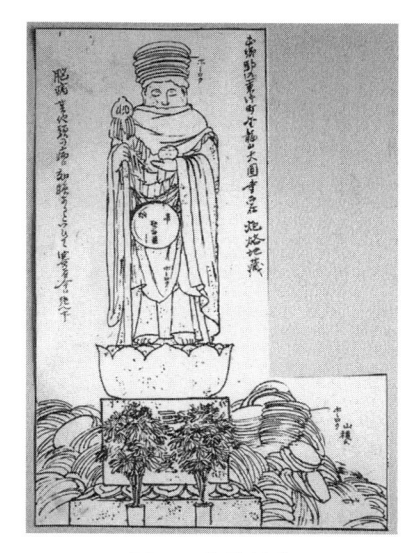

図42　炮烙地蔵

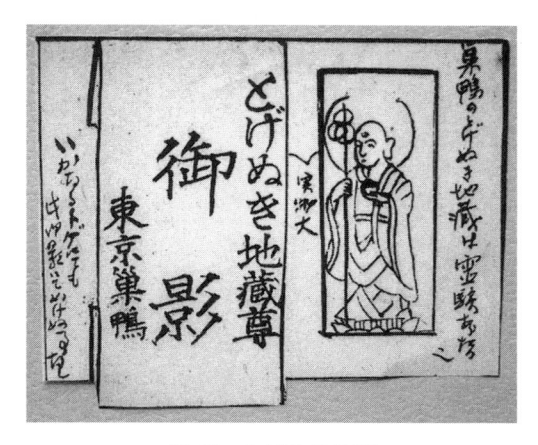

図43　とげぬき地蔵

気鬱して胸ふさがるには
（一）　貝母，心を去刻，生姜の汁にかき込炒，末にしうどんのこを生姜の汁におし交たる糊にてねり丸じ，古戦場の土を取，水にて煎じたる汁にて，七十粉づつのみてよし。（懐中妙薬集）
（二）　赤小豆を煮て食ば気を散ず。（懐中妙薬集）

驚悸
（一）　半夏，麻黄等分末にし，蜜にてねり，小豆程に丸じ，三十粒づつ，さゆにて日に三度用ふ。（懐中妙薬集）

健忘症
（一）　蓮肉，皮を去，五匁，末にし，粳米五夕〔勺？〕粥に煮たる中へ入かきまぜ食してよし。（懐中妙薬集）

癲狂の民間療法（その2）　つぎに，まじないの類いをすこしみておこう。禁酒の誓い，祈願としては，酒樽，盃などに錠をかけた形の絵馬（図41）が奉納される（伊藤晴雨『いろは引江戸と東京　風俗野史』巻之五，1931年)[9]。禁酒に力をかすとされる神様も全国にはいくつかあって，そういう神社にはこういった絵馬がおおく奉納されていた。

図42にあげたのは，東京都文京区・金龍山大圓寺の炮烙地蔵である（これも伊藤晴雨画[10]）。この地蔵は明暦3年（1657年）のいわゆる振袖火事で火の粉をかぶってから，地蔵の頭をひやしてさしあげるため炮烙をそなえるようになった。そのことから，頭の病いに効ありといわれるようになったという。1975年ごろ同寺をおとずれたときには，炮烙にかえて，白木の盆様のものがつかわれていた。寺の方にうかがうと，昔のことはしらぬが，いま

は虚弱児や頭のよわい子の家族が参詣にきて，盆様のものにその人の名をかいてそなえるという。図43にあげたのは，東京・巣鴨のとげぬき地蔵である（伊藤晴雨画[11]）。老人の原宿とよばれる同所におまいりした人は，たわしで石の地蔵の，自分の患部とおなじ箇所をこすれば効果があるとされる。頭に関係ある病いならば，頭をこする。

　いまつたえられている真言秘密諸病封込法は，癲狂病では人形符の頭部上側に塗朱して封病修法をほどこすものである。赤は病いよけの色とされている。仁王尊で患者の患部とおなじ部分に赤紙をはって祈願するといったこともおこなわれている。頭無し地蔵にいのると，頭の病い，精神病によい，とつたえられているところもある。こうすると，仏像や人形(ひとがた)の患者対応部をつかったおまじないはかなり一般的である（その反面，同部に針などをさして相手に病気をおこさせる詛(のろ)い法も世界各地でおこなわれていた）。

　だが，第1章にのべたように，脳が精神の座とされるにいたったのは西説がはいってからである（78ページ）。上記のものでも，その処置が頭の病いにきくとされたのは，明治時代にはいってからのことだろう。鵜の森狂病院の家伝薬としてその名がつたえられる"神脳丸"も，あとからの名だろう。樫田があげた，精神病や脳病に効ありとされた猿頭黒焼きなどは，いつごろから脳病にきくとされたのか，こまかくたどってみる必要があろう。あるいは，脳の働きには関係なく頭には特別なものがあるとおもわれていたのだろうか。

　さて，民間療法につき直接にひいたのは，近現代の資料であるが，それらは江戸時代にさかのぼるものがおおいだろうと，この章にかかげた。

　これまで，江戸時代における癲狂者の治療をながめてきた。おなじ頃のヨーロッパではさまざまな苛酷な療法がもちいられていたのに比すると，日本での治療法は比較的温和なものがおおかったといえよう。ただ，憑きもの多発地帯，ことに憑きもの筋のあったあたりでは，憑きものをおいだすためにやや苛酷な方法がもちいられることもあった（意図としては，その方法は，つかれた人にたいするものではなくて，ついた動物にたいするものであった）。この点は，のちにみていく。

2. 癲狂者をめぐる法制

　はじめに　まず，この問題に関する研究のおもなものをあげておこう。もっともふるいのは，**杉江董(ただす)**「従来の法律と精神病」（『神経学雑誌』第11巻第8号，第9号，第11号，1912年）である。杉江は日本で最初の司法精神病学専門家であった。つぎは，**山崎佐**「精神病者処遇考」（『神経学雑誌』第33巻第9号，1931年；第34巻第1号，1931年；第34巻第2号，第4号，第5号，1932年）である。山崎の著書はいままで何回か引用してきたが，かれは弁護士兼医療法制史研究者で，いくつかの大学医学部や医科大学で医事法制を講じてもいた。この論文が第5回で未完におわっているのは，同年3月における呉秀三の死去に関係があるのだろう。豊富な史料をもっていた山崎の論文が未完におわったのは，残念なことである。

　そのあとはとんで，小田晋『日本の狂気誌』（思索社，東京，1980年）のなかに，江戸時代の『百箇条調書』中の事例分析がある。昼田源四郎『疫病と狐憑き　近世庶民の医療事情』（みすず書房，東京，1985年）は，主として奥州守山領（現福島県郡山市の一部）の元禄16

年（1703年）から1867年（慶応3年）までの"御用留帳"を調査したもので，そこにはこの節の関連事項もある。最近では，板原和子・桑原治雄「江戸時代後期における精神障害者の処遇」（『社会問題研究』〔大阪府立大学社会福祉学部〕第48巻第1号，1998年；第49巻第1号，1999年；第49巻第2号，2000年）がある。

　これからの叙述は，これらの文献による。

　養老律令の規定については第Ⅰ篇第1章でくわしくのべた（3ページ）。それらの適用範囲は次第にせばめられていき，朝臣にたいしてだけおこなわれるにいたった。鎌倉時代には貞永元年（1232年）に「貞永式目」（御成敗式目）が，安土桃山時代には織田信長による「京中制度」および「関東制度」，また豊臣秀吉による「太閤式目」が制定されたが，これらに癲狂者にふれるものはない。しかし，病者，老者，幼者，婦人，癲狂者の罪が不論，軽減に附される習慣はあった。杉江のひくところ[12]から，2，3をあげておこう。

　『今川記』に，"童部あやまちて友を殺害の事，意趣無きの上は成敗に及ぶべからず。但し十五以後の輩は其とがまぬかれ難きか"とある。『親長卿記』には，文明15年（1483年），鴨前弥宜祐久県主が狂乱により中間をきり，継母を打害したので，祐久県主を隠居させて，祐長に安堵をくだされた，とある〔罪はあきらかに軽減されている〕。『満濟准后日記』のしるすところでは，応永34年（1427年）に，清涼殿の日御座に駒犬をうちたおして枕にし，独り言をいっている狂人がいた，絵所土佐将監の甥で，籠にいれておいたが，それをやぶって行方不明になっていたという。主上（稱光）は，狂気では力およばずと，土佐将監にまたあずけた。

　乱心者，酒狂人の刑事責任　徳川家康は慶長18年（1613年）に「公事諸法度」を，翌翌年には「武家諸法度」，「禁中並公家諸法度」，「諸宗諸本山諸法度」をさだめた。徳川吉宗は寛保2年（1742年）に，最高審決機関である評定所にそれまでの判例をあつめさせ「公事方御定書」（上・下巻）を編集させた。上巻は幕吏の職務・警察行政・行刑などを，下巻は刑法・刑事訴訟法をさだめている。下巻が俗に「御仕置百箇条」，「御定書百箇条」ともいわれる。その後の裁断はこの刑典によることになった（のちに増損更革はあったが）。これで，江戸時代における法体系がほぼ整備された。そして，『百箇条調書』など，『公事方御定書』前およびその後の判例集も何回かにわたって編纂された。

　まず板原・桑原[13]によって，公文書における癲狂による責任能力減損状態表現の変遷をみると，1670年代から1680年代までは，仕置に関する公文書では"気違"がつかわれていた。ついで"乱気"が登場し，1721年から1742年のあいだは"乱気"，"乱心"の両方が使用されていた。そして，1771年からは"乱気"はほとんどでてこなくなり，もっぱら"乱心"となった。

　つぎに，「公事方御定書」に，乱心者，酒狂者の責任能力がどのように規定されているか，みていこう[14]（「公事方御定書」の寛保2年のものをみておらず，その全体的構成はわからないが，察するに大綱目のものに細則のようなものがあとからつけくわえられていったのだろう）。

　まず，**乱心による殺人**については，――
享保六年〔1721年〕，元文三年〔1738年〕極
　一，乱心にて人を殺し候とも，下手人と為すべし，然ども乱心の証拠慥に之有る上，殺

され候ものの主人並びに親戚等下手人御免の願申出るにおゐては，詮議を遂げ相伺ふべき事

享保六年極
　但，主殺，親殺たりとも，乱気紛無きにおゐては，死罪，自滅いたし候はゞ死骸取捨に申付くべき事〔主殺し，親殺しは刑を加重されて，引き回しのうえ磔などにされていたが，普通の殺人罪と同様に死罪にし，また自殺した例では，死体を塩漬けにして刑をくわえる，といった一般の刑をくわえないのである。〕

享保十九年〔1734年〕極
　一，乱心にて其人より至て軽きものを殺害致し候はゞ下手人に及ばざる事

寛保二年〔1742年〕極
　但，慮外者を切殺し候時は，切捨に成り候程の高下と心得べき事〔身分の高下をいっているのだろう。〕

乱心による放火については，——

享保六年，元文五年極
　一，乱心にて火を附け候者は，乱気の証拠不分明なるにおゐては死罪，乱心に紛無きにおゐては押込置き候様に親類共へ申付くべき事〔周知のように，江戸時代には放火の罪はきわめておもかった。〕

酒狂人については，"酒狂人御仕置之事"として[15]，——

享保十六年〔1731年〕極
　一，酒狂にて人を殺候もの　　下手人　但，殺され候ものの主人親類等，下手人御免願申出候とも，取上まじく候〔乱心のばあいとはちがっている。〕

享保七年極
　一，酒狂にて人を手負ひいたさせ候もの　疵附られ候もの平癒次第療治代出させ申すべく候

寛保二年極
　但，疵附候もの奉公人は主人え預け，其の他は牢舎，手疵軽く候はゞ預け置申すべく候
　同療治代
　　　疵之多少によらず
　　　　中小性体に候はば銀貳枚
　　　　徒士は金壹両
　　　　足軽中間は銀一枚
　前々よりの例　武家之家来江戸払い
　　　但，町人百姓は金壹枚軽き町人百姓は右に准じ療治代相渡と為すよう申すべき事

享保七年極
　一，療治代出し難きもの刀脇指相渡させ申すべき事

享保七年，延享二年〔1745年〕極
　一，酒狂にて人を打擲致し候もの，療治代差し出し難きものは諸道具取り上げ打擲に逢ひ候ものえ取らすべく，諸道具も之無く償ひ成らざる身上のものは所払ひ
　一，酒狂にて諸道具を損さし候者は，損失の道具償ひ申付くべく，償ひ成らざる身上の

ものは所払ひ

享保五年極
一，酒狂にて相手之無くあばれ自分を疵付け候もの，主人其他相渡すべき方へ引渡すべし
但，公儀御仕置に成るべき筋のものは格別，左も之無きものは御構ひ之無き旨申し聞かせ，早速引き渡し申すべきこと

元文五年極
一，同あばれ候までにて，疵付け候義並びに諸道具損さし候事も之無きものは，立ち帰りたき由申候はば，留置くまじく候
但，奉行所江訴出で候以後にても右の通り致さすべきこと

これらの規定が適用された実例は，「御仕置裁許帳」（「公事方御定書」前のもの），「百箇条調書」，「御仕置例類集」におさめられていて，それらをくわしく検討することは興味ふかい。「百箇条調書」第六十一には，「酒狂人御仕置之部」，「乱心ニ而人殺之部」，「拾五歳以下御仕置之部」などがおさめられている。この「乱心ニ而人殺之部」[16]から１例だけを紹介しよう（送り仮名などをおぎなう），――

乱心ニて火を付け候女咎之事
　　　　　　　　　　　　甲州蔵田村金右ヱ門娘
　寛保三年十二月御仕置之例　　はつ
此はつ儀五年以前乱心いたし本性に成り，甲府勤番佐々井仁名ヱ門方に勤め候処，火事之有り候得ば，人の騒ぎ候事斗らずも面白く存じ，夜中木綿切ニ火を包み仁右ヱ門居宅庇並びに葭垣等四度迄も挿置き煙はき度度。主人並びに傍輩共も知られ候。然れども燃付候程の事には之無く，盗色欲の筋又ハ家内へ遺恨を含み候儀には之無く，狂気に紛れ無き旨甲府勤番支配相伺ひ。
　御差図
　　当分牢内ニ差置き，親金右ヱ門咎差し免じ候節は金右（ヱ）門弁弟吉兵衛へ相渡押込置様可申付旨被仰渡候事

　　一旦乱心いたし候女を奉公に出候親并請人御仕置事
　　　　　　　　　　　　　　　　　　　　はつ父
　　　　　　　　　　　　　　　　　　　　　金右ヱ門
　　　　　　　　　　　　　　　　　　　　金ヱ門女房
　　　　　　　　　　　　　　　　　　　　　い　わ
　　　　　　　　　　　　　　　　　　　　同人弟
　　　　　　　　　　　　　　　　　　　　　吉兵衛
此もの共儀金ヱ門娘はつ一旦乱心いたし候処奉公に差出吉兵衛儀者差留置候心付も無之請人に立候段不埓に付金右ヱ門吉兵衛は三十日宛手鎖いわは急度叱り可申旨甲府勤番支配相伺其通被仰渡候事

いったん本復したらしい乱心者（精神遅滞の人か）による放火だが，本人への処置は押し込めにとどめられ，親の監督責任，請け人の保証責任がとられている。

監置の手続き 江戸時代においても癲狂者の監置が野放図におこなわれていたのでないことは，山崎[17]がとくとおりである。官において乱心者を牢獄に監置することを"入牢"と，各個人の自宅にもうけた"囲補理"に監置することを"檻入"と，非人頭の溜にあずけて保護させることを"溜預け"といった。

入牢は，乱心者を保護する責任をもった家族，家主，五人組などの入牢願によりおこなわれた。それも"此者儀乱心致し火之元無心元"などの治安的理由からで，治療的意味のものではなかった。入牢の必要がなくなれば，"出牢手形"という指令をうけて，引き取り人をさだめて出牢させた。乱心者が放火，殺人などの犯罪をおこなったときは，保護者が咎をうけるので，それをさけるために入牢させたのである。

檻入のさいには"檻入手形"という，親，兄，親類のほか町役人も連署した願書に，乱心に相違ないという確認書，医師口上書をつける必要があった。檻（居宅にもうける囲補理）の監督，乱心者の入退は年寄同心の職分で，願書がでると係役人は檻を見分し，乱心者の病状をみて許否を決した。快気による出檻のさいにも係役人による見分があった。入檻の条件は，単に乱心であるだけでなく，"火之元無心元に付"，"昼夜に不限駈出し"といった行状面の問題があることであった。入檻者が死亡すると厳重な詮議があった。

山崎がひく江戸の係役人の手控帳・諸留書でもっともふるいのは，文化11年（1814年）のものである。つまり，江戸で上記のような監置の手続きがさだめられたのは19世紀初頭である。入牢および入檻の違いについて山崎は，"精神病者は，入牢せしむるのを，原則として居つて，自宅監置の檻入れは，特別の場合に，許可した例外的処置であつたのである。／之，自宅監置は，相続争，財産争等所謂お家騒動等の為め，悪用さるゝ惧れがあるので，かくの如く，例外的のものとしたのであり，また，その許否の手続，監督等も，厳重であつたのである"とのべる。

山崎の原資料の多くにあたらしい資料もくわえて検討した板原，桑原[18]は，山崎の所説を確認し，さらにすすめてつぎのようにいう。"身分制と儒教思想を背景に，入牢は「乱心」による社会的問題行動への懲戒的側面の強い処遇として子弟らに行われ，入檻はそのような処遇になじまない，相続者や両親，伯父など尊属を入れ置いた。入檻の事例に再三出てくる「大切ニ養生」「代々付添介抱」等々という記述は，対象がそのような人々であるからこそ書かねばならなかった。親の権が絶対的に尊重された江戸時代には，親が子どもを檻に閉じ込めることに拘束はなくとも，子どもが親に対して同様のことを行うことは到底認められることではなかったから，入念な確認が必要であったということであろう"。

江戸には浅草，品川の2か所に**非人溜**があって，行路病者，無宿浮浪人，軽罪者および出獄人をそこにあずけた。入牢中の乱心者の病勢がすすんで，他の相牢の者に迷惑をかけることはなはだしく牢番役人もその監護に困難を生ずるにいたったとき，非人頭を指定してその溜で監護させた。溜預け中に病勢おとろえて監護の要なきにいたったときは，乱心者を溜よりだして町役人にひきわたし，家にかえらせた。山崎がひく溜と乱心者との関係をしめす文書でもっともふるいのは，寛政11年（1800年）のものである。板原，桑原[19]がひく安永7年（1778年）の文書では，品川溜には1777年以前から乱心者囲のあったことがわかる。

昼田[20]が調査した奥州守山領の元禄16年（1703年）から慶応3年（1867年）までの「御用留帳」にある"指籠（さしこ）"とは木造の座敷牢である。"**指籠入れ（さしこいれ）**"とは山崎の"入檻"にあたる。

このばあいも，願書，村役人による吟味，奉行所役人による調査のうえ許可がおり，指籠ができあがると奉行所から錠前が貸与され，錠前には封印がつけられて勝手に乱心者をだすことはできなかった。しかも，守山領「御用留帳」にのこる指籠入れのもっともふるい例は宝永7年（1710年）のもので，江戸のばあいよりも1世紀ちかくはやい。

こういった乱心者監置の手続きは，藩により領によりちがいその成立時期もさまざまであったろう。全国的にどの程度におこなわれていたかは，今後の資料発掘にまたなくてはならない。

3. 癲狂についての一般の認識

従来医学における癲狂　ここにとりあげるのは，栗原順庵『洋漢病名一覧』（1878年）（図44）および落合泰蔵『漢洋病名対照録』（1883年）（図45）である。栗原は「例言」に"余髫年〔幼年〕より漢医学を修し将に古稀に垂んとして始めて西洋医学に従事す"とのべている。落合は陸軍軍医で，「自序」には，軍医本部にあって衛生を専管し，また病類表をつくっているが，各隊の病類表がまちまちで，漢洋の病名がいりまじっていて，こまる，とある。ともに明治時代初期の出版だが，両者から関連事項をぬきだすことによって，従来医学と西洋医学との相互対応がわかり，さらに，江戸末期の従来医学が癲狂のどういった面に注目していたか，うかがうこともできよう。

まず，栗原著中の，主として「脳脊髄及神経系病」の部[21]から，漢病名にたいする洋病名，あるいはその説明を抄録しておこう（送り仮名などは片仮名を平仮名にし，句読点をおぎなう），──

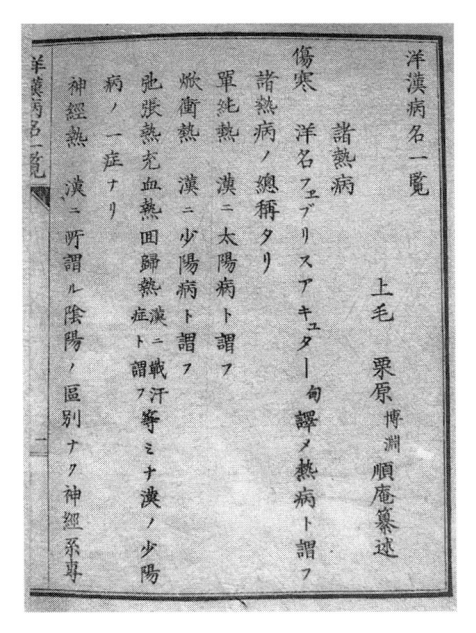

図44　栗原順庵『洋漢病名一覧』　　図45　落合泰蔵『漢洋病名対照録』

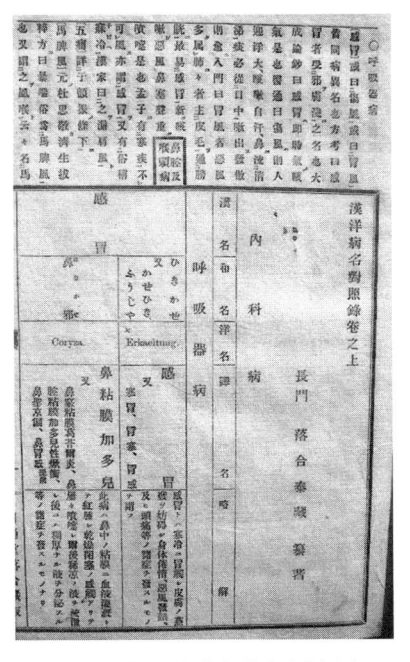

瘖唖　洋名アハシア（旬）　俗におーしと謂ふ。此病脳病の一現証にして，脳部に算入べき病なり。

中風　洋名アポプレジー（旬）

卒中　洋名アポプレキシア　中風の重証なり。此病発作一定ならず，恰も雷火に中れるが如く，卒然として瞬間に死絶する者なり。

麻痺　洋名パラリシス（旬）　訳して麻痺と謂ふ。漢人又癱瘓（タンタン）と謂ふ。漢人の痿証と称する者麻痺の一種なり。上下半身不随を痿躄と謂ふ。

痙攣　慢性痙攣（クロニス），急性痙攣（トニス）

痙病　破傷風　洋名的多尼斯（テタニス）と謂ふ。強直痙攣と訳す。

癲癇　洋名イピレプシー（旬）

癲狂　洋名インサニチー（旬）　訳して癲狂と謂ふ。即ち精神錯乱を謂ふ。其心常に悒々として人を嫌ひ，鬱々として物を憂ひ，自ら精力貧弱を覚ゆる者を鬱憂病（メランコリー）と謂ひ，其心勇猛にして錯乱し意気揚々として喜んで人を拒ばむ者を癲狂（マニア）と謂ひ，其心茫々然として智慧を失ひ，或は拘々手として一念動かず，或は恍々乎として物を弁識すること能はず，若くは事を思慮すること能はざる者を健忘（アメンチア）と謂ひ，其弁識思慮共に乏弱するか若く（は）全く之を脱せる者を癡呆（ファチュイタス）と謂ふ。

癇証　其証奇異の嗜嫌を為し，風気痞脹酸液鬱滞大便秘結等の腸胃証を兼ね，喜んで悲涙を流し嗜て幽閉に居り，常に身事と其病とを以て憂とし，独り之が為に神思を労すること甚くして，顛沛にも之を忘れ難く奇異の想像を起し，自ら大患を抱として薬治怠ること能はず，小心翼々として神思楽まず，悲哀鬱悶して動もすれば哭泣し，痙攣将さに発せんとする時は必ず小便淡白にして頻数なる者を漢派の医人総て癇証と謂ふ。其誤りなる事先輩曾て之を論弁せり。案ずるに此証知覚系感覚の変常より起りて意志を変調せしものなり。扶氏は此一証を以て男女に分ち男には依卜毘埑児（ヒポコンデル）と云ひ，女には歇依私的児（ハイステル）と云ふ。〔後略〕

搐搦　洋名コンウォルシュンス（英）　搐掣とも謂ふ。簡明急癇と訳す。

頭痛　洋名セパラルギア（旬）

脳漏　洋名ソーフトニング，オフゼ，ブレーン（英）　脳軟化と訳す。

不眠　洋名インソムニア（旬）

鬼魘　洋名ナイトテルロルス（英）　訳して魘夢と謂ふ。

昏冒　洋名フラーウテ（蘭）　訳して昏冒と謂ふ。漢人又失気と謂ふ。心臓脂化より来る者多し，即ち血行に障碍あるなり。又其因脳にあつて神経の障碍によるは卒中とす。

驚風　洋名ヒドロセパリュス（旬）　訳して脳水腫と謂ふ。案ずるに緒方氏脳水腫を以て驚風とすれども，世医の驚風と称するものは脳水腫に非ず。〔中略〕驚風は搐掣洋名コンヴオルシユンス（英）にして急慢の二証あり。〔中略〕慢性は吐瀉後或は痘瘡収靨の期等に発する者にして，必ず不治とす。即ち桑田氏等の小児搐掣と訳するものなり。

解顱　洋名ヒドロセパリュス，エキステルニュス（旬）　訳して脳外水腫と謂ふ。

つぎに落合著（この閲者には有名な漢方医淺田宗伯もはいっている）から，関連語をあげる[22]（上記と重複するものはのぞき，句読点をおぎなう；漢名，和名，洋名，カッコ内訳名の順に），——

失音　しやがらごへ　Aphonia
心忪　むなさわぎ　Nervoese Palpitation（神経性心悸）
不食　しよくすゝまざるやまゐ　Anorexia
失味　あじなへ　Ageusia
失精　もうぞう　Pollutio（遺精）
夢洩精　もうぞう　Pollutio nocturna
昏睡　人事不省なく睡りたる如きもの　Coma
嗜脈　めたとねむる，又たわいなくねむる　Sopor
譫語　うわこと　Delirium
偏枯　かたみしびれ，又上肢ノ麻痺ヲからうでト云フ　Hemiplegia（半身麻痺）
腰腿風　よいよゐ　Tabes dorsalis（脊髄労）
搐搦　ひきつける，又もがく，びくつく　Eclampsia
驚風　子供のひきつけるやまゐ　Eclampsia infantum（小児搐搦）
吃　ことゞもり，どもり　Baryphonia（吃言）
麻木　しびれ　Paralysis（麻痺）
風舌強　したのしびれるやまゐ，或ハ徒ニしたこわりト云フ　Glossoplegia（舌神経麻痺）
喜怒　どわすれ　Asymbolia（失標　此名は「フインケルンブルク」氏の命ずる所にして，「トロッソー」氏の所謂「アハシア」（失語也）　輓近失標を総名とし，之を類別して失想，失動の二症となす。又失動を細別して失語，失書，失読とす。蓋，此病は多く脳の第三廻転を傷める者と云ふ。
狂　毛乃久流比又，らんしんもの，きちがい　Psychopathia（癲狂病）
鬱症　きおも，又きのふさぐやまゐ　Melancholia（鬱憂病，又，黒液病，胆液敗黒病）
健忘，又好忘　気ぬけものわすれ　Amnesia
癡騃　ふぬけ，又ばか，まぬけ　Idiotismus（魯鈍）
心風　きふさぎ，又気病　Hypochondriasis（依卜毘垤里，又精神系知覚過敏）
陰痿，又陰萎　腎虚，又えてものきかぬ　Impotentia（勃起欠乏）
顫振，癇　かん　Chorea（舞踏病）
脳漏　俗ニなうみそくさりでるト云フ　Catarrhus sinus frontalis（前頭竇加多児）
視物弓状　Metamorphopsia（変態視）
一物半形　Hemiopia（半視，又片視）
一物二形　Diplopia（重視，又複視）
心風（蔵躁亦之に属す）　気鬱，或ハ鬱症，或ハ癇症，或ハ因循病，或ハ血労ノ類ヲ以テ之ヲ汎称ス　Hysteria（歇似私的里）〔婦人病中記載。〕
華癲，又花風，相思病　婬乱　Nymphomania（色欲亢盛，又花風病，淫狂）
産後癲狂　血狂　Mania puerpeparum（産後発狂，又産婦癲狂）

　大鳥蘭三郎旧蔵の『**新撰病草紙**』[23] もここでみておこう。これは，江戸医学館の大膳亮好庵（道敦）がかきとめておいた奇病，異病から16種をえらんで，嘉永3年（1850年）に一巻としたもの。詞書・稲垣正信，画・福崎一寶。図46は，吾妻にすむ法師が大道をあるくに，かならず左右をみながらあるく，との噂をきいた，とある。錐体外路症状，斜頸との解釈も

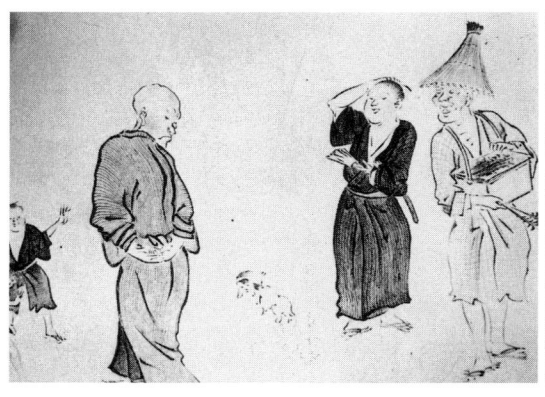

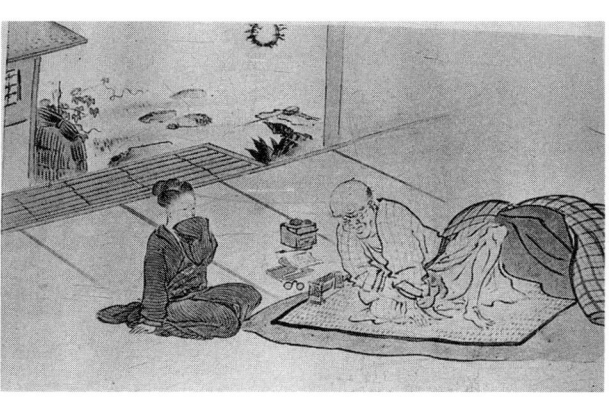

図 46 『新撰病草紙』（大鳥本）より　　　　　図 47 『新撰病草紙』（大鳥本）より
（図 46, 47 は，日本医史学会編『図録日本医事文化史料集成』第 1 巻，三一書房，東京，1978 年による）

あるが，左右をみるとあれば，むしろ強迫症状の類か．図 47 は，老人性失禁である．このほかに，眼瞼がたれて物がみえぬので琵琶法師になったが，数年して医師に眼瞼を切開されたところ，黒血がでてみえるようになった，と眼瞼下垂の絵がはいっている．

一般人の認識　まず，昼田源四郎（『疫病と狐憑き　近世庶民の医療事情』，1985 年）[24]）が守山領 1703-1867 年の御用留帳にみいだした 59 事例で，癲狂をさす用語をひろいだしてみよう（重複あり），――

乱心 27，狐付 10，乱気 8，狂気 4，物付 1，心乱 1，気乱 1，肝症 1，血方 1，てんかん 1，酒狂 14，大酒 2，乱酒 1，酒乱 1

これらのうち"乱心"，"乱気"，"狂気"は同義のものとしてつかわれている．その人の言動が常軌を逸して問題をおこすにいたったものがそれである．"肝症"は肝気の症で，その事例はヒステリー性昏迷をおもわせる．"狐付"とされるのは，突然の発症で，しかも発症についての心理的了解が不可能なものである．だが，"狐付"，"物付"でも，それが原因とされるのは 5 例で，他では"狐付の様"といった形容語としてもちいられている．また，"狐に廻され"，"狐にひかれ"といった語が，突然に行方不明になった事例でつかわれている．なお，この奥州守山領は，憑きものが多発したり持ち筋がいわれる地域ではなかった．酩酊状態での暴行などは"酒狂"とされ，病的酩酊やアルコール幻覚症とおもわれる例は，"酒狂"に"乱心"が併記されている．また，それらの事例はだいたい病気と認識されていたと昼田はいう．

　図 48 にあげる引き札は，1870 年代にはいってからのものらしいが，広告されている和胸丸はそのまえからもちいられていたらしい．その適応症を絵にしているもので，宿酔（ふつかえひ），気無精（ぶしょう），小児五疳（絵なし），酒毒（さけあたり），気鬱（きうつ），積気（しゃくき）がみられる．積気はヒステリー性興奮のようである．一般むけの広告にこれらがのっていることは，こういった病態が一般に病気として認識されていたことをしめす．

福澤諭吉による癲院および痴児院の紹介　合信（ホブソン）による癲狂院の紹介はすでにみた（84 ページ）．ここでは，福澤諭吉（1835-1901）による癲院および痴児院の紹介をもって，江戸時代をしめくくろう．福澤は，万延元年（1860 年）に幕府が合州国に派遣した使節

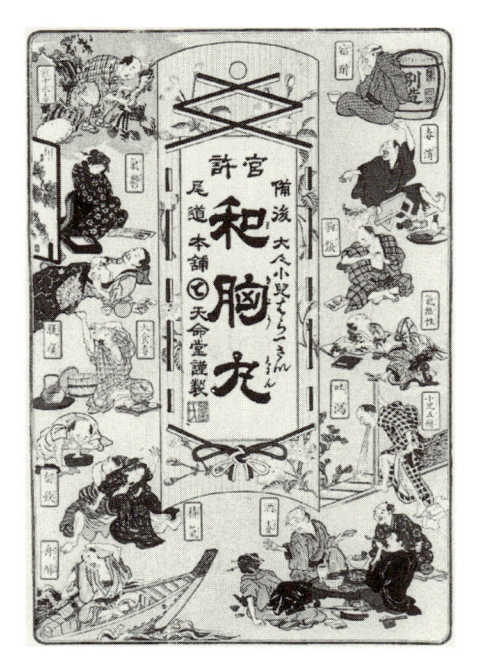

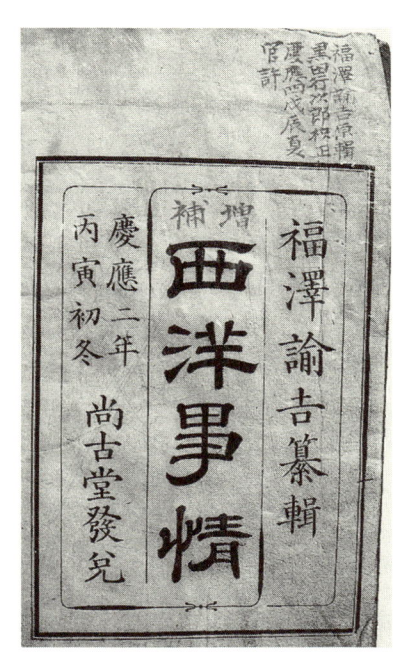

図48　和胸丸引き札　　　　　図49　福澤諭吉『西洋事情』
(うすい字は，増補版による書き込み)

団にくわわり，また文久元年12月（1862年になる）に出発した幕府のヨーロッパへの使節団にくわわり，各地を見聞した。その結果をまとめたのが『西洋事情』（初編）（尚古堂，1866年）（図49）である。ここには，病院，貧院，唖院，盲院，癲院，痴児院の紹介がある。最後の2項をあげておこう[25]（片仮名を平仮名にし，句読点をおぎなう），──

癲　院
― 癲院は，発狂せる者を養ひ治療する病院なり。患者一人毎に一室を与へ，病症の軽き者は昼間，室より出し，院内を歩行し，或は庭園に遊て花を採り，或は歌舞し，鞠を玩び，或は絵を画く者あり，或は音楽する者あり。院内殊に清楚にして，他諸院と異なり，諸処に小禽を飼ひ，金魚を養ひ，鉢物を置く等，総て閑静幽微の風致を設けて，人意を楽ましむるを主とす。此院は発狂人を療治するのみに非らず，或は狂心にて人を殺し，或は火を放て家を焼ける者等，皆此院に入る。但し，狂心にても死罪を犯したる者は，其病平癒の後も，外に出ださずして癲院内に身を終らしむ。壬戌〔文久2年〕の夏，余が龍動の癲院[26]に行きしときも，此類の狂人三名を見たり。一人は国王を弑せんとし，一人は其父を殺し，一婦人あり自ら三子を殺せりと云ふ。

痴児院
― 痴児院は，児童の天稟智恵なきものを教ゆる学校なり。読書算術等を教ゆるも，尋常の学校と同じからず。書は皆大文字を用ゆ。語を教ゆるにも絵に由て解さしむ。例へば，犬と云ふ字を教ゆるには犬の絵を画き，買と云ふ語を教ゆるには物を買ふ模様を画き，絵の傍に其語を附し，幾度も之を読て漸く解さしめ，遂に読書に導く。算術を教ゆるも，初は形ちを以てす。種々の器あれども，今其一を挙ぐ。教師，小丸数箇を持ち，二箇を

出して衆痴児に示し，此丸は幾個あるやと問ふ。答曰(く)二個。又二個を加へ，幾個なるやと問ふ。答曰(く)四個。又問ふ，此四個と三個を加へて幾個となるや，三個を加へて一個を引けば幾個となるや，此総数を二つに分てば幾個となるや，と。一問一答次第に教導して，遂には物の数を知り，筆算をもなし得るに至る。読書，算術の外，本邦の智恵の輪，智恵の板の類を　玩(もてあそび)て，工夫を用(ゐ)ることを教ゆ。智恵の板の最も簡約なるものは，広き板に方円屈曲の穴を穿ち，此穴に符合する小板を作て，之を穴に箝(は)め，方円屈曲を分つ工夫をなさしむ。此外，女子には歌舞を教へ，男子には樹に攀り梯子に登り，或は調練の真似をなさしめ，身体を強壮にす。○此学校ある国は，現今只(ただ)，仏蘭西(フランス)，荷蘭(オランダ)，普魯士(プロシア)のみにて，他国には未だ之を建てずと云ふ。

●第2章文献

1) 跡部信，岩崎奈緒子，吉岡眞二：近世京都岩倉村における「家庭看護」．精神医学 37 (11)：1221-1228, (12)：1335-1339, 1995.
2) 佐藤壹三："岩井の滝"見聞記．千葉県精神衛生 5 号：1-5, 1962.
3) 呉秀三：我邦ニ於ケル精神病ニ関スル最近ノ施設（東京医学会創立廿五年記念文集・第二輯）．東京医学会事務所，東京，1912.
4) 森納：民間療法としての滝治療．鳥取民俗懇話会会報 4 号：49-55, 2000.
5) 呉秀三：3) におなじ，128 ページにつづく写真．
6) 呉秀三，樫田五郎：精神病者私宅監置ノ実況及ビ其統計的観察（三）．東京医学会雑誌 32 (12)：705-720, 1918.
7) 南博，岡田靖雄，酒井シヅ編：近代庶民生活誌⑳病気・衛生．三一書房，東京，pp. 118-134, 1995, に再録．
8) 富士川游：民間薬（日本内科全書，巻貳・別録），吐鳳堂，東京，1915.
9) 伊藤晴雨：いろは引江戸と東京　風俗野史．巻の五．城北書院，東京〔ページの記載なし〕，1931.
10) 伊藤晴雨：9) におなじ．
11) 伊藤晴雨：9) におなじ．
12) 杉江薰：従前の法律と精神病．神経学雑誌 11 (8)：321-326, 1912.
13) 板原和子，桑原治雄：江戸時代後期における精神障害者の処遇〔3〕．社会問題研究 49 (2)：183-200, 2000.
14) 杉江薰：従前の法律と精神病（承前）．神経学雑誌 11 (9)：365-378, 1912.
15) 山崎佐：明治前日本裁判医学史．日本学士院日本科学史刊行会編：明治前日本医学史．第 5 巻，日本学術振興会，東京，pp. 1-292, 1957.
16) 布施弥平治編：百箇条調書，第 12 巻．新生社，東京，pp. 1120-1134, 1968.
17) 山崎佐：精神病者処遇考（四）．神経学雑誌 34 (4)：399-412, 1932.
18) 板原和子，桑原治雄：江戸時代後期における精神障害者の処遇〔2〕．社会問題研究 49 (1)：93-111, 1999.
19) 板原和子，桑原治雄：江戸時代後期における精神障害者の処遇〔1〕．社会問題研究 48 (1)：41-59, 1998.
20) 昼田源四郎：疫病と狐憑き――近世庶民の医療事情．みすず書房，東京，pp. 107-126, 1985.
21) 栗原順庵：洋漢病名一覧．後藤鋼吉，上野国群馬郡高崎駅，pp. 9-14, 1878.
22) 落合泰蔵：漢洋病名対照録．落合泰蔵，東京，1883.
23) 新撰病草紙．日本医史学会編：図録日本医事文化史料集成，第 1 巻．三一書房，東京，pp. 176-193, 1978.
24) 昼田源四郎：20) におなじ，pp. 56-72.
25) 引用分は，富田正文，土橋俊一編（松沢弘陽解説）：福沢諭吉選集．第 1 巻，岩波書店，東京，pp. 125-126, 1980 に採録されている．
26) これはベツレム病院（現在は戦争博物館になっている）で，そこのサイン帳に"福澤諭吉　日本使節オフィサー"の名がのこっていたという（産経新聞 2001 年 2 月 2 日夕刊）．

補注――このあと，板原和子，桑原治雄：江戸時代後期における精神障害者の処遇〔4〕．社会問題研究 50 (1)：79-94, 2000；桑原治雄，板原和子：江戸時代後期の精神障害者の処遇〔5〕．社会問題研究 50 (2)：1-45, 2001, がでている．

第III篇
戦　前

第1章　文明開化

1. 禁令と啓蒙

禁令　文明開化は禁令と啓蒙とではじまった。迷信的なものの禁止令はいくつもでていたろうが，その例をあげる（句読点などをおぎなう），——

申第二百七十号
神子巫　神おろし亦ハ稲荷おろしなど妖怪の所行ハ堅く禁止の旨当四月布令達置候処，西大組第二十区幸町二丁目奥野萬七妻とよ儀去ル辰年〔1868年〕已来稲荷明神乗移りの体に仕成し神術と偽り按腹療治致し，右布令後も屢衆人を誑惑する所業相止さる段不埒ニ付，召捕へ糺問に及候場所に於て而も猶狐乗移の姿を擬し奇異妖怪の言語を発し，一時遁る可きの術を相巧ミ，其後再応糺問の末，是迄の所業ハ総而偽りにて全く明神乗移り候抔の儀無の旨，竟に白状に及び候間，彼是の始末不埒の至に付き，今度八十日禁獄申付候。
　抑，人ハ万物の霊とて地球上生あるものゝ中に人より尊きものなし。何ぞや狐狸の如き畜類として人に乗移り病を療する等の謂れある理あらんや。然るに，従来人智不開の風習より，動もすれバ是等妖怪の妄説を信じ，前条とよの如き奸策詐術に惑ハされ徒に金銭を費し候ものゝ少なからざる，実に愧づべき事に非ずや。衆庶宜しく此的証を以て其非なるを悟り，従来の惑を解き各文明の域に進ミ，職業勉励致すべき事。

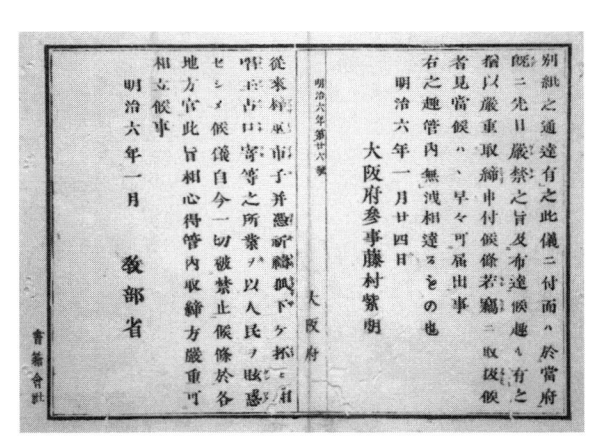

図50　教部省通達

右の趣，管内洩れ無く相達るもの也。

　　壬申〔1872年〕八月

　　　　　　　　　　　　　　　　　　　　　　　　　　　　　　大阪府

明治六年第廿六号　（図50）
別紙之通達之有り。此儀に付ては当府に於て既(すで)に先日厳禁(げんきん)之旨布達に及び候趣も之有り。猶以て厳重に取締(しまり)申付候条。若し窃(もしひそか)に取扱候者見当り候はゞ早々届出づるべき事。
右之趣管内洩れ無く相達るもの也。

　　明治六年一月廿四日

　　　　　　　　　　　　　　　　　　　　　　　　　　　大阪府参事藤村紫朗

従来梓(あづさ)巫(みこ)，市子(いちこ)弁びに憑(より)祈(き)禱(とう)，狐(きつね)下(さ)げ抔(など)と相唱(となへ)，玉(たま)占(うら)，口(く)寄(ちよせ)等之所業を以て人民を眩(げん)惑(わく)せしめ候儀，自今一切禁止せられ候条，各地方官に於て此旨相心得，管内取締方厳重に相立つるべく候事。

　　明治六年一月　　　　　　　　　　　　　　　　　　　　　　　　　教部省

啓蒙　文明開化の言論も，ただちに迷信打破の啓蒙にのりだした。明治初年の開化ものの作者であった加藤祐一による『文明開化』初編（1873年9月，柳原喜兵衛，大阪）上・下[1]の下巻は，"神は尊敬すべき道理弁信ずる人の心得方の弁"，"世に奇怪の事は決してあるまじき道理"，"化ものは化ものにあらざる道理"，"狐狸は化(ばけ)るものに非(あら)る道理"，"功(こう)業(げふ)もなき人を，猥(みだ)りに神に祭(まつ)るまじき道理"，"狐つかひといふものはあるまじき道理"，"術といふは手(しゆ)練(れん)といふに等しき道理"，"天狗といふものはあるまじき道理"，"名将名家の不思議を示(しめ)すは不思議に非る道理"，"神に恵あれば罰(ばつ)も必(ず)あるべき道理"と，講釈調で，もっぱら宗教的迷信の打破をうったえている。

そこからいくつかの文章をかきぬいてみよう，——

　畢竟奇怪の説などを唱ふるは，両部神道などと名づけて，仏法とこねまぜにした，仏者の説から起つた事で，神には奇怪な事など決してない事でムる〔ござる〕，

　とにかく奇怪な事などを説かれて，驚かさるゝ人は，例の鼻綱で引ぱり廻されるので，文明開化の人とはいはれぬ，

　此世界の中にあるとあらゆるもの，有情非情をいはず，皆夫々の道理のあるもので，道理にはづれた事の決してあるべき筈がない，

　不明な人に限つて怪談奇説を好むもので，少しでも道理の分つた人の耳には，ばかばかしうて聞くに堪(た)られまい，

　怪しい事などをいふ修験者様なものがあると，はや夫を狐つかひにしてしまふてもし狐をつけはせまいかと思ふて，心配する人が，何かちよつと気にかゝる事か，驚く事があると，はや自分とつけられた気に成(つ)て，是はたまらぬと心が顛倒して，発狂するので，狐をつけられたのでもなんでもないのぢや，

明六社は，1873年（明治6年）8月に森有禮が主唱し，翌年2月に森，加藤弘之，杉亨二，津田眞道，中村正直，西周，西村茂樹，福澤諭吉，箕作秋坪，箕作麟祥を社員として発足した，学術の研究・普及のための学社。3月に『明六雑誌』を発刊し，欧化思想・自由思想を

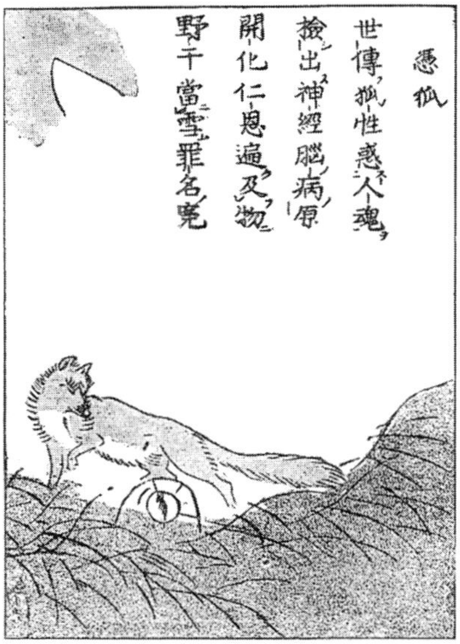

鼓吹した。純学術雑誌だが，平均3,200冊を上まわる当時としては大部数の売り上げがあった。ところが，1875年6月28日に讒謗律および新聞紙条例がさだめられるにおよんで，自由な発論ができなくなった，として『明六雑誌』は1875年11月刊の第43号をもって廃刊になった。計150ほどの論文中に，とりあげるべきものが4篇ある。筆者の一人津田眞道（1829-1903）は，明治中期まで司法諸官についた人で，法学博士。もう一人阪谷素（1822-1881）は儒者で，短期間明治政府に奉職していた。

　第14号（1874年7月）にのった津田の「天狗説」[2]（片仮名を平仮名にあらためる）は，"我帝国特有天狗の来由を探索するに妖僧の誣妄に出づること疑なし"ととく最後に，人間に天狗がいる，とつけくわえている。阪谷は第20号（1874年11月）に，"狐説の疑"[3]につづき"狐説の広義"[4] をかいている。"近来西洋の説来りしより〔狐憑狐魅の説〕皆一種神経迷乱の疾たること明かになりぬ"，"天然の道自然の理実地実行其の心身を偕明健康にする時は百邪皆却く"などととく。そして，"人を魅し害を為す狐より甚しき者あり"として，酒，色，欲などをとりあげている。ここでも"脳髄の醜印"といった説明がもちいられている。第25号（1874年12月）にのった津田の"怪説"[5] は，さらにはっきりしている。すなわち，"物質学者は心性を以て脳の作用と為す，脳学前進明瞭疑ふべきなきに至る時は霊魂も亦物理を以て之を解くべし。若夫れ然らば則宇宙間果して怪なからんのみ"，"夜遊病瘋癲人は共に脳病にして脳と神経の交感常道を失するなり"，瘋人の鬼怪妖霊を見る"其原因脳と神経との感応錯するに在り"。津田は最後にまた，国家も人身のごとく君主は脳であり，国家にも瘋癲の症がある，という。

　明六社に代表される欧化の新知識が，脳・神経の説をいかにといたかわかろう。

　1875年（明治8年）12月には増山守正の『旧習一新』[6]がでた。増山（1827-1901）は，京都療病院，帝国博物館につとめたことがある医師で，高田畊安の父。この本の全体が迷信批判で，全14項目中には，降神，扶鸞（ふらん）（死者の霊をよびだす），天狗，幽魂，憑狐，鬼，仙人，幻術，禁咒の項目がある。図51は，"憑狐"の項の挿し絵である。この項には（片仮名を平仮名にかえる），"真に野干に精魂を奪はるゝ如き怪状を発する症あれども，是れ亦一種奇症の神経病にして，野狐眩惑に因て狂言妄語するに非ず，神経奇怪に鋭敏変性し"などとある。"禁咒"の項には，"就中て疾病を治する截瘧方，或は心思鬱憂する神経病等に至（り）ては，偶然功を奏する事あり。是れ禁咒の虚実良否に関係せず，意識転ずれば病亦隨て愈ゆ。是れ禁咒の功を成すに非ず，病者厚く信じて自ら転ずるなり"とある。

　こういった脳神経病観は，"進歩的な"学者だけでなく，たとえば三遊亭圓朝（1839-1900）によってもかたられた。小田晋[7]がひくところでは，安政6年（1859年）初口演の『真景累ケ淵（しんけいかさねがふち）』で，のちには"人を殺して物を取るというような悪事をする者には，必ず幽霊があり

図51　憑狐
（増山守正『旧習一新』，『明治文化全集』，第20巻（文明開化篇），日本評論社，東京，1929年より）

ますする。是が即ち神経病といって，自分の幽霊を背負っているようなことを致します"とかたっているのである。

新聞錦絵とは，1872年（明治5年）から1888年（明治21年）にかけて，新聞のニュースを題材として，あるいは新聞付録として，または独自の"錦絵新聞"の形で，うりだされた錦絵である。このなかには，憑きものや狂気をあつかったものが何枚かあり，いずれも啓蒙的な説明がついている。図52は，「東京日々新聞」錦絵（1885年1月23日）で，画家落合芳幾は明治初期の浮世絵を代表する人。解説にはこうある（句読点をおぎなう），──

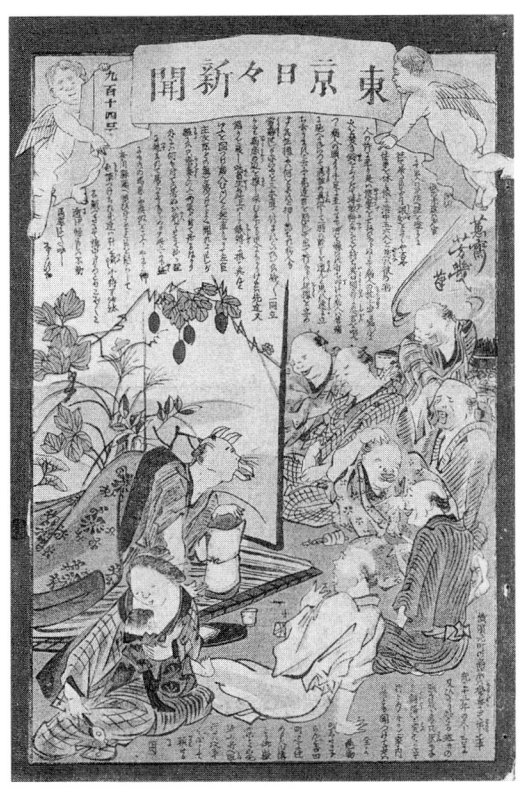

図52 先達の無法に病人居直る
（芳幾画，『東京日々新聞』）

横浜元町の商某ハ□毒にて煩ふ事既に十三年の久しきに及びたり。此ころ寒サの強き故にや，只訳もなく譫言を発する事折々ありけるを，家内の者ども聞つけて，是ハ全く憑物のしたるならんと，吉田町辺に住める大山講とか御嶽講とかの先達の所へ駈行，某次第を咄して頼たるに，彼の先達ハ左官にて，出入のお店へ壁を塗りに往て居たりしが，其報知をきくや否や，仕事を休み俄に講中五六人を誘ひ，彼の病人の許に至り，是ハ護摩をせねバならぬとて，病人の枕上にて盛んに火を焚き，鈴をふりたて珠数弊帛などを持ち，異口同音に真言を唱へつゝ，病人の頭より手足に至るまで所を嫌ハず打ち叩けバ，病人ハ苦痛に絶へかね，いつそ憑物の真似して一時の苦しみを遁んと思ひ，速に立ち去りますと云ふに，先達目を怒らして，出て行くならバ証拠を立ろ，サア其証拠にハ何を出すと押し詰られ，病人も当惑せしが，赤い毛を三本置て行きますといひしかバ，皆々一同立かかり病床の辺を探し求むれども更になかりけれバ，先達又怒りを発し，此畜生め此上ハイザ鉄縛に掛て呉んといふを聞つけ，病人むつくと起直り，コリヤ左官庄次郎どの，気を落つけてよく聞れよ，わしが軀にハ只瘡毒といふ病気が付て居るばかり，外には何も付てハ居ぬ，お前がたこそ狐か狸に魅まれて居るならめ，サア此上にも益にも立ぬ馬鹿の真似をさっしゃると，神奈川県庁へ願ひ付るぞと，目を怒らして白眼つけられ，先達ハ肝を潰し手持無沙汰な顔つきにて，講中もろともこそ〳〵と遁げ帰りしハ，不動馬鹿にした咄しならずや。

結びの"不動馬鹿にした咄し"は，新聞記事にある，"十三年も人に憑いているとは，余程辛抱強い狐狸に違ひない，不動様を頼んで追い出して貰おう"との先達の言をうけたものである。

小野秀雄『新聞錦絵』(1972年)[8] におさめられているものから，上記のほかの関連のものをひろってみよう。阿部の晴明とかいう狐がついて予言・病気治しで有名になった長州の女が，ついた稲荷に官位をうけようと京にのぼる途中で，役者に魅せられてしまった（神様も恋いは思案の外）という，『東京日々新聞』第978号（1875年4月6日）の絵。武州秩父郡の家出娘に金毘良様がついて一時霊験をあらわしたが，夢からさめたごとくなった，これも長州の稲荷のようなくわせものかもしれぬ，という，同紙第992号（1875年4月26日）の絵。87歳の老婆の恋いわずらいを狐憑きの障碍として家内一同が祈禱したところ，その印もなく老婆の体は次第に衰弱したという，同紙第1,060号（1875年7月5日）の絵，――この新聞記事は第1,059号にでていて，"例の奇怪を好む人情より，間々発狂なして譫言（たわごと）などするを狐憑（きつねつき）となす者多し" とかきだされ，"是らも老耄したのか発狂したのだろうに，大切の金銭を無用の祈禱加持などに費すは何と困った日本の国風では五座りませぬか" と評している。加賀国でうつ症の19歳の男が快気にいたらぬので日蓮宗の上人に護摩をたき蕃椒でいぶして誦経してもらったところ，病者はあばれだして発狂症に変症したという『郵便報知新聞』第814号（1875年10月26日）の絵，――同号の新聞記事には，"兎角か様な狐遣ひが，病人などを無理無体の狐付きにするは困った話しであります"，"四日の間松葉や蕃椒でいぶされては丈夫な者でも随分発狂せぬとは申せません，何とたまげた馬鹿な事ではありませんか" とある。

ところが，狐はしぶといのである。

2. 憑きもの事情

土佐の犬神　東京脳病院長後藤省吾が1908年（明治41年）に発表した「憑依妄想ニ就キテ」[9] では，48例（男32，女16）についたのは，狐22例，狐と他動物4例，狐と神仏魔6例，他動物6例，神仏10例となっている。つまり，48例中動物つきが計38例（79.2％）で，うち狐つきは計32例（66.7％）であった。1908年の東京でも，憑きものといえば動物つき，なかでも圧倒的に狐つきであった。

わたしがみてきた範囲で1868年以後の憑きものに関する医学的報告の最初は，1879年の土佐国安芸郡土居村の江澤圭磨による「犬神附或ハ狸神附ノ説」[10] である。重要な報告なので，その事例部分を全文あげておく（片仮名を平仮名として，句読点をおぎなう），――

一士族某の女子，齢五歳十一か月，曾て微恙〔かるい病気〕なし。一日隣家（該家の老婆は所謂犬神持也）に遊戯す。忽ち悪感震慄の起りしを以て，帰家褥に臥す。次で直に発熱し，面色棖々として怒れる色あり。自ら頻りに褥を引て其面を被はんとし，時時只眼を出して四方を窺ひ，其状怖るゝが如く又慙（はづ）るが如し。時に其父家に在らず，其祖母及び母共に周章して余に診を請ふ。直に往て診するに，患者床外に出て坐して礼を行ひ，反目予が顔色を窺ひ，意に慙るあるが如し。其顔面赤く，全身軽熱微汗を帯び，脈搏亢進，顔光輝々，眼球停住して怒れるに似たり。喃々口言し，両拇指を屈曲して蔽い隠し，腋下に物ありて他人の之を見ん事を恐るゝが如くす（十中一も以上の症を欠く事なし）。曾て嫌忌せし煙草・酒類等を嗜み，言語動作皆な老嫗に似たり。予乃ち本症に罹りたるを知り，恩威交々質問するに，初め口を箝（とぢ）して頻りに左右を顧み，敢て答ふる所なし。徐に謂て曰く，

"吾れ少女に怨あるにあらず。此家の後囿に夥多の茄子あり，一二を吾れに与ふるも何ぞ吝むに足らん。筐裏には多く帛片を満てり，此煙管筒を製するの一片をば吾れに投ずるも亦何ぞ費とするに足らん。吝嗇も亦甚しからずや。故に之を得んと欲して此に来るなり"と。炉辺に倚り，両手自ら膝を擁して，煙草空嘯し，自ら其祖母と母とを指て曰く，"是れ貪慾なる後室（おくろさん）と命婦（おかみさん）なり"と（平民より士族の寡婦を指て「おくろさん」と云ふは方言にして，蓋し「おくろさん」は「おふくろさん」の訛なり）。

　予復た従容懇諭し偽言百出。以て問て曰く"汝ぢ何人ぞや"。患者笑て曰く"吾は子が隣家の彌助の母年齢七十八，亡武頭（むとふ）庄兵衛の妻にして，名はサンと云へる嫗なり，然るに吾を目して遠郷の人の如くす，可笑可笑"（其年齢姓名共に符合す）。時に一婦人来て，少女の病を訪ふ，患者煙管を揮て曰く"子は曩（さき）に薪と藁と幾許を吾に借りて往けり。初め暫時の約なり，今に之を返へさず。何ぞ速に返償せざるや"と（果して此事あり，数目符合す。該婦驚き直に老嫗の家に返償す）。

　此時父外より帰れり。患者愴惶として曰く"主人（だんな）帰れり，主人怖るべし。帰去来々々々"。乍（たちま）ち走りて避けんと欲す。父大に怒り，捕へて之を柱に縛し，槍を取て眼辺に閃かして曰く"一槍に刺さん。若し速に帰らずんば許すべからず"と。患者色を失ひ，戦慄哀泣して曰く"主人吾を許させ，吾れ速に帰らん。命婦も後室も吾を救へ。再び此に来らざるべし"と。遂に自ら縛を脱して走り，彼の老嫗の家に至り其子の膝に上り，曰く，"主人吾を殺さんとす，吾子（あに）吾を救へ"と。尚お自ら安んぜず，再び走りて庭上に出で，跌然倒れて地に伏す。乃ち全症頓に去る（地に倒るゝ時は，此症必ず退く）。唯身体虚脱して，精神特に衰弱し，失意する者に似たり。発熱頭痛する事大約二十四時間にして，平生に復せり。

　江澤はこの事例を犬神つきとしてかいているようである。高知県は犬神持ちのおおい所として有名であった。この例は，弱者が微恙とともにいつもとすこしちがった行動をしめし，といつめられると（あるいは祈禱されて，あるいはおどされ，いためつけられて），自分はこういう者でこういう怨みがあってきた，と名のり，そして，おどされて（あるいは説得され，祈禱され，いやなものを呈示され，あるいはいためつけられて）もとの家へいって，そこでばたりたおれて気をとりもどすと，もとの人にもどったものである。

　日本の憑きもの多発地帯には，"持ち筋"，"持ち家"という俗信があった。狐などのつく動物をある家でかっていて，その家と婚姻関係をむすぶと（ときにはその家の田をかったりすると），その動物は相手方につたわっていく。かわれている憑き動物はその家をとませ，飼い主がにくらしいとおもう人に仇をする，というものである。江澤があげている事例は，持ち筋地域における憑きもの軽症例の典型的なものである。もとの（持ち筋とされる）家にかえるときは，小豆飯などのちいさなお供え物をそなえるあるいは怨みのもとの品をもちかえることが条件になることがおおい。またこの例で少女は，隣家の老婆であると名のるだけでなく，その人らしい動作もしているし，また特殊な察知能力（お見舞いにきた人が老婆の家からかりていたものをいいあてる）もしめしている。こういったことも，憑きもの例にはしばしばみられたものである。

　ところで，江澤の記載をみなおすと，名のっている老婆が犬神持ちであるとされているほかには，犬神そのものの姿はみえていない。ついているのは老婆自身であるようによめる。

いってしまえば，これは犬神つきでなくて生き霊つきであるまいか。

憑きもの研究のあらまし 日本における 20 世紀はじめまでの憑きもの研究でよくしられてきたのは，1885 年（明治 18 年）の『官報』にのった，お雇い教師エルヴィン・ベルツによる「狐憑病説」（憑きもの症状は右脳の活動によるかもしれない，との仮説がのべられている），1893 年の『哲学雑誌』にのった榊俶の「狐憑病に就て」（ここでは，ヨーロッパにおける狼人 Lykanthropia にならった Alopekanthropia の学名が提唱されている），1902 年（明治 35 年）発行の門脇眞枝（さかえ）による単行本『狐憑病新論』（ここでとりあげられているのは，東京府巣鴨病院入院患者である），1904 年の『神経学雑誌』にのった森田正馬の「土佐ニ於ケル犬神ニ就テ」である。なかでも，『狐憑病新論』はしばしば，精神病学的憑きもの研究の嚆矢であるかにいわれてきた。だが，本来土俗的である憑きものの研究なのに，門脇の著書には土俗性，地方色がほとんどない（病者の出身地もしるされていない）。

従来の憑きもの研究史は，島邨俊一および荒木蒼太郎の研究をみおとしていた[11]。のちに京都府立医学専門学校校長もした島邨（1862-1923，論文は"島村"の表記のものがおおいが，かれは"邨"の字をこのんでいた）は，帝国大学医科大学精神病学教室助手だった 1891 年（明治 24 年）の 7 月，8 月と出雲，石見，隠岐の 3 国で，計 34 名の憑きもの例をみた。出雲は人狐地域，石見は犬神がおおい地域，隠岐は狐がいないとされていたが人狐憑きがすこしずつでていた所である。この結果は，「島根県下狐憑病取調報告」の題で 1892 年の『東京医学会雑誌』の第 6 巻および第 7 巻に 8 回にわたり報告された。四国は狐がいないとされ，そこでの憑きものは犬神および狸がおおい。第三高等学校医学部（現岡山大学医学部）教授だった荒木蒼太郎（1869-1932）は徳島県を調査し，そこでみた計 20 名の憑きもの例を「徳島県下ノ犬神憑及ヒ狸憑ニ就キテ」の題で 1900 年の『中外医事新報』に報告した。

このほかに，呉秀三が 1897 年に広島県および島根県の医家からあつめた憑きもの 8 例および 2 例の憑きもの例殺し裁判記録をみつけた（これらの呉秀三文書および，島邨論文，荒木論文は，南博・岡田靖雄・酒井シヅ編『近代庶民生活誌⑳病気・衛生』，三一書房，東京，1995 年に全文収録した）。

さて，1879 年の江澤報告から 1902 年までの医師による憑きものの報告中で，事例としての記載の輪郭がはっきりしているものは計 93 例あった[12]。このうち，憑きものが多発し持ち筋がいわれる島根県，広島県，徳島県，高知県のものが 48 例あった。これからこの 4 県を"甲地"としるす（持ち筋がいわれるのは主として西日本で，上記 4 県はその重心にあたる）。のこる 45 例のうち 41 名は巣鴨病院入院患者で，そのほかは岡山市，新潟市の人で，岡山市，新潟市は持ち筋の残留はないとされているところである。これらの例の地域をこれから"乙地"としるす。甲地 48 例，乙地 45 例を統計学的に比較検討したところ，両地例にかなりの違いがあった。その結論だけしるしておこう。

甲地例は女 34 名，男 14 名，乙地例は女 23 名，男 22 名で，甲地では乙地におけるよりも女のおおい傾向がある。甲地では乙地におけるよりも年少者がおおい。ついているのは（重複あり），甲地では犬神 21 例，人狐 16 例，狸 8 例，野狐 2 例，生き霊 2 例，狐 1 例，乙地では狐 35 例，狸 3 例，おさき 2 例，猿 1 例，蛇 1 例，生き霊 1 例，神 1 例，山狐 1 例，野狐 1 例，猫 1 例であった。

乙地では全事例に憑きもの症状とともに，その他の精神病的症状があった（これは，乙地

例のほとんどが精神科病院入院例であるから，当然だが）。甲地例では，急性憑きもの反応というべき事例が目だった（江澤報告例がその典型である）。典型例の患者は微羔にかかり，奇妙な振る舞い（多食，顔をかくすなど，憑きものの証憑とされるもの）をみせた。そして自分から，あるいはとわれて，あるいは祈禱のもとでせめられて，自分はあの家（持ち筋）からこの家へのこういう怨みをもってきた，とのべた。その怨みは，経済的に重大なものであることはすくなく，贈り物へのお返しがすくない，などの比較的ちいさなものであることがおおい。こうして，憑きもの反応には近隣関係における葛藤が表現されていた。そして，これらの反応は通常ながくはつづかなかった。

　人狐憑きのばあい，"どこの家からこういう怨みをもってきた人狐だ"とかたることがおおいが，犬神憑きの何例かは"自分はある（持ち筋の）家の者で，こういう怨みできた"とはっきりのべている。あとのものは，犬神憑きとされるが，語りそのものは生き霊のものである。こうしてみると，持ち筋地域での憑きものは，動物の衣をまとった，あるいは動物によってはこばれる，生き霊の憑きという性質をつよくもっている。これらは，おぞましく，あらわな生き霊憑きから動物憑きへの歴史的移行を反映しているのだろう。

　このように，動物憑きといってもその現象型に，生き霊憑きにちかいものと，純粋動物憑きと二極の型が存在していたことがわかる。その後，憑き症状全体，なかでも動物憑き症状が激減しているのは，周知のことである。しかし，四国山間部などには生き霊憑きにちかい犬神憑きがまだ散見されるとのことである。

　医師による狸憑き（母）殺し　呉秀三文書中に，広島県山県郡の医師およびその妻の裁判記録がある。その判決書をあげておこう[13]（片仮名を平仮名にあらため，句読点をおぎなう），
――

　右両人に対する殴打致死事件審理を遂る処
　被告〇蔵〇シは別居中なる〇蔵母〇ウ事〇ヤが年八十有余にして病気に罹り，別居にては看護も不行届なるに依り，明治廿三年八月三十一日之を自宅に引取り療養中の処，〇ヤは日を経るに従ひ異常の挙動多きより，是れ全く狸憑なりと信じ，其狸を落とさんとて屢々木片等以て〇ヤを殴打し，或は烈火を盛りたる十能を其身体に触れしめ，為めに全身に大小幾多の火傷又は打撲傷を為し，遂に同年九月九日午前二時頃〇ヤを死にたる事は，予審に於て蒐集したる各証憑及被告共が当公廷に於ける自白等に依り瞭然たりと雖（も），右は畢竟〇ヤに狸の憑付せるものと妄信し之を退除せしめんとの意志に出て，毫も母〇ヤを殴打するの念慮に非らざりし事も亦，前掲の各証憑に徴し昭著なれば，則ち被告両人の所為は殴打罪を組成する要素たる悪意の闕乏したるものと認定す。
　之を法律に照すに刑法第七十七条一項の罪を犯すの意なきの所為は其罪を論せずと云々〔ふめい〕り，刑事訴訟法第二百二十四条第二百三十六条に依り無罪を言渡可きものとす
　因て判決する左の如し。
　被告〇蔵〇シは無罪，且放免す。
　　但差押に係る十能は刑事訴訟法第二百二条に依り被告〇蔵に還付す。
　明治二十四年五月十一日検事奥宮正徳立会第一審の判決言渡すもの也。
　　　　　　　　　　　　　　　　　　　広島地方裁判所第一部
　　　　　　　　　　　　　　　　　　　　　裁判長判事　古荘一雄

判事　川戸清輔

判事　吉岡美秀

裁判所書記　手島正忠

　これにつけられている能瀬静太および前田政四郎による医業○○○蔵についての鑑定書には，"常人に異なる処なし"，"抑も狐憑狸憑の説たる古来欧州及亜細亜の諸部に於て在間言ひ伝ふる処にして，精神健康の人も是れあるを信じたりと雖とも，文物漸く開け生理及病理の学進歩し，遂に之れを精神障碍の一症とす。然れども山間僻地に住し教育少なく日進の学説を研究せざる徒は今尚此忘説〔ママ〕を信ずる者少なしとせず。況んや○蔵は医を業とすれども，殆んど文字なく生来山間の僻地に居住し充分の教育を受けざるに於てをや。世俗狐憑の妄談を信じて疑ざるは勢ひ免かる可からざる所とす。〔中略〕狸憑の妄説を信ずるは専ら教育の不完全に基くものにして，精神の病的作用に原因せざる者と及鑑定候也"とある。

　のちの尼子報告にもみるように，山県郡は犬神の持ち筋もおおいところであったが，この○蔵は，某藩医であった父親に医業をまなび，1882年に廃業した父のあとをついで開業していた人である。郡医師会の記録にもその名はしるされている。○蔵には"殆んど文字なく"と鑑定書にあるのはおそらく誇張で，あたらしい学問には縁がなくてもかれは村では知識人であったろう。1890年に殴打致死をおこした医師が，被害者を狸憑きと信じていたからと無罪になったことは目をみはらせる。

　呉に報告をよせた医師の多くは，動物が文字どおり人間につくとはみとめていないが，つかれた病者の一種超能力をみとめている。"家人は病気と見做し，直ちに人を医家へ走らす。然るに患者は之れを先きに知りて，只今誰は医士某を迎ふる為に何地を行抂，曾て祟病者に知らせざるにも不拘，其の実を吐露す。傍人其気敏に驚く"（呉秀三文書その一より）。ついた犬神をおいだそうと法人が心経をよみだしたところ，無学の病者も法人とともに心経をよみだした（呉秀三文書その五より）。

　尼子四郎（1865-1930）は，のちに巣鴨病院にもつとめ，また，いまもつづく『医学中央雑誌』を創刊した人である。さらにいえば，夏目金之助家の家庭医であって，『吾輩は猫である』の甘木先生はこの人がモデルである。軍隊におけるヒステリーについての報告もある。この尼子が1897年4月13日づけで，出身地の山県郡某村から呉によせた報告[14]には，"拷問若くは祈禱は症の軽重に〔より〕非常に惨酷を極むることあるも，犬神附の身体に危害を加ふることなく，却て犬神持の身体に異常を生ずるものにして，僧侶経典を犬神附の坐下に敷かしめ且つ祈禱（フージルという）するときは，只だに犬神の落つるのみならず，犬神持は為めに下肢の関節に直ちに疼痛を発し終に躄となり，又た刀を以て犬神附の示す犬神の在所（即ち前記せし前膊若くは下腿に犬神登り込み生ずる瘤部）を切れば，犬神持ちの其部に負傷し，又た棍棒等にて強く打撲するときは，犬神持は卒倒することある等，其実例少なからず"とある（呉秀三文書その六より）。どうも当時の尼子は，動物がつくという現象そのものをみとめていたようである。尼子報告には某村一部落の地図がつけられているのをみると，5分の1強の家が犬神持ちとされている。

　呉によせられた報告はいずれも，つく動物がある家につたえられるとする持ち筋がおおく，憑きものが頻発していた広島県およびその周辺からのものであった。そしてこの医師たちの多くは，憑きもの現象とされるものの，すくなくとも一部分は信じていたのである。江戸時

代において憑きものは病症であると喝破していた，香川修庵や陶山尚迪(すやま)などの説の科学性・先見性を称揚するとともに，憑きもの説が根ぶかくのこっていたことにも目をつぶってはなるまい。さらに，分裂病の娘につき"ねてばかりいて，おきるとすごく大食いするんですよ，狐でもついているんでしょうか"と事もなげにいう母親，うつ病の胸のはれぬ感じを"狐がついてるみたい"と表現した中年の女にわたしはあっている。動物憑きをみとめる心性は，かなり多くの日本人が今ももっているようである。

3. 外国人医学教師がといた精神病学

明治初期における西洋医学の体系的導入において外国人医学教師がはたした役割りはおおきい。その精神病学面は従来あまり注目されずにきた。ここでは，その大筋をみわたしておこう。

最初期の外国人教師たち　オランダ人**ボードイン** Antonius Franciscus Bauduin（1820-1885）は，1862-67 年と長崎養生所，1869-70 年と大阪仮病院・大阪軍事病院，1870 年に大学東校につとめた。写本『勃氏内科新説』2 冊（図53）は，大阪で講じられたものらしい。この"壹"が神経系・呼吸器にあてられており，「神経系諸病」の冒頭に精神疾患に関係するものがとりあげられている。その項目をあげておく（〔　〕内は岡田による注），――

誤定症〔幻覚，錯覚〕　魯鈍（オンヘフーリフヘート）　精神錯乱諸症（ワンシンニフヘイト）（病性刺衝機の旺盛，ヒポコンデリー）　譫妄（シンスワルベーテリンフ）　慢性精神変調（スレーベンデカランクシンニフード）〔メランコリー，マニー，モノマニーをふくむ〕　遅鈍症（イツオチスミユス，ストンプシンニフヘード）〔先天性と後天性とある〕　舞踏病（ダンスシーキテ，エブレブシー）〔内容は舞踏病〕　シンバンク，カタレブシ，ヘーステリー

内科書の神経病論としては，かなりくわしい内容である。かれの大学東校における講義は『日講記聞』としてまとめられているが，その神経篇 3 巻はみていない。

ドイツ人**ホフマン** Theodor Eduard Hoffmann（1837-1894）は，1871-75 年と大学東校で内科学を講じた。そのなかで精神病にもふれていたろうが，東校医院官版 1872 年発行の『治験録』9 巻の巻七に，かれが診察した狂病患者 1 名およびてんかんの 2 名が記載されている。狂病患者は 20 歳の興奮状態の人で，ブロム塩，阿片および抱水クロラールで治療された。これはヨーロッパ精神病学の目で記載された日本で最初の事例だろうか。

ヨンケル Ferdinand Adalbert Junker von Langegg（1828-？）はオーストリア人でイギリスに帰化した。1872-76 年と京都療病院講師。その名は日本ではヨンケル，永克としるされている。1875 年（明治 8 年）7 月 25 日に開院式がおこなわれた京都癲狂院は，日本で最初に認可された，しかも公立の精神科病院である。この具体的企画にはヨンケルがあずかっていた。京都府総合資料館蔵『京都府史』第二篇政治部衛生類癲狂院一件にまず，"別紙癲狂院創立場所之議教師ヨンケル氏ニ令鑑定候処東山南禅寺方丈至当之趣申出候"とある。開院式におけるかれの祝辞からは，作業治療，遊び治療がヨンケルにより発案されたことがうかがえる。また，かれの説をいれてもうけられた"護体室"は四壁をエラスチカゴムでおおったものである。かれはヴィーン大学をでているが，かれの精神病学の知識がどこでえられ，

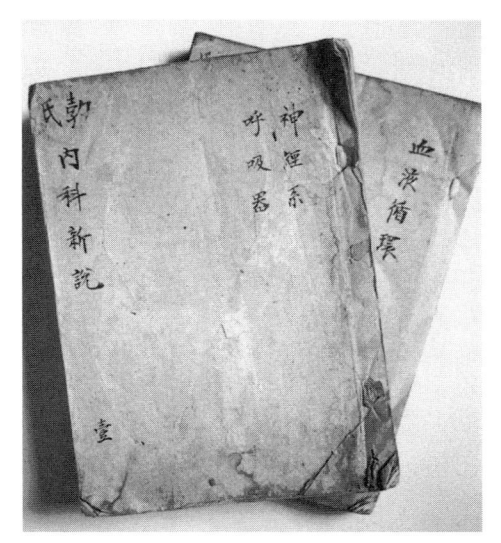

図 53　ボードイン『内科新説』

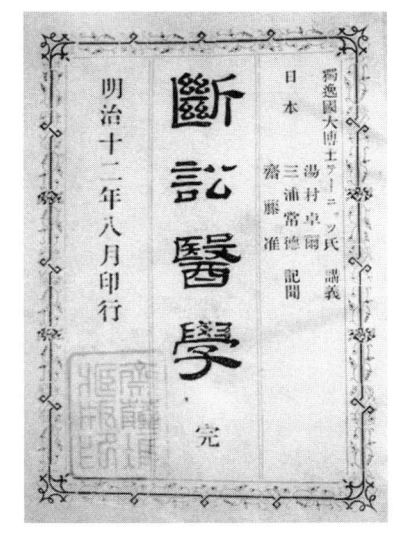

図 54　デーニツ『断訟医学』
（齋藤准，東京，1879 年）

護体室はどこの病院のものにならったか，たしかめえていない。

　オランダ人**エルメレンス** Christian Jacob Ermerins（1814-1880）は 1870-77 年と大阪医学校，大阪造幣局診療所，大阪府病院につとめた。かれの講義の一部分は，蘭医越爾蔑嗹斯述，高橋正純・三瀬諸淵訳『原病学各論』（高橋正純，大阪，1878-79 年）18 冊としてだされている。この神経病篇の「第三神経諸病」につぎの項目がある，——

　神思鬱憂，別名精神過敏〔内容は心気症〕

　痙攣〔執筆痙攣，舞踏病をふくむ〕

　喜斯的里〔ヒステリ〕

　加答列布失〔カタレプシ〕

　癲癇

　また全身病篇中の「第一中毒諸病」に，亜爾個児〔アルコール〕中毒，酒客譫妄，阿芙蓉〔阿片〕中毒がはいっている。

　裁判医学の必要から警視庁は 1875 年に裁判医学校を開校した（同年末警視医学校と改称，1878 年に廃校となった）。ドイツ人**デーニツ** Friedrich Karl Wilhelm Dönitz（1838-1912）は 1873-76 年と東京医学校で解剖学などを教授した人であるが，警視庁は裁判医学校にかれを兼傭し，1879 年までかれは警視庁につとめた。かれの講義内容は，生徒であった湯村卓爾・三浦常徳・齋藤准によりまとめられ，1879 年（明治 12 年）に『断訟医学』（齋藤准，東京）として出版された（図 54）。本文 317 ページ，全 9 篇で，このうち「第七篇　精神障碍ニ関スル断訟医学上検査」[15]　に 32 ページがあてられている。内科学講義中の神経病学のなかで，これだけ体系的に精神疾患にふれているものはなく，デーニツのこの講義は，西ヨーロッパ精神病学の体系による日本で最初の講義であった。

　ここでの精神障碍はつぎのように分類されている，——

精神障碍 Geistesstörungen

　精神柔弱 Geistesschwäche

程度は魯鈍 Verrücktheit および痴呆 Blödsinn（魯鈍より重症）
　　成因より，先天性のものと，精神病より続発する"精神柔弱の症状"Schwachzustand とがある
　精神病　Geisteskrankheiten
　　鬱憂病　Schwermuth
　　　依卜昆埖児 Hypochondrie
　　　メランコリー（思郷病 Heimweh もこの一種，放火狂 Pyromanie をふくむ凝思狂 Monomanie もここに属する）
　　発狂 Manie
　　　騒狂 Tobsucht
　　　癲狂 Wahnsinn

　ドイツ人**ショイベ** Heinrich Botho Scheube（1852-1923）は，1877-82 年と京都療病院で内科を担当した。かれが帰国後にだした大著"Die Krankheiten der warmen Ländern"（1896 年初版）の，器官疾患にあてられている第Ⅳ章の第 5 項はマレーのアモクに，第 6 項はインドネシアのラターにあてられている（この両者はアイヌのイムと同様に，原始的精神反応性疾患とされるものである）。第 6 項でショイベはラターにつづいて，"ラター病と同様に暗示にもとづく，日本にある一種の神経病につき簡単にのべたい"と，犬神つき，狸神つき，犬神もち，狸神もちにつき，2 ページちかくのべている。在日中にかれは，憑きものにかぎらぬ精神疾患の患者に接していただろうが，『療病院雑誌』にこの面にふれる論文はみいだせなかった。

　ベルツのこと　デーニツが講義した警視医学校が廃止されると，そこの貸費生は東京大学医学部に依託された。そこで警視医学校は現在の東京大学医学部の副源流の一つであった。とはいっても，医学校あるいは大学医学部における日本で最初の精神病学講義はドイツ人**ベルツ** Erwin Baelz（1849-1913）（図 55）がしたものである。かれは，一時帰国はあったが，1876-1905 年と在日した。その間 1876-1902 年とお雇い教師として東京医学校→東京大学医学部→帝国大学医科大学→東京帝国大学医科大学に在職した。

　かれの日記の 1879 年（明治 12 年）10 月 30 日のところ[16]に，今日は夏学期の終わり，今までやった講義はつぎのとおり，として，水曜日 12 時-午後 1 時の精神病学をあげ，"精神病学の講義は，日本でこの題目（テーマ）について行われた最初の講義であった"とかれている。学科課程をみると，このときは内科学講義の一部としてなされたのだろう。1882 年 12 月 2 日の医学本科（5 年）の学科課程で，1 等学生（最上級生）夏学期および 2 等学生夏学期にそれぞれ"（隔年）精神病学或ハ産科模型演習"がはいった。この正規の精神病学講義は榊俶の帰国までベルツがうけもった。呉秀三[17]は，ベルツは臨床講義はおこなわなかったとし，また榊は 1887 年 5 月 30 日の日記[18]に，今日から精神病学臨床講義をはじむ，"之ヲ大学ニテ設クルノ矢嚆トス"としるしている。ところが，榊がそのまえ 1884 年 12 月 15 日にベルリン精神医学会で報告した「日本癲狂論」（Ueber das Irrenwesen in Japan）[19]には，"東京大学の病院では，精神病者のための独立した診療科はいまのところ設けられていません。患者は隔離病室に収容され，教室で供覧されます"とある。ベルツはときに臨床講義をおこなったものと推察される。

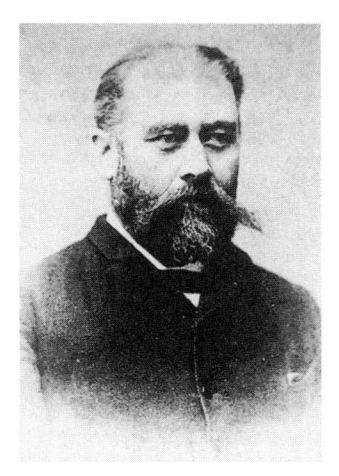

図55　ベルツ
（安井広『ベルツの生涯』，思文閣出版，京都，1995より。原写真は奈良市澤井康悦氏所蔵）

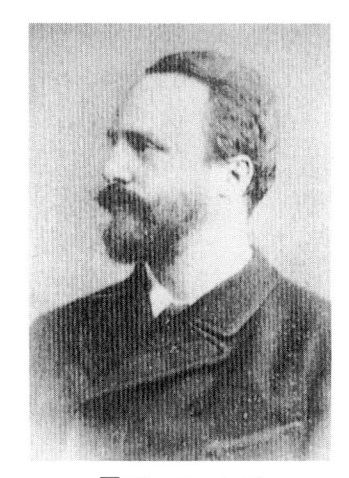

図56　ローレツ
（田中英夫『御雇外国人ローレツと医学教育』，名古屋大学出版会，名古屋，1995より。この肖像は山形市郷土館所蔵）

　ベルツ精神病学講義の筆記録はまだ発見されていないようである。講義内容については，呉のつぎの記載があるだけである[20]（片仮名を平仮名にあらため，句読点をおぎなう），――
　　ベルツは症候及び原因を極簡短に而も普般的に講述したる後，是も簡単なる各論に及ぼせり。其分類を見るに，精神病を二種に大別し，一を欠陥状態及変質状態 Defekt-und Degenerationszustände とし，欠陥症として白癡とクレチニスムとを挙げ，変質症として衝動病，悖徳病，癲癇病，臓躁病，心気病，定期病及回帰病を挙げ，二を元来又は醇正の精神病 Die eigentlichen od. reinen Geisteskrankheiten とし，此を又三分して，鬱憂症の諸形態をば抑鬱状態 Die Depressionszustände と称し，躁揚病の諸形態を発揚（又は興奮）状態 Die Exaltations - od. Erregungszustände と称し，一部性偏執病 Partielle Verrücktheit 全般性偏執症 Allgemeine Verrücktheit 及び癡呆 Blödsinn をば薄弱状態 Schwächezustände と称せり。（医学博士高橋順太郎筆記）
　高橋は1881年東京大学医学部卒業，のちに薬理学担当の教授となった人である。ベルツはW. Griesingerによって講義したらしい。
　ベルツはまた，東京府巣鴨病院に入院していた患者をすくなくとも2名解剖している。「癲癇性痴狂患者剖検記事」（中外医事新報，第94号，1884）および「麻痺狂患者剖検記事，第99号，1884）がその報告である。後者の所見は脊髄癆進行麻痺とおもわれ，これは進行麻痺の，解剖で確認された日本での第1例であろう。
　これらのほかにベルツは，前述のように狐憑きにつき研究し，相馬事件の相馬誠胤の診察にもあたり，1894年6月22日の地震のさいの心的体験を，思考は自由自在にうごくのに感情は消失してしまうという Emotionslähmung（情動麻痺）として記載した。
　呉はベルツの講義につき，"彼は精神病学的知識を専門家として備へたるものにあらず。又患者を実験すべき準備等のなかりしこととて，特別なる知識に於ては却りて癲狂院医員に一籌を輸せしやの観なきにあらざりしなり[21]"，"精神病学は其の得意とせしものにあらず。其所説の如きも極めて簡浄のものにて，総論及び各論より目星き節々を抜きて説きたるに過

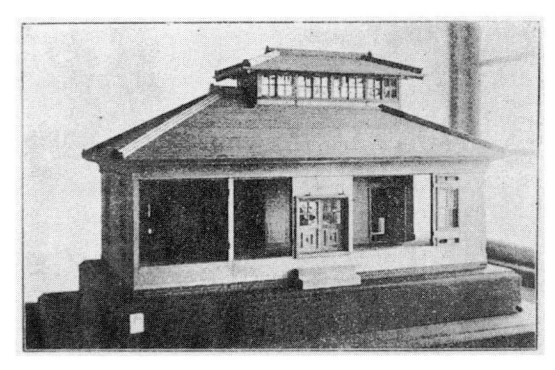

図57 愛知病院精神病室
（呉秀三『我邦ニ於ケル精神病ニ関スル最近ノ施設』より）

ぎざりし"[22]とかく。だが，呉はベルツを過小評価しているのであるまいか。そのこまやかな人間観察の深さといい，ベルツの精神病学には，物しかみえない当今の一部の精神医学者をうわまわるものがあった。

ローレツの貢献 オーストリア人ローレツ Albrecht von Roretz[23,24] (1846-1884，かれの名は最近まで Albert とあやまられてきた)（図56）は，1866年ヴィーン大学医学部に入学し，1871年まで正規生として登録されていた。1872年に内科の学位を，1874年に外科の学位をえた。1870年に精神病学を開講した Theodor Meynert の講義をかれはとっていない。内科の学位をえてから外科の学位をえるまでの1年半余りの間にかれは，niederösterreichische Landesirrenanstalt に就職し，またヨーロッパ各地の約30の精神科病院を見学したらしい。上記州立精神科病院の院長 Ludwig Schlager はヴィーン大学の員外教授で，講義もしていた。また病院では，無拘束治療および作業治療をおしすすめていた。

さて，ローレツは博物学探検の目的で領事館付き医官の肩書きをもって1874年末に来日した。そして，1876年（明治9年）から1880年まで愛知県公立病院および同公立医学講習所（のち公立医学所，ついで医学校，名古屋大学医学部の前身）につとめ，1880年には数か月間金沢医学校へつとめたのち，1880年から1882年まで山形県の済生館医学寮教頭としてはたらいていた。

1879年1月22日にかれは愛知県令安場保和にあて，癲狂院設立建言をした。数か月間にすでに数名の発狂者をみたが入院させる所がなく，また，おもい犯罪をおかした精神病患者の診断をもとめられても観察の場がない，とかきだしたかれは，本県に癲狂院を創立してその影響を全国におよぼして，欧州の文明国におけるように，精神病患者にも開化の進歩にしたがって幸福をえさせよう，ととく。そしてかれは"コノリー氏"の「ノオーン，レストレイン，システーム」（束縛呵責セザル方法ノ義）"をたかくかかげる。この建言はきわめて格調たかい文章である。かれの設計による癲狂室は1880年4月に落成した（図57）が，かれはおなじ4月に満期解雇になって，この癲狂室の経営にあたることはなかった。ともかくもこれは，医育機関付属病院における精神科病棟の最初のものであった。

名古屋大学付属図書館医学部分館にいた田中英夫氏は後藤新平文書中に，1879年6月27日づけ東京府病院長長谷川泰あての「東京府癲狂院建設計画案」というべきものをみいだした。この年の3月20日の東京府会に癲狂院費についての説明があり，7月25日に上野公園内の養育院狂人室をかりて東京府病院による癲狂院事業が発足した。こののち東京府癲狂院は1881年に向ケ岡の地に新築されるまで，移転した養育院の建て物をつかっていた。上記計画案は，ローレツの文章を後藤が訳した下書きで，つけられている図面およびそこに記入されている字はローレツのものだろう。計画案の基本は"平穏処置（ノンレストライント・

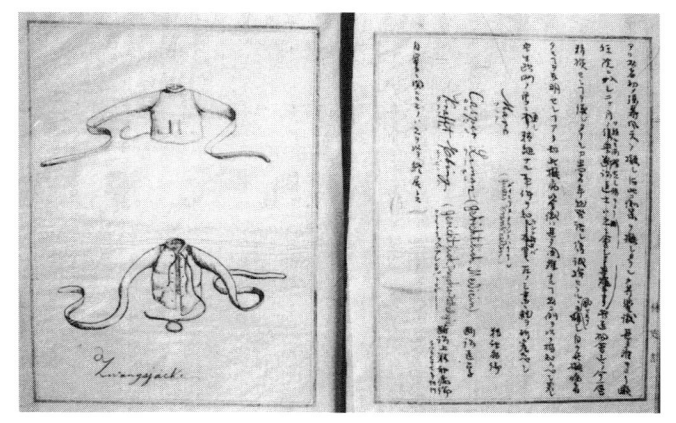

図58　林笈によるローレツ『断訟医学』筆記録

システム)"で，広大な庭園を有する。かれは具体的設置箇所，患者の"操業"（作業）11種目をあげ，看病人の資質・待遇につき詳述している。つけられている図面には，全体の配置はもちろん，照明器具・暖房具・扉・鍵などの図まではいっている。そういう具体的細部までえがきだせるかれの実践的知恵には目をみはるばかりである。

愛知県公立医学校は3年制であったのが，1879年から4年制へ改められた。冬学期は9月から12月であるが，「明治十二年冬期学科表」には，月曜から金曜まで9-10時に3級生（3年生）にたいする断訟医学講義がはいっている。それを担当したのはローレツで，おそらく満期解雇のまえまでかれはこの講義をしたのだろう。その内容は同校からだされていた雑誌『医事新報』に掲載され，また1886年には掲載分をまとめた『断訟医学』が刊行された。所蔵の林笈筆記の写本『断訟医学』2冊（図58）は，上記と文章はちがっても，内容はほぼおなじである。ただし，上記にない絵がいくつかはいっている。なお，林笈とは，当時3年生で級長もしていた林良泰であろう。

林筆記録は全256丁で，大意4丁，通論28丁，各論224丁となっている。各論の最初に「裁判上精神学」76丁がおかれている。つまり，「裁判上精神学」が全体の7分の2強をしめている。そこでは精神障碍は，大略つぎのように分類されている，──

第1　精神侵襲（精神感動）　愉快，悲哀，憤怒，恐懼，疑惑，やけ，など
第2　精神柔弱　先天性と後天性とあり，程度は最軽度のものから愚昧，魯鈍，痴呆
第3　精神病（瘋癲，通常癲狂と称するもの Geisteskrankheiten, Wahnsinn）
　　　　単心瘋癲（単思瘋癲 Monomanie）
　　　　鬱憂瘋癲（Melancholie）
　　　　狂暴瘋癲（Manie, Tobsucht, Raserei）
第4　身体疾患にして精神に関するもの
第5　偽病

ローレツはデーニツの講義に言及しており，用語にはデーニツにならっているところがある。ローレツがあげている個別疾患には，かなりふるい概念もあって，かれの分類にはいろいろなものがいりまじっている。どうも，かれはだれかの精神病学体系を身につけるという機会はもたなかったようである。それに比して，上述のかれの実践的知恵はさらにひかって

ローレツは金沢および山形でも裁判医学を講義したとされ，それらでも同様の精神病学がとかれたのだろう。また 1881 年 7 月 13 日づけ山形県少書記官深津無一あて「済生館改新法建議」[25]（原文は片仮名がき）中に，"新に二講堂を設置せざる可らず。是拙が曾て立按せし如く，現今癲狂室の構内に新築せんことを要す。然ども今若し此工を竢へ得ざるときは，枉て図中（壬号）の在来貧患者室を以て之に充つ可し。且解剖生理化学諸教場は従来の癲狂室（癸号）を修繕して之を用可しと雖ども，其配置頗困難なり"とある。あるいは愛知県のそれよりもふるかったかもしれないこの癲狂室がいつからあり，このときに手をくわえられたのかどうか，不明である。

後藤新平[26]は，自分が相馬事件に関係したのは裁判医学の立場からである，とかたっていた。ローレツが裁判医学を研究したことがあり，学生に講義したこともある，ときいて，自分がローレツにその講義をたのみ，それを聴講し，さらに瘋癲患者監禁の手続きを質問もした，というのである。このとき事務の今村秀榮もローレツの答えをきいていたが，かれは旧相馬藩士で，のちに今村の紹介状をもって錦織剛清がたずねてきて，後藤は錦織から相馬事件のことをしったという。こうして，ローレツは間接的に相馬事件にも関係をもったのである。

外国人教師がのこしたもの　これらのほかにも，外国人教師による内科学講義などに精神病学にふれるものはいくつかあったろうし，それらをひろいあつめると，かなりの数にのぼるのかもしれない。だが，上記のものもふくめて全体をみると，それらは散発的で十分な根をはらなかったようにみえる。

もうすこしこまかくみると，ヨーロッパ精神病学の体系をはじめて日本に紹介したデーニッ講義の意義，また，専門家でないとはいえ独自の精神病学的観察もしたベルツの貢献はうたがいえない。実際面では，今日の開放的精神科治療をいちはやく唱道したヨンケルおよびローレツの先見性は注目するべきである。さぐっていくほどに，二人ののこしたものはおおきくなってくるが，それらはどの程度にあとにつたえられていったろうか。

愛知県公立病院癲狂室のその後の運営は，まだ解明されていない。京都癲狂院は 1882 年（明治 15 年）に赤字の故に廃止されてしまった。ただ，ここではたらいていた高松彝(つね)[27] (1836?-1914) は，京都癲狂院の設備をひきついだ私立京都癲狂院の医員，のち院長となり，ついで 1898-1905 年と京都府立療病院神経精神科で教諭島邨俊一をたすけて治療にあたっていた。島邨は精神病患者を一般病室に入院させたり作業治療をすすめたり，当時としてはすすんだ治療方式をおこなっていたようである[28]。高松が京都府立療病院神経精神科でしたことの実態はつたえられていないが，ヨンケルの精神（ショイベの助言もくわわったか）が高松を通じて島邨につたえられた可能性は否定できない。

このように，外国人医学教師が日本の精神病学にもたらしたものは意外におおきかったが，それらは充分に継承されず，また評価されてもこなかった。とくにヨンケル，ローレツが力説した精神科治療の理念がわすれられていたことは残念である（その理念はのちに呉によりあらためてとかれた）。そこには明治時代前半における医療機関および医学教育の再編，日本医学の一応の自立がからんでいるのだろうが，同時に，日本近代化の歪みをそこにみざるをえない。

なお，文明開化が日本にもたらしたものにマスタベイション有害説（なかでも精神病，神経衰弱などの原因になるとの説）がある．この点はべつに詳論している[29]ので，参照いただきたい．

◉第1章文献

1) 加藤祐一：文明開化（初編）．吉野作造ほか編：明治文化全集，第20巻（文明開化篇），日本評論社，東京，pp. 1-26, 1929.
2) 津田眞道：天狗説．吉野作造ほか編：明治文化全集，第18巻（雑誌篇），日本評論社，東京，pp. 126-127, 1928.
3) 阪谷素：狐説ノ疑．吉野作造ほか編：明治文化全集，第18巻（雑誌篇），日本評論社，東京，pp. 153-154, 1928.
4) 阪谷素：狐説ノ広義．吉野作造ほか編：明治文化全集，第18巻（雑誌篇），日本評論社，東京，pp. 154-155, 1928.
5) 津田眞道：怪説．吉野作造ほか編：明治文化全集，第18巻（雑誌篇），日本評論社，東京，pp. 178-179, 1928.
6) 増山守正：旧習一新．吉野作造ほか編：明治文化全集，第20巻（文明開化篇），日本評論社，東京，pp. 211-225, 1929.
7) 小田晋：日本の狂気誌．思索社，東京，pp. 331-334, 1980.
8) 小野秀雄：新聞錦絵．毎日新聞社，東京，1972.
9) 後藤省吾：憑依妄想ニ就キテ．神経学雑誌 6 (10)：566-570, 1908.
10) 江澤圭磨：犬神附或ハ狸神附ノ説．東京医事新誌 54号：16-21, 1879.
11) 岡田靖雄：狐憑き研究史——明治時代を中心に．日本医史学雑誌 29 (4)：368-391, 1983.
12) 岡田靖雄：憑きものの現象論——その構造分析——．日本医史学雑誌 44 (1)：3-25, (3)：369-384, 1998.
13) 憑きもの裁判．南博，岡田靖雄，酒井シヅ編：近代庶民生活誌⑳病気・衛生，三一書房，東京，pp. 29-43, 1995.
14) 現地医師による報告（呉秀三文書より）．南博，岡田靖雄，酒井シヅ編：近代庶民生活誌⑳病気・衛生，三一書房，東京，pp. 10-28, 1995.
15) デーニッツ（講義），湯村卓爾，三浦常徳，齋藤准（記聞）：断訟医学．齋藤准，東京，pp. 231-262, 1879.
16) トク・ベルツ編，菅沼竜太郎訳：ベルツの日記，第1部上（岩波文庫），岩波書店，東京，pp. 72-73, 1951.
17) 呉秀三：我邦ニ於ケル精神病ニ関スル最近ノ施設（東京医学会創立廿五年記念文集・第二輯），東京医学会事務所，東京，p. 28, 1912.
18) 内村祐之：榊俶先生と東京帝国大学医学部精神病学教室の創設．精神神経学雑誌 44 (1)：63-79, 1940.
19) 榊俶，吉岡眞二訳：日本における精神病関聯事情について——東京の精神病院の見取図を添えて——．榊俶先生顕彰記念誌，榊俶先生顕彰会，東京，pp. 14-23, 1987.
20) 呉秀三：17) におなじ，pp. 2-3.
21) 呉秀三：17) におなじ，p. 2.
22) 呉秀三：17) におなじ，p. 28.
23) ラブル，小形利彦：没後100年記念誌 Dr. Albrecht von Roretz．小形利彦，山形，1984.
24) 田中英夫：御雇外国人ローレツと医学教育．名古屋大学出版会，名古屋，1995.
25) 小形利吉：まぼろしの医学校——山形済生館医学校のあゆみ——．高陽堂書店，山形，pp. 150-154, 1981.
26) 鶴見祐輔：後藤新平．第1巻，後藤伯伝記編纂会，東京，1937.
27) 岡田靖雄：日本で最初の精神病専門医高松彝と全漢文のその著書『精神病学綱要』（会）．日本医史学雑誌 46 (3)：362-363, 2000.
28) 岡田靖雄：島邨俊一小伝——悲運の精神病学者．日本医史学雑誌 38 (4)：603-635, 1992.
29) 岡田靖雄：淫事と精神病——精神病学説史の一断面——．日本医史学雑誌 35 (1)：1-25, 1989.

第2章　精神病者監護法の前後

1. 精神病者監護法制定まで

精神病者監護法前史　精神病者監護法公布（1900年）前の精神病者監護に関する規定については，呉秀三『我邦ニ於ケル精神病ニ関スル最近ノ施設』（1912年）中の「精神病ニ関スル法律又ハ命令ノ変遷」[1]にもっともくわしい。その記載をおぎなって精神病者監護法制定前における各地の命令，規則などをみておこう。

行政面で最初の精神衛生関係法規とみなすべきものは，1872年11月10日（明治5年10月10日）に太政官正院が"当分の内仮定"の条件で決裁した**東京番人規則**[2]である。番人制度は自治体警察にあたり，民費で維持されるもので，1873年1月25日より東京第1大区においてまず実施されたが，川路利良を中心とする中央集権型警察制度の確立をめざす動きによって，1874年2月10日に廃止された。東京番人規則の第5条〜第41条が"番人勤方心得"で，第27条が"放シ牛馬"のこと，第28条が"路上酒ニ酔ヒ失心スル者"のこと，第30条狂犬のことのあいだに，

　第廿九条　路上狂癲人あれば，之を取押へ警部の指揮を受く。
とある（原文は片仮名文）。

関連するものとしては，明治4年（1871年）11月にでた，東京府の取締組規則[3]に"第十七則　一，道路に酔狂する者あらば穏に取扱ひ，屯所に連行き，番人を附置き，住所の小区頭取へ引渡すべき事。但，酒店の酔狂人も同断の事"とあった（原文は片仮名文）。

番人規則につづいては，1874年につぎの布達がでた（原文は片仮名文，句読点をおぎなう）．

　　警視庁布達規第百七十二号　明治七年三月二十八日　区長・戸長
狂病を発し候者，猥りに徘徊致し候ては，人の患害を為（す）少からず，甚しきは火を放ち或は殺傷する等，畢竟其家族の不取締より相生じ候儀にて実に相済ざる事に候。之に依り以来狂病を発し候者と見定め候はば，其家族に於て厳重監督致すべく候。若し監護を怠り徘徊せしむる者は，相当の咎め申し付くべく，此段心得の為相達し候条，区々洩れなく触れ示すべき者なり。

精神病者監護の責は家族にあることを規定したものである。この規定が監護義務者，保護義務者にひきつがれていく。

ここで，衛生行政の変遷を一瞥しておこう。幕府の医学所などをひきついだ東校に衛生行政のこともゆだねられていたが，1872年3月19日（明治5年2月11日）に，文部省に医務課が設置され，翌1873年3月4日に医務課は医務局に昇格した。第1代医務局長になった相良知安は，間もなく長與專齋にとってかわられた。そして相良の案をうけた長與の努力によって，1874年8月18日に，医制76条が東京，京都，大阪の3府に達せられた。これが，日本の近代的衛生行政制度の濫觴である。ところが，1875年（明治8年）6月28日，衛生行政は文部省から内務省に移管された。7月4日に内務省は第七局が設置されて，衛生事務を所管することとなり，さらに同17日第七局は衛生局と改称された。こうして，医学教育から分離された医療行政・衛生行政は，1938年（昭和13年）1月11日の厚生省設置まで内務省衛生局の管下にあった。

　一方1875年3月7日に公布された行政警察規則によって全国的な警察制度が確立された。衛生は富国強兵等の一手段として重視され，その施行は地方行政組織によって警察力をつかって強制された。そののち，1942年（昭和17年）11月1日の行政簡素化実施にともない，11月2日に地方官官制が改正されて，地方衛生関係事務は警察部から内務部に移管された。そのさい，"急性伝染病予防，癩予防，花柳病予防及ビ精神病" などは警察署の所管にのこされ，それらのいわゆる衛生警察事務が全面的に衛生行政部門に移管されたのは1947年（昭和22年）4月7日の警察制度改革にともなってであった。そこで，これからみていく "精神衛生行政" が警察行政の一部としておこなわれていたことを，つねに念頭においていただきたい。

　さて，1875年の**行政警察規則**[4]では，第3章邏卒〔→巡査と改正〕勤方之事の第2条は"持区内の居民並道路行人より困難出〔しゅったい〕来して救護を乞ふとき"〔以下，法令などの引用は片仮名を平仮名にあらため，句読点をおぎなう〕につきのべているが，狂癲人のことはこの第2条をはなれて，またも第16条 "放れ牛馬" のこと，および第17条 "路上酒に酔ひ失心する者" のことと，第19条狂犬のこととのあいだに，

　　第十八条　路上狂癲人あれば，穏に之を介抱し，其暴動する者は取押へ，其地の戸長に引
　　　渡すべし。

とある。行政警察規則は形式上は廃止されていないが，1948年（昭和23年）の警察官職務執行法によってその実質的効力をうしなったとされる。いずれにせよ，泥酔者および狂癲人のことが，東京番人規則および行政警察規則で，放し牛馬と狂犬とのあいだにおかれていたことは，たいへん象徴的である。

　あとは呉から引用すれば（片仮名を平仮名とする）[1]，──

　　明治十一年五月三十一日警視庁は甲第三拾八号を以て，瘋癲人看護及び不良の子弟等教戒の為め已むを得ず私宅に於て鎖錮せんとする者は，明治九年三月十日元警視庁に於て区戸長へ相達候懲治檻入願手続に照準し，其事由を詳記し親族連印の上（瘋癲人は医師の診断書添へ）所轄警視分署へ願出，認許を受く可き旨を布告し，

　　明治十三年三月廿七日警視庁は甲第十六号を以て，瘋癲人看護及び不良之子弟等教戒の為め私宅鎖錮出願手続去る明治十一年五月甲第三十八号を以て布達候処，右は区戸長の奥印を受くるに及ばず，其事由を詳記し懲治檻入願手続第一条に照準し，親戚連印の上所轄警視分署へ願出，認可を受候儀と相心得べき旨布達せし〔後略〕

1880年（明治13年）7月17日太政官布告，1882年1月1日施行（1908年10月1日廃止）の旧刑法の第3編身体財産に対する重罪軽罪の第1章身体に対する罪の第6節は"擅に人を逮捕監禁する罪"（不法監禁罪）を規定していた。第4編の**違警罪**中の第426条は"発狂人の看守を怠り路上に徘徊せしめたる者"を，2日以上5日以下の拘留に処し又は50銭以上1円50銭以下の科料に処するむね規定した。違警罪とは現在の軽犯罪にあたるものだが，この規定は"監置に係る精神病者の監護を怠り屋外に徘徊せしめたる者"という形で，警察犯処罰法（1908年10月1日施行，1948年5月2日廃止）の第3条（20円未満の科料）にひきつがれていた。また，精神病者監護法の直前から施行された**行政執行法**（1900年6月22日施行，1948年6月15日廃止）はその第1条で，翌日の日没までの範囲で当該行政官庁が"泥酔者，瘋癲者自殺を企つる者其の他救護を要すると認むる者に対し必要なる検束"をくわえることを，公安を害するおそれある者の検束にならんで，みとめていた。

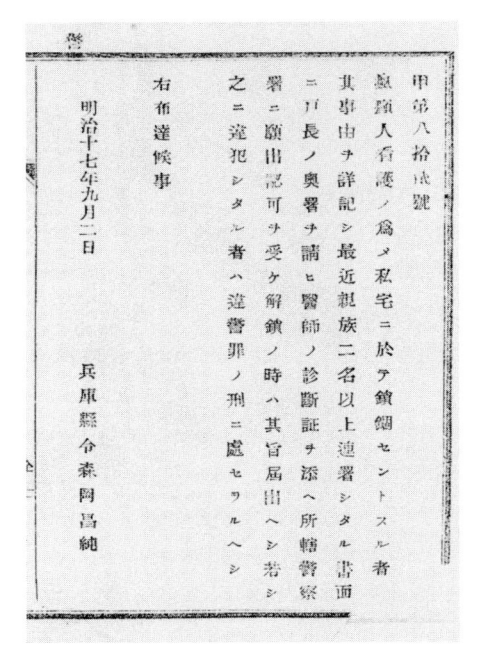

図59 瘋癲人私宅鎖錮に関する兵庫県布達

違警罪は各地方の便宜によりさだめることができた。1884年（明治17年）1月15日に警視庁違警罪目として"擅に瘋癲人を鎖錮したる者"が追加されたのをうけて，同年1月16日警視庁は甲第3号をもって，

> 瘋癲人看護の為め私宅に於て鎖錮せんとする者は，其の事由を詳記し最近の親属二名以上連署の上，医師の診断書を添へ，所轄警察署へ願出認可を受け，解鎖の時は其旨届出づ可し。若し之に違反したる者は違警罪の刑に処せられる可し。右布達候事。

と布達した。さらに同年8月18日甲第15号で，上記のうち"鎖錮せんとする者"の下に"又は治療の為め私立瘋癲院に入院せしめんとする者"を，"解鎖"の下に"出院"を挿入することを布達した。なお，"鎖錮"は監禁の意であろう。

甲第3号と同様の布達は各府県でもだされたようである。図59にあげたのは，同年9月2日の兵庫県甲第82号布達である。

これらと並行して警視庁はつぎのような布達をだしている[5]，——

　明治十七年一月十六日乙第一号達
自今私立瘋癲病院へ患者視察の為め臨時主務の官吏を巡遣し，且其出入人員等を調査せしむべく候条，此旨該院へ予め告示すべし。右相達候事。

　瘋癲人取扱心得　　明治十七年八月十三日警視庁第五十六号達
第一条　瘋癲人を私宅に鎖錮し又は私立瘋癲病院に入院せしめんと願出る者ある時は，医員を伴ひ病家に出張し，調査の上事実相違なき者は願書に認可の旨を朱書して之を下付し，其疑はしき者は事情を具し指揮を受くべし。但認可を為し及解鎖・出院を届出た

る時は，其都度第二局並びに私宅若くは病院所轄の警察署へ通報すべし。
第二条　前条認可の後私宅又は病院は，其所轄警察使に於て毎月一回巡回し其取扱方等を視察し，若し事故ある時は具状して指揮を受くべし。尤も事実疑ふべき廉あるか，又は苛酷の処置あるを聞知したる時は，臨時出張して之を視察すべし。
第三条　毎月私宅鎖錮者及び入院患者の現数を其所轄警察署に於て取調べ，翌月三日限り第二局へ通報すべし。
第四条　路上瘋癲人は引取人あるは之を引渡し，其之なきは管轄の自他に拘はらず東京府府所轄癲狂院へ護送し，其事由を第二局及び本人を認めたる他の区役所又は戸長役場へ通報すべし。但第二局へは別紙報告表（略す）を以て差出すべし。

つぎに紹介するのは，1885年（明治18年）の**『警務要書』**（内務省警保局蔵版）である。これは，当時の法律，規則および警視庁布達などにもとづいて，警察業務執行の要旨および手続きをしめしたものである。紹介する第十章[6]は，下巻の第１編安寧警察（衛生警察の編はべつにある）で，「第九章　人命急変」と「第十一章　棄児・迷児及失踪者」のあいだにおかれている。

　　○第十章　瘋　癲
（一）瘋癲人は自衛の道を会得する能はず，又人を害する恐あるを以て，宜く之が取締を為し，且保護を与ふべし。
（二）瘋癲人は親属に於て之が看護を為すべきは勿論なりと雖も，若し狂暴にして看護行届き難く自他を害するの恐あるものを見聞したるときは，速に上官に申報すべし。
（三）瘋癲人の路上に徘徊するを認めたるときは，住所氏名を聞取り警察署に連行くべし。尤も親属若くは看護すべき任ある者其近傍に在るときは，直に之を引渡すも妨げなしと雖も，其旨上官に申報すべし。
（四）瘋癲人に接するには専ら慰撫を旨とし，決して手荒き取扱あるべからず。若し狂暴に渉り自他を傷害せんとするものは之を取押ふべしと雖も，為めに病勢を増進せしむる等のことなき様注意すべし。
（五）瘋癲人を私宅に鎖錮し又は私立癲狂院に入院せしむるには，予め警察署の認可を要すべきものなれば，若し窃に鎖錮し又は入院せしめたる者あるを見聞したるときは，之を上官に申報すべし。
（六）私慾私怨の為め名を瘋癲に托し入院鎖錮を要せざる者を拘禁せんとする者なきに非ざれば，鎖錮若くは入院を願出たる者あるときは，警察官に於て病状の軽重及出願人と病者との身分上の関係等を取調たる上，之を許否すべし。
（七）警察署の認可を経て入院鎖錮したる者と雖も，既に平癒したるも尚拘禁し，又は瘋癲人に対し非道苛酷の取扱を為すものあるを見聞したるときは，速に上官に申報すべし。
（八）警察官は規則に従ひ病院又は私宅を巡回し，病者に対する取扱方及食物の粗悪，室内の不潔等なきやに注意すべし。

警視庁の瘋癲人取扱心得には，鎖錮・入院の認可にあたり"医員を伴ひ"とあったが，こちらの"瘋癲"の（六）にそのことがはいっていない。というのは，東京府外では医師による診察は要しなかったということなのだろうか。

1894年（明治27年）4月28日の警視庁令第25号は，"精神病患者を看護治療の為め制

縛若くは鎖錮し又は官立公立私立病院に入れんとする者"として，制縛をくわえ，さらに，官公立病院への入院をも対象とするにいたった。

　瘋癲人看護に監獄が利用されることもあったのは，1881年島根県から鳥取県への事務引渡書にみられる[7]，──

　　瘋癲人身元赤貧にして看護行届き難きもの情願により，曾て監獄中の病檻を区別し，之に置き，其費用は他の懲治人と同く囚獄費より支弁し来れども，明治十三年七月以降其筋に伺ひを経て救育費中より懲治人費額に準じ支出せしが，本年県会の会議を徴し今入檻救育を廃し，悉く其本籍或は親戚へ引渡し，若し親戚等も之無きものは其在籍町村へ引取らせ，然して看護のため病檻構造すべきも其資力なく実際余儀無きものに限り，前条救恤規則第三条但書により処分すべきものに之有り候

　いままで警視庁布達を中心にみてきたが，兵庫県の例をあげたように，精粗の違いはあっても，同様趣旨の規則は各道府県でもさだめられていたことだろう。

　相馬事件[8-10]　鎌倉時代に下総相馬郡から陸奥行方郡(なめかた)に移住した相馬氏は，平将門の末裔と称し，相馬藩（または中村藩）は奥州中村（現在の福島県相馬市・原町市とその周辺）6万石を領してきた。最後の藩主となった**相馬誠胤**(ともたね)は1852年（嘉永5年）に中村でうまれ，1865年（慶応元年）に父充胤から家督を相続し，維新の変革期をなんとかのりきって，名君といわれた。1871年（明治4年）に，松本城主であった戸田丹波守の娘京子と結婚した。相馬事件とは，相馬誠胤をめぐって1883年（明治16年）から1895年（明治28年）にかけて天下をさわがせたお家騒動である。誠胤の異母弟順胤(よりたね)に家督を相続させて相馬家の財産を自由にしようと，順胤の母西山リウおよびそれと通じた家令志賀直道（作家志賀直哉の祖父）が，誠胤を狂人にしたてあげようとした，というのが告発者となった錦織剛清(にしごりたけきよ)の主張したところである。

　そのために志賀らはまず，戸田京子が先天性鎖腟症（いわゆる"穴無し小町"）で性交不能の身であることをしりながら，誠胤にとつがせた。しかも，見合いのときには，京子の美貌の姉を替え玉につかった。誠胤が慶應義塾在学中は志賀らは誠胤を遊興にさそって主君に悪評をたてようとし，また相馬家の財産をかってに処分し着服した。誠胤が改革にのりだそうとすると，囲碁のさい従者が無礼をはたらき，おこった誠胤が槍をむけたところ，"ご前様がおくるいあそばした"と従者は大声をあげた。そして志賀らは邸内（麹町区内幸町）に監禁室をつくって誠胤をとじこめた。この監禁を正当化するために，宮内省侍医であった岩佐純に，瘋癲症とのニセ診断書をかかせた。志賀らが誠胤の実印をつかって処分した財産のなかには，相馬家が古河市兵衛とともにすすめた足尾銅山開発のための投資の引き上げ分もあった。

　志賀らの不正をしった旧藩士錦織は，1883年（明治16年）12月10日に相馬邸をおとずれて主君の監禁をとくようにせまったが，拒絶された。錦織は志賀らを不法監禁で告発したのにつづいて，さまざまな訴訟をおこした。相馬家では誠胤を，本郷区田町の加藤瘋癲病院や東京府癲狂院（本郷区向ケ岡）に入院させた。東京府癲狂院が小石川区巣鴨駕籠町にうつったときは，相馬家が費用をだして二室の病室をつくり，そこに誠胤をいれた。1887年1月31日に錦織は，この東京府癲狂院から誠胤をぬすみだした（図60）。その夜誠胤は，錦織に同情していた内務省衛生局技師後藤新平の家にとまったが，後藤は誠胤を精神病にあらずと

みた。つれもどされた誠胤は，帝国大学医科大学教授榊俶の診察をうけた。時発性躁暴狂とした榊の診断書には，ベルツも連署している。

錦織側の運動にたいし，相馬家側では司法卿，警視庁，裁判官，東京府知事などに多額の金をおくって防戦した。東京府癲狂院長であった中井常次郎が誠胤の主治医になっていたが，志賀らは中井と相談して，隠居していた誠胤の父君充胤を毒殺した。さらに，錦織がおこした裁判で誠胤が東京控訴院に出頭するべき2月22日がせまる（錦織はそう主張したが，出廷の指定日は3月3日だった）と，志賀らは中井および榊と相談して誠胤毒殺をきめ，1892年（明治25年）2月21日に誠胤を目黒まで散歩につれだし，昼食に毒をもった。だが，翌朝になっても誠胤がしなないので，かれを蒲団でおしころした。

錦織が主張したこのような筋書きは，まさに講談もののお家騒動であり，"奸臣"志賀らと微力でたたかう錦織が"忠臣"としてもてはやされた。自由党も錦織を支援しており，大井憲太郎などが錦織の弁護人になっていた。星亨が自由党員でありながら相馬家側の弁護人になったことは，星の評判をわるくし，それがかれが暗殺される一因にもつながっていく。

誠胤の死から1年半ほどたった1893年7月19日の自由新聞に，上記のような内容の匿名自訴状がのったが，それは錦織によるものらしい。そのまえ17日に錦織は，順胤，その母，志賀，中井ら8名を誠胤毒殺で告発しており，相馬家側も錦織を誣告で告発した。志賀や中井（かれは"毒医"の通称をえていた）は70日あまり拘留されていた。志賀直哉の「憶ひ出した事」は，法廷に召喚されたまま拘留されることになった祖父が裏口からでていく様をかいている。誠胤の遺体は青山墓地からほりだされ，軍医江口襄により解剖されたが，毒殺の証拠はえられなかった。10月24日毒殺事件は証拠不充分で免訴になった。

そして，錦織，後藤（当時内務省衛生局長）らが誣告で起訴された。後藤は無罪になったが，1895年に重禁固4年，罰金40円という錦織の有罪が確定した。さらに，毒殺事件の予審判事の一人だった東京地方裁判所判事山口淳は，職務上の情報をもらして錦織を援助して運動費をうけとり，また志賀らにも私恩をうって収賄していたことが発覚し，余罪もあって，官吏収賄，詐欺取財のため重禁固5年，罰金100円，追徴金1,017円の判決をうけた。

誠胤はほんとうに精神病だったのだろうか。記録されいる診断書，鑑定書には，岩佐のも

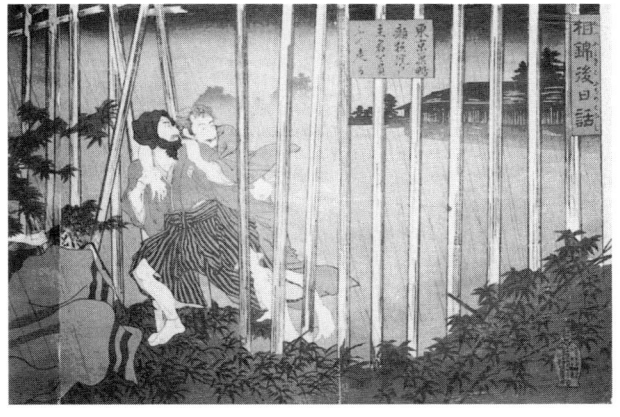

図60　小國政画「相錦後日話」（部分）
錦織が相馬誠胤を東京府癲狂院からつれだすところ

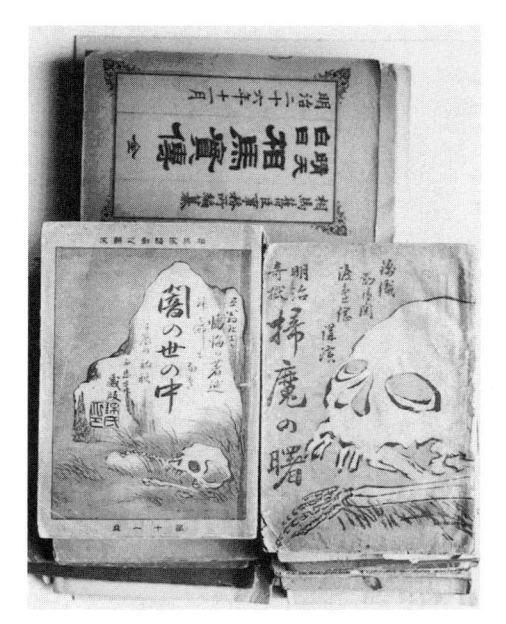

図61 1892, 93年にでた相馬事件に関する本
上は相馬家側にたつ3冊、下2列は錦織側にたつ28冊、『闇の世の中』は錦織著

の、榊のもの（ベルツ、佐々木政吉が連署している）、長谷川泰および中井のもの、戸塚文海のもの、お雇い教師スクリバに三宅秀、原田豊が連署したものがある[11]。それらやその他の記録を総合すると、誠胤は24歳からひどく疑いぶかくなり、そこに不眠、徘徊、暴行がくわわってきた。翌年には、興奮して一晩中ねむらなかったかとおもうと、2, 3日ぼやっとしているようになった。34歳のときの榊の診断書は感情遅鈍、無為、幻聴、暴行などの症状をあげている。いくつかの診断書の病名は"発作"とか"時発性"の語がはいっていたことからもわかるように、誠胤の精神症状はときどき悪化し、間には比較的よいときもあった（後藤があったのは比較的よい状態のときだったのだろう）。現在の目からすれば、かれの病気は分裂病緊張病型としてよいか、回帰型分裂病の診断も可能だろう。死亡届けには、病名は中井、榊の連名で"時発性躁狂兼尿崩及糖尿症"とあるが、死因は糖尿病とみてよいだろう。

相馬事件は満天下をさわがせた。1892年10月7日初版の錦織剛清『神も仏もなき闇の世の中』は翌年8月にはいってにわかに版をかさね、おそらく20版までいっただろう。黒岩涙香の新聞『万朝報』は錦織に密着した大報道を展開し、それによって部数をのばした。相馬事件に関し当時でた本でわたしがあつめたものを今回かぞえると、33冊あった。うち錦織側にたつもの29、相馬側にたつもの3、中立的なもの1（図61）。相馬の"馬"を"魔"として、"掃魔の曙"といった題もみられる。裁判での証言速記録にちかい、今日の週刊誌にちかい感じのものもある。このほかに、広告がでているがみていないもの、古書目録でみてもうしこんだがくじにはずれたものが数冊あり、当時相馬事件につき出版されたものは40冊をこえると推定してよかろう。このほか、図60のような錦絵も何枚かでており、芝居にもなり、有名な芝居にみたてた一枚物などもでている。

さて、相馬誠胤の精神疾患はたしかだったにしても、これだけさわがれるからには、それだけの理由があったはずである。相馬事件は、そのさわがれた（つまりは、錦織が主張した）形においては、いかにも講談めいたお家騒動であり、えらい連中はああいうことぐらいやりかねないという感じが庶民の心にあったのだろう。また庶民の心にある医者の姿は悪役であり、それだけに"毒医"中井の名は天下にひびいた。

精神病学はまだ未熟であった。病名も、"瘋癲症"、"時発性情性偏狂"、"狂躁発作を有する鬱憂病"、"時発性躁暴狂"とさまざまであった（症候学的診断の段階ではそれは当然であり、最初の"瘋癲症"および戸塚による"精神病"をのぞけば、症候進展もある程度反映しているのだが）。"時発性"とされる経過の特徴も理解しにくかろう。精神病をもつ人に関

する法制の不備もあった。精神病とさわがれている誠胤の署名がある委任状（錦織がかかせた）を有効とした判決があったことをみても，精神疾患をもつ人の行為能力についてはっきりした考え方ができていなかったことがわかる。誠胤の私宅鎖錮は1879年4月16日にはじまったが，このときは認許はうけていない。前述のように，違警罪にともなう私宅鎖錮手続きの変更は1884年1月16日になされた。相馬家ではこのときに父の名で2月20日に麹町警察署にあて瘋癲病人鎖錮願をだした。このときつけられたのが，瘋癲症とする岩佐純の診断書であった。つまり，おくれたが一応の手続きはふんでいた（このとき鎖錮はみとめられず，相馬家側は戸塚文海の診断書をえて誠胤を加藤瘋癲病院に入院させた）。そうはいっても，鎖錮や入院の手続きは充分に確立されたものとはなっていなかった。

　旧相馬藩内の事情もあった。幕末の相馬藩は財政窮乏におちいっていたが，二宮尊徳の指導をえて二宮の高弟である富田高慶を中心に財政をたてなおし，維新のさいの打撃も比較的すくなかった。また古河市兵衛とともに足尾銅山に投資していた時期もあって，相馬家は裕福であった。しかし，維新のさいなどに犠牲者となった旧藩士への配慮がすくないという点で旧藩士のあいだに根づよい不満があったし，相馬家の財産をにぎる家令職への競争もあった。ところで，旧藩士中の不満派は，誠胤の精神病というのも志賀がお家のっとりをはかった陰謀でないかとうたがい，この不満をとらえて行動したのが錦織である。

　錦織剛清（1856-1921）は山師的生活をおくった人で，かれの生涯を通覧すると過信性・高揚性・自己顕示性が目だち，錦織なしでは相馬事件はおきなかったろう。ローレツのところ（128ページ）でもふれたが，錦織の熱情にうたれてかれに同調した**後藤新平**（1857-1929）は，医師の道義を向上させようとの意図と法医学を確立させようとの考えとをもった熱血的革新的衛生官僚であった。相馬事件にかかわった医師の多くは帝国大学医科大学に属していたが，後藤には医科大学にたいする反発もあった。後藤がとくに問題にした一つは，岩佐による"ニセ診断書"の件である。岩佐は相馬家の家庭医であった。岩佐純の孫岩佐潔氏が1965年の医学史研究会第3回東京研究集会ではなされたところでは，このときは，門弟をやって診察させた結果をかいたそうだ，とのことであった。すくなくともまえに岩佐が誠胤を診察していたことは，中井・長谷川の診断書にも記載されている。してみると，岩佐の診断書を"ニセ診断書"ときめつけることは，あたっていない。

　後藤が問題にしたもう一つは，京子夫人の先天性鎖腟症の件である。後藤は，相馬家の主治医であった戸塚文海をといつめ，京子夫人は無月経で歯肉から定期的に出血するので内診したら鎖腟であることがわかった，ということをききだしたという。だが，誠胤，京子ははじめ仲むつまじかったとされているので，鎖腟といっても性交不能というほどの完全なものではなかったのだろう。戸塚をきびしくといつめてしりえた患家の秘密を後藤がおおやけにしたことは，医師としての道義から問題があった。後藤にも思い込みの激しさ，やりすぎの面があったのである。医界を革新しようとしていた後藤の意図は挫折し，いったん衛生局長にかえりざいたのちかれは政界に転じていった。

　相馬事件の背景としてもう一つわすれてならないのは，**自由民権運動**という時代の勢いである。自由民権運動の盛り上がりをうけて1889年（明治22年）2月11日に大日本帝国憲法が発布され，翌年11月25日に第1回帝国議会が召集された。こういう時代の勢いとの関係をしめすものとして，蚯蚓庵主人と称した久永廉三が錦織の『神も仏もなき闇の世の中』に

よせた文章[12]をあげておこう，――

　　　序

　　自由に担保なくんば自由危く，権理に保険なくんば権理危しとは是れ西哲の確言なり。然れ共国政の振興混沌朦朧の中に彷徨する時代に於ては，此僅々たる数語も，容易に其実行を見る事能はず。啻に其実行を見る事能はざるのみならず，自由を縛束せられ，権理を侵害せらるゝ事あり，豈に悲しからずや。

　　我国の為政家茲に見る所あり，専制の弊政を打破して立憲代議の政を施し，民の自由権理をして，毫も縛束せしめず，侵害せしめざるを勉む。吾人国民たる者宜しく太平の謳歌を奏して可なり。若し夫れ吾人の自由を縛束し，吾人の権利を侵害する者あらば，速かに之を責め之が罪を謝さしむ可し。

　　彼の相馬家騒動の事たるや，其罪誰に帰すべきものぞ。若し相馬子爵の自由を縛束し，権理を侵害せし者ありとせば，其縛束を為し侵害を為したる者を，尽く責めざるを得ざるなり。之を責むる所以のものは，独り相馬子爵の自由権理を担保し保険するに止まらずして，一般人民の権利消長に関し，此の如き罪者は責むべきものとす。之を責むるの道如何，曰く言ふ可くして容易に求む可らざるものあるを奈何せん。

〔中略〕人の自由権理に関して，自己の性命財産を顧みず，以て全力を挙ぐる者，天下広しと雖も多く有る可しとも思はず。剛清君の言行見るべきもの不尠，余一閲して得るところあり，稿を戻すに当りて則ち一言を巻首に題す。

〔後略〕

この人には相馬事件についての著作が，単独名でのものと錦織と合作のものとがあり，錦織が蚯心居士と称したその号との類似性からみても，蚯蚓庵主人は錦織と一心同体というべき人物であったろう。とはいえ，誠胤の鎖錮，入院をかれが自由，権利の侵害ととらえたことは，まさに時代の勢いにのったものであった。

相馬事件は明治天皇の耳にもはいった。いずれにせよ，精神病をもった人の処遇に世の関心をあつめた。精神病の遺伝に一般の関心がむくようになったのも，この事件あたりからだろう。江戸時代におもんじられていたのは，血よりは家であり，"血統"は18世紀からつかわれだした造語であった。誠胤の母は数え26歳で発病し，間歇性躁狂と診断されて治せず40歳で死亡し，母の弟および妹も発狂した。誠胤についての診断書，鑑定書は前記の関係書の多くにそのまゝだされ，そこには精神病の原因として遺伝が明記されていたのである。

アメリカ合州国のいくつかの新聞は，錦織側の宣伝にそって，相馬家からの政府要路の大官への贈賄工作ということを中心に報じて，日本は無法状態にちかい国だと論じたという。相馬事件はイギリスの新聞にも，日本では精神病患者が不法監禁されていると，日本の法律の不備をしめすものとしてつたえられた。明治政府の外交上の最大課題は，安政条約以来の不平等条約の改正であった。そういうときに，相馬事件が**条約改正**の仕上げをさまたげることが懸念された。こうして，相馬事件は精神病者監護法制定をいそがせることになった。

2. 精神病者監護法とその後

精神病者監護法の制定[13-15]　　1898年（明治31年），大隈重信内閣の内務大臣板垣退助が立

案させた窮民法案は，救貧・防貧のための施設の一つに癲狂収療をあげていたという。他方，司法省法制局長官梅謙次郎は，民法上精神病者の財産についての規定はあるが，身体上の保護については規定されていないことにつき調査を命じた。

前節にのべたように，精神病者の取り扱いにつき各道府県ごとの規則などはあったが全国的なものはなくて，相馬事件の影響もあって全国的な統一的な法律が要求された，条約改正（治外法権撤廃）をひかえて対外的にもそれが急務であった，ということにくわえて，上記のような事情がくわわって，内務省衛生局は新法の立案にあたった。1898年11月，中央衛生会は臨時会をひらいて梅と東京帝国大学教授片山國嘉（当時精神病学講座兼担）とを臨時委員にして審議をおこなった。その審議内容は呉秀三・樫田五郎（1918年）がつたえている[16]（原文は片仮名文），――

〔前略〕抑ゝ明治三十三年該法律制定当時の事情を聞くに同法の主眼とせし所は，其時代の社会の状況に照らし，従来往々認めたる不法監禁の悪弊を芟除し，且つ精神病者を監護し又之を扶養する義務者を確定せんことを期したるものにして，病者の治療・医薬の方面に関しては特別に何等の規定を設けず，全然之を除外せしものなり。其当時内務省衛生局に於て起稿せる同法の原案は，其内容殆ど全く監獄法と異らざるものなりしも，其後中央衛生会会議に於て之を修正するに当り，同会委員医学博士片山國嘉氏は，該案に病者の看護・治療に関して何等の規定なきを遺憾とし，之に関する規定を設けて之を法文中に明記せんことを極力主張せり。蓋し同博士は精神病者の地位を法律上に擁護すると同時に，文明諸外国に行はるゝ制度に則り，該法の主体として精神病院法を制定するを以て最緊要と信じたればなり。又同委員故法学博士梅謙次郎氏は同監護法原案に精神病者を扶養すべき義務者に就て全く何等の記載なかりしを以て之を制定して，当時の民法に扶養義務者に関し明確なる規定なきの欠陥を同時に補はんことを建議し，梅博士の修正説は同会議を通過したるも，片山博士の主張には一人として耳を傾くるものなく全然問題とならず，遂に之を否定し了りたりと云ふ。此の如くにして此精神病者監護法は不完全に成立したり。
〔後略〕

1898年1月16日第13帝国議会に精神病者監護法案が提出されたとき，貴族院での提案理由として政府委員はつぎのように説明した。精神病者が社会に患害をながすことは意想外におおきく，民法上財産についての規定はあるのに"社会ニ障害ヲ及ス如キ事項"についての規定はないので，法制定により精神病者を"能ク保護シテ遂ニ社会ニ流ス患害ヲナキヤウ"にしたい。治安立法の色彩がつよいことはこの説明からも明白である。また，精神病室の設置を政府は約束し，精神病室の設備のない横浜，長崎，神戸などの開港都市には"立ドコロニ此精神病室ヲ用意スルダケノ都合ニ今日デハ協議が行届イテ居ル"とのべていた。審議未了となったこの第1次案には，地方長官任命の検査委員によって患者の処遇の当否を検査させ人権をまもる，"赤貧ニシテ自活スルニ途ナキ精神病者"については市町村が救護する，といった規定もいっていた（第2次案ではそれらはおちている）。

第2次法案は1900年1月20日第14帝国議会に提出された。特別委員会での質疑応答では，

1) 監置を必要とする範囲をひろくとっていて，不潔，叫喚，風俗上このましくない，などの症状のほかに，治療上の必要もあげられているが，その範囲がはっきりしていない，

2）監置は看護，療養をふくむとするが，定義があいまいである，
3）法は治療よりは監置後の取り締まりの規定である，
4）公立の精神病院，精神病室を各府県に設置することを省令，勅令で規定する，
5）伝染病とおなじように社会に害をあたえるが，精神病は経過がながいので公費負担は原則としてかんがえない，

などの説明がなされた。精神病者でも監禁することは人権上の大問題だ，といった発言もでたが，議論の中心は民法上の後見人，戸主と監護義務者，扶養義務者との関連にしぼられていた。

1900年3月10日に公布され同年7月1日から施行された**精神病者監護法**は，精神病者（狭義精神病者でなくて，精神衛生法に規定された"精神障害者"にほぼ相当する）の監護義務者をさだめ（監護義務者不在のときは市町村長が監護する），精神病者を私宅あるいは精神病院，精神病室に監置する手続き（警察をへて行政庁の許可をえる）（図62）をさだめたもので，本人の保護（不法監禁の防止）および社会の保護がその目的であった。費用は被監護者，扶養義務者の負担とされた。

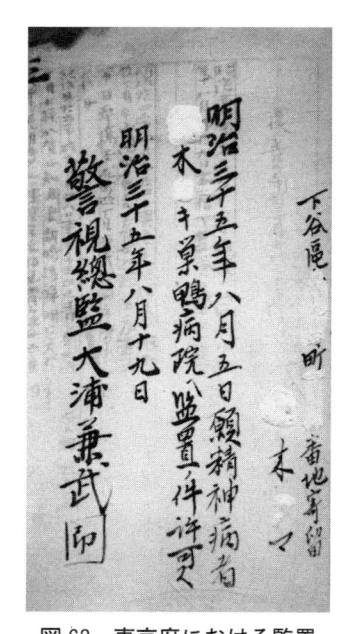

図62　東京府における監置（入院）許可証書
（岡田靖雄『私説松沢病院史』岩崎学術出版社，1981より，原本は東京都公文書館蔵）（東京府では，知事でなく警視総監が取り扱い行政庁の責任者だった）

この法律でつかわれた"監置"，"監護"について呉・樫田（1918年）[17]にさきほどの引用につづけて，——

〔前略〕其中に載せられたる監置なる文字も主として片山・梅両博士が協議して選択したるものにして，此二氏の意見としては，該法によりて精神病者を一定の場所に留置するその処置は犯罪者を監獄に監禁するとは其意味に於て自ら差異あるを以て之を監禁と称するを得ず，又該法中には病者の治療・保護に関する条項は少しも之を明記せざるが故に，彼処置は又之を保護と称するを得ざるが故に，結局已むことを得ずして，保護と監禁との中間を取りて監置なる文字を選択したるものゝ如く，又同法中に見る監護てふ文字も同様にして定められたるものにして，何れも其中には保護てふ意味をも包含せしめんことを期したるなり。されば監置てふ語は該法成立の初めより，其意義明晰ならざりし〔後略〕

つまり，この法律の基幹用語である"監護"および"監置"の意味が不明確なのである。法の第11条には，行政庁は指定した医師や官吏により患者の診察や病者のいる家宅や病院などの臨検をさせることができるとあった。しかし，関係行政庁で医師が勤務しているところはほとんどなく，この条文は警察官による私宅監置室，病院の取り締まりという形で実行された。"監護"も"監置"も監禁そのものとしてあつかわれた。また，法案審議の過程で政府がくりかえし公約していた公立の精神病院・精神病室の設立は手をつけられぬままであった。費用負担について審議のなかで政府委員は"詰リ身代限リヲスルマデ行カネバナルマイト思ヒマス"とさえいっていた。

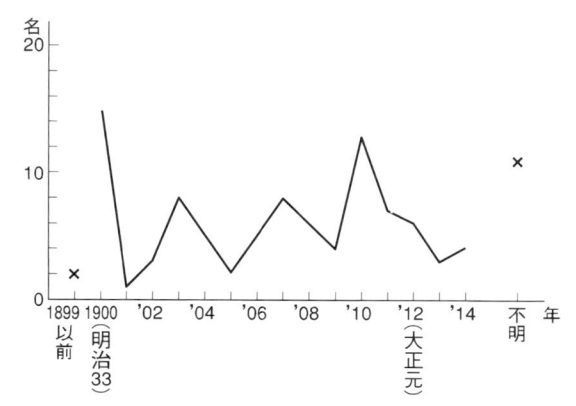

図63 呉秀三・樫田五郎「精神病者私宅監置ノ実況及ビ其統計的観察」所載103例の私宅監置開始年（岡田ほか）[18]

　精神病院・精神病室がほとんどないなかで，この法律は私宅監置の監督が主体となった。しかも，その私宅監置は，精神病者を医療ではなく，公安的隔離監禁の対象とし，それを個人の責任でおこなわせるものであった。この基本的特徴はついこのあいだまでつづいてきたし，現在も精神科医療の底流にある。わたしたちが，私宅監置こそ日本の精神科医療の原型である，と強調してきた[13,14,18]のは，まさにこの意味においてである。

　この点をもうすこし傍証してみよう。公衆衛生関係，社会福祉関係の立法経過をみると，伝染病予防法1897年，行旅病人及行旅死亡人取扱法1899年，法律第十一号（癩予防ニ関スル件）1907年，精神病院法・結核予防法・トラホーム予防法1919年，花柳病予防法1927年となっている。精神病者監護法が伝染病予防法とならんで突出していることがわかり，医療面の規定をかくこととならんで，これが対外的配慮にもとづく公安的法規であったことを推定させる[19]。

　精神病者監護法制定前の私宅監置数は東京府をのぞいては記録にのこっていないようである。法施行後についても1923年までの私宅監置数の確実な統計はのこっていない。そこで，呉秀三・樫田論文（1918年）にあげられる実例105例中仮監置をのぞいた103例につき私宅監置始期をしらべると，図63のようになる。精神病者監護法ができるまえからのものは2例にすぎず，1900年には15例の私宅監置がはじまった。しかも，この15例の始期は法公布の3月10日以降である。とすると，精神病者監護法はそれまで各府県単位でさだめられていた私宅監置および入院の手続きを全国的に一本化したものではあるが，この法律は私宅監置を促進する効果をもっていたのである[19]。

　東京府内訓[20]**ほか**　のちに詳述するが，呉秀三は1901年（明治34年）10月に留学からかえって東京帝国大学教授に任ぜられるとともに，東京府巣鴨病院医長を嘱託された。開放的患者処遇が呉医長の方針であったが，それにともない逃走件数が増加した。1903年には逃走が1名3回，逃走未遂は5名計7回であった。『明治三十六年東京府巣鴨病院年報』にはこうある（原文は片仮名文，句読点をおぎなう），──

　　本年度逃走者割に多数にして小〇寛〇は数回逃走を遂げ，新〇邦〇は二回逃走して一回は他県下にまで逃走し，東京府をして本院に左の内訓を発するの已むを得ざるに至らしめしは慚愧の至に堪へず。

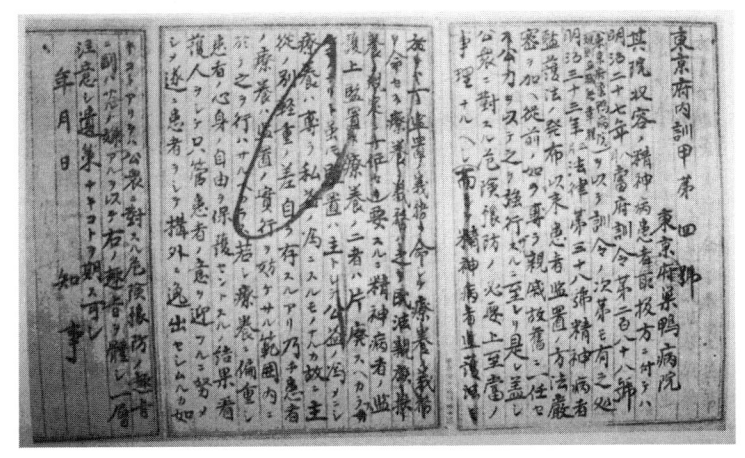

図 64 1903 年東京府内訓案
（岡田靖雄『私説松沢病院史』岩崎学術出版社，1981 より，原本は東京都公文書館蔵）

○其院収容の精神病患者取扱方に付ては，明治二十七年八月当府訓令第二百八十八号を以て訓令の次第も有之処，明治三十三年三月法律第三十八号精神病者監護法の施行以来患者監置の方法厳密を加ふるに至りたるを以て，局に当る者患者監置の実行に就て一層の注意をなさゞるべからず。治療の事固より忽にするを得ずと雖ども，治療上患者心身の自由を保護せんとするの結果却て監置実行の宜しきを得ざるが如き事を生ずるに至らば甚だ遺憾に付き，之が取扱上充分注意し遺策なきことを期すべし。

　　明治三十六年十一月四日

　　　　　　　　　　　　　　　　　　　東京府知事男爵　　千家尊福㉑

この文章は比較的おだやかだが，東京都公文書館にはこの原案（図64）およびその説明があったので，それを抄録しておこう（原文は片仮名文，句読点をおぎなう），――

〔前略〕精神病者監護法の発布以来患者監置の方法厳密を加へ，従前の如く専ら親戚故旧に一任せず，公力を以て之を強行するに至れり。是れ蓋し公衆に対する危険予防の必要上至当の事理なるべし（而して精神病者監護法に於ては一に監置の義務を命じて，療養の義務を命ぜず，療養の義務は之を民法親族扶養の規定に一任せり）。要するに，精神病者の監護上監置と療養の二者は片廃すべからざるものなりと雖ども，監置は主として公益の為めにし，療養は専ら私益の為めにするものなるが故に，主従の別・軽重の差自ら存するあり。乃ち患者の療養は監置の実行を妨げざる範囲に於て之を行はざるべからず。〔後略〕

この原案への説明は現医長の"治療上放縦主義"を非難し，逃走の"実害なるものは，単に殺傷若くは放火等の行為のみに限るべきものにあらずして，患者の逃走に因り公衆が危惧の念を懐くが如きも，亦実害に外ならず"，"病院の目的は主として治療にありとし，監置を以て已むを得ざるの附随条件なりと云ふが如きは，誤解の甚しきものなり。是れ普通病院に於て云ふべきものにして，精神病院に在ては監置を以て主たる目的と為さゞるべからず"といい，"之を要するに，現医長の方針は患者の治療に偏重し，精神病者監護法の命ずる監置の実行を粗漫に付するの嫌ある様被存候"というのである。

説明のなかには，現医長の放縦主義は看護人を畏怖させている，といった表現もあり，呉

医長の無拘束主義は現場にかなりの反発をまねいてもいたことがわかる。精神病院は監置の場所であることをふみはずすな，という現場からの反発，府庁からの圧力に，呉医長は精神病者監護法の本質をしって，それと対決する決意をかためていったのだろう。私宅監置調査のきっかけとなったのは，この内訓だったのであるまいか。

　もっとあとのものだが，精神病者監護法の本質的側面にふれる別の一連の文書がある[21]。精神病者監護法第9条に"公私立精神病院及公私立病院ノ精神病室"がでてくる。つぎのものは，この"**精神病院**"に関する内務省衛生局長の見解である（原文は片仮名文，句読点をおぎなう），——

　一，市町村立精神病者監護施設に関する件
　北海道庁長官照会（大正十四年九月十九日警衛第二一八四号）
　左記精神病者監置室は病院組織には非ざるも，精神病者監護法第九条の公立精神病院と看做すべきものなりや。若し然らずとせば，之が取扱に該当すべき条項無きが如く取扱上疑義有之候条，何分の御回示相煩度候也。

　　　　　　　　　　　　記
一　市町村に於て永久的に精神病者監置室のみを数室建設し，診療は市町村医若くは開業
　　医に嘱託し，病者に対する給養其の他一切の監護は特定の私人に請負はしむるものなり。
○衛生局長回答（大正十四年十月十五日衛予第六四二号）
　標記の件に関し九月十九日警衛第二一八四号を以て御照会相成候処，右は精神病者監護法第九条の精神病院として御取扱相成可然と存候。

　1933年（昭和8年）に診療所取締規則がさだめられた。ここで病院とは，診療所で患者10名以上の収容施設をいう，とされている（それまで病院は5名以上または10名以上の収容と道府県によりことなった）。診療所の管理，構造設備，監督などが規定された。これをうけて北海道庁長官は1938年1月13日寅衛第80号をもって，前記監置室と診療所取扱規則との関係につき，それらを病院または病院でない診療所とあつかうべきか，私宅監置室としてだけの取り扱いでよいか，と照会した。これにたいする同年3月29日の北予第53号の予防局長・衛生局長回答には，"標記の件は大正十四年十月十五日衛予第六四二号を以て貴官宛衛生局長より回答の通り，精神病院として精神病者監護法第九条及精神病者監護法施行規則第九条の許可を要するの外，収容定員十名以上のものは診療所規則による病院として，又収容定員十人未満のものは同規則による診療所として，何れも同規則の適用あるものに有之候条，此段及回答也"とある。

　精神病者監護法により，府県立をのぞく公私立精神病院および公私立病院の精神病室の構造設備および管理については各地方長官が内規をもうけることとされていた。1925年の内務省衛生局長回答は，医師がときどき診察するだけの公立監置室を精神病院としてあつかってよい，というものであり，1938年の厚生省予防局長・衛生局長回答はそれをほぼ追認しているものである。これは，逃走などについてはひじょうにうるさかった精神病者監護法の運用が，精神病院（あるいは精神科診療所）の組織および運営についてはまったくずさんなものだったことをしめしている。

　菅修（1937年）の「精神病者並ビニ之ニ近接セル精神異常者ニ対スル施設名簿」[22]には，精神病院，精神病室でない精神病者収容所として公立の室蘭精神病院（定員3），おなじく旭

川精神病院（定員8）があげられている。この二つが，上記に相当するあいまいな施設なのだろう。

刑法および民法の規定　まず刑事法における罪責能力に関する規定をみておこう。1870年11月2日（明治3年10月9日）になって同12月20日（閏10月28日）に頒布された**新律綱領**[23]には，瘋癲殺人につきつぎのように規定した（原文は片仮名文，つづく法文もおなじ），

　　凡瘋癲人，人を殺す者は，終身鎖錮，仍ほ埋葬金二十五両を追取し，死者の家に給付す。若し二名以上を，連殺する者は，絞。其親属，看守厳ならずして，他人を殺死するに致す者は，杖九十。
　　若し瘋癲（にせきちがひ）を仮り，人を殺傷する者は，謀故殺傷に依て之を科す。

他の犯罪については減軽宥免は規定されていない。1873年（明治6年）6月13日には**改定律例**[24]が頒布され，7月10日から実施された。そこでは，上記規定がさらに詳細になった，

　　瘋癲殺人条例
　第百九十二条　凡瘋癲人，人を殺し，埋葬金二十五円を追する者，改て過失殺収贖例に照し四十円を追して死者の家に給付す，其人を傷する者は，弁に過失傷収贖例に照し，追して傷者に給し，医薬の資となす
　第百九十三条　凡瘋癲人二命以上を連殺する者は，絞，改て鎖錮終身
　第百九十四条　凡瘋癲人祖父母，父母を殺す者は終身鎖錮
　第百九十五条　凡瘋癲人，人を殺す者は，鎖錮終身に処すと雖も，若し果して痊癒すれば親属隣佑の保証を取り，懲役五年に改正し，限満て放還す
　第百九十六条　凡瘋癲人自殺を致すに看守人，失察する者は懲役二十日，若し人を傷するに至らしむる者は懲役四十日
　第百九十七条　凡瘋癲人，人を殺す者，孤独貧困にして，親属の保管する者なければ鎖錮を禁獄に換へ埋葬金を追せず

1880年（明治13年）7月17日に発布されて1882年1月1日から1908年10月1日施行の現行刑法まで施行されていた**旧刑法**[25]には**不論罪**の規定があった。「第四章　不論罪及ビ減軽」の「第一節　不論罪及ビ宥恕減軽」に"第七十八条　罪を犯す時知覚精神の喪失に因て是非を弁別せざる者は其罪を論ぜず"とある。責任無能力についての規定であるが，限定責任能力は規定されていない。宥恕減軽は年少者についてのものである。現行刑法には限定責任能力の規定もある。

民法上の問題は，1890年（明治23年）10月6日公布の旧民法人事編[26]においてほぼあきらかにされた。ただし，これらは1893年1月1日施行とされていたが，1892年の第3回帝国議会で無期延期が議決され，1896年（明治29年）4月27日公布の現民法が1898年7月16日に施行されるとともに廃止された。おもな関連条文をかきぬいておこう，──

　　第四章　婚姻
　第五五条①人違，喪心又は強暴に因りて双方又は一方の承諾の全く欠缺したる婚姻は不成立とす
　第七〇条　左の場合に於ては婦は夫の許可を得ることを要せず

第二　夫が禁治産又は準禁治産を受けたるとき
　　第三　夫が瘋癲の為め病院又は監置に存るとき
　第十二章　禁治産
第二二二条　心神喪失の常況に在る者は時時本心に復すること有るも其治産を禁ずることを得
第二二七条　疾病の性質と資産の状況とに従ひて禁治産者を自宅に療養せしめ又は病院に入らしむるは親族会の決議に依る。但瘋癲病院に入らしめ又は自宅に監置する手続は特別法を以て之を定む
第二三〇条①禁治産者は禁治産の裁判言渡の日より無能力者とす
第二三一条①禁治産の原因止みたるときは本人，配偶者，親族，姻族，戸主，後見人又は検事の請求に因りて其禁を解く可し
第二三二条①心神耗弱者，聾唖者，盲者及び浪費者は準禁治産と為して之を保佐に付することを得
第二三八条①禁治産を受けざる瘋癲人あるときは配偶者，親族，戸主及び検事は区裁判所の許可を得て特別法に定むる手続に従ひて之を瘋癲病院に入れ又は自宅に監置することを得
第二三九条　瘋癲病院に入り又は自宅に監置せられたる者は入院中又は監置中其財産を管理し及び処分することを得ず
第二四一条　瘋癲人の入院または監置中に行為を為したる証拠あるときは其行為を銷除することを得。但相手方が瘋癲人の本心にて行為を為したることを証するときは此限に在らず

●第2章文献
1) 呉秀三：我邦ニ於ケル精神病ニ関スル最近ノ施設．東京医学会事務所，東京，pp. 154-169, 1912.
2) 明治初年の自治体警察　番人制度（東京都史紀要第五）．東京都総務局文書課，1950.
3) 取締組規則．由井正臣・大日方純夫：官僚制　警察（日本近代思想大系3）．岩波書店，東京，pp. 305-309, 1990.
4) 行政警察規則．由井正臣・大日方純夫：官僚制　警察（日本近代思想大系3），岩波書店，東京，pp. 319-323, 1990.
5) 警保局編輯：警務要書．内務省警保局（蔵版），pp. 154-157, 1885.
6) 警保局編輯：5)におなじ，pp. 152-154.
7) 精神病，森納：鳥取県の疾病史覚書――明治・大正時代――．森納，鳥取県国府町，pp. 75-81, 2000.
8) 岡田靖雄：相馬事件．精神医療史研究会編：精神衛生法をめぐる諸問題．松沢病院医局病院問題研究会，東京，pp. 3-7, 1964.
9) 岡田靖雄：私説松沢病院史．岩崎学術出版社，東京，pp. 117-124, 1981.
10) 岡田靖雄：「相馬事件」探書記．図書 5月号：20-25, 1986.
11) 相馬誠胤につきだされた診断書，鑑定書については，岡田靖雄：相馬事件における診断書．岡田靖雄，浜田晋ほか編：精神科症例集，上巻，岩崎学術出版社，東京，pp. 53-62, 1975.
12) 蚯蚓庵主人：序．錦織剛清：神も仏もなき闇の世の中．春陽堂，東京，巻頭1-3, 1892.
13) 吉岡眞二：精神病者監護法から精神衛生法まで．精神医療史研究会編：精神衛生法をめぐる諸問題．松沢病院医局病院問題研究会，東京，pp. 8-34, 1964.
14) 岡田靖雄：精神衛生法．懸田克躬ほか編：現代精神医学大系，第5巻C精神科治療学III．中山書店，東京，pp. 351-397, 1977.
15) 岡田靖雄：明治期の精神科医療――その初期事情．松下正明ほか編：臨床精神医学講座，S1巻精神医療の歴史．中山書店，東京，pp. 251-265, 1999.

16) 呉秀三，樫田五郎：精神病者私宅監置ノ実況及ビ其統計的観察（四）．東京医学会雑誌 32 (13)：794-796, 1918.
17) 呉秀三，樫田五郎：16）におなじ．
18) 岡田靖雄，吉岡眞二，金子嗣郎，長谷川源助：私宅監置の運命．精神医学 7 (6)：510-516, 1965.
19) 岡田靖雄ほか：18）におなじ．
20) 岡田靖雄：私説松沢病院史．岩崎学術出版社，東京，pp. 264-271, 1981.
21) 予防衛生ニ関スル法規及例規．厚生省予防局，東京，pp. 181-230〔精神病〕, 1941.
22) 菅修：本邦ニ於ケル精神病者並ビニ之ニ近接セル精神異常者ニ関スル調査．精神神経学雑誌 41 (10)：793-884, 1937.
23) 日本近代刑事法全集・上（司法資料・別冊第十七号）．司法省秘書課, 1945.
24) 日本近代刑事法全集・中（司法資料・別冊第十七号）．司法省秘書課, 1945.
25) 我妻栄編集代表：旧法令集．有斐閣，東京，1968.
  なお，治罪法（刑事訴訟法の前身）は1880年7月17日に布告され，1882年1月1日から施行されていた．1882年4月に安藤卓爾は，車夫某の妻が実子を井中に投じ致死させた事件の被告人の精神鑑定を命じられた．これが治罪法による精神鑑定の嚆矢で，1883年から医師による精神鑑定がふえている（小関恒雄：明治法医学編年資料断章，玄同社，鎌倉市，1995）
26) 我妻栄編集代表：25）におなじ．

第3章 精神科病院と精神病学との発達

1. 精神科病院の発達

　これから，精神科の病院は一般的には精神科病院とよぶ，精神科病室もそれにならう。もちろん，法律のところでは法文にしたがい精神病院なら精神病院としるす。
　さきにもふれたように，1874年（明治7年）8月18日に，医制76条が文部省から東京，京都，大阪の3府に達せられた（ヨーロッパ，アメリカの制度にならっていて，日本の実情に適合していない面もあったので，3府にだけ施行したのである）。その第25条が病院設立の手続きをのべているのをうけて，第26条には"黴毒院癲狂院等各種病院設立ノ方法ハ皆前条ニ則トルベシ"とあり，"癲狂院"が明記された。翌年5月14日改正の医制では，まえの第25条に相当する第16条の最後に，"黴毒院癲狂院等各種病院設立ノ方法ハ別冊アリ"とある（この別冊がどういうものかは，たしかめてない）。
　つぎに紹介するのは，当時外務大輔であった森有禮（ありのり）（1847-1889）が合州国のディクス（Dorothea Lynde Dix, 1802-1887）にあてた手紙である[1]（訳は岡田），――

　　　　　　　　　　　　　　　　　　　　　　　　日本国　東京　1875年11月23日
　親愛なるディクス様。ながく御無沙汰いたしましたが，その間貴下がふかく関心をもたれる事につきわたしがなにもせずにいたとはかんがえずにください。わたしはこの事に多くの時間と注意とをはらい，狂者のための癲狂院を京都に設立することができ，もう一つは当市において建設中で，間もなくよき事業にかかれるでしょう。ほかの癲狂院もつづくでしょうし，それらが多くの悲惨を軽減する手段となることを熱望しております。
　　　　　　　　　　　　　　　　　　　　　　　　　　　　　　敬具　森有禮

　ディクスは，ニューイングランド出身の隠退した教師で，精神病者処遇の改革に努力した人。30の精神科施設がこの人の力で設立されたとされる（その多くは巨大州立病院となって，のちにまた大改革をうけるのだが）。森は小弁務使→中弁務使→代理公使として1872-73年と合州国に赴任していたので，その仕事をほぼなしとげていたディクスとそのときにあったのだろう。森はのちに短期間中央衛生会の会長になったこともあるが，京都癲狂院および東京府癲狂院の設立にかれが具体的にどのようにかかわったかは不明である。とはいえ，精神科病院の必要性を当時の有識者がかなり認識していたことが，この手紙からはうかがえる。なお，この手紙は石井研堂『増補改訂明治事物起源』（1926年）に紹介されていた。

京都癲狂院　京都癲狂院は当初文書に単に"癲狂院"と記載されていたが，のちに"京都癲狂院"とはいった罫紙もでき，『精神病約説』下巻の奥付けには"京都癲狂院蔵板"とある。そこで，はじめから"京都癲狂院"と記載する。京都癲狂院については，京都府の稿本『府史第二篇　自明治八年至仝十一年　政治部　衛生類　第六』に「癲狂院一件」の資料がのこされており，また『京都府立医科大学八十年史』(1955年)[2]中に記載があり，また小野尚香「京都府立『癲狂院』の設立とその経緯」(1993年)[3]の論文もある。

　1869年(明治2年)に事実上の遷都がおこなわれて，旧都はこの繁栄をとりもどすために新文明の摂取をいそいだ。府当局にあってその推進役となったのは，大参事槇村正直(1834-1896，のち府知事となる)，蘭方医明石博高(ひろあきら)(1839-1910)などである。現在の京都府立医科大学の最前身の療病院は1872年(明治5年)に開設された。その資金，建て物については，廃仏毀釈の風潮のなかで新活路をみいだしたいとする僧侶たちの協力がおおきかった。

　1875年(明治8年)4月に一般人の栞政輔が，岩倉の大雲寺および大日堂(乙訓郡下久世村)における精神病患者収容施設を停止し癲狂院で癲狂病生養をはかるべきだ，との言上書を長谷信篤府知事にあて提出した。それをうけて，監察掛主任による大雲寺および大日堂の調査，療病院係明石による岩倉大雲寺の調査がおこなわれた。明石は癲狂院の具体案をつくり，設立箇所につき相談された教師ヨンケルは東山南禅寺方丈が至当だとの意見をのべた(122ページ参照)。癲狂院は療病院附属とすることがさだめられ，また療病院発足にあたっても貢献大であった洛東禅林寺(浄土宗西山派)の前管長東山天華(1808-1881)が癲狂院係に任じられて事務を担当し，また資金募集に尽力した。療病院当直医の眞島利民(1840-1886)が院長に，神戸文哉(かんべぶんさい)(1848-1899)，三上天民が医員に任命された。7月，府は北岩倉村および下久世村の戸長に"狂人預り"の停止を命じた。神戸は大阪医学校，大学東校にまなんだ人で，のち大阪医学校の副校長心得となり，ついで大阪市で内科・外科で開業していた。

　京都癲狂院の開業式は1875年7月25日におこなわれたが，それにさきだって府は布達3-25号をもって「癲狂院設立ノ本旨」および諸規則などを公示した。京都癲狂院は，病院としてみとめられた日本で最初の精神科病院なので，格調たかいその「設立ノ本旨」は前記稿本から全文あげておこう(原文は片仮名文，句読点をおぎなう)，——

　　癲狂の病たる，世俗従来神仏の祟り或は狐狸の所為と誤り，乙訓郡下久世村大日堂并愛宕郡北岩倉村大雲寺観音に平癒を祈願し朝暮参詣の為め若干の入費を出し，或は其実癈人に非るも看護の煩きを避ん為め是を他者に委託する等，旧来の弊習と云べし。而して其患者を遇するや最残酷にして，甚しきは四肢を縛り或は極寒中と雖も飛泉に浴せしめ又は池中に擠(お)し，倍病ひを募らしめ，左なきも驚怖圧抑して制路を得る者とし，或は大気の通暢ならざる処に籠居せしめ身体衰弱して生力を減欲する。比々(しばしば)如此邂逅に治すと雖も，天賦鋭敏の質変じて痴鈍となり，治后長生を得る事稀なるは，実に嘆ずべきの至りならずや。抑狂病の原因たる，最初悲哀驚怒すべき事ありて大に精神に感動し終に脳病となり発する者にして，其原因の在る処更にこれを蟬脱忘念すること能はず，是を治する漸を以てするに非ざれば遽に其平癒を望むべからず。故に之を治するは，其精神を変乱せしむる病因を避け，静淑閑雅にして大気通暢の地を撰み，庭園を広大にし此に散歩せしめ，或は動静に応じ適意に接遇し，或は滴水法を用ひ，医療を施し薬剤を与へ，専ら精神を鎮め安静ならし

むれば，大に癲狂の治を助くべきか。蓋し此病は独り医薬の専ら治すべきに非ず。違常の感応をして順調せしむるの策を良とする者にて，素より此れ一の疾病なり。疾病には医ありて薬剤治療の術あり。何ぞ其道を失し神仏を祈り験を得るの理あらんや。顧ふに，富家は入費を厭ふなしと雖も，昼夜の看護或は寸時の怠りなきを保せず。其他に至つては，素より看護の達すべきに非ず。終に闌出して自他の分別なく，心に欲する物品を持去り窃取し，又は川池に沈溺し自死し，甚しきは人を殺傷し，或は火を放つ等の事を生じ，其身法律を冒す而已ならず，延て親属に及ぶ。恐るべく将た憫然に堪へざるなり。故に此度愛宕郡南禅寺村南禅寺方丈を以て仮に癲狂院とし療病院是を管理し，欧洲癲狂院の法を折衷し，以狂人を入院せしめ其治癒に力を致さんとす。其入費の如きは減省を専らにし，民情を酌量し，別紙規則を以て接遇治療すべし。一般能く此意を認め，狂者あらば速に此に入院せしめ本性全良の人に復せしめ，万物の長たる最霊貴重の本分を尽さしめんことを希望す。

　　　明治八年七月

開業式における教師ヨンケル氏祝辞も前記稿本から全文をあげておこう（原文片仮名文，句読点をおぎなう），——

　　今日癲狂院開業式施行に当り，祝辞に代るに癲狂の処置及簡易の治法を説くべし。古昔癲狂の病理を知らず，狂人乃神を祈念し種々の想像を為すより発する者多しと，其行状始終奇異なるを見て，之を目して神使とす。狂人も亦憚るの意なく身以為らく世界の不用人は之を殺す権ありと。或は之に反して狂人は世界不用の人なり，之を殺すも妨なしと云ひ，羅典に於ては神は罪人をして癲狂とならしむるなりと云ふ。故に世人の癲狂人を処置する，常に残酷を極む。曰く，是乃ち罪人を罰するなりと。中古は鬼魅人身を襲ひ癲狂せしむると云へり。其後文学之道世に明にして，癲狂院を建営し此病を防ぐの法を説く。然れども狂人を此に聚め幽閉するに過ぎず，政府に於て其実効あるを信ぜず。当時癲狂の脳病たるを知れども，病変何の部処にあるや未だ之を詳にせず。輓近百年以来解剖説明に至り，脳の何部に変項あるを竅知せり。病の脳に起因するあり，全身病より脳交感し発するあり。方今健康学盛に行してより，病者の処置又大に注意を要す。故に治法を改整し，摂養保護を以て主旨とす。癲狂院を設るに土地の清閑，風景の佳麗を選び，病者をして庭園に逍遥し花卉遊覧に情意を慰めしむ。極て劇症にして狂暴甚しき者に非れば，幽閉するに至らず。軽症は両三人一室に同居せしむ。然れども決して群居せしめず。其互に相損傷することを恐ればなり。若し脳炎症を診し得ば，之を暗室に居らしめ的当の治法を施すべし。総て患者軽快なるを見ば，人に応じ種々の事業を執らしむ。然ること能はざれば種々法を設け適宜の運動を為さしむ。今や府下此院を創立し，衆患者を此に養護し的当の療法を受しむ。仁慈の濃厚なる，唯府の美事なるのみならず，府下人民の幸福を蒙る，豈大ならずや。

　　　明治八年七月廿五日　　　　　　　　　　　　　　　　永克萬郎愛格撰

本旨からもヨンケル祝辞からも，京都癲狂院が**心理的治療**（moral treatment）をその大方針としたことがうかがえる。癲狂院諸規則の第15条には，"一，患者の症緩なる者は養生の為めに是迄手馴たる職業を為さしむることあるべし。但右事業により入院の入費を省くことあるべし"とある。さらに1877年（明治10年）1月10日に，癲狂院患者教則および工場仮規則が制定された。教則第1条に"教場は当番医一名看護長二名を定め，医員は教場に出て時辰を守り先づ患者の姓名を一人づゝ呼出し，護者は医の令に従ひ患者と其足数を同調に

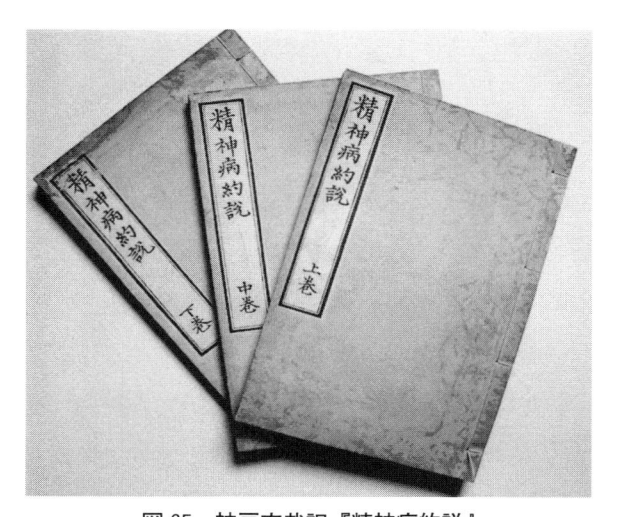

図65 神戸文哉訳『精神病約説』
(京都癲狂院, 1876)

し走らす。怠らず緩歩すること三十分にして休息すべきこと"とあるように, 遊歩が課業の中心である。そして, 規定の遊歩課業をおえた者が工業につく。工場〔あるいは工業〕仮規則に**工業**としてあげられている種目は, 米春き磨挽き(当分は器械がないので轆轤推旋), 藁縄ない, 紙縒りをよって紙縄つくり, 苧縄をつかっての網結び, 婦人工業としては屑糸をつないで掃巾縫い, 真田紐をうつことである。課業休息の時間には各人の好みによって無害の娯楽をさせることの規定もあった。翌1878年2月5日には癲狂院工業場が落成した。このように規定はこまかく, 具体的であったが, ここでの"工業"の実態は解明されていない[4]。

1876年(明治9年)12月に, 医員神戸文哉の訳による『**精神病約説**』全3巻[5](図65)がでた。原本は J. Russell Reynolds 編 "System of Medicine" 全3巻中の第2巻(1872年第2版)に Henry Maudsley がかいた "Insanity" である。この第2巻は局所疾患にあてられていて, 神経素疾患がその大部分をしめている。この"Insanity"につづいて, 心気症, ヒステリー, エクスタシ, カタレプシ, 夢遊病, 日射病, アルコール症, めまい, 振戦麻痺, てんかんなどがある。日本へ西説精神病学を本格的に紹介する最初のものとなったこれには, 復刻本もあるので, ここでは, 本書中の疾患分類だけをあげておこう。

鬱憂症 Melancholia
癲狂 Mania
癖狂 Monomania, Partial Insanity
徳行狂 Moral Insanity
失神 Dementia
痴呆 Idiocy
全身麻痺 General Paralysis

患者の診断は, ほぼ上記の分類にそってなされたようである。入院患者数は, 1875年82名, 1876年132名, 1877年152名, 1878年203名, 1879年233名, 1880年268名, 1881年163名であった。病床数は70ほどだったろうか。このように, 入院数は漸増の傾向をしめしたが, 収支あいつぐなわずとのことで1882年10月廃院となった。『京都府立医科大学八十年史』にしるされている1879年度の収支をみると, 歳入1,616円86銭中, 寄付812円31銭にたいし, 歳出は2,910円95銭であった。おおまかにいうと, 歳入の半分は寄附で, 歳出は歳入に倍する。当時の地方財政の全般的危機のなかで, この赤字施設を維持できなくなったのだろう。この病院の**廃院**は日本の精神科医療史にとって象徴的なことであった。

現在南禅寺方丈（図66）は国宝に指定されていて，参観者は廊下から障子にはめこまれたガラスごしに豪華な襖絵をみるだけである。癲狂院として使用されている間あの襖ははずされていたろうが，廃仏毀釈，西洋崇拝の時代とはいえ，ここが癲狂院とされたことを京都市民はどう感じていたのだろうか。

この廃院と同時に棚橋元章は府にこい，医療器具，構築物調度の一切をゆずりうけて，禅林寺（永観堂）境内に私立の京都癲狂院を設立して，10月10日に開院式をあげた（李家隆彦院長，ついで高松豢院長）。これがのち浄土寺町にうつった川越病院（現在）の前身である。

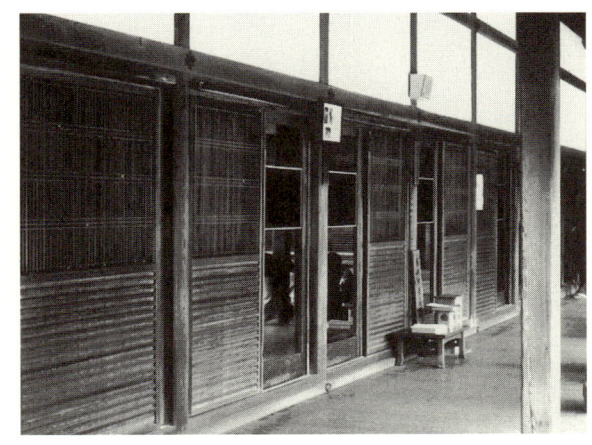

図66 現在の南禅寺方丈
（内部はガラス戸をとおしてみることができるだけ）

つづく私立の病院はほかにもあったが，京都癲狂院にならぶべきものとして，東京府癲狂院のことを先にかいてしまおう。

東京府癲狂院[6]　天明年間（1781-89年）には幕藩体制にゆらぎがみえはじめ，浅間山噴火や天明の大飢饉がおこった。こういうときに，田沼意次への批判勢力におされて天明7年（1787年）老中首座についた松平定信は，寛政3年12月（おそらく1792年にはいる），江戸惣町に令して，町費節約の10分の7を積み金とする"七分積金"制度をはじめた。この金は"囲い籾"および積み金にあてられ，備荒および慈恵救済の用につかわれた。この"七分積金"所管の役所として翌年"町会所"（まちかいじょ）が設立されたが，これは江戸町民が主体となって運営された。この財産は，明治5年（1872年）に設立された**営繕会議所**（→会議所）にひきつがれた。この運営にあたったのは主として御用商人からなる委員であった。

明治5年10月にロシヤ帝国のアレクセイ大公が来日することになって，府下に乞食が徘徊するのをとりしまる必要が生じた。政府が窮民・乞食の救済策を諮問したのにたいし会議所が答申した救貧3策の第3は，救貧院設立であった。東京府は10月15日（新11月15日）に市内の乞食浮浪の徒の一斉刈り込みをおこなって，本郷加州邸跡の通称めくら長屋に約240名を収容して，会議所付**養育院**と称した。その取り扱いは浅草溜非人頭車善七に託した。アレクセイ大公の横浜着は10月13日，東京入りは10月16日のことで，まさに泥縄的な策であった。ついで，10月19日に養育院は浅草溜にうつされた。新政府は，貧民救済のために設置していた救育所はこの年までに廃止されていたのを，ロシヤの大公の来日をまえに急拠復活させるというこのやり方は，対外的顧慮重視という日本の精神疾患をもった人の対策のさきがけをなすものであった。

養育院は1873年2月4日，5日に上野護国院敷き地の一部に移転した。そのときの"入院条件"には，瘋癲人は別にすることがもられていた。会議所の事務は1876年5月25日に東京府に還納され，翌日から養育院は東京府の養育院となった。瘋癲人の件はこのまえ，盲人室を**狂人室**に改造することにして，1875年10月7日に狂人5人が収容された（京都癲狂

院の発足と同年である)。ここに入院する狂人は急激に増加し，1876年6月26日現在48人，1879年5月31日に68名が収容されていた。その治療は平患者とともに，東京大学医学部の医員がうけもっていた。1879年7月1日には在院者525名中71名に達していた狂人に要する費用は，養育院にとっておおきな負担であった。

東京府病院は施療機関として1874年(明治7年)5月7日に，第二大区四小区愛宕町二丁目元本多邸跡(現在の東京慈恵会医科大学の地)に開院した(1881年7月8日に財政事情から廃院)。1876年5月1日に長谷川泰がここの院長に就任した。1877年4月9日府病院からの，癲狂症で難治窮民の某を入院させたいとの伺いにたいし，府庁庶務課は11日に，ちかく癲狂院の設立までは養育院に入院をねがいでるように，と回答した。府病院の初代院長は岩佐純，副院長は佐々木東洋，顧問が佐藤尚中であったが，呉秀三(1912年)[7]によれば，"是等諸氏が都下の精神病者に関しては其治療処置の適当な設備を欠くを憂ひて府下に其適当なる治療所を設立するの必要を称道せしは既に其年の内なりし"(原文は片仮名文)。また長谷川泰"院長となるに及び益ゝ其必要を認め種々協議を凝"した。1877年4月の段階では，府庁は癲狂院設立の考えをかためはじめていたのだろう。府病院の入院患者中に癲狂患者がまじることがあって，貧困癲狂患者某儀脱室之儀の届け出が府病院から府庁にだされたりしている。

東京府は永田町2丁目16番地に府病院，癲狂病院，脚気病院を建設しようとしたところ，そこは御所にちかすぎるからと宮内省の反対があったのは1878年春のことであったろう(この病院用地は翌年1月に宮内省に譲渡された)。明治天皇は1878年5月23日に癲狂院設立のために3,000円を下賜した[注]。1879年(明治12年)3月20日に東京府会に提出された予算案の説明には，次年より病院費を節減して100名定床(うち40名救助)の癲狂院を設置するので，明治11年度中(当時の会計年度は7月1日にはじまるので，1889年6月30日まで)にその建築の落成を期したい，とのべられた。ところが，新築の気配だになくて，7月19日づけで，7月1日にさかのぼって養育院癲狂人は本府病院にわたしたものを養育院であずかっているとの形がとられた。

さらに7月25日に，施設および一般管理面は東京府養育院により，医療面は東京府病院が負担し，費用は癲狂院費をあてる，という形で東京府癲狂院が発足した。引き渡しのときの患者は男33，女44の計77名であった。さらに10月10日に養育院は神田和泉町に移転して東京府癲狂院は独立形態をとり，10月24日に東京府病院長長谷川泰が癲狂院長を兼務することになって，癲狂院の形態は完成した。

東京府癲狂院発足の日は6月，7月，10月などさまざまに記載されているが，患者統計は7月からとなっており，また巣鴨時代の記念日は6月か7月におこなわれていた。図67は齋藤茂吉医員の頃の医局落書き帳の絵であるが，創立記念日に扇風機がつかわれていた。予算面では7月1日にさかのぼって発足した形になったが，医療面がさだまった7月25日を発足の日とするのが妥当だろう(院長もきまるという形式面をとれば10月24日になる)。

発足時の収容状況を呉秀三(1912)[8]は"恰モ動物ヲ飼養スルノ観ヲナシタリト謂フ"としるす。10月20日に専任の医員3名が就職し，さらに院長もきまるにおよんで，院内の制度はやや整備され，躁狂・鬱憂・痴呆の病名がもちいられるようになった。定床はすこしずつふやされ，1880年11月には施療100，自費30の計130名になった。

第3章　精神科病院と精神病学との発達　153

　1881年7月東京府病院の廃院にともない長谷川泰は癲狂院長も辞職し，府病院医員であった中井常次郎（1851-1914）が専任院長となった。中井は大学東校でまなんだ医師で，西洋流産婆養成のさきがけをなした一人でもある。癲狂院は建て物を養育院にかりていたが，その敷き地は文部省用地になっていて返還をもとめられていた。1881年8月30日東京府癲狂院は本郷区東片町1番地に移転したが，病院敷き地の大部分は向ケ岡弥生町2番地で，向ケ岡癲狂院がその通称であった。はじめの定床は施療100，自費30であったが，のちすこしふえている。中井は精神病専門医ではないといえ，毎日回診し，患者虐待のこともなくなっていた。向ケ岡癲狂院の運営は軌道にのったかにみえたが……。

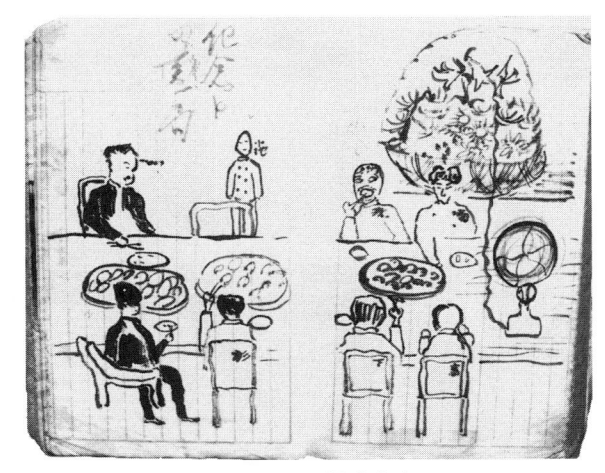

図67　記念日の巣鴨病院医局
（落書き帳『卯の花そうし』より）──奥は左から呉秀三，小池（小使い），齋藤茂吉，菊地甚一，手前は左から三宅鑛一，杉江董，下田光造，高瀬清。記念日に扇風機がまわっていた

　呉秀三は"然るに，明治十七年六月に至り，此病院敷地は宮内省所属弥生社の射的場に隣接して，試射の音響近き所に起りて中々に烈く且発射の銃丸屢々院内に来ることあり。治療上の妨害となる事少からざるを以て，之を安静の地に移さんとするの議あり"（原文は片仮名文）とかいているが，問題はもっとはやくから発生していた。

　東京府は永田町2丁目の病院用地を宮内省に譲渡するさい，向ケ岡にあった府用地（癲狂院建設地より不忍池よりにあったのだろう）を隣接の陸軍省用地と交換して，これを病院用地とした。射的場がいつつくられたか，交換されて陸軍省用地となったものが宮内省用地にされたのかどうか，たしかめてないが，宮内省所属弥生社の射的場（射撃練習場だろう）がつくられたのは，まえの府用地だったところのようである。とすると，射的場がつくられるときには，宮内省におわれて隣接地に病院ができることは，とうぜんわかっていたはずである。

　東京府癲狂院が1881年8月30日に上野から向ケ岡へ移転すると，間もなく射的場からの被害がはじまった。それへの抗議にたいし，この射的場を利用していた警視庁の樺山総監は1881年12月9日に，費用がかかるから射的場移転はできない，病院こそうつってほしい，と回答した。翌年9月20日宮内大輔は府知事にあて，向ケ岡射的場は廃止すると連絡してきた。

　ところが，1883年10月3日になって内務卿は府知事にあて，警視庁がつかう射的場にするので，向ケ岡の府病院地のうち皇宮地に隣接する9,211坪がほしい，と要求した。府庁は，射的場をとりやめてもらうか，府用地をかいあげてもらって移転するか，検討しはじめた。そして翌1884年4月の段階で移転の方針をさだめたようで，6月2日に宮内省に9,211坪の土地をひきわたした。

　東京府は小石川区巣鴨駕籠町から本郷区上富士前町にわたる個人所有地（現在，東京都立

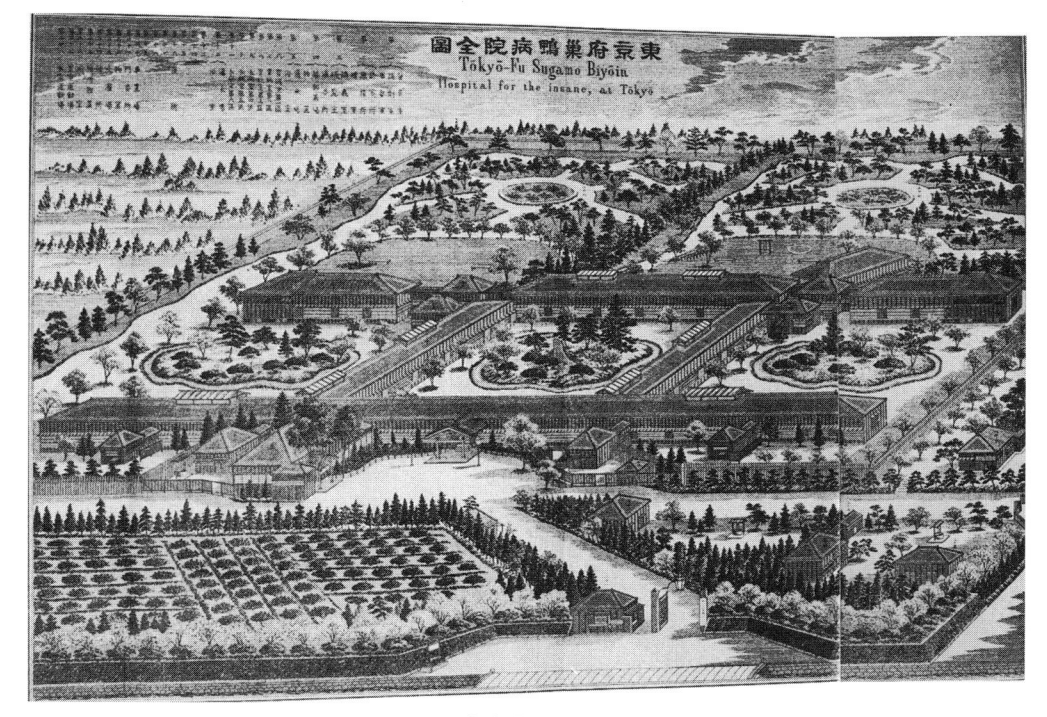

図 68　東京府巣鴨病院全図
（岡田靖雄『私説松沢病院史』岩崎学術出版社，1981 より，原本は東京都公文書館蔵）

小石川高等学校や日本医師会館のある土地，六義園の南側）を買収して，そこに建設した新病院に 1886 年（明治 19 年）6 月 21 日に移転した（図 68）。定床は 200 名，あるいは 220 名だった。

　宮内省は 9,211 坪についてはかなりかいたいたようである。向ケ岡から巣鴨への移転経過をくわしくおうと，宮内省側の身勝手さには，吐き気をともなうほどの怒りをおぼえた。なお，向ケ岡癲狂院の跡にあったのが，天下の秀才をそだてた第一高等学校であり，現在はそこに東京大学農学部がある。帝または将軍を自称した誇大妄想の患者芦原金次郎が入院したのは向ケ岡時代である。相馬誠胤は 1884 年 7 月 17 日に向ケ岡癲狂院に入院し，11 月 22 日には錦織剛清らが癲狂院への乱入事件をおこした。相馬は 1885 年 7 月 27 日に退院し，1886 年 1 月 23 日再入院。癲狂院移転にともない，相馬家では自費をもって 2 室の特別病室を癲狂院内につくって，誠胤をそこにいれた。1887 年 1 月 31 日に錦織が誠胤をつれだしたのはこの特別病室（相馬室）からである。

　なお，ローレツから長谷川泰にあてられた「東京府癲狂院建設計画案」（126 ページ）は，巣鴨での癲狂院建設のときにいくらかとりいれられたようである。東京府癲狂院のこのあとは，榊俶および呉秀三の事跡とともにのべることになる。

　注）　このときの下賜金は，脚気病院設立のための 2 万円といっしょだった。一般に皇室は，衛生保健事業・福祉事業への下賜金をもってその"御仁慈"をしめしてきた。精神科医療・精神衛生については，上記のほかには，救治会への宮内省から 5 回計 1,300 円の助成金，同会への東伏見宮家および北白川宮家からのそれぞれ 25 円の寄付があった。東京帝国大学内病室建築のさいに，

照憲皇太后葬場殿の一部が下付されたのは，東京府からであった。

その他の精神科病院および精神科病室　江戸時代あるいはそのまえからあった精神科治療所についてはすでにのべた。それらもふくめて，精神科病院あるいは精神科病室としての成立時期を順次のべていく。その資料としては呉秀三『我邦ニ於ケル精神病ニ関スル最近ノ施設』(1912年)[10]，樫田五郎「我邦に於ける精神病院の発達及び現況」(1918年)[11]，『東京の私立精神病院史』(1978年)[12]，小林靖彦「日本精神医学の歴史」(1979年)[13] などがある。

まず，特別問題として陸軍病院および北海道の病院事情についてふれなくてはならない。"衛戍" とは，軍隊がながく一所に駐屯してまもる，の意で，のちの各師団の陸軍病院をふるく衛戍病院とよんでいた。各地の**衛戍病院**における精神科病室の建設はひじょうにはやい。すなわち，東京第一1874年；小倉，熊本1875年；大阪，佐倉1876年；青森，丸亀，名古屋1877年；松山，仙台，新発田1878年；高崎1880年；豊橋1884年；国府台1885年；厳原1886年；下関，由良1896年などなどである。呉[14]が当時の植民地である台湾および関東州もふくめてしるすところでは "全管轄内に八十三衛戍病院の存する内に精神病室の設あるは左の二十四衛戍病院なり"（原文は片仮名文）。呉が平面図をあげている東京第一衛戍病院のばあい，1913年改築で65坪6床だったようである。これからみると，おおくのところは1病院2，3床だったのだろう。監獄についても呉は "各監獄内に精神病室の設備は一二個室宛之なきはなく" としるしている。

北海道は公立病院がはやくから設置されており，公立の精神科病院および精神科病室の設置もはやかった。ただ，さきにもふれたように，それが医療施設だったか，監置施設あるいは監置室だったか，はっきりしないものがある。『函館病院百二十年史』(1982年)[15] によると，市立函館病院の最前身箱館医学所は1860年に発足した。1878年11月に瘋癲病舎改修の記事あり，伝染病舎に附属されていたらしい，開設年は不明。1881年1月，函館病院内に瘋癲病室をもうけた（まえのものは1879年に焼失したか），1889年10月増床（それまで6床だけだった）。1893年増床(？)。1900年函館病院火災で廃絶，瘋癲室はやけのこり，細菌検査の係りであった函館病院嘱託医斎藤与一郎の手にゆだねられた。1901年10月区立函館病院附属精神病室として別の場所に新築移転（函館病院の再興は1902年）。1908年4月函館病院をはなれて，区長管理の区立函館精神病舎となる，25室（警察医がときどき執務する時期もあったらしい）。1911年失火により焼失，患者は警察署の留置所や伝染病院にあずけた。1924年10月，新築落成した病舎（50床）で，函館市立柏野病院として発足した（町名変更により柏木病院となる）。これをみると，区立函館精神病舎だった時期には，医師が常在しない期間もあったようである。

市立札幌病院附属静療院の沿革は[16] "明治40年に建築された円山精神病舎" にはじまっているが，この前史がある[17]。市立札幌病院は，1869年の仮病院にはじまる。1890年11月，公立札幌病院内に設置された庁立北海道病院が落成，精神病室もあった。翌年，庁立北海道病院は公立札幌病院に統合された。1906年7月精神病室は改築移転，1907年8月第7病棟が円山に移築された（1909年現在本院の精神科病床10床）。1933年阿部政三，精神神経科医長となる（精神神経科を内科から分離）。1934年8月，平岸の地に附属静療院落成，10月阿部医長が静療院長をかねて静療院の事業開始となる。

上記のほか，町立根室病院附属精神病室は1900年開設，14床（菅）[18]。町立室蘭病院

は1902年公立室蘭病院付属として発足したが，1909年室蘭町長が管理者となって医師は常置せず，公立室蘭病院に診治を嘱託，病室は2で計6坪（呉）。釧路市立病院附属精神病監置室（4床）は1913年開設（菅）。1925年設立の旭川市立精神病院（6-8床）を内務省衛生局の『精神病者収容施設調（昭和六年五月二十日現在）』（1932年）は，公立精神病院としているが，菅はこれを精神病者収容所にいれている。

要するに，陸軍・監獄という場，北海道という地に，精神科病室（むしろ精神病患者収容施設というべきか）が，いちはやく設置されたのである。陸軍・監獄は，集団生活の場であり，本州人にとって北海道は新規開拓の場であった。両方をまとめていえば，人工的な集団・場には精神病患者をうちにつつみこむ余裕はなく，収容施設が必要になる，といえるだろう。

あとは1918年までにつくられた精神科病院，精神科病室をあげていく（上記のものはのぞく，名称の変遷はおおきな点だけしるした）。なお，1867年金沢の卯辰山にもうけられた養生所は，1870年に貧病院となった。この貧病院は1873年に医学館の構内に移築され，9月に開院となっている。旧養生所にあった"狂者の柵"がいつまで存続したかは，たしかめていない。

1875年　京都癲狂院（1882年廃院）

1878年　癲狂病院（江戸小松川に，まえの狂癲治療所，のち小松川癲狂院，加命堂病院など），（加藤）瘋癲病院（本郷田町に）

　　　　癲狂病院となったのは従来1880年4月とされてきたが，東京都公文書館の文書で1878年5月25日設立と認確された。瘋癲病院の諸制度はおおいに整備されていて，他の精神科病院が外来診療はしていなかった時期から外来診療をしていた。しかし，失火により焼死者6名をだしたことをはじた加藤照業は，1898年12月をもって病院を閉鎖した。

1879年　東京府癲狂院（のち東京府巣鴨病院），瘋癲病院（東京府豊島郡金杉村に，のち根岸病院，移転して現存）

1880年　愛知公立病院癲狂室

　　　　これは，前述のローレツの設計によるもの，建築費は病院と警察とが負担した（呉）。

1882年　（私立）京都癲狂院

1883年　木瓜原癲狂院（京都市上京区木瓜原町に，まえの癲狂院医員三上天民による，1889年廃院），本多病院（大阪府泉南郡に，まえの浄光寺爽神堂，のち七山病院，現存）

1884年　岩倉癲狂院（京都府愛宕郡岩倉村に，のちの岩倉精神病院，岩倉病院）

1885年　石丸癲狂病院（大阪府豊能郡に，まえの石丸家開業のあとをうけて）

1886年　大阪癲狂院（大阪市南区に回春病院附属として，のち大阪脳病院に吸収された）

1889年　柄崎病院精神病部（佐賀県，担任の三田久泰1893年病没により廃止）

1890年　東京養心病院（小石川区に，すぐに廃院になったらしい）

1891年　船岡癲狂院（京都府愛宕郡に，のち船岡精神病院，1920年廃院），千葉病院脳病科（のち千葉大学精神科）

1892年　私立大阪癲狂院（大阪市北区に，のち阪本病院に吸収される）

1894年　永井精神病療院（新潟県中蒲原郡に，まえの鵯の森狂疾院），大阪府立高等医学校精神病館（1889年からは普通病室中3室を使用）

1898年　京都療病院神経精神科病室（のち京都府立医学校精神病舎）
1899年　東京脳病院（東京都北豊島郡に，のち田端脳病院），金沢病院精神病室（のち金沢大学精神科）
1900年　戸山脳病院（東京府牛込区に），武田精神病院（広島県佐伯郡宮内村に，まえの癲癇病治療所）
1901年　神戸精神病院（神戸市に），王子精神病院（東京府北豊島郡に，のち王子脳病院，滝野川病院に），東京精神病院（東京府北豊島郡に，のち保養院）
1903年　須磨精神病院（兵庫県武庫郡に），青山病院（東京市赤坂区に，のち同院一部分の帝国脳病院と統合する形で青山脳病院に）
1904年　谷脳病院（高知県長岡郡に）
1906年　新宿脳病院（東京府豊多摩郡に，のち井村病院），東北脳病院（仙台市に，現存）
1908年　大久保脳病院（東京府豊多摩郡に，のち山田病院）
　　　　この年音羽養生所が小石川関口台町につくられたが，これは軽症患者をいれる精神科病院（広義）で，当時としては精神病院ではなかった，のち移転して小金井養生院。
1909年　横浜神脳病院（横浜市に，のち横浜脳病院，ついで横浜病院，現存）
1910年　毛呂病院附属精神病室（埼玉県入間郡に，のち毛呂病院，現存）
　　　　この年に東京市下谷区に東京脳脊髄病院ができたが，これも音羽養生所と同様に精神病院ではなかった，のち土田脳脊髄病院，土田病院（現存）。
1911年　鷺湯精神病院（島根県出雲国能義郡に），新潟脳病院（新潟県西蒲原郡に，現存），九州帝国大学医科大学精神病棟（福岡市外千代町に），熊本病院精神々経科（熊本県飽託郡に，熊本県立医学校附属）
1913年　沼津脳病院（静岡県沼津市に，現存），巣鴨脳病院（東京府北豊島郡に，のち巣鴨病院），京都帝国大学医科大学精神病舎（京都市上京区に），長崎病院精神病科（長崎市に，長崎医学専門学校関連），浦上脳病院（長崎県西彼杵郡に）
1914年　大阪脳病院（大阪府南河内郡に，現存），新潟医学専門学校精神々経科（新潟市に）
1915年　湊川脳病院（神戸市に，現存），静岡脳病院（静岡市に，現存），大阪脳神経病院（大阪府豊能郡に），名古屋脳病院（愛知県愛知郡に，のち精治寮病院に，現存）
1916年　関西精神病院（大阪府東成郡に），東京帝国大学医科大学精神病室（東京市本郷区に），富山脳病院（富山県婦負郡に，のち福田病院，現存），水口病院附属精神病院（滋賀県甲賀郡に，現存）
1917年　東山脳病院（愛知県愛知郡に）
1918年　中山療養所（千葉県東葛飾郡に，正中山法華寺に接して，のち中山脳病院，現存），福岡脳病院（福岡市に）

精神科病院の呼び方としてはじめ癲狂院がおおかった。"脳病院"は1899年（明治32年）の田端脳病院にはじまり，戦前は脳病院ばやりであった。

なお，ここで注意しておかなくてならないのは，**脳病科**，脳神経病科などの問題である。精神病者監護法のもとでは，精神病院および精神病室は同法の適用をうけて，そこへ入院した人は監護されなくてはならない。となると，精神疾患を有するが監護（監禁）を要しない

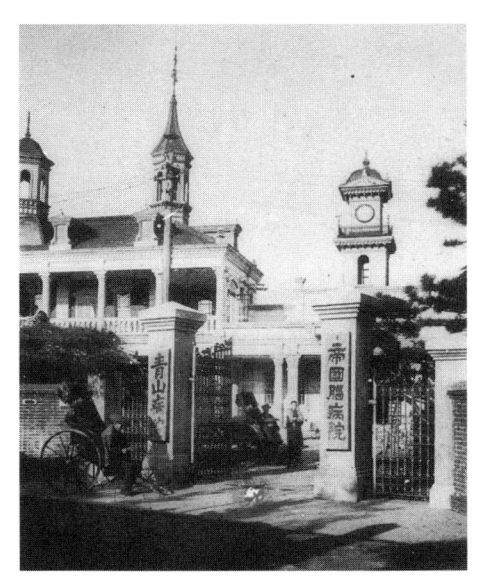

図 69 帝国脳病院・青山病院正門
（『帝国脳病院・青山病院案内』より）

程度の人を入院させることができない。そこで，軽症の人をいれる便法として，精神病院，精神病室としないやり方がとられた。内科，脳病科，脳神経病科などをかかげるのである。青山病院でも，はっきり区画されていない一部分を帝国脳病院と称した[19]（図 69）。他の精神病院でも脳病室，脳神経病室などをおいたところがおおいようである。他方で，脳病院を名のったもののほとんどは精神病院であった（脳病室，神経科病室をもつことはあったろうが）。

全国的な精神病院，病室の伸び，分布，伸びをうながす要因などについては，のちに考察する。

2. 精神病学教育の進展

精神病学教育　はじめに医学教育の全般的状況を概観しておこう。1871 年（明治 4 年）の廃藩置県の時点で，全国 272 藩のうちで，98 藩が藩内になんらかの形で医師養成制度をもっていた。だが，それらの多くは廃藩置県によって経営費をうしない廃止の運命にいたった。といっても，西洋医養成への期待はおおきく，県立医学校および私立病院に附属した医育機関が数おおくうまれた。1900 年前で医学校総数がもっともおおかった 1879 年（明治 12 年）には官立大学 1，官立専門学校 1，公立専門学校 21，私立専門学校 25，計 48 校で，翌年にはそれぞれ，1，1，30，15 で計 47 校となっている[20]。ところが，1882 年 2 月に"医学校卒業生試験ヲ要セズ医術開業免状下付"の太政官布達第四号がでて，3 名以上の医学士の教諭がいるなどの甲種医学校の卒業生は開業試験を要せず開業免状を交付されることになった。医学士といえば，1877 年に成立した東京大学医学部の卒業生である。京都帝国大学医科大学の設立にともない教諭をひきぬかれた京都府立医学校が廃校寸前においこまれたのも，この布達による。甲種医学校にとどまれるか，卒業生がさらに開業試験を要する乙種医学校となるかで，医学校の将来はおおきくちがった。また，こういう状況のなかで，地方医学校の東京大学医学部（→帝国大学医科大学）への従属関係が明確になっていった。私立医学校は激減した。

政府は 1881 年にインフレ政策からデフレ政策に転換し，米・繭・生糸の価格下落は農村を崩壊させ，地方財政が危機に瀕した。1887 年（明治 20 年）の 8 月 19 日から 9 月 27 日にかけて，文部省は前前年から前年にかけて設置した第 1 から第 5 までの高等中学校（第 1 東京，第 2 仙台，第 3 大阪，第 4 金沢，第 5 熊本）に医学部を設置した（第 1 千葉，第 2 仙台，第 3 岡山，第 4 金沢，第 5 長崎）（高等中学校は間もなく高等学校となった）。さらに政府は 1887 年 9 月 30 日に勅令第 48 号をもって"府県立医学校ノ費用ハ明治二十一年度以降地方税ヲ以テ之ヲ支弁スルコトヲ得ズ"とした。そこで，公立医学校でのこったのは，財政面に

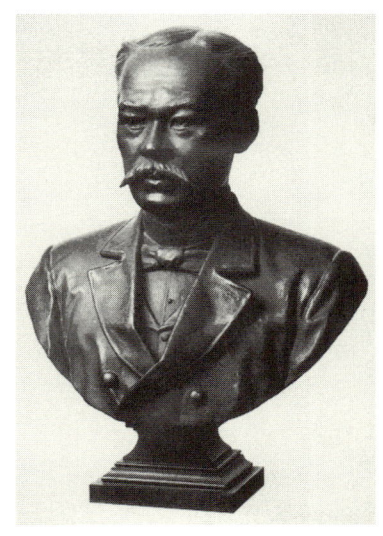

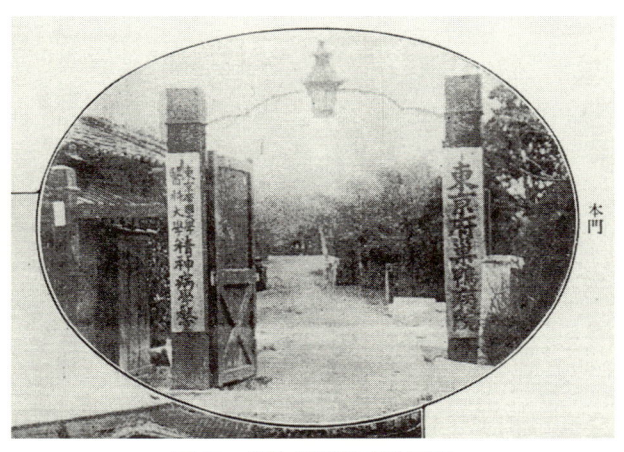

図70　榊俶胸像
(『榊俶先生顕彰記念誌』, 1987 より)

図71　東京府巣鴨病院正門
左には"東京帝国大学医科大学精神病学教室"の看板
(医局同人「東京府立松沢病院ノ歴史」, 1928 より)

いくらかのゆとりのある京都, 大阪, 愛知の3校だけだった。

このあたりまで, 内科学の一部として精神病学にふれる講義もあったろうが, すでにのべたデーニツ, ベルツ, ローレツによるものをのぞいては, その記録がみいだされていない。

さて, 榊俶(はじめ)(1857-1897)[21](図70)は1880年(明治13年)に東京大学医学部を卒業した。はじめ眼科医をこころざして, 1881年にはマイエル氏眼科書の訳4冊をだした。だが間もなく, 石黒忠悳(ただのり)の推薦で精神病学修学のため, 1882-1886年とドイツに留学した。ベルリン大学で精神病学の, ヴェストファル(Carl Westphal, 1833-1890), メンデル(Emanuel Mendel, 1839-1907)についた。1886年10月21日に帰国すると, 11月9日に帝国大学医科大学教授に任ぜられ, 12月3日に精神病学講義をはじめた。

臨床の場として榊は東京府癲狂院をえらび, 交渉の結果1887年(明治20年)4月30日から東京府癲狂院の治療は医科大学が負担することになり, 榊は5月2日に中井常次郎前院長から医務をひきついだ(ただし, 院長制でなくなって榊医長)。これから精神病学教室は1919年まで院内におかれることになった(図71)。癲狂院の名は世人がいみ患者も入院をきらうから, と, 榊の発意によって東京府癲狂院は1889年3月1日から院名を東京府巣鴨病院にあらためた。榊は, 日本の臨床精神病学の礎石をおき, 日本の資料で進行麻痺の原因として梅毒をみさだめ, 司法精神病学面に労力し, 狐憑き病を記載し, 東京府巣鴨病院の経営に尽力した。

榊は日本の精神病学の建立を目ざし, 専門雑誌をだし学会をつくることを計画していた。だが, 1895年に病いをえて1897年に39歳で死去し, その志をはたせなかった。榊門下には, 山田謙哉とともに『精神病治療学』(上)(1894年)をだした田邊耕民, 佐賀柄崎病院に精神病部を開設した三田久泰, 京都府医学校教諭となった島邨俊一, 大阪医学校教諭となった大西鍛, 小野寺義郷, 岡山医学専門学校で生理学を講じた舟岡英之助, 呉秀三, 井村忠介, 岡山医学専門学校教授となった荒木蒼太郎, 後藤省吾, 山本宗一, 門脇眞枝などがいた。

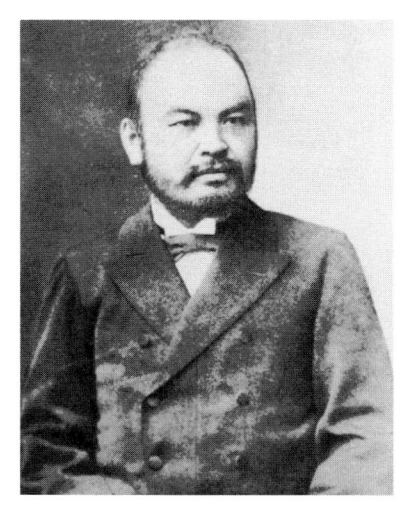

図 72　片山國嘉
（古畑種基編『東京帝国大学法医学教室五十三年史』，東京，1943 より）

いうまでもなく，榊は日本で最初の精神病学担任の教授であった。呉秀三（1912 年）[22]はその学説につき，"其大学に教授となり精神病院に医事を司るに当りて，学説上にも治療上にも右二家〔ヴェストファルおよびメンデル〕の説を根拠として之によりて処分せるは当然のことにして，〔中略〕其後明治二十五六年よりしてフォン，クラフトエービング von Krafft-Ebing の著書我邦に輸入せらるゝと同時に，榊俶及び其の助手呉秀三によりて其の説は徐々に採用せらるゝこととなり"（原文は片仮名文，読点をおぎなう）としるしている。

1886 年 12 月 3 日にはじまる榊のもっともはやい講義の，文学部選科生高嶺三吉による筆記録は正橋剛二氏により発見された。その内容を検討したところ[23]，W. Griesinger の教科書 "Die Pathologie und Therapie der Psychischen Krankheit"（1845 年）の総論部分に榊講義とそっくりの部分がいくつかみつかった。そのほかの講義録などをみても，日本の初期の精神病学にたいする Griesinger の影響は無視できないものがある[24]。

榊が東京府巣鴨病院を臨床の場としたことについては，本格的なドイツ精神病学の学識をもって日本の中心的精神科病院の診療内容を革新し，大学の権威をもって病院経営をおおきく向上させた，という肯定的評価が従来おおかった。たとえば，癲狂院患者表の病名は，榊が医長になってからは鬱狂，躁狂，錯迷狂，癲癇狂，ヒステリ狂，麻痺狂，道義狂，続発狂，酒精中毒，白痴，回帰狂，老耄狂，諸脳病，アトロピン中毒と細分化された。他方で，病院運営では院長制にかわって医長－事務長の二頭制となり，しかも事務長にたいする府庁からの指揮監督権が強化された。榊が医長に就任してから一番はやい変化は，5 月以降当直中の医員が夜半の病室巡視をやめたことであった。1893 年 10 月には，会計主任が入院料収入金から 1,155 円 40 銭を窃取していたことが発覚するとともに，院内規律紊乱の様子があきらかになった。1898 年にかかれた患者手記『東京府巣鴨病院』[25]には，中井氏院長の時代には日曜日をのぞき毎日回診せし故，看護人の患者を虐待せしことまれにして，したがって周囲厳重ならざりしも逃亡せしものなかりしという，とある。患者処遇という面からみて，大学との関係はよい影響をもたらしたとだけはいえぬようである。

この関係は大学にとってはどうだったのか。榊は，ほかに臨床の場をもてなかったので，それを東京府癲狂院にもとめた。そして，呉秀三教授の時代になっても精神科はながく大学構内にはいれなかった。このことは他の医育機関にも影響して，病院から精神科をしめだそう，病院にいれても小施設にとどめよう，ということになったようである。榊は，長年月を要しても医科大学の構内に精神病科を確立するよう努力するべきだったのではあるまいか。

榊の死後，助教授だった呉が 1901 年に留学から帰国するまで，精神病学講座を兼担しまた東京府巣鴨病院医長を嘱託されていたのは，片山國嘉（くにょし）（1855-1931）[26]である（図 72）。片山は 1879 年東京大学医学部を卒業。はじめ生理学などを教授していた。裁判医学修業のた

め1884-1888年とベルリン大学およびヴィーン大学に留学し，裁判医学のホフマン（E. Ritter von Hoffmann），精神医学のヴェストファルなどについた。1882年布告の甲種医学校通則の学科目には裁判医学がいれられており（精神病学ははいっていない），1887年前後から各地の医学校で裁判医学の講義がおこなわれるようになっていたが，その専門家といえる人はいなかった。片山は1888年10月30日に帰朝すると，11月23日に医科大学教授に任ぜられ，翌年1月8日に裁判医学を開講した。裁判医学を法医学と改称することは片山の提唱で，1891年に文部省から許可された。1890年には片山の提唱で国家医学講習科が医科大学内に設置され，1921年まで継続された。これは一般医師を対象とするもので，医制，衛生学，法医学，精神病学，病理解剖式がその主内容であった。1902年には，片山の提唱で，清韓両国に文明の医学を普及させようという同仁会が創立された。片山は熱心な仏教徒で，また禁酒論者であった。1921年に退官してからは，熱心に禁酒運動にとりくんだ。1931年，76歳をもって死去。

　一般に，初期には**精神病学と法医学との関係**はひじょうに緊密であった。たとえば長崎医学専門学校をとってみると，精神病学担当者の石田昇，齋藤茂吉は法医学も講義していたし，齋藤の後任高瀬清の留学中は，法医学の淺田一が精神病学教室も主宰していた。とくに片山の精神病学は本格的なものであった。片山はツィーエン（Theodor Ziehen）の精神病学にくわしく，その講義もそれによっていた。東京府巣鴨病院にも週2,3回出勤していた。片山の鑑定例中でも，その何分の一かは精神鑑定である。東京帝国大学医科大学の精神病学担当教授は，呉が榊をついだとしばしばされるが，第2代教授の片山は，みおとしてはならない人物であった。

　榊，片山，呉に教育された精神病学者たちが，各地の医育機関に精神病学教室を創設していくのだが，それまでは内科担任の教師などが精神病学を教授していた。呉秀三（1912年）[27]によって，そのおもなものをひろうと，つぎのようである（カッコ内はもともとの専門科と精神病学教授期間）。

京都帝国大学医科大学　岡本梁松（法医学，1903-1904年）
愛知医学専門学校　ローレツ（既述），川原汎（内科学，1888-1897年），大西克孝（内科学，1897-1905年），長松將之助（内科学，1905-1907年）
長崎医学専門学校　大谷周庵（内科学，1888-1896年，1897-1905年），小川瑳五郎（内科学，1905-1906年）
仙台医学専門学校　内田守一（小児科学，1891-1899年），島柳二（1900-1907年，島は精神病学・神経病学専攻のため留学したが，帰朝後死去），小塚文治（内科学，1907-1909年），加藤豊次郎（内科学，1910-？年）
千葉医学専門学校　三木恒男（専攻不明，1888-1889年），荻生録造（法医学，1889-1891年），大西克孝（内科学，1891-1897年），多納榮一郎（内科学，1897-1904年），長尾美知（内科学，1904-1907年）
熊本県立医学校　三角恂（はじめは病理学，精神神経科担任教諭としては1900-1925年）
金沢医学専門学校　山崎幹（内科学，？-1909年）

　上記にはおちているものがかなりあるようで，第4高等中学校における黒柳清一郎の精神病学講義筆記録（北野恒夫による，おそらく1888-1889年のもの，黒柳は内科学担当，――

正橋剛二氏による），第3高等中学校における更井久庸の精神病論筆記録（M. Murakami によるものと，田宮靈一によるもの，更井は小児病論担当）をわたしはみており，ほかにもあるにちがいない．今後の発掘がのぞまれる．

　また，長谷川泰が経営していた済生学舎（東京府本郷区に 1876-1903 年と存続し約 9,600 人の医師をだして，日本における西洋医学の流れを決定づけた）には，帝国大学医科大学精神病学教室の井村忠介が講義にいき，呉が出講することもあった．同校が大学になりきれずに廃校となったあとをうけついだ日本医学校（日本医科大学の前身）には，おなじ教室から三宅鑛一，田澤秀四郎，水津信治，齋藤玉男が講師をつとめた．やはり同校をうけついだ東京医学校（東京医科大学の前身）では，おなじく中村譲，齋藤茂吉が講師となった．慈恵会医院附属医学専門学校では，やはり同教室の森田正馬が精神病学を講義していた．

◉第3章文献

1) Tiffany, Francis: Life of Dorothea Lynde Dix, Houghton Mifflin Co., N. Y., pp. 360-361. 1918 (Rep. Plutarch Press, Michigan, 1971).
2) 京都府立医科大学八十年史，pp. 145-151，京都府立医科大学創立八十周年記念事業委員会，京都，1955.
3) 小野尚香：京都府立「癲狂院」の設立とその経緯．日本医史学雑誌 39 (4)：477-500，1993.
4) 岡田靖雄：日本での精神科作業治療ならびに精神疾患患者院外治療の歴史（敗戦前）．精神科医療史研究会編：長山泰政先生著作集，長山泰政先生著作集刊行会，東京，pp. 341-378，1994.
5) 顯理貌徳斯禮，神戸文哉訳：精神病約説．京都癲狂院蔵板，京都，1876.
6) 岡田靖雄：私説松沢病院史．岩崎学術出版社，東京，1981.
7) 呉秀三：我邦ニ於ケル精神病ニ関スル最近ノ施設．東京医学会事務所，東京，p. 61，1912.
8) 呉秀三：7)におなじ，p. 134.
9) 呉秀三：7)におなじ，p. 73.
10) 呉秀三：7)におなじ．
11) 樫田五郎：我邦に於ける精神病院の発達及び現況．杵淵義房編：精神異常者と社会問題．中央慈善協会，東京，pp. 138-163，1918.
12) 東京精神病院協会編：東京の私立精神病院史．牧野出版，東京，1978.
13) 小林靖彦：日本精神医学の歴史．懸田克躬ほか編：現代精神医学大系 1A（精神医学総論 I），中山書店，東京，pp. 125-161，1979.
14) 呉秀三：7)におなじ：pp. 99-101.
15) 橋本昌武編：函館病院百二十年史．市立函館病院，函館市，1982.
16) 創立50周年記念誌編集委員会編：創立五十周年記念誌．市立札幌病院附属静療院，札幌市，1984.
17) 田中潜編：市立札幌病院 90 年史．市立札幌病院，札幌市，1960.
18) 菅修：本邦ニ於ケル精神病者並ビニ之ニ近接セル精神異常者ニ関スル調査．精神神経学雑誌 41 (10)：793-884，1937.
19) 岡田靖雄：精神病医齋藤茂吉の生涯．思文閣出版，京都，pp. 117-125，2000.
20) 厚生省医務局：医制八十年史．印刷局朝陽会，東京，p. 827，1955.
21) 岡田靖雄：榊俶先生伝．榊俶先生顕彰記念誌――東京大学医学部精神医学教室開講百年に因んで――，榊俶先生顕彰会，東京，pp. 157-217，1987.
22) 呉秀三：7)におなじ，p. 3.
23) 岡田靖雄，吉岡眞二，長谷川源助：榊俶教授精神病学筆記録（高嶺三吉）――開講 100 年をまえに――．精神医学 27 (12)：1447-1453，1985.
24) 岡田靖雄：明治期の精神科医療――その初期事情．松下正明ほか編：臨床精神医学講座 S1（精神医療の歴史），中山書店，東京，pp. 251-265，1999.
25) 東京府巣鴨病院――五区患者手記――．南博，岡田靖雄，酒井シヅ編：近代庶民生活誌⑳病気・衛生，三一書房，東京，pp. 170-183，1995.
26) 古畑種基編：東京帝国大学法医学教室五十三年史，東京帝国大学医学部法医学教室，東京，pp. 133-176，1943.
27) 呉秀三：7)におなじ．

第4章 呉秀三と精神病院法

1. 呉秀三の活動

呉秀三[1] 呉秀三(1865-1932)(図73)は洋学者箕作阮甫の外孫としてうまれ，1890年(明治23年)に帝国大学医科大学を卒業した。呉は歴史への関心がふかく，史学に転向しようとの志さえいだいていた。学生時代におなじく広島県人の富士川游とであい，のちにともに日本の医史学をきりひらいていくことになる。卒業後は榊の精神病学教室にはいって，医科大学助手および巣鴨病院医員となった。1896年には医科大学助教授。1894，95年に『精神病学集要』2巻を発行，日本で最初の本格的精神病学教科書といわれた。

1897年に榊教授死去。そののち1897-1901年と，オーストリア，ドイツに留学し，オーベルシタイネル(H. Obersteiner)からは神経解剖学を，クレペリン(E. Kraepelin)からはあたらしい精神病学の体系を，ニスル(F. Nissl)からは神経細胞染色法をまなんだ。また多くの精神科病院を見学し，開放的な病院経営の理念を会得した。

1901年帰国すると，東京帝国大学医科大学教授に任ぜられ，東京府巣鴨病院医長を嘱託された。巣鴨病院ではただちに，手錠，足枷，鎖などの拘束具を廃止した。

1902年(明治35)年4月4日には内科教授の三浦謹之助(1864-1950)とともに**日本神経学会**(現在の日本精神神経学会の前身)を第1回日本連合医学会の開催を期に発足させ，機関誌『神経学雑誌』を4月1日づけで創刊した(図74)。

現在日本医学会に加入している各医学会の1902年前後における創立をみると，つぎのようである[2]（会名，創立年月，ふるい会名）。

日本解剖学会　1893年7月，解剖学会
日本耳鼻咽喉科学会　1893年，東京耳鼻咽喉科学会→大日本耳鼻咽喉科学会→大日本耳鼻咽喉科学会

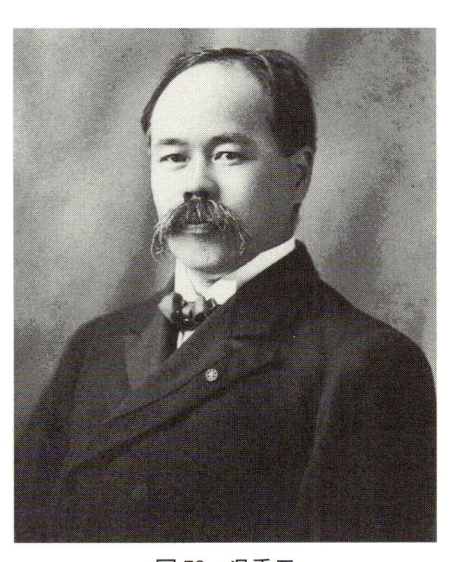

図73　呉秀三
（呉家より医学文化館に寄託の「呉教授在職十年記念写真帳」1911年より）

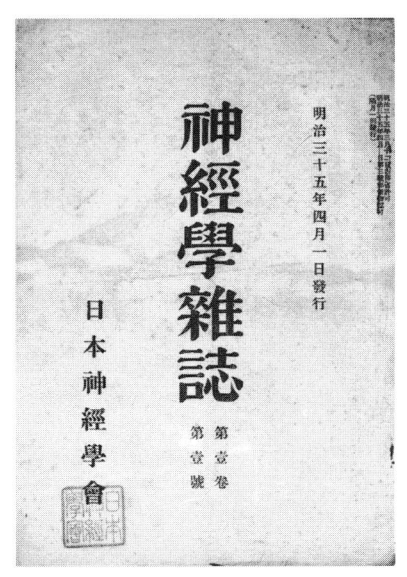

図74 『神経学雑誌』創刊号
（小峰研究所蔵，――製本されず表紙がそのままのこされていた。これによって，4月1日という発刊日がわかる）

日本小児科学会　1896年12月，小児科学会
日本眼科学会　1897年2月
日本外科学会　1899年4月
日本消化器病学会　1899年12月，胃腸病研究会
　→日本消化機病学会
日本皮膚科学会　1900年11月，日本皮膚病学会
日本保険医学会　1901年1月，日本保険医協会
日本産婦人科学会　1902年4月，日本婦人科学会
日本内科学会　1903年4月
日本口腔科学会　1903年11月，日本歯科医学会

つまり，日本神経学会は日本婦人科学会とならんで，日本で9番目にふるい医学会であった。ここで，日本神経学会のその後を一瞥しておこう。呉および三浦を主幹としたこの会では，神経学と精神病学とが並行していたが，1924年に三浦が教授を退官した頃から神経学のしめる割合はちいさくなってきた。呉の死去後力をえてきた精神病学担当の教授たちの力で，1935年4月に学会名は日本精神神経学会と改称され，機関誌も同年7月発行の第39巻第1号から『精神神経学雑誌』と改題された。戦後になって内科側の神経学の領域が拡大するにつれて，神経学部分を日本精神神経学会から分離しようとの要求が内科側からだされたが，この要求はいれられなかった。1956年4月に発足した内科神経同好会は1960年4月に日本臨床神経学会に発展した。同会は1960年から機関誌『臨床神経学』を発行し，1961年には日本医学会に加入した。1963年には日本神経学会と改称された（日本神経学会が確立された現在，日本精神神経学会があいまいに"神経"を冠していてよいのか，という問題がある）。

　1902年10月10日には呉の主唱により**精神病者慈善救治会**[3]が，東京帝国大学医科大学教授および民間著名医の夫人ならびに慈善事業界に活躍している夫人など，30名余りを発起人にして創立された。貧困精神病患者およびその家族の救援，精神衛生啓蒙がその目的で，それは日本で最初の精神衛生運動体であった。呉がこの会を主唱したのは，ドイツの公立精神科病院に婦人による外郭団体 Hilfsverein（救援会）があるのを見聞してきたこと，日本における婦人衛生会や東京府養育院における養育院慈善会の存在，などに刺激されてだろう。かなりながい期間，大隈重信夫人綾子が会長であった。会の初期の事業は，患者慰安会の開催，患者への慰問品贈与，精神科病院への衣類・遊戯用品・作業用品の寄付であった。

　1921年5月6日から会名から"慈善"をのぞいたが，これは日本で慈善事業が社会事業へ脱皮していったことに一致する。1927年4月27日には会名を救治会とし（のち，また精神病者救治会としたが，また救治会にもどる），それまで男は賛助員だったのを会員とし，また理事長制とした。婦人を表面にだした活動ではたりなくなったのである。それまで顧問だった呉が理事長に就任した。1931年の規則改正では，"本会は不遇なる精神病者の治療，保

護，慰安，其他精神衛生に関する社会事業を目的とす"（原文は片仮名文）と，はっきり社会事業をうちだした。

中期における会の事業には目をみはるべきものがある。東京帝国大学構内に精神科病室を寄付し（1916年5月21日落成式），9年間病室経費も大学に寄付し，入院および外来で施療患者をあつかうことにした。大震災につづいては，府立松沢病院内に4棟のバラックを建設して臨時救護所として1924年5月からほぼ2年間，主として軽症の患者を収容した。1924年5月にはお茶の水に精神病者相談所を開設し，1926年3月から3年あまりここで無料外来治療をおこなった。数名の患者の

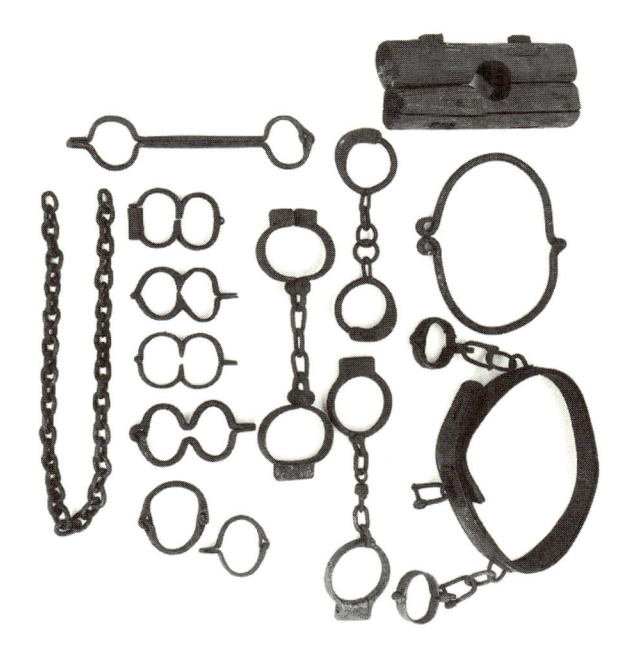

図75　東京府巣鴨病院でつかわれていた拘束具
（これらを標本としてのこし，残りは呉により焼却された，──東京都立松沢病院蔵）

通所作業もここでおこなわれた。社会復帰医療を目ざした救治会収容所も建設されたが，病院としては不備であるとしてこれは開所にはいたらなかった。また，講演会，公費が許可になるまでの入院費補助，退院患者への帰郷旅費支給などもおこなわれた。

呉の定年退官（1925年）以降会員数が激減し，1926年6月25日呉は理事長を辞し，三宅鑛一，内村祐之がそれをひきついだ。しかし救治会は形骸化し，1943年3月11日には救治会は日本精神衛生協会，日本精神病院協会と合併して精神厚生会となった。戦後に日本精神衛生会と日本精神病院協会とは復活したが，救治会は復活しなかった。

この精神病者慈善救治会については，慈善団体としてのいやらしさがあったことと同時に，それは精神衛生啓蒙団体としてよりは精神科医療関係社会事業団体としての面をつよくもっていたことを，指摘しておかなくてはならない。

東京府巣鴨病院の改革およびその東京府立松沢病院への移転，精神病学教室の拡充，精神病者私宅監置の実況の調査および精神病者監護法の批判については，それぞれ項を別にしてのべる。

呉は1892年から富士川とともに医学史研究にかなりの力をそそいでいたが，1896年助教授に任ぜられると，医学史研究はいったんあきらめた。1914年に伝記『箕作阮甫』をだしてからは，また医学史にうちこみだし，1926年には大著のシーボルト伝をだした。1925年には定年により，東京帝国大学教授および東京府立松沢病院長をそれぞれ退官，辞任。1927年に富士川の主唱で日本医史学会が創立されると，その理事長となった。1932年死去，67歳。

東京府巣鴨病院の改革と東京府立松沢病院への移転[4]　呉が1901年10月31日に巣鴨病院医長を嘱託されると，翌日には手革足革を病室におくことを禁じ，のちにはそれらを廃棄

した（図75）。ついで本格的作業治療を開始し，また遊戯室をもうけ，病室を改造し，女室には女の看護長をおくなどして，非拘束的な患者処遇につとめた。それが"呉医長の放縦主義"だとして，それをおさえようとの動きが1903年に府庁側にあったことはすでにのべた（142ページ）。だが，呉の理念は府庁側もみとめざるをえなかったのだろう，翌1904年4月には巣鴨病院は院長制に復帰して呉は院長を嘱託された。東京府癲狂院以来外来診療は禁じられていたが，1904年4月からは外来診療もはじまった。看護人教育も前年からはじめられていた（当時，看護人は男女ともの看護者をさし，看護長の名称も両性に共通していた）。患者の集団での構外運動の開始，仮出院制度の創始，不潔室廃止，院内への患者学校の設置などがおこなわれ，1906年には巣鴨病院の規則が集大成された。

　人道的患者処遇が呉の理念であったが，呉をもっともなやませたのは，その人をえがたいことであった。当時看護人は最低の職業だったといってよい[5]。拘束時間がきわめてながく，給料は紡績女工をしたまわっていた。そこで，病院に腰をすえる看護人はわずかで，3年の教育課程をおえるのは何分の一かにすぎなかった。医師は，東京帝国大学助手となって巣鴨病院医員を嘱託される形をとる（定員外の人ももちろんいた）が，それに応募する人はすくなかった。そこで，看護人が患者を虐待したりしたときにはきびしかった呉も，医師の怠惰・遊び（ときには当直時に病院をぬけだしての）には注意できなかった。

　呉による改革のまえの巣鴨病院の状況については，まえ（160ページ）にもふれた患者手記「東京府巣鴨病院」（1898年）[6]にくわしい。看護人は患者への見舞い品をかすめとり，食事のおそい患者の飯をけずってわが物とし（こうして自分の食費をうかす），患者に暴行をくわえ，また患者の衣類を質草にする。呉院長の時代にも看護人への冷遇はかわらない。たとえば，1903年の上申には，"看護人勤務者病室へ詰切りにして，七日目毎に一日の外出を許すの内規に之有り。然るに看護人用としての夜具の備付（薄給看護人夜具を所持するもの之無く）之無きに依り，実際の状況患者と同衾し，又は患者の夜具を借用する等"（原文は片仮名文で句読点なし）とある。呉が努力しても，看護人が患者をあたたかく看護する雰囲気はつくりあげにくかったし，看護技術の蓄積も困難であった。この状況が他院に共通していたことは，読売新聞が1903年5月7日から6月20日にかけて府下7病院につき連載した「人類の最大暗黒界　瘋癲病院」[7]からもわかる。

　呉は病名については，クレペリンの体系を導入した。それまでの病名と新体系とを比較するために，1901年および1902年の退院者の病名を比較すると，表1[8]のようである。同一病名でも両年でその内容がすこしくいちがっていることがありうるし，また両年で退院者の組成もおなじではなかったはずだから，この数字だけからは単純に比較はできない。だが，ほぼつぎのようにいえよう。鬱狂・躁狂・定期狂の一部分は早発癡狂にいき，鬱狂・定期狂の大部分は躁鬱狂にいった。続発癡狂は早発癡狂に，妄覚狂・偏執狂のかなりの部分および臟躁狂の一部分が早発癡狂にはいった。急性痴狂も早発癡狂にはいったか。なお，呉は1908年から"狂"の字の使用をやめていて，病院年報でも1907年分から病名の"狂"の字がのぞかれた。

　当時治療としてもちいられていたのは，脳髄の血行を減退させる諸法（精神病の病態発生として，脳充血が重視されていたので）のほかには，鎮静剤，催眠剤，全身強壮療法，サルバルサン，作業治療，持続浴などであった。鎮静剤，催眠剤は年により頻用されるものがち

がうが，クロラール，スルフォナール，モルフィーム，ウレタン，パラアルデヒド，トリオナル，ヒオスチン，臭剝，臭曹などがつかわれた．呉は入院患者には，かならずなんらかの薬を処方させていた，患者としての自覚をもたせるために．

さて，看護人，医師などの面で問題がおおくあったものの，呉院長のもとで巣鴨病院の経営は軌道にのり，それは日本を代表する精神科病院とみなされていた．巣鴨病院の病床定数は，自費1等12名，同2等49名，施療および委託385名，計446名が最高だった．だが，巣鴨の地に増床の余地はなかった．

呉は患者一人に100坪の土地が必要と，1,000名の患者収容に10万坪の土

表1　1901年および1902年の巣鴨病院退院患者病名比較[8]　　　　　　　　　（％）

1901年		1902年			1901年
病名	男	男	病名	女	女	病名
白痴	3	3	白癡	—	2	白痴
		1	変質狂	—		
鬱狂	—	—	鬱狂	2	4	鬱狂
躁狂	19	18	躁鬱狂	29	27	躁狂
定期狂	4				7	定期狂
		33	早発癡狂	34		
妄覚狂	14	3	妄覚狂	2	4	妄覚狂
偏執狂	6	—	偏執狂	3	4	偏執狂
続発痴狂	16				20	続発痴狂
神経衰弱狂	6	2	神経衰弱狂	—	—	神経衰弱狂
臓躁狂	—	—	臓躁狂	7	16	臓躁狂
癲癇狂	1	2	癲癇狂	—	—	癲癇狂
		1	舞踏病狂	—		
中酒狂	1	3	中酒狂	—	—	中酒狂
莫比狂	1				—	莫比狂
麻痺狂	24	32	麻痺狂	19	7	麻痺狂
老人狂	5	1	老耄狂	4	7	老人狂
急性痴狂	—				2	急性痴狂
		1	病症不明	—		

地がほしい，としていた．荏原郡松沢村上北沢（現世田谷区上北沢）の61,531坪に700名定員（特等15，1等70，2等115，市町村委託250，施療250）の分棟式の病院が完成し，患者がひっこしたのは1919年（大正8年）11月7日である．院名は**東京府立松沢病院**となった．これにともない，精神病学教室は大学構内にうつり，病院医員と教室助手とは分離された．院長は教授兼任のままであった（副院長は1925年から助教授兼任ではなくなる）．

松沢病院は呉の理想にちかい形で建設され，精神病院法により監置手続きを要せずに入院できることになった．いくらか自由さのました雰囲気のなかで，加藤普佐次郎（1887-1969）らによる作業治療も大々的におこなわれて成果をあげた．だが，このなかで1923年，1924年と2度にわたる労働争議が発生した．米騒動に代表される物価騰貴のなかで，看護人給の上昇がおいつかなかったのである．1924年には，"何分給料も安く，其外には盆暮れの僅な手当で苦しい事だとは思ひ乍ら，私としてはどうする事も出来ぬのを遺憾とします"との呉院長の談話がのこっている．そのまえに物価騰貴は患者を直撃していた．年間実在籍数にたいする年間死亡者数の率は，1916年の6.03％から12.08％，16.67％，25.12％，19.44％，22.85％，16.72％などと，おどろくべき上昇をしめしていた．年間在籍641名中161名死亡（25.12％）をしめしたのは，松沢病院への移転の年であった．しかも，自費17.37％，施療27.52％，委託29.05％と費用種目別の違いがはっきりしていた．一般に，松沢病院での死亡率としては敗戦の年の40.89％がしられている．だが，平時における25.12％こそ，すさまじいものであった．全国的な精神科病院での死亡率にはのちにふれるが，この数字はとりわけたかいものではなかった．巣鴨病院—松沢病院のばあい，府庁が患者食糧費の必要な増額をみとめなかったのであるが，これらの数字は，戦前の精神科病院が病院というよりは収容所であったことをよくしめしている．

東京帝国大学精神病学教室　まず，呉の研究を簡単にみておこう。留学前の仕事としては「精神病者ノ自殺症ニ就イテ」(1894-95年)が，留学中のものでは「三叉神経ノ脳根ニ於ケル細胞ノ常態及病態ノ構造，其脳根ト運動根トノ交叉問題」(ドイツ語文，1899年)がおおきい。帰国後の仕事としては，まずクレペリン体系およびニスル染色の導入がある。呉は，1916年にまったくかきあらためた『精神病学集要』第2版の前篇(総論)をだした。後篇(各論)は，1918年の第1冊から1925年の第3冊までだしたが，早発痴呆，躁鬱病など重要部分にふれぬ未完におわった。クレペリン体系による日本で最初の精神病学教科書は，門下の石田昇による『新撰精神病学』(1906年，1922年の第9版にいたる)であった。帰国後の呉は，ニスル染色を門下におしえ，またはじめは自分でも熱心に顕微鏡をのぞいていた。しかし，共著のものをのぞくと，神経組織学，神経病理学の面でのおおきな仕事はない。留学中から帰国後の数年は，早発痴呆の脳病理をおっていたものと推定される。なお，手ずからニスル染色をおしえられたこともある齋藤茂吉の"屈まりて脳の切片を染めながら通草のはなをおもふなりけり"は，ニスル染色のときのものだろう[9]。

　1912年にだした『我邦ニ於ケル精神病ニ関スル最近ノ施設』は日本の精神科医療史をみるにかくべからざる好著である。樫田五郎との共著「精神病者私宅監置ノ実況及ビ其統計的観察」(1918年)については項をあらためてのべる。このほかにも，精神科医療のあり方を論じた強烈な論文がおおい。通覧すると，呉秀三はいまの社会精神医学の面でとくに卓越していた精神病学者であった。

　さて，いままでのべてきたように，精神病学教室は大学構外におかれていた。構内に精神病学教室をつくることは片山教授時代からの要望であった。ながく医科大学長であった青山胤通は，精神病患者が構内をウロウロしてはこまる，という意見をつよくもっていて，青山にたいし呉がつかみかからんばかりにしたこともあった。1914年(大正3年)になって，構内の皮膚病外来診察室の半分に，癩病患者診察所に接して精神病科外来診察所がもうけられ，教授室もここにおかれた。さらに1916年5月21日に，外来診察室につづけて13床の精神病科病室が落成した。この建設は精神病者慈善救治会の寄付による。施療4床分の経費も数年間同会から寄付されていた。

　巣鴨病院の移転にあたり，大学構内に精神病科仮教室がたてられて，1919年8月に教室はそこに移転した。そのまえ医科大学(1919年4月1日から医学部)教授会は，精神病学教室と附属病院をべつの場所に建設しようとの方針を決定しており，呉は構内か大学に至近の場所をつよく要望していた。いくつかの候補地があがり，候補地および買収予算も内定した。そこに関東大震災がおこり，内定していた予算は復興にまわされて，教室および附属病院の建設は延期された。また呉の退官にあたり，法医学的精神病学を中心とする精神病学第2講座の設置が教授会でみとめられ，助教授杉田直樹がその教授候補とみなされていた。この構想がとんでしまったのは，1926年に内科物理療法学講座(眞鍋嘉一郎教授)の設置が外部からの干渉でにわかにきまり，それにもっていかれたのだろう。

　呉の教授在任は1901-1925年で，その間に多くの精神病学者をそだて，ある時期全国の精神病学担当の教授(あるいは教諭)のほとんどが呉門下であった。呉が"日本精神病学の建立者(ベグリュンダー)"といわれる所以である。榊，片山，呉を中心に，1925年までに教授となった人の系譜をたどると，図76[10]のようになる(旧植民地における医育機関はのぞいた)。図の2段

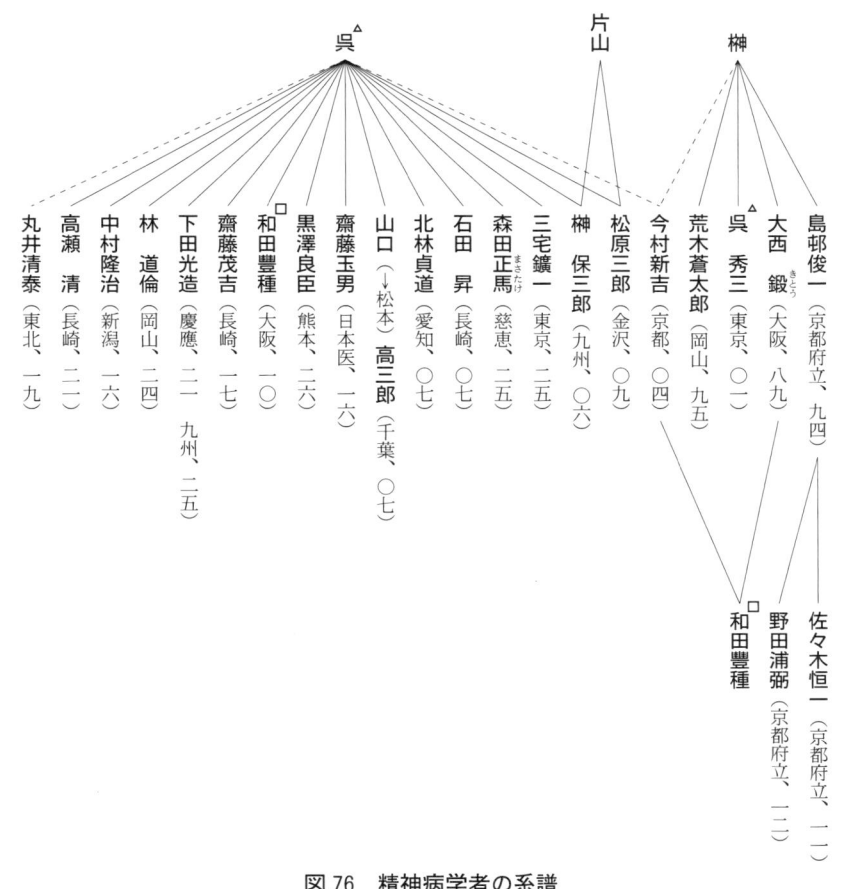

第 4 章　呉秀三と精神病院法　　169

図 76　精神病学者の系譜
（カッコ内は赴任医育機関名の略記と赴任年〔89 は 1889 年，07 は 1907 年など〕）

呉系：丸井清泰（東北、一九）、高瀬清（長崎、二二）、中村隆治（新潟、一六）、林道倫（岡山、二四）、下田光造（慶應、二一　九州、二五）、齋藤茂吉（長崎、一七）、和田豊種（大阪、一〇）、黒澤良臣（熊本、二六）、齋藤玉男（日本医、一六）、山口（→松本）高三郎（千葉、〇七）、北林貞道（愛知、〇七）、石田昇（長崎、〇七）、森田正馬（慈恵、二五）、三宅鑛一（東京、一五）、榊保三郎（九州、〇六）、松原三郎（金沢、〇九）、今村新吉（京都、〇四）、荒木蒼太郎（岡山、九五）

片山系：呉秀三（東京、〇一）、大西鍛（大阪、八九）

榊系：島邨俊一（京都府立、九四）、佐々木恒一（京都府立、一一）、野田浦弼（京都府立、一二）、和田豊種

目における各人の順は，主として東京府巣鴨病院医員としての就職順による。点線で関係をしるしたうち，今村新吉は学生として榊教授および呉助教授の講義をきいているが，精神病学者としての訓練は外国でうけた（生理学専攻のため留学中に，精神病学専攻の指示をうけた）。丸井は学生として呉教授の講義をきいたが，その後は東京府巣鴨病院および東京帝国大学精神病学教室で比較的短期間の見学・実習をしたのち，留学し，帰朝して教授になった（丸井は卒業後青山内科に入局しており，かれを東北帝国大学の教授候補におしたのは，呉ではなくて，実力者の青山胤通医科大学長であった）。

　ただし，呉門下の精神病学者のなかに，かれの社会精神病学へのつよい関心と精神科医療改革への情熱とを，そのかなりの部分であれ，うけつぐ人をかれはそだてられなかった。

2. 精神病院法の制定へ

精神病者私宅監置の調査[11]　すでにのべたように，巣鴨病院の運営にあたって呉は，精神病者監護法が病院をいかに束縛しているか，身をもっておもいしらされた。このことがかれを，精神病者監護法の中核をなす私宅監置の調査へとむかわせたに違いない。1904 年から

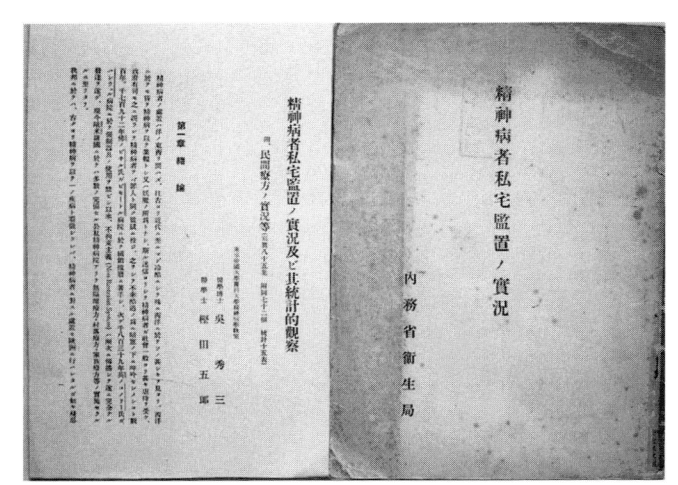

図77 「精神病者私宅監置ノ実況及び其統計的観察」
『東京医学会雑誌』掲載の第1ページ（左）と，内務省本の表紙（右）

警視庁医務嘱託であった**石川貞吉**は，私宅監置患者，不監置患者，高尾山での滝治療患者を調査して，1906年11月27日の第20次国家医学会総会で報告した[12]。私宅監置調査については，この石川の進言もあったのだろう（1910年にいちはやく東京府の調査をおこなったのも石川である）。

呉は，助手・副手の実12名を，1910-1916年に1府14県に派遣して計364の私宅監置室ほかを調査させた。そして調査者の一人**樫田五郎**とともに，その結果をまとめた「**精神病者私宅監置ノ実況及ビ其統計的観察　附。民間療法ノ実況等（写真八十五葉　附図七十二個　統計十五表）**」の題で『東京医学会雑誌』第32巻第10-13号（1918年5月20日，6月5日，6月20日，7月5日発行）に発表した[13]（図77）。当時の私宅監置例は3,000未満だったろうから，杉江董調査の茨城県の81室，樫田五郎調査の富山県の31室，谷口本事調査の三重県の44室は，全数調査にちかかったのであるまいか。

この内容は，その抄録をみよう（原文は片仮名文）[13]，——

〔内容抄録〕東京帝国大学医科大学精神病学教室にては明治四十三年より大正五年までに助手，副手十五名を東京，神奈川，埼玉，群馬，千葉，茨城，三重，静岡，山梨，岐阜，長野，福島，青森，富山，広島の一府十四県に派遣し精神病者私宅監置の状況を実地視察せしめ監置室三百六十四個，監置患者三百六十一人の調査を遂げたり。猶，其旁ら未監置精神病者に就き其十五人を観察し，又，神社仏閣に於ける精神病者に対する処置，水治方或は民間薬等の民間流布の治療法に就きても調査する所ありたり。而して私宅監置と云ひ，民間療法と謂ひ，之を医学的見地より観察して殆ど何等見る可き施設なく，特に私宅監置の光景の頗る惨澹たるは人をして惻隠の情に堪へざらしむるものあるを知れり。

本著は私宅監置の実況を骨子とし，之に附加するに民間治療法の実況等を以てしたるものにして，写真八十五葉，附図七十一葉，統計十五表を掲げ以て其実際の状況を窺知するに便宜ならしめんとせり。

第一章　総論に於て西洋及び我邦に於ける精神病者に対する処置の変遷を略述したる後，

明治三十三年我が政府より発布せられたる精神病者監護法に就き其重要なる条項を摘録し，私宅監置の定義を述べ，更に我邦に於ける官公私精神病院又は病室の甚しき不備は道府県に現存する凡十四五万の精神病者中約十三四万人をして勢ひ，私宅監置又は民間療法等によらしむるより他に道なき所以を数字を挙げて説明し，第二章に於ては実地報告に移り，総ての私宅監置視察例中其百四個を抜摘し，写真六十六個，附図六十九個を附し，第三章には未監置精神病者の実例第十例を抜挙せり。第四章に於ては，第一節にて民間一般に行はるゝ療法の略史及び其現今に於ける処置の総説を試み，第二節にては其実例として，古来，精神病者参籠の風習あるを以て有名なる高尾山，中山，原木，龍爪山（ばらき），大岩山の神社仏閣に就き写真十四葉，附図二箇を以て其処置，水治方の状況を説明し，第三節にては民間薬及び迷信薬の実例を示し，第四節にては患者運輸方に就き写真五個を添へて之を説明し，第五章にては見察せし私宅監置の一般状況に就き，之を性，年齢，資産，職業，監護義務者，監置理由，監置経過，監置室，被監置者の病状，待遇，医薬，病症，警察官の視察の十三項に分ち其統計的観察を行ひ統計十五葉を掲げ，更に第六章に於ては，私宅監置，民間療方並に精神病者監護法に関し之を批判講評し，第七章に於ては，我邦現今の精神病者に対する制度施設は甚不完全にして，民間の処置にも亦頗る非議すべきものありて，之を欧米諸国の制度施設の大に完備せるに比すれば霄壤の差あり，人道上より之を観るも，将又，公安維持の点より之を論ずるも，之が制度施設を整頓し，治療保護の策を講ずるは緊要なる事項にして，就中，全国に向つて官公立精神病院の設立普及，精神病者監護法の改正は焦眉の急務たる所以を説述し，第八章に於ては，以上諸章に絮説せし所を概括して結論とせり，（自抄）

これが刊行されると，内務省衛生局は即座に，呉の自序（この日付けは6月25日）をつけたその別刷りを"精神病者私宅監置ノ実況"の題で100部を配布した。内務省衛生局本の，精神医学神経学古典刊行会（新樹会創造印刷内）による復刻本（1973年）が"精神病者私宅監置ノ実況及ビ其統計的観察"の題でだされているので，精神科に関心をもつ人すべてにこれをよんでほしい。

ここにあげられている監置の理由（複数のものあり）は405となっているなかで，家宅侵入し他人の物品をぬすむ，他人に暴行，放火，家人殺害，家人殺害未遂，家人傷害，他人傷害，傷害未遂，神社仏閣破壊，不敬事件といった刑法犯に準ずる理由は計131件（32.3％）である。もっともおおいのが家人に暴行・家財破毀の112件（27.7％）および外出徘徊・放浪の72件（17.8％）である。これらも監置当初の問題行動で，長期の監置で痴呆状態になっている者，衰弱している者もかなりある。ところが，監置は患者を一歩も外にださせないようにという形で指導され，監置したうえに制縛されたもの，されつつある者が7例あり，沐浴に警察官の立ち会いを必要とするところもある。つまり，監置の理由として家庭内暴力ほかが半数ちかいのに，監置の実態はもっぱら社会的危険防止にむけられているのである。

私宅監置例が衛生的によい条件にあるものはほとんどなく，家族の扱いも不充分で，被監置者は医療もほとんどうけていない。私宅監置には"被監置者の監禁ありて之に対する治療なし"。この事態の根本原因の一つは，精神病者監護法の不備にある。またこの法律のために監置的でない精神病院はみとめられず，監置しなくてよい患者が治療をうける場所がない。

第7章「意見」には，つぎの文章がある[13]，——

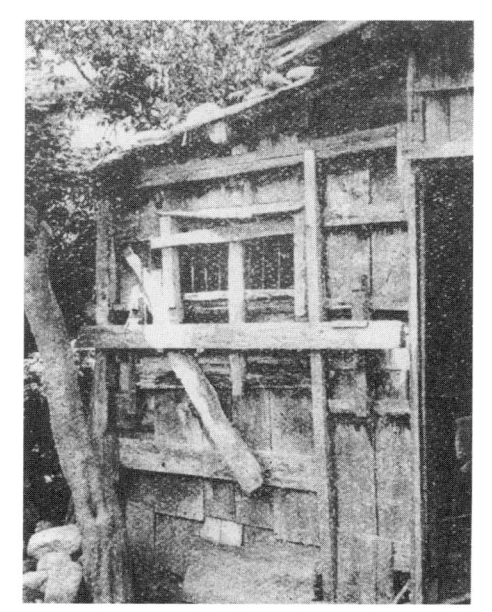

図78　私宅監置室の1例
（図78から80は「精神病者私宅監置ノ実況及ビ其統計的観察」より）

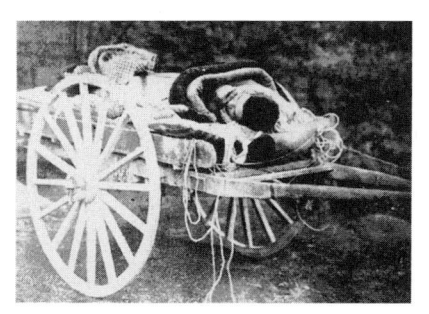

図79　患者輸送法の例

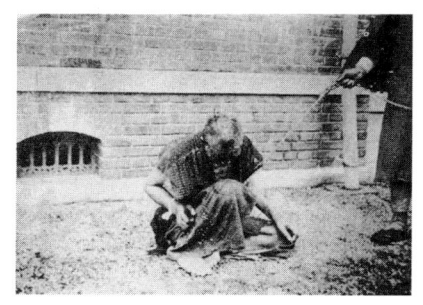

図80　患者輸送法の例

〔前略〕全国凡そ十四五万の精神病者中，約十三四万五千人の同胞は実に聖代医学の恩沢に潤はず，国家及び社会は之を放棄して弊履の如く毫も之を顧みずと謂ふべし。今此状況を以て之を欧米文明諸国の精神病者に対する国家・公共の制度・施設の整頓・完備せるに比すれば，実に霄壌月鼈の懸隔相異と云はざるべからず。我邦十何万の精神病者は実に此病を受けたるの不幸の外に，此邦に生れたるの不幸を重ぬるものと云ふべし。精神病者の救済・保護は実に人道問題にして，我邦目下の急務と謂はざるべからず。

呉・樫田はこうして，精神病者監置法を廃止して，私宅監置を廃止し精神病院を建設していくことをつよく要求したのである。この論文から，監置室の1例および，民間における患者輸送法の2例の写真をあげておく（図78，79，80）。なお，詩人の高橋新吉（1901-1987）は私宅監置の経験者で，自伝的小説『狂人』，『発狂』（ともに学而書院，東京，1936年）に自分の体験をかいている。田のなかの格子の牢で，隙間風をふせぐのに新聞紙をはりつけると，牢番は外から水をかけて新聞紙はやぶられる（もちろん，内に火の気はない），3年間に詩人は湯にはいること，歯をみがくことはなく，顔も3，4度あらっただけだった。

問題は，日本精神病学の金字塔であるこの論文がまったくわすれさられていたことである。わたしは，松沢病院の栄養士であった鈴木芳次氏に内務省本をみせられ，1964年のライシャワ事件につづき精神医療史研究会編でだした『精神衛生法をめぐる諸問題』（松沢病院医局病院問題研究会，東京，1964年）の巻頭に「我邦十何万ノ精神病者ハ」云云の句をかかげて，精神衛生法改悪反対・全面改正促進運動の旗印とした。ところが，何人かの先輩方にこの論文につきうかがうと，調査に参加した齋藤玉男，警視庁におられた金子準二のお二人をのぞいて，この論文の2，3年後に精神病学教室にはいった人でも，しる人がいなかった。当時日本精神神経学会の指導的立場にいた人は，"ぼくは呉さんのようなヘマはやらんよ"

といいながら，そのあとはこの論文をかつぎまわっている。この論文の忘却および受容ほどに，日本の精神病学者の体質をあらわしているものはない。

保健衛生調査会　内務省衛生行政の諮問機関としては，1879年（明治12年）に組織された中央衛生会があったが，13名定員のこの会の委員の個人的知識では国民の健康問題に解答できない状態にたちいっていた。政府は，それまでの伝染病対策を中心とした消極的衛生行政から健康増進を目指す積極的衛生行政に転じて，健民の実をあげる必要にせまられていた。それに，第1次大戦下の西ヨーロッパ諸国の人口対策の真剣な努力からの刺激もあった。当時の大隈重信内閣は，政治を調査に直結するためさまざまな調査会を発足させていたが，その一つとして1916年（大正5年）6月27日勅令第172号をもって保健衛生調査会官制が制定された。当初の委員は34名で，（イ）乳児・幼児・学齢児童および青年，（ロ）結核，（ハ）花柳病，（ニ）癩，（ホ）精神病，（ヘ）衣食住，（ト）農村衛生事情（のちに都市もふくめられた），（テ）統計，が調査事項とされた。精神病をあつかう**第5部**の委員は，柳澤保恵（主査），三宅鑛一，栗本庸勝，横手千代之助，野田忠廣であった[14]。

第5部会はまず，疑似症者もふくめて**在院精神病者および私宅監護精神病者**を，1917年6月30日をもって調査した。調査にあたったのは巡査である。そのおもな結果をみておこう[15]。精神病者は全国で64,934名（男40,848，女24,086），当時の人口は55,244,500名で，人口1,000対で1.18名（男1.47，女0.88）。人口1,000対比を統計区画別にみると，北海道，東北，沖縄でひくく，北陸，東山（長野，岐阜，滋賀），東海でたかい。私宅監護（これは未監置患者をふくむ）は59,930名（男37,503，女22,427），在院は5,004名（男3,345，女1,659）である。

在院精神病者には，癩療養所，行旅病人収容所，寺院瀑布所在地，温泉場などに監護中の者もふくまれている。その収容施設は，官立および府県立の病院は12で，収容人員は計745名（東京府巣鴨病院および2名収容の九州療養所〔癩〕をのぞいては，医育機関の付属または関連の病院），公立の病院および収容所は17で収容人員158名。門司市立田浦病院に2名収容されていたほか，函館区立精神病舎に34名，札幌区精神病者収容所に3名のほかは，救護所，行旅病人収容所で，伝染病隔離病舎も一つあった。私立療病院は，脳病科，脳神経病科に属するものもふくめて46施設，収容人員は計3,348名。このほか海軍の病室に2名，陸軍に15名，監獄に487名（男463，女24）。寺院，瀑布，温泉場などは18，収容人員は149名である。

ところで，内務省衛生局が例年だしていた統計では，全国の精神病者数は1916年が44,226名，1917年48,460名，1918年が49,427名である。保健衛生調査会の報告書には，"備考　本調査ハ衛生局年報所載ノ数ト比較シ其数ニ於テ著シキ差異アルハ疑似症ヲ計上セル為ナリ"との付箋がついている。この調査は「精神病者状態別説明書」によっておこなわれているので，数字の差は，日常行政上把握されている数と，さらに力をいれてしらべた数との差になろう。

保健衛生調査会は，上記の調査結果と外国の事情調査とにもとづき，精神病者監護法を改正するべきだとの意見をだした。これよりさき1911年（明治44年）3月21日の第27帝国議会の衆議院本会議では，山根正次議員提出の「官公立病院設置ニ関スル建議案」が可決されていた。また1918年4月2日の日本神経学会第17回総会は，小学中学の生徒の精神状

態につき尽心されたいとの文部大臣あて建議とともに，下の内務大臣あて建議を可決した（原文は片仮名文，句読点をおぎなう）[16]．——

　　　精神病者は我全国に於て凡十数万人に及ぶべし。其内には公衆の安寧社会の秩序に対して危険なもの多々之ある一方に，適当なる治療を加ふれば全癒すべきもの少からざるなり。保健調査会の調査によれば全国の精神病者凡六万五千人中病院に於て治療を受け居るものは五千人許にして，他は悉く自宅監置のものなり。吾人は之を以て前記危険に対する防備と治療に対する施設の不充分なるものと認む。当局に於て深く此辺を顧慮し，全国に向て精神病者保護治療の設備を整ふることを奨励せられんことを望む。

　呉は6月4日に，**精神病者保護に関する懇談会**を丸の内中央亭にひらき，岡田文部大臣，田所文部次官，赤司普通学務局長，杉山衛生局長，添田地方局長，豊島法務局長，岡田警視総監，東園東京府内務部長，片山医科大学教授など40名を招待して，意見交換した。このとき呉がのべた意見は，『精神病者保護ニ関スル意見』[17]として，内務省衛生局から6月12日に発行された（懇談会の8日後！）。中央慈善協会が11月6日にだした『精神異常者と社会問題』[18]には呉の「精神病者の救済並に精神病学的社会問題」と片山國嘉「精神病者監護法の改正よりも先づ精神病者法及び精神病院法を制定せよ」がのった。

　精神病院法の制定　精神病院法案は，1919年2月下旬第41帝国議会に提出され，結核予防法案・トラホーム予防法案とともにおなじ特別委員会で審議された（これら両法と歩調をそろえた点からも，精神病院法は衛生法に属するものであったことがうかがえる）。そして比較的短期の審議ののちに可決されて，同年3月27日に法律第25号として公布された。まず制定理由をみる[19]（以下をふくめ，関連の引用文章の原文は片仮名文，句読点をおぎなう），——

　　　〔前略〕我国に於ては国家及公共団体共に保護治療に関する何等の設備なき状況なり。而して精神病者に対する唯一の法制たる精神病者監護法は，単に公安上より監置患者の取締を主として不法の監置を排除する〔中略〕之を監護すべき場所の設備等に就ては何等の規定なく，〔中略〕監置を要する患者と雖，約四千五百名は最も不完全なる私宅監置に附せられ，而も其の多くは中産階級以下に属するが故に惨状往々見るに忍びざるものあり。〔中略〕
　　　斯くの如きは，精神病者の保護治療は勿論，公安上不備尠からざる所にして，畢竟之が収容の場所を私人の経営に委して顧みざる結果にして，決して適当の処置と謂ふべからず。故に国と地方と相協力して之が施設を為すの必要なるは，今や多言を要せざる所なりとす。〔中略〕
　　　本法は救済を主眼とするが故に，入院費は主として道府県に於て負担せしむるを目的とすと雖，負担力ある者に対しては入院費を徴収し救済の度を超えざらしめ〔中略〕厘毛の微に至る迄之を追徴するの趣意にあらず。従て大体に於て負担力なしと認むるときは，之を免除する趣旨とす。〔後略〕

　審議のなかで政府委員[20]は，1) 財政がゆるす将来にはかならず国立精神病院を設置して，地方立精神病院で監置困難な精神病者を収容する，2) 収容必要患者は6,500名として，毎年3-4か所ずつ10-15年計画で公立精神病院を整備する，3) 必要あれば複数道府県合同の病院設置もよい，4) 本年度予算は3万円だけ，5) 公立精神病院が充足していったなら精神病者

監護法の改正もかんがえたい，などのべた。貴族院では，第2条としてあった国立精神病院の条文が空文だからとして削除され，また第1条につけられていた共同設置をみとめる文章も削除された。

　この法律の内容は，1）内務大臣は道府県に精神病院の設置を命じることができる，その経費の1/6乃至1/2は国が補助する，2）任意道府県立精神病院の適当なものは，本法によるものとしてあつかう，3）地方長官がこの病院に入院させるのは，i．精神病者監護法により市区町村長が監護すべき者，ii．罪をおかした者で司法官庁がとくに危険の虞ありとみとめる者，iii．療養の途なき者，などである，4）道府県立精神病院の設備が充分普及するまでは，道府県立のほかの公私立精神病院をもって道府県立精神病院の代用をさせることができる（代用精神病院），5）本法による精神病院の長は，内務大臣のさだめるところにより，入院者にたいし監護上必要な処置をおこなうことができる，6）地方長官は入院者から入院費の全部又は一部を徴収できる，といったものであった。

　つまり，**精神疾患患者の医療にたいする，公共的責任の考え**がいちおう表明されたのである。しかも，この法律のおおきな狙いの一つは貧困患者の救護にあった。また精神病者監護法では，監護の責任者は監護義務者であったが，本法では精神病院長が責任者となった。家族から医師に権限がうつされたのである。

　ところで，上記の精神病院の長の権限につき，制定理由をよみかえすと，こうある[19]，——

　　精神病院の長は，精神病院内に於ける患者の保護治療に関する責任を有するものとす。而して，精神病者の医療上必要なる行為は精神病院の長は当然行ひ得べきものなりと雖，監置其他監護上必要なる処置は純粋の医療行為と認むるを得ざる場合あるを以て，本条に依り之が処置の権限を与へんとするものなり。而して，監置其他監護上必要なる処置は，大体に於て地方長官の許可を受けしめ，緊急の場合に於ては機宜の処置を誤らざる様，後に於て許可を受けしむる方針なり。

　旧精神衛生法第38条に，精神病院の長は"医療又は保護に欠くことのできない限度において，その行動について必要な制限を行うことができる"と規定していた。これに比して精神病院法は，精神病院の長の権限にある歯止めをかける考え方をしめしていた点，あらためて評価したい[21]。

　ところで，本法の初年度要求額にたいしみとめられた**予算の3万円**とは，当時において1病棟をたてるにもたりないぐらいであった。国家，地方の財政を圧迫するという理由から，本法の施行は1919年8月10日，1920年10月25日，1923年7月1日と3段階になった（全文施行まで4年）。この点について，内務省衛生局保健課長湯澤三千男[22]は1920年5月12日の東京精神病学会で，"精神病院法の一部施行規制の件と云ふのであります。「精神病院法第七条の規定は大正八年十月十日より之を施行し同法第一条乃至第五条及第八条の規定は同法第七条の規定の施行に必要なる範囲に於同日より之を施行す。」何のことか御聞きになってもちよつと分からないでありませう。立法技術者と云ふものは精神病者に近いやうな感じが起りはせぬかと思ひます。余程奇抜な条文でありますから御参考の為に読み上げたのであります"とかたった（官僚も勇気があった）。そして，この第7条とは，代用精神病院の規定であった。ここに精神病院法の行方はしめされていた。

新法ができても，精神病院の直接の監督官庁は警察署のままであった．さらに，道府県段階で，たとえば精神病者監護法は社会課および保安課，精神病院法は衛生課と2法の管轄課がまちまちで，縦割り行政のなかでかなりの混乱があったようである．

●第4章文献

1) 岡田靖雄：呉秀三　その生涯と業績．思文閣出版，京都，1982．呉秀三の著作については，岡田靖雄編：呉秀三著作集，全2巻(医学史篇，精神病学篇)，思文閣出版，京都，1982．
2) 藤野恒三郎編：日本医学会分科会小史．第16回日本医学会総会，日本医師会，東京，1964．
3) 岡田靖雄：精神病者慈善救治会のこと——呉秀三先生伝記補遺(その一)——．日本医史学雑誌 32(4)：385-422, 1986．
4) 岡田靖雄：私説松沢病院史．岩崎学術出版社，東京，1981．
5) 岡田靖雄：精神科看護史の諸問題．日本医史学雑誌 37(3)：321-347, 1991．
6) 東京府巣鴨病院——五区患者手記——．南博，岡田靖雄，酒井シヅ編：近代庶民生活誌⑳病気・衛生．三一書房，東京，pp.170-183, 1995．
7) 読売新聞連載「人類の最大暗黒界　瘋癲病院」．南博，岡田靖雄，酒井シヅ編：近代庶民生活史⑳病気・衛生，pp.183-223, 1995．
8) 岡田靖雄：日本における早発癡呆—「(精神)分裂病」概念の受容．日本医史学雑誌 42(1)：3-27, 1996．
9) 岡田靖雄：精神病医齋藤茂吉の生涯．思文閣出版，京都，2000．
10) 岡田靖雄：日本における精神医学の一〇〇年．こころの科学 86号：87-91, 1999．
11) 岡田靖雄，小峯和茂，吉岡眞二：論文「精神病者私宅監置ノ実況及ビ其統的観察」の成立事情．臨床精神医学 13(11)：1457-1469, 1984．
12) 石川貞吉：精神病者の監置に就て．国家医学会雑誌 236号：279-290, 1906．
13) 呉秀三，樫田五郎：精神病者私宅監置ノ実況及ビ其統計的観察　附，民間療法ノ実況等(写真八十五葉　附図七十二個　統計十五表)．東京医学会雑誌 32(10)：521-556, (11)：609-649, (12)：693-720, (13)：762-806, 1918．
14) 保健衛生調査会第一回報告書．保健衛生調査会，東京，1917．
15) 精神病者地方別表(大正六年六月三十日現在)．内務省衛生局，東京，1917．
16) 日本神経学会の建議．神経学雑誌 17(4)：295-296, 1918．
17) 呉秀三：精神病者保護ニ関スル意見．内務省衛生局，東京，1918．
18) 杵淵義房編：精神異常者と社会問題．中央慈善協会，東京，1918．
19) 精神病．予防衛生ニ関スル法規及例規　附参考資料．厚生省予防局，pp.181-230, 1941．
20) 吉岡眞二：精神病者監護法から精神衛生法まで．精神医療史研究会編：精神衛生法をめぐる諸問題．松沢病院医局病院問題研究会，東京，pp.8-34, 1964．
21) 岡田靖雄：精神衛生法．懸田克躬ほか編：現代精神医学大系 5c(精神科治療学Ⅲ)，中山書店，東京，pp.351-397, 1977．
22) 湯澤三千男：精神病院法ニ就テ．神経学雑誌 19(10)：489-495, (11) 543-550, 1920．

第 5 章　敗戦まで

1. 統計資料を中心に

患者数の変遷　『医制八十年史』(1955年)掲載の「衛生統計」中の「精神病患者数」[1] によって，行政的にとらえられた患者数の変遷をみると，表2, 3のようになる。この数字は，1904年以前は掲載されておらず，1942-1946年は計数不明となっており，また1905-1923年について精神病院法適用患者中の病院監護の者の人数も計数不明とされている。この表で，入院患者数としたのは，精神病院法適用患者数と精神病者監護法適用で病院監護の者の人数との計である。私宅監置などの数としたのは，病院外の施設に監置されている者の人数と一時監置をうけた者の人数との計である。人口1万人対の患者数をだすための人口も，『医制八十年史』掲載のものをもちいた。

表2, 3にみられるように，行政的にとらえられている精神病患者は，1905年における人口1万人あたり5.07名から，1937年における12.93名へと増加している。一方，精神病者監護法適用患者数は，まえに指摘した初期急増のあとはほぼ定常状態に達していたのち，すこしずつへりだした。精神病院入院患者数が，病院外監置および一時監置の患者数をこすのは，1929年からである。行政的に把握されていて，入院もしておらず病院外監置もうけていない患者は80％前後いた。

ところが，おなじく『医制八十年史』の種類別病院数の表(精神病院について，たしからしい数字がのっているのは，1928年からである)で，精神病院の病床数をみると，1930年 11,080，1935年 18,981，1941年 23,958(これが戦前期の最高)と，表3にあげた入院患者数を2,000名から12,000名程度うわまわっている。1941年の23,958床にたいし入院患者が11,139名では，病院が存続できるはずもない。しかも，のちにみるように，『医制八十年史』があげる病床数は，精神病院のそれだけで，一般病院や医育機関における精神病床をふくまず，かぞえられている精神病院も不足するところがある(ただし，大阪帝国大学医学部附属医院分院神経科などは独立しているので，精神病院にかぞえられていたようである)。といっても，これら不備による病床数は，たとえば1941年の23,958床と11,139名との差を説明できるものではない。『衛生年報』[2] の1940年版をみると，この謎はとけた。同年の精神病院法による入院患者は8,415名，精神病者監護法による入院患者が3,896名で，ほかに，両法によらぬ入院患者が9,700名いるのである。しかも，この9,700名は，精神病者総数にはふくめられていない。

表 2　1905-1923 年における精神病患者数，そのうち精神病者監護法を適用されている患者数 (1) により算出）

年	患者総数	人口1万人あたり患者数	患者のうち精神病者監護法適用の者の人数	（その総数中の比率）
1905	23,931 名	5.07 名	4,440 名	(18.5)%
1906	24,166	5.07	4,774	(19.8)
1907	25,793	5.35	4,819	(18.7)
1908	26,858	5.50	5,088	(18.9)
1909	27,592	5.60	5,186	(18.8)
1910	28,285	5.65	5,397	(19.1)
1911	29,289	6.75	5,850*	(20.0)
1912	32,964	6.38	6,013	(18.2)
1913	35,727	6.82	6,473	(18.1)
1914	37,315	7.02	6,939	(18.6)
1915	41,920	7.78	7,172	(17.1)
1916	44,225	8.09	7,473	(16.9)
1917	48,460	8.76	7,596	(15.7)
1918	49,429	8.97	7,537	(15.3)
1919	49,398	8.88	7,405	(15.2)
1920	49,463	8.93	7,616	(15.4)
1921	50,891	9.07	8,361	(16.4)
1922	51,728	9.10	9,207	(17.8)
1923	52,601	9.14	9,195	(17.5)

＊この数字は 3,850 とここだけ急落していたのを，5,850 とよみかえた。

表 3　1924-1941 年における精神病患者数，入院患者数，私宅監置などの患者数 (1) により算出）

年	患者総数	人口1万人あたり患者数	入院患者数	（総数中比率）	私宅監置などの患者数	（総数中比率）
1924	54,673 名	9.40 名	4,794 名	(8.8)%	4,922 名	(9.0)%
1925	56,813	9.60	4,765	(8.4)	5,164	(9.1)
1926	60,409	10.03	5,404	(8.9)	5,430	(9.0)
1927	62,367	10.21	5,785	(9.3)	5,726	(9.2)
1928	69,553	11.21	5,624	(8.1)	6,850	(9.8)
1929	68,000	10.81	6,370	(9.4)	6,285	(9.2)
1930	73,166	11.46	7,872	(10.8)	6,492	(8.9)
1931	73,731	11.37	7,587	(10.3)	6,608	(9.0)
1932	73,540	11.18	8,315	(11.3)	6,606	(9.0)
1933	76,039	11.38	8,870	(11.7)	6,750	(8.9)
1934	79,135	11.69	9,541	(12.1)	6,298	(8.0)
1935	83,365	12.14	10,602	(12.7)	7,339	(8.8)
1936	86,047	12.36	11,539	(13.4)	7,190	(8.4)
1937	90,995	12.93	16,009	(17.6)	7,330	(8.1)
1938	90,610	12.84	15,796	(17.4)	7,208	(8.0)
1939	82,523	11.63	13,136	(15.9)	6,579	(8.0)
1940	81,356	11.37	12,291	(15.1)	6,207	(7.6)
1941	81,225	11.16	11,139	(13.7)	5,997	(7.4)

　おそらく，ある時期から精神病院内の脳病室，脳神経科病室といったものへの入院がかなりひろくみとめられるようになったのだろう。こういう点がみえてくるのは，1928 年の『衛生局年報』からで，この年末の在院精神病患者は，精神病院法による病院への 1,074 名，代用精神病院への 2,100 名，その他精神病院への 2,450 名，計 5,624 名である。ところが，精神病院の年末在院患者数は，4,746 名と自費の 3,153 名とある。計 7,899 名から 5,624 名をひ

いた 2,275 名が,両法によらぬ患者なのだろう。年末の自費患者数はどんどんふえていっていて,その半分前後が両法によらぬ患者だったようである。精神病院に入院しても,精神病者監護法にも精神病院法にもよらぬ患者だから,官庁統計のうえでは,精神病患者としてはかぞえられていなかったということだろう。こういう人をかぞえると,表示した患者総数には,何千か(1940年には 9,700 名)をくわえなくてならない。さらに,医育機関および一般病院の精神病室に,無視しえない数の患者が入院していた。

精神科病院・精神科病床の発達　戦前の数字をまとめているのは『医制八十年史』(1955年)であるが,それにもっともらしい数字がのっているのは 1928 年からである。しかし,たとえば病院数が 1932 年 110,1933 年 120,1934 年 130 などと,どうにも不自然なところがある。そこでわたしは,比較的確実な資料をつなぎあわせて,1935 年までの精神科病院・精神科病床の推移を 1935 年までたどってみることにした[3]。資料はつぎのものである。

1) 呉秀三：我国ニ於ケル精神病ニ関スル最近ノ施設（1912）
2) 内務省衛生局：精神病者地方別表（大正六年六月三十日現在）（1918）
3) 樫田五郎：我邦に於ける精神病院の発達及び現況（1918）
4) 内務省衛生局：精神病ニ関スル統計　自大正元年至大正五年（1922）
5) 内務省衛生局：昭和六年五月二十日現在　精神病者収容施設調
6) 菅修：本邦ニ於ケル精神病者並ビニ之ニ近接セル精神異常者ニ関スル調査（1937）
7) 東京精神病院協会：東京の私立精神病院史（1978）
8) 岡田靖雄：私説松沢病院史（1981）
9) その他入手した範囲での各病院の記念誌など

わたしがくわしく調査した東京府癲狂院―東京府巣鴨病院―東京府立松沢病院のばあいでも,定床数の毎年の推移は完全にはたしかめきれなかった。まして,それぞれの病院につき定床数のこまかな推移はたしかめきれない。ここでは,50 床で発足したある病院の病床が 10 年後に 150 床としるされているときは,5 年後推定 100 床とする,といった方法をとった。東京府で,音羽養生所,佐野病院などは,代用病院ではなく,また精神病者監護法の外の病院だった。つまり,"脳病","神経病"をもつ人をいれていても,精神病院ではないとされていた。こういうものはかぞえなかった。他方で,1901 年設立の王子精神病院の 1911 年の定床は,精神病 127 名,脳病 61 名であるが,公的統計では両者を合計した数字があげられている。そこで,精神病院内の脳病室(ここには,両法適用外の患者がはいったのだろう)の定床も精神科病床数にはいることになる。

推定した結果は表 4 にまとめた。公的病床比率は今回あたらしく算出したものである。前述のように,算出の基礎資料はきわめてあらいものではあるが,この数字からも日本の精神科医療のおおきな動向はつかみとれよう。なお,音羽養生所,佐野病院のような,精神病院とされなかった精神科病院もくわえると,数字はもうすこしふくらむだろう。

表からよみとれるおおきな動向としては,つぎの 3 点があげられる。

1) 人口 1 万人あたりの精神科病床は,1930 年前後にイギリスで 32,アメリカ合州国で 25,ドイツ 16,イタリア 9 などとなっていたのに対し,日本ではそれらのほぼ 10 分の 1 であった。

2) 病床のほとんどは私的病床で,年とともに公的病床比率はへっている。つまり,精神病院法はできても,国および道府県は精神科医療にあまり金をだしていない。

表4 精神科病院数・精神科病床を有する医育機関および一般病院の数・精神科病床数・人口1万対精神科病床数・全国の病床数にしめる3府および東京府の病床数の比率・精神科病床中の公的病床の比率(各年末)の推移(1875-1935)[3]

年	単科精神科病院数	精神科病床を有する医育機関および一般病院の数	精神病床数	人口1万対精神科病床数	全国の病床にしめる比率		公的病床比率(％)
					3府(％)	東京府(％)	
1875	1	0	50	0.014	100	0	100
1876	1	0	50	0.014	100	0	100
1877	1	0	50	0.014	100	0	100
1878	3	0	160	0.044	100	68.8	31.3
1879	5	0	290	0.080	100	82.8	51.7
1880	5	1	350	0.096	91.4	77.1	54.3
1881	5	1	350	0.095	91.4	77.1	54.3
1882	7	1	415	0.111	92.8	69.9	35.6
1883	7	1	415	0.110	92.8	69.9	43.4
1884	8	1	455	0.120	93.4	63.7	39.6
1885	8	1	435	0.114	93.1	58.6	41.4
1886	10	1	570	0.148	94.7	59.6	40.4
1887	10	1	590	0.152	94.9	61.0	42.4
1888	9	1	610	0.156	95.1	67.2	40.9
1889	9	2	682	0.173	95.6	70.0	47.2
1890	10	2	712	0.178	95.8	71.1	45.2
1891	10	2	899	0.223	96.7	66.0	44.4
1892	11	2	1,053	0.260	97.2	56.3	37.9
1893	11	2	1,083	0.265	94.5	54.8	36.9
1894	12	2	1,082	0.263	95.4	54.8	36.9
1895	12	2	1,112	0.268	95.5	56.0	37.7
1896	12	2	1,112	0.265	95.5	56.0	37.7
1897	12	2	1,112	0.262	95.5	56.0	37.7
1898	11	3	1,117	0.260	95.5	51.3	40.6
1899	12	4	1,326	0.306	95.9	57.2	39.7
1900	14	6	1,604	0.366	94.8	61.2	33.7
1901	17	7	2,001	0.451	93.1	66.1	27.8
1902	17	8	2,044	0.455	93.1	66.7	27.8
1903	19	8	2,448	0.537	90.0	69.3	23.2
1904	20	8	2,585	0.539	91.5	68.3	23.3
1905	21	8	2,499	0.536	91.5	68.5	23.7
1906	23	9	2,709	0.576	90.4	68.4	21.9
1907	23	9	2,709	0.575	90.4	68.4	21.9
1908	24	10	2,817	0.587	90.6	69.4	21.0
1909	25	10	2,907	0.600	92.2	69.6	20.4
1910	26	13	3,071	0.624	87.3	67.9	20.6
1911	28	14	3,368	0.676	83.4	65.7	20.2
1912	28	14	3,412	0.675	83.5	65.5	20.3
1913	30	16	3,696	0.720	83.5	65.0	20.2
1914	30	18	3,884	0.746	82.1	61.9	20.2
1915	34	18	4,308	0.817	76.2	55.8	18.9
1916	37	19	4,553	0.851	75.6	53.0	17.9
1917	38	19	4,776	0.880	72.2	50.6	17.1
1918	40	20	5,696	1.041	71.6	50.3	14.1
1919	43	20	5,899	1.072	69.1	48.6	13.7
1920	44	20	5,935	1.061	67.5	48.3	13.6
1921	45	19	6,179	1.090	69.0	50.5	16.6
1922	47	20	6,677	1.149	69.6	46.7	19.0
1923	50	20	6,836	1.161	67.2	44.9	18.6
1924	52	20	6,968	1.164	61.4	39.0	20.7
1925	56	22	7,299	1.222	59.0	37.1	20.8
1926	63	23	8,134	1.339	61.5	38.0	22.5
1927	71	23	9,342	1.515	63.8	36.5	20.0

1928	81	25	10,289	1.706	59.1	34.3	19.6
1929	87	25	10,679	1.693	57.0	33.1	20.3
1930	89	25	11,757	1.824	57.0	30.5	19.4
1931	102	25	13,532	2.067	54.8	28.7	18.7
1932	117	25	14,671	2.208	51.4	26.7	18.3
1933	125	24	16,565	2.457	51.8	27.3	17.7
1934	131	23	17,488	2.560	49.4	26.1	17.7
1935	137	22	20,060	2.897	51.1	27.3	18.8

表5 1936-1945年の精神科病院数など[4]

年	精神科病院数	左の病床数	人口1万対病床数
1936	146	19,410	2.79
1937	151	21,325	3.03
1938	158	21,883	3.10
1939	163	22,642	3.19
1940	163	23,555	3.29
1941	167	23,958	3.29
1942	146	17,444	2.38
1943*	91	12,677	—
1944**	43	6,754	—
1945**	32	3,995	—

＊28府県だけ
＊＊14府県だけ

3) 精神科病床の偏在がいちじるしい。東京府の精神科病床は1918年まで全国病床の半分をうわまわり，東京・大阪・京都3府の病床は1935年あたりで全国の半分になっている。

現在，日本の精神科病床が世界の水準からみておおすぎる点で，1)はあてはまらないが，2)の公的病床比率の低さはさらにつよくなっており，3)の病床偏在は全国水準ではあまり目だたないが，各都道府県の内部ではいまも顕著である。精神科病床は住民からとおい所に偏在している。つまり，**精神科医療の基本構造**は戦前のものとあまり変化していないのである。

1936-1945年については，『医制八十年史』によって，表5をあげておく[4]。この表は，医育機関および一般病院の精神科病床をふくまない。ただし，1943，44，45年の数字は不完全なものであることが，『昭和22年衛生年報』（厚生省大臣官房統計調査部，東京，1951年）に，ごく目だたない形で注記されている。"14府県" ならば東京都の精神病院，なかでも東京都立松沢病院がはいっていない。この28府県，14府県がどこかあきらかでないが，1943年の全国の病床数は15,000床程度，1944年，1945年のそれは10,000床前後とみてよかろう。これらの点は従来気づかれずにきたものである。

1945年までの精神病院法による府県立精神病院はつぎのとおりであった。

東京府立松沢病院：1920年12月認定，1940年1月1日現在1,032床
大阪府立中宮病院：1926年3月設立，1940年1月1日現在450床
神奈川県立芹香院：1929年3月設立，1940年1月1日現在234床
福岡県立筑紫保養院：1931年11月設立，1940年1月1日現在200床
鹿児島県立保養院：（1924年3月県立鹿児島病院精神科分院として設立）1931年12月認定，1940年1月1日現在150床
愛知県立精神病院：1932年11月設立，1940年1月1日現在100床
兵庫県立光風寮：1937年5月設立，1940年1月1日現在400床
京都府立精神病院：1945年6月設立（当時50名収容）

菅修「本邦ニ於ケル精神病者並ビニ之ニ近接セル精神異常者ニ関スル調査」（1937年）[5] および厚生省予防局『昭和十五年一月一日現在 精神病者収容施設調』（1941年）[6] によっ

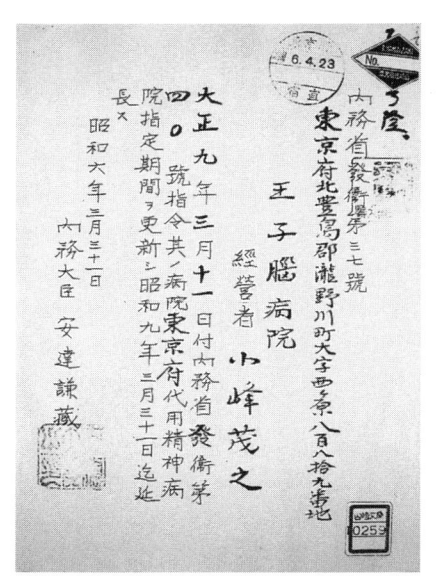

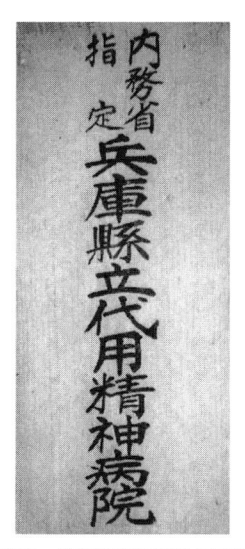

て，代用精神病院の数および代用範囲病床数の推移をみると（1940年は1月1日，他は年末），1920年9院827＋α床，1925年13院1,140＋α床，1930年26院2,068＋α床，1935年48院3,254床，1940年76院5,961床であった（αは，代用病床数不明であった病院1の存在による）。代用病院の指定期間は病院によりことなっていたようである。図81にあげたのは，その指定書類の例である。代用病院になれば，その数の公費患者がほぼ保障されて経営上有利でもあり，また病院の権威づけともなったようである。病院の表札にも"代用病院"といれられた（図82）。

つぎに，1931年5月20日現在および1940年1月1日現在の精神病者収容施設調査[6,7]により，各種収容施設の概況をみておこう。

1931年

公立精神病院9院（府立2，県立3，市立4），1,712床，現在員1,451名（うち精神病院法による府県立病院は4院1,600床，現在員1,401名）（市立はいずれも北海道で4院計77床）

医育機関における精神病舎・精神病室14院（官立12，公立2），904床，現在員713名

私立精神病院93院，10,431床，現在員7,817名（うち代用病院27院，代用病床は2,289床，現在員1,939名）

公私の一般病院・慈善病院などにおける精神病室7院（公立2，私立5），145床，現在員84名

公私立精神病者収容所81か所（公立72，私立9），467床，現在員431名（病院，伝染病院付属のもの，隔離病舎であるもの，脳病院・保養院を名のるものがある，最大のものは定員70）

精神病者を主として収容する神社・寺院・瀑布・温泉その他保養所50か所，収容定員717名，現在員265名（岩倉村の保養所は7か所で定員は計185名）

この時点で精神病院・精神病床をかくのは青森，岩手，福島，茨城，福井，三重，佐賀，宮崎，沖縄の9県

1940年

公立精神病院12院（市立4，府県立8，京都府立医科大学附属医院花園分院をふくむ），

第5章　敗戦まで　　183

　　3,094床，現在員2,987名（精神病院法による府県立病院は7院，定床2,566床，現在員2,514名）
- 医育機関附属精神病舎15（官立12，公立1，私立2，私立に石川病院がある），定床1,023床，現在員792名（東京帝国大学，慶應義塾大学の東京の2校，長崎，熊本がはいっていない）
- 私立精神病院154院，定員19,583床，現在員16,685名（代用精神病院は76院で，代用病床数5,961床，現在員5,676名）
- 公私立精神病者収容所および神社・寺院・瀑布・温泉などの保養所55か所，定員1,518床，現在員948名（1931年調査にでていなかった石川県の保養所13か所がでている）
- 公立監置室319か所，現在監置者261名
- 私立監置室の現在監置者6,645名
- この時点で精神病院・精神病室をかくのは沖縄1県
- 一般病院・慈善病院の精神病室は，1940年調査にでていない。

　つぎに**病院・病床の発達をうながした要因**をみておこう[8]。1893年までの伸びは日本の初期近代化を反映しているものだろう。つづく1899-1903年の伸びは，精神病者監護法制定により入院手続きがひとまず整備され，また市区町村長による監護委託などの規定もできて，精神科病院経営の前提が一応ととのったことに関連しているだろう。精神病院法による府県立精神病院の設立はあまりすすまず，私立病院，とくに代用病院がのびた。だが，精神病院法制定直後の病院・病床の伸びはおおきくない。ここには1918-29年の米価暴騰・不安定の影響がおおきいだろう。

　戦前は米のやすいときに精神科病院ができた，と先輩たちにきかされた。米価が下落していた1908-10年の伸びはそうおおきくないが，米価が安定した1914-1917年の伸びはおおきい。そして，暴騰のあと米価が安定してきた1927年から精神科病院・精神科病床は安定成長期にはいった（つまり，米価安定をまって精神病院法制定の効果もでてきた）。

　個別の病院については，大演習があるので増床した，御用邸がたつので移転，といった事情がつたえられている。たとえば，大都市でないのに1924年設立とひじょうにはやい県立鹿児島病院精神科分院について，当時の中川望知事[9]は1934年に，"鹿児島は気候の関係か精神病者が殊に多い。〔中略〕英国皇太子を迎へる際に同問題がやかましく云はれ思想問題よりも精神病問題を恐れられたので，始めて県立の精神病院が出来た様なわけである"とかたった。

　東京府における精神科病院の設立箇所をみると[10]，もっとも歴史のふるい狂疾治療所・小松川癲狂院および精神病院でない精神科病院をのぞくと，まず東京府巣鴨病院の周辺におおく設置された（そこに収容されなかった患者をひきうけるために"客引き"がさかん）。つづいて，東京市域の拡張にともなってその周辺部に設置されていき，やがて市の中心部は空白になっていく。つまり，米価と土地価との2要因がうかびあがってくる。

　患者たちの状況　まず菅修（1937年）[11]によると，1935年末における全国の精神病院・精神病床在院患者の病症別比率はつぎのとおりであった。
- 精神薄弱　4.02%（白痴1.64，痴愚2.38）
- 変質性精神病　1.71%

早発痴呆　63.06％（破瓜病性 17.30，緊張病性 17.09，妄想性 9.26，不定型 12.85，不詳 6.57）

偏執病　0.55％

躁うつ病　8.97％（発揚性 3.90，憂うつ性 1.45，定期性 0.62，回帰性 0.41，不定型 1.49，不詳 1.11）

虚脱性精神病　0.02％

熱性伝染病性精神病　0.08％

臓躁性精神病　0.87％

てんかん性精神病　2.33％

その他の神経病性精神病　0.60％

麻痺性痴呆　12.55％

老耄性精神病　2.01％

その他の脳病性精神病　0.75％

中酒性精神病　1.16％

その他の中毒性精神病　0.43％

以上列記外の精神病　0.89％

　この数字で目だつのは，麻痺性痴呆（進行麻痺）が12.55％で2位をしめること，また早発痴呆のなかで緊張病性のものがおおい点である。

　では，入院患者はどんな**治療**をうけたのだろうか。日本でのその最初の報告者がはじめた年にしたがってみていこう。

```
1911年　サルヴァルサン（606号）――呉秀三・三宅鑛一
1916年　リンジャー液注入――諸岡存
1919年　森田氏神経質療法――森田正馬
1921年　作業治療ならびに開放治療――加藤普佐次郎（散発的なものはこのまえにもこころみられていた）
1922年　躁うつ病のズルフォナール療法――下田光造
1924年　マラリヤ療法――服部六郎
1927年　持続睡眠療法（早発痴呆患者に）――久保喜代二（京城で）
1930年　精神分析（パラノイヤ患者に）――木村廉吉
1930年　硫黄療法――高瀬清
1933年　ジアテルミー（進行麻痺患者に）――細見新治
1936年　インシュリン・ショック療法――久保喜代二・服部六郎・明柱完（京城で）
1938年　カルジアゾール痙攣療法――米山達雄・分島俊（台湾で）
1939年　電気痙攣療法――安河内五郎・向笠廣次
1940年　アミタール曹達――大谷正敏
1941年　前頭葉切除――中田瑞穂・田中憲二・坂井佐次郎
1941年　βフェニールイソプロピラミン（ベンゼドリン）――有山登
1943年　耳介通電――富永一
```

　ここで目だつのは，積極的身体療法，なかでもショック療法のさまざまな試みであった。これらによって各種精神疾患の治癒率はたしかに向上していった。だが，こういった新治療法がどの範囲の患者に適用されたのだろうか。

　公費患者の入院料は，1日何銭という形の定額制であり，道府県によりその額にはいちじ

るしい差があった。健康保険法は 1922 年 4 月 22 日に公布され，1926 年 4 月 1 日から部分施行され，1927 年 1 月 1 日から全面施行となった。その給付は 180 日かぎりで，また手術料などをのぞく治療費は入院料にふくまれていた。精神科における健康保険法適用の実態は解明しきれていない。たとえば，1936 年には麻痺性痴呆のマラリア療法の費用は 1 回 20 円程度だろうが，これは危険をともなうので入院させておこなうのがのぞましく，入院させたばあいのその費用は入院費にふくまれる，とされていた[12]。精神疾患について，麻痺性痴呆は給付対象としてみとめるが他疾患はだめ，といった指導がされた時期もあったようである。実務にくわしかったある精神病院長からは，戦前に健康保険による患者の記憶はないときいた。いずれにせよ，精神疾患をもった人が健康保険をつかうことはきわめてすくなかった。さらに入院料も精神科は差別されていた。1935 年 1 月 30 日の資料では，東京府では一般疾患 1 日 2.5 円にたいし精神病院 2.0 円，大阪府でそれぞれ 2.3 円と 1.8 円，静岡県で 2.2 円と 1.7 円，島根県で 2.0 円と 1.5 円（痔および骨折など 1.8 円）。こういった差別のない県はすくなく，しかも入院料のこの差別は戦後までつづいた。

上記のような治療法のどこまでが健康保険にとりいれられたかは，まだたしかめていない。公費患者にそれらが適用されることはなかったとみてよかろう。

また，精神科の外来患者はきわめて少数であった。1939 年の東京府立松沢病院についてみると，定床 1,032 で年間在籍が計 1,457 名であったのにたいし，外来は実人数 195 名，延べ 1,192 名であった。

こうして，さまざまな積極的身体療法の導入にもかかわらず，入院している患者たちの生活はおおきくはかわらなかった。1927-41 年と東京府立松沢病院に勤務した菅修（1953 年）[13]は，"私が松沢に入局した頃は，今とは格段の違いがあって，作業ばかりでなく，患者の生活方面えの注意を向ける人が少なく，医局の人達のエネルギーはもっぱら研究室の方に集中されていた。従って病院は今から比べると荒涼たるもので，蚤としらみの巣窟といってよい位で，患者はその中にうづくまっていて，外に運動に出してもらうことも殆どなかった"と証言している。

戦前の精神病院で患者がどういう状況にあったか，もっともよくかたっているのは，**死亡率**だろう。年初在籍患者数に年間入院患者数をたした年間在籍患者数にたいする年間死亡患者数の比率を，東京府巣鴨病院―東京府立松沢病院の 1900-45 年についてみたのが，表 6 である[14]。従来 1945 年の 40.89％ という死亡率（年初在院 668 名，年間入院 501 名，計 1,169 名中 478 名死亡）がひとりあるきしているが，1919 年（病院移転の年，前年に米騒動）に 25.12％ の死亡率があった（年初 401 名，入院 240 名，死亡 161 名）。開院以来をとおしてみると，病院運営の安定期には死亡はへる，米価があがると死亡がふえる。だいたい，米価があがると脚気による死亡がふえている[15]。さきにもふれたが，米価が急騰しても食費予算がすぐにはあげられないので，副食費がへり（あるいは汚染外米を使用して），広義の栄養失調がふえたものと推測される。赤痢，腸チフス，流行性感冒などの流行よりも，米価上昇のほうがおおきく影響している。

もう一つはっきりしているのは，入院費用種目別による死亡率の違いである（表 7）。表で 1919 年までは，委託と施療とがわけられていた。委託は，市区町村長が病院に監置を委託しているもので，そのばあいの入院費用は，後見人，配偶者，親族などが監護義務者となっ

表6 東京府巣鴨病院―東京府立松沢病院における入院患者死亡率の変遷 (1900-1945)[14]

年	死亡率(%)	年	死亡率(%)	年	死亡率(%)
1900	16.59	1916	6.04	1932	4.41
1901	12.65	1917	12.09	1933	8.37
1902	15.17	1918	15.06	1934	6.75
1903	9.00	1919	25.12	1935	4.46
1904	12.20	1920	19.44	1936	5.58
1905	9.52	1921	22.86	1937	5.55
1906	7.98	1922	16.72	1938	8.41
1907	13.38	1923	13.55	1939	12.49
1908	10.09	1924	13.38	1940	21.85
1909	9.79	1925	13.80	1941	17.60
1910	8.12	1926	12.73	1942	13.31
1911	6.30	1927	8.41	1943	13.63
1912	7.05	1928	6.24	1944	31.19
1913	4.53	1929	7.69	1945	40.89
1914	8.24	1930	9.58		
1915	7.35	1931	7.24		

表7 巣鴨病院―松沢病院での患者入院費用種目別による死亡率の違い[14]

年	費用	死亡率(%)
1900	自費	7.32
	施療	18.35
	委託	17.44
1913	自費	5.38
	施療	3.93
	委託	4.58
1918	自費	10.62
	施療	18.07
	委託	17.36
1919	自費	17.37
	施療	27.52
	委託	29.05
1940	自費	11.49
	公費	26.94
1945	自費	40.31
	施療	41.25

ている施療患者のばあいと同額である。公費は両方をまとめている。患者一人1日あたりの食費は，たとえば1902年には自費1等25.2銭，自費2等18.0銭，公費12.1銭であり，1930年には自費特等62.1銭，自費1等52.6銭，自費2等24.7銭，公費18.0銭であった。表6にみられるように，死亡率がとくにひくいとき，あるいは異常にたかいときは，自費患者と公費患者とで死亡率は接近するが，だいたいにおいて公費患者の死亡率は自費患者のそれをはっきりうわまわっており，死亡率がある程度上昇するときは両者の差はさらにひらく。同一年においても食費の差が死亡率にはっきり影響したのである。

ここまで，巣鴨病院―松沢病院の資料によりみてきたが，しらべえた範囲でこの死亡率は，当時の精神病院としてはとくにたかいものではなかった。ちなみに，日本全体での死亡率は1900-1925年は人口1,000対で20前後，1926年は19.1で1941年には15.7へさがっていった。米騒動の1918年は26.9と，とくにたかかった。翌年が22.8（巣鴨病院―松沢病院では251.2であるから，一般人口の10倍をこす）。

これらの数字は，戦前の精神病院は病院というに値しないもの，**収容所**であったことをしめしている。1945年の死亡率40.89%（おなじく東京都の井之頭病院で52.74%）の数字は，収容所性と戦争の影響との相乗効果とみなくてはなるまい。

2. 教育・断種法

精神病学の教育その他 京都帝国大学に医科大学が設置されたのは1899年（明治32年）4月で，精神病学講義は1903年1月14日，精神病学講座兼担の岡本梁松教授（法医学）によりはじめられた。1908年文部省は医学専門学校令で，教授課目中に精神病学を必須とした。この頃から各地の医育機関で，精神病学担当の教授がふえだした。1942年（昭和17年）か

らは，戦時下における医師不足を背景に，帝国大学医学部および官立医科大学に医学専門部が設置され，また各地に医学専門学校がつぎつぎと設置された。1945年には医育機関は63校（大学17，医学専門学校46）に達していた。当時あった医育機関で今に存続しているものをみても，専任の精神病学担当教授と診療科とをもつものは半数にみたなかった。よそに本拠をもつ講師が講義だけし，その人の関連施設を見学する，という形の所がおおかった。専任教授はいても診療科のない所もあった。専任の教職員，病室，外来をもつ精神医学教室がすべての医育機関にそろうのは戦後のことである（それには，視学であった荒木直躬，内村祐之の尽力がおおきかった，ときく）。

つぎに，戦前にでた**精神病学教科書**の目録をあげておこう。

1. 神戸文哉訳：精神病約説（上・中・下）．京都癲狂院，京都，1876年12月．〔モーズレイ著の訳〕
2. 江口襄〔第2版から川俣英夫校正〕：精神病学．島村利助，東京，1887年1月．〔H. Schüle の "Klinische Psychiatrie"（1878年）の抄訳が中心〕（図83）
3. 呉秀三：精神病学集要（前・後）．島村利助，吐鳳堂書店，東京，1894年9月14日（前），1895年2月3日（後）．（図84）
4. 川原汎：精神病学提綱．半田屋医籍書店，東京，1894年12月28日．〔川原は，日本で最初の神経病学教科書『内科彙講　神経係統篇』1897年2月7日もだしている〕（図85）
5. 呉秀三：精神病学要略．吐鳳堂書店，東京，1897年9月5日．〔3. の要約版〕
6. 門脇眞枝：精神病学．博文館，東京，1902年7月8日．
7. 荒木蒼太郎：精神病学冰釈．吐鳳堂書店，東京，1906年6月15日．
8. 石田昇：新撰精神病学．南江堂書店，東京，1906年10月15日[16]（図86）．〔クレペリン体系による最初の教科書，第9版まででた。1915年の第6版で Bleuler の Schizophrenie 説を紹介し "分裂病" の訳語をもちいているのが Schizophrenie の日本語訳としてもっともはやい〕
9. 三宅鑛一・松本高三郎：精神病診断及治療学（上・下）．南江堂書店，東京，1908年3月5日（上・下）．

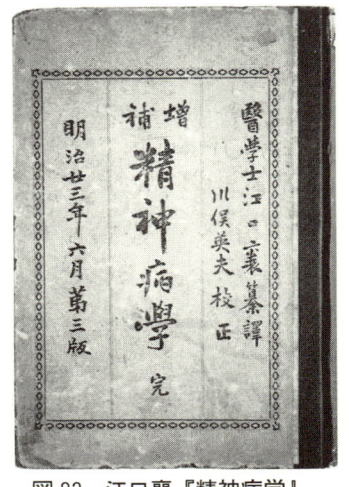

図83　江口襄『精神病学』第3版

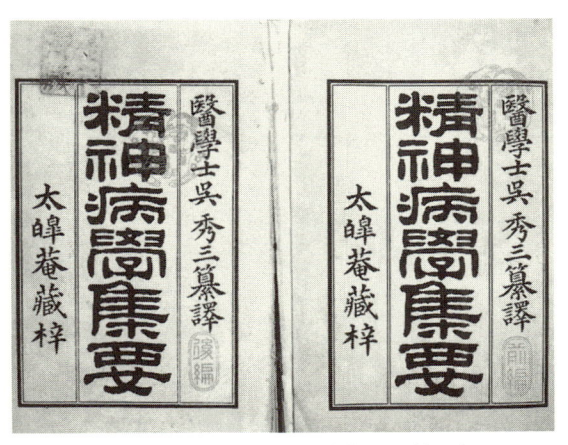

図84　呉秀三『精神病学集要』第1版

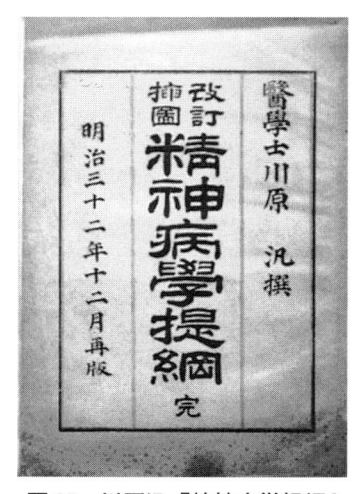

図85　川原汎『精神病学提綱』

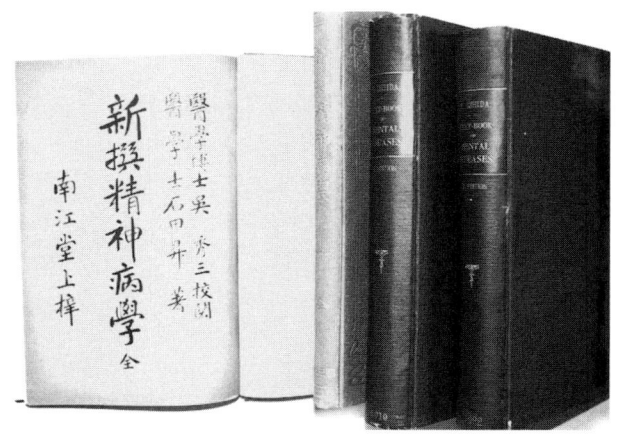

図86　石田昇『新撰精神病学』
（左から第1版，第3版，第8版，第9版）

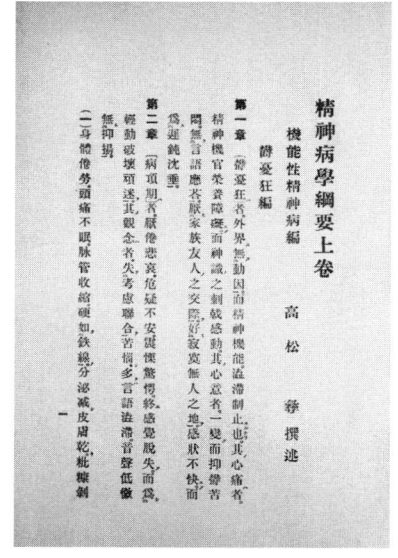

図87　遅々久齋（高松彝）『精神病学綱要』

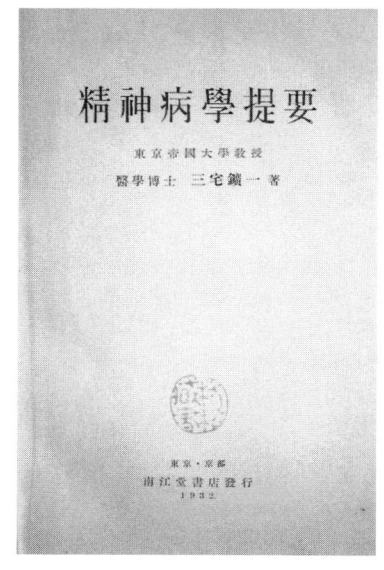

図88　三宅鑛一『精神病学提要』
印は"村松蔵書"，このまえに"著者贈"の印あり，第1版が村松常雄におくられたもの

10. 遅々久齋（高松彝（つね））：精神病学綱要．高松彝，大阪，1911年5月1日（図87）．
〔高松は日本で最初の精神病専門医というべき人。この本は全文漢文で，晩年において自分の体験を教科書風にまとめたもの〕
11. 荒木蒼太郎：精神病学枢機．吐鳳堂書店，東京，1911年9月23日．〔7.の改訂版〕
12. 松本高三郎：袖珍精神病学．南山堂書店，東京，1912年．〔未見〕
13. 呉秀三：精神病学集要（増訂第2版，前・後）．吐鳳堂書店，東京，1916年3月15日（前），1918年12月11日（後1），1923年4月5日（後2），1925年6月28日（後3）．
〔増訂第2版とはいえ，第1版のものを根本的にかきあらためている。各論部分の後篇

14. 下田光造・杉田直樹：最新精神病学．克誠堂書店，東京，1922 年 3 月 5 日．
    〔これも版をかさねている．また下田は自分の新知見をかきくわえていった〕
15. 雨宮保衛：小さい精神病学．広文堂，東京，1925 年 11 月 5 日．〔これから横書き〕
16. 杉田直樹：小精神病学．金原書店，東京，1928 年 3 月 5 日．
    〔これは急速に版をかさねた〕
17. 三宅鑛一：精神病学提要．南江堂書店，東京，1932 年 1 月 15 日（図 88）．
    〔戦後まで版をかさねた〕
18. 三宅鑛一：精神病篇（日本内科全書第 7 巻第 3 冊）．吐鳳堂書店，東京，1934 年 3 月 28 日．
19. 丸井清泰：精神病学．金原書店，東京，1936 年 1 月 10 日．
    〔精神分析の理論がところどころにはめこまれている〕
20. 植松七九郎：精神病学講義．克誠堂書店，東京，1936 年 4 月 1 日．
    〔これも戦後まででた〕

つぎに**関連団体**をみておこう．日本精神医学会は 1917 年 5 月 18 日に中村古峡により設立された（森田正馬が協力）．その機関誌『変態心理』は 1917 年 10 月 10 日に第 1 巻第 1 号をだし，1926 年 10 月 1 日発行の第 18 巻第 4 号にいたった．

精神病院の実務につき考究する日本精神病医協会（呉秀三会長，運営の中心は小峯茂之）は，1920 年 4 月 3 日に創立され，1935 年 4 月 28 日にその任をおえたとして解散されて，その資金は日本精神病院協会と日本精神衛生協会とに折半して寄付された．

日本精神衛生協会は 1926 年（昭和元年）12 月に小峯茂之の主唱によって私的団体として結成され，その機関誌として『脳』を 1927 年 1 月 1 日に精神衛生学会の名で発刊した．5 月には三宅鑛一がその会長に就任し，1927 年，28 年には講演会，相談会をひらいた．1930 年 5 月にワシントンでひらかれた精神衛生国際会議には三宅会長および植松七九郎副会長が出席した．そして 1931 年 6 月 13 日に日本精神衛生協会の正式の発会式がおこなわれて，協会は機関誌として『精神衛生』を 1931 年 10 月 30 日から発行した．精神衛生学会は別個の組織となって，菊地甚一を中心に月刊誌『脳』を発行しつづけ，『脳』は 1940 年 11 月 1 日発行の 14 巻第 11 号から『精神と科学』と改題し，1943 年 12 月 1 日発行の第 17 巻第 12 号にいたった．『脳』は，精神衛生の学際的雑誌というべき内容のもので，在野性がつよく，断種法にたいしては反対の論調をつよめていった．

第 1 回公立及び代用精神病院院主院長会議は 1932 年 12 月 5 日にひらかれ，これは公立及び代用精神病院協会，ついで日本精神病院協会となった．

日本精神薄弱者愛護協会は 1934 年 10 月 22 日に，川田貞治郎を中心に設立された．

戦争中の諸団体の整理統合（統制強化）のなかで，1943 年 3 月 11 日に救治会・日本精神衛生協会・日本精神病院協会は合併して精神厚生会となり，会長に就任したのは厚生大臣小泉親彦である．

また，1936 年 3 月 16 日には，堀越忠二郎の寄付による**脳研究室**が東京帝国大学医学部に開所された（三宅鑛一所長）．これは，1953 年に官制化されて東京大学附属脳研究施設となったが，1997 年には大学院講座化にともない解体された．

つぎに**研究面**を一瞥しておこう．日本人が海外でおこなった研究では，野口英世による進

行麻痺の梅毒スピロヘータ病原の確定（1913年），大成潔によるPick病の研究が有名である（1926年）。日本独自の精神病学的研究がのびだしたのは1940年前後からである。いまもその意義をうしなっていないものとして，林暲・秋元波留夫による分裂病の予後（これは本来は"転帰"とするべきものである）の研究（1939年），内村祐之ほかによる八丈島住民調査（1940年），下田光造による躁うつ病患者病前性格の研究（1941年），井村恒郎による失語症の日本語における特殊性の研究（1941年宿題報告，論文掲載は1943年），奥田三郎による分裂病欠陥状態の研究（1942年），滿田久敏による非定型精神病の研究（1942年）がある。

ここで問題となるのは，八丈島住民調査および，これにつづき東京帝国大学精神病学教室などにより各地でおこなわれた調査の意義である。それらによって，日本での精神疾患の有病率および遺伝についての資料がえられたし，その資料は精神病学・精神科医療にとり基礎的なものではあった。だが，次項にみるように，断種法をめぐる論議では，日本の資料をかくために，もっぱらドイツの資料を援用していた。そして，上記研究は1940年に成立した国民優生法に，事後的に学問的支持をあたえることになったのである。

断種法制定をめざして[17,18]　日本では明治初期から人種改良論という形で優生思想が宣伝されだした。精神病医に**断種法**の問題をはっきりつきつけたのは，1921年5月の東京精神病学会におけるMartin Barrの講演「精神薄弱の予防」である。断種法を最初に制定したのはアメリカ合州国のインディアナ州で，合州国では1937年までに計32州で断種法が施行されるにいたった。バーは，内村鑑三も看護員をつとめたこともあるペンシルヴァニア精神薄弱児訓練学校医長で，断種法の必要をといた。そのときの聴衆の反応はすくなく，呉秀三は否定的な慎重論をのべた。同年6月の保健衛生調査会で民族衛生問題を論じたのが，断種法制定が公的にとりあげられた最初である。同調査会は1930年に民族衛生に関する特別委員会をもうけた。長年優生思想をといてきた生理学者永井潜（1921年の保健衛生調査会で発言したのもこの人である）を理事長とする日本民族衛生学会（1935年から日本民族衛生協会）も同年に創立された。一般には，産児制限が知識階級・上流階級に普及することにより，民族の逆淘汰・資質劣化がおこるとの危惧がたかくさけばれた。

ここで，精神疾患の**遺伝研究**をみておこう。ヨーロッパの医学説がはいるとともに，病気の原因として遺伝が重視されるようになった。だが，たとえば東京府巣鴨病院の年報で遺伝に関する記載をみると，ある年の退院患者全体（当時の精神科関係の資料では，退院患者に関するものがおおい，入院時にはその患者につき充分な情報がえられないからであるとされた）について，患者の直系および傍系に，精神病，神経病，飲酒多量，自殺，異常性格がどの程度にみられるか，といった，きわめて雑なものであった。なにが遺伝するかの見極めもふたしかで，上記のように飲酒多量が重視され，1914年になっても"晩発性遺伝性麻痺性痴呆"といった表題が『神経学雑誌』にもみられた。

学術的といえる遺伝研究は，1911年ごろから1940年ごろにかけておこなわれた血族結婚に関するものが最初であった。孤立していて血族結婚がおおい，いくつかの村落が調査された。遺伝といえば血族結婚が問題とされていた当時の一般の予想に反して，それらの村落で精神疾患の有病率がましてはいなかった。精神疾患が多発している血族結婚家系があるのはたしかだが，遺伝性のたかい精神疾患をもった人がいなければ，血族結婚により精神疾患がふえることはない。

日本で最初の断種法案である民族優生保護法案が帝国議会に提出された1934年には，精神疾患の遺伝につき日本でたしかめられた資料はなかった。当初はもっぱらドイツの学者の研究成果を引用していたが，"優秀なるわが大和民族"が外国人とおなじではあるまい，という疑問がだされていた。ドイツでの遺伝研究の，その調査方法もふくむ詳細な紹介がされたのは，1938年から1941年にかけてであった。一人ひとりの精神疾患をもった人につき，その家系をしらべるこまかい臨床研究の始まりは1936年である。1卵性ふた児の分裂病不一致例は1935年から注目されだした。精神疾患につき本格的なふたご研究がはじまったのは1940年ごろである。そして，すでにふれたような，ある地域の住民の一斉調査，あるいは学生，内科の入院患者を出発点とする家系調査，という形での，一般人口中の精神疾患の有病率および遺伝状況についての調査は1940年から1947年にかけておこなわれた。それらの結果は，すでに紹介されていたドイツでの数字とほぼ符合するものであった。

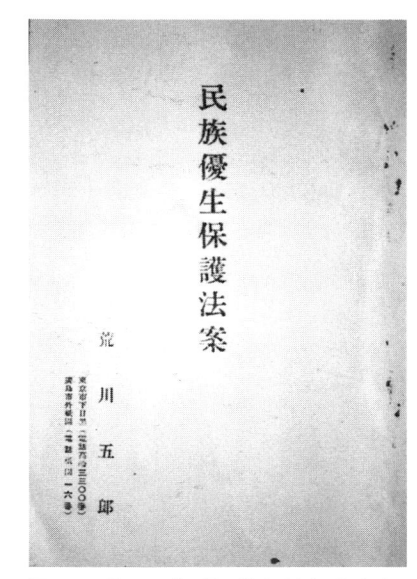

図89　荒川五郎『民族優性保護法案』

　断種にもどって，精神疾患患者の断種に関する外国文献の紹介は，1920年ごろからみられた。1925年ごろから断種についての論議がさかんになりだしたが，はじめは去勢をも断種のなかにふくめている論説もままみられた。非婚の奨励から断種までをふくむ，重症の精神疾患をもった人が子孫をのこさぬようにする処置には，精神病医の多くが漠然と賛成していた。ある程度の理論的裏づけをもった断種法制定の動きがでてきたのは，民族衛生学会が創立されてからである。理事長の永井は臨床にはうとかった。民族衛生学会で医学面の理論的支柱となった一人は，精神病学者吉益脩夫で，吉益にいわばかつがれる形で，呉秀三の後継者三宅鑛一も民族衛生学会の幹部となった。

　ドイツではナチス政権前から優生思想はかなり浸透していたが，ナチス政権成立直後の1933年7月に遺伝病子孫防止法が制定された。これにより，日本での断種法制定の動きがにわかに加速された。民族優生保護法案が帝国議会に最初に提案されたのは1934年で，提案者は教育者であった民政党代議士荒川五郎ほか1名であった（図89）。この荒川案は審議未了となり，荒川案およびそれをうけついだ八木逸郎案は計4回にわたり審議未了におわった。だが，第5次法案は1939年の第74帝国議会では，衆議院における可決までこぎつけた。この審議過程では精神病者対策の問題がだんだんおおきくなってきた。その間に永井は"民族の花園を荒す雑草は断種手術によつて根こそぎ刈取り日本民族永遠の繁栄を期さねばならぬ"とかたっている（『読売新聞』1936年）。

　断種さるべき者の中で他の疾患者は兎も角として，一体我が国に於ける精神病者の状況はどんなであらうか〔中略〕当局はこれがために精神病者の予防対策に腐心し，精神病院の新設，ベットの増設等に百万円計画を立てて，来るべき議会を目標に提案準備を行ってゐると報ぜられたが，病院の新設と云ひ，ベットの増設と云ひ，畢竟病者監置治療の一時

的便法にしか過ぎず，此の逐年に増加する病者の根を絶やすことなど到底不可能だと見られる。而かも斯かる不生産的な使途に充てる莫大な金は，健全者の汗に成る極めて貴重な勤労の所産なのである。〔後略〕

これは京城帝国大学法文学部教授藤本直が朝鮮総督府高等法院内司法協会発行の『司法協会雑誌』に1938年にかいたもの[19]で，これによって，断種法をめぐる当時の空気が察しられよう。

精神病医の大勢は，断種の考え方は支持しながらも，断種を強制しようとする断種法案が形をあらわすにつれて，断種法には消極的になってきた。前述のように，いくつかの新療法が登場して，その成果をあらわし，あるいは成果を期待された。

こういうなかで，断種法反対の態度をはっきりうちだした精神病医は，警視庁技師金子準二[20]，慶應義塾大学医学部教授植松七九郎，『脳』によった成田勝郎，菊地甚一など，少数であった。そのおもな論点は，精神疾患の遺伝の実態が解明されていない，日本においてとくにそうである，断種法は治療の進歩をさまたげる，精神疾患の原因は単一でない，病気の診断および重症度の判定が不確実である，遺伝恐怖性精神病をつくりだす，断種により精神疾患の発生がへらせるのはごくわずかで，"その根をたつ"といったことは到底不可能である，といった医学的なものが一つである。もう一つは，社会的なもので，精神病をかくすようになる，医師を死刑執行人にする，家族制度をこわす，断種される者の血族の思想を悪化させる，などのものであった。

とくにつよく反対論をといたのは金子準二（1890-1979）で，1938年には10編の反対論文をかいている。わたしは金子から話しをうかがう機会をもったが，断種は大海の水を盃でくむようなものだ，と強調していた。金子がもう一ついっていたのは，職業柄宮家や上流の人の精神疾患につきおおく相談されてきた，こういう人たちも断種するとなったらどうなるか，という思いだった，という点である。少数とはいえ，こういう反対論があり，また国民のなかにひろくあった家尊重の気風も，成立したのちの国民優生法に抑制的にはたらいたことだろう。しれわたっていた大正天皇の病いのうわさなども，目にみえぬながら，ひびいたに違いない。

1938年に厚生省が設置されると，予防局に優生課がおかれた。政府は1939年に設置された国民体力審議会に要綱を諮問し，その答申にもとづき国民優生法案を立案のうえ，第74帝国議会に提出した。要綱の中核にあったのは，民族衛生協会が準備した断種法案であった。国民優生法案は一部分修正のうえ可決され，1940年5月1日に成立した。この法律が目的とした"悪質ナル遺伝性疾患ノ素質ヲ有スル者ノ増加"の防遏の対象とされたのは，遺伝性精神病（とくに分裂病），遺伝性精神薄弱，強度かつ悪質なる遺伝性病的性格，強度かつ悪質なる遺伝性身体疾患，強度なる遺伝性畸型で，その患者に断種（不妊手術，"優生手術"とよばれた）をおこなうことで目的を達しようとした。同法は1941年6月7日に施行されたが，そのさい強制断種を規定した第6条は除外されて，施行されぬままにおわった。

日本では国民優生法が濫用されることはなく，精神病者抹殺の思想にまですすまなかったのは，不幸中の幸いであった。1941-1947年における優生手術実施件数は，つぎのとおりであった[21]。

遺伝性精神病　380名（男167，女213）

遺伝性精神薄弱　116名（男37，女79）

遺伝性病的性格　13名（男8，女5）

遺伝性身体疾患　23名（男8，女15）

遺伝性畸形　6名（男2，女4）

みられるとおり，遺伝性精神病が大半で，また女が過半をしめていた。この計538名は，調査による手術該当者21,580名の2.5％であった。

◉第5章文献

1) 厚生省医務局：医制八十年史．印刷局朝陽会，東京，pp. 802-803，1955．
2) 昭和十五年衛生年報．厚生省人口局，東京，1943．
3) 岡田靖雄：戦前の日本における精神科病院・精神科病床の発達．日本医史学雑誌 31 (1)：93-107，1985．
4) 厚生省医務局：1) におなじ，pp. 822-823．
5) 菅修：本邦ニ於ケル精神病者並ビニ之ニ近接セル精神異常者ニ関スル調査．精神神経学雑誌 41 (10)：793-884，1937．
6) 厚生省予防局：昭和十五年一月一日現在　精神病者収容施設調．1941．
7) 内務省衛生局：昭和六年五月二十日現在　精神病者収容施設調．1932．
8) 岡田靖雄：3) におなじ．
9) 精神病者救療事業座談会（1934年11月24日）．救治会々報 55号：69-75，1935．
10) 岡田靖雄：東京市域の拡張と東京府下精神科病院の設立箇所．医療経済研究会会報 30号：1-5，1985．
11) 菅修：5) におなじ．
12) 健康保険要覧・医学博士録．日本医事新報臨時増刊，1936．
13) 菅修：作業治療の話．作業治療について，第9回関東精神医学懇話会，pp. 6-11，1953．
14) 岡田靖雄：戦前の精神科病院における死亡率．医学史研究 55号：1-7，1981．
15) 岡田靖雄：戦前の精神科病院における脚気の発生状況――巣鴨病院・松沢病院の統計を中心に――．日本医史学雑誌 27 (2)：95-110，1981．
16) 岡田靖雄：石田昇『新撰精神病学』の第1版から第9版まで――その内容の変遷――．精神医学史研究 2：27-33，1999．
17) 岡田靖雄：精神障害者の歴史．磯村英一，一番ケ瀬康子，原田伴彦編：講座差別と人権 (5) 心身障害者．雄山閣，東京，pp. 88-119，1986．
18) 岡田靖雄：国民優生法・優生保護法と精神科医．斎藤有紀子編：母体保護法とわたしたち．明石書房，東京，2002．
19) 藤本直：断種法．岩波書店，東京，p. 327，1941．
20) 岡田靖雄：金子準二――断種史上の人びと（その二）――．日本医史学雑誌 45 (3)：469-471，1999．
21) 厚生省医務局：1) におなじ，pp. 828-829．

第IV篇
戦　後

第1章　精神衛生法の制定とその後

1. 精神衛生法制定まで

戦いおわり　まず1945年から1975年にいたる精神病床数の推移を『医制百年史』[1]（1976年）にしたがいあげると，表8のようになる[2]。1945年の精神病院数，精神病床数が14府県のものであることは，まえに指摘した。さらに，『昭和22年衛生年報』（厚生大臣官房統計調査部）によれば，1946年の数字は，東京都，大分県および熊本の2病院（戦災）をのぞいたものである。また，この表にでている精神病床数は，おそらく1951年までは単科精神病院のものだった。1952年の医育機関の精神科は29院，1,304床あった。つまり，1951年までの病床数に，医育機関の病床数および，ごくわずかな一般病院の精神科病床数をくわえたものが，総精神科病床数であった。

1946年の数字をおぎなうために，東京都の精神病院事情をみておこう（主として『東京の私立精神病院史』1978年[3]による）。1院が1944年軍に接収された，1院は1944年経営難から廃院し1945年戦災焼失。1院は1945年本院が戦災焼失，分院はのこる。5院が1945年戦災焼失（神経科の1院も）。公立の1院は1945年大部分が戦災焼失，おなじく1院は小部分戦災焼失。1946年に運営されていたのは，区部辺縁部および区外にあった国立1院（1940年開設の傷痍軍人武蔵療養所），公立2院（1院は部分復興）および私立10院，また神経科というべき3院であった。1940年には大分県には私立の2院があり，熊本県には3院があった。1946年の13,182床にもれていた数字は，3,000-4,000床と案外おおきかったかもしれない。

東京都のばあい，区部にあって戦災焼失した病院は，分院が無事だった1院をのぞいては，再建されず，精神病院遠心化を促進した。他府県の精神病院でも1945年廃院のものがかなりあるようで，1943-1946年の精神病院，精神病床の推移には補充調査が必要である（同時に，軍による接収，戦災の状況もたしかめたい）。

さて，人口1万人対病床数でみると，1953年には戦前の最高水準に復帰し，あとは年間増床が1万床を前後する精神病院ブームにはいっていき，1974年には人口1万対25床に達した。しかも，この増床はもっぱら私的医療機関の病床によるものであった。公的病床比率は1955年26.8%，1960年20.5%，1965年16.8%，1970年15.1%，1975年14.3%とみごとに低下していく。つまり，圧倒的に私的病床による精神病院ブームだった点に，日本的特殊性がみられる。

表8 1945-1975年の精神科病院数，精神科病床数などの推移
〔1, 2〕により作成

年	精神病院数	精神病床数	人口1万人対精神病床数
1945*	32	3,995	—
1946**	112	13,182	—
1947	128	17,196	2.21
1948	123	15,333	1.92
1949	124	15,762	1.93
1950	133	17,686	2.13
1951	148	19,482	2.30
1952	173	22,975	2.68
1953	185	28,146	3.23
1954	224	37,146	4.21
1955	260	44,250	4.96
1956	322	54,866	6.08
1957	871	64,725	7.11
1958	408	74,460	8.09
1959	476	84,971	9.14
1960	506	95,067	10.18
1961	543	106,265	11.27
1962	583	120,300	11.64
1963	629	136,387	14.18
1964	676	153,639	15.80
1965	725	172,950	17.80
1966	769	191,597	19.34
1967	818	210,627	21.14
1968	853	226,063	22.43
1969	874	238,190	23.35
1970	896	247,265	23.98
1971	900	253,462	24.29
1972	916	261,527	24.73
1973	925	268,669	24.86
1974	928	273,710	25.02
1975	929	278,123	25.00

＊14府県だけ
＊＊東京，大分および熊本2院（戦災）をのぞく

　だが，ブームにのるまえに，足をとめなくてならない問題がある。というのは，またも死亡率の問題である。

　表9にあげたのは，1943-1948年における東京都立松沢病院，井之頭病院（東京都三鷹市，私立）および福岡県立筑紫保養院（現太宰府病院）における死亡率推移である。井之頭病院における死亡率は松沢病院におけるよりもすこしたかいが，1945年を頂点にして，1946年には半減している。松沢病院では1945年でも9月にはいると，占領軍による補給および備蓄食料放出があり，死亡数はぐっとへりだした。ところが，筑紫保養院では死亡率は1946年になって最高に達し，その後の死亡率の下がり方がおそい。じつは，いままであつめてきた各病院の資料で，このように死亡率を算定できるだけの統計をのせているものはごく少数である。そこで，この3病院の資料からあえて推測すると，東京都では敗戦後いちはやく病院などへの食料補給がおこなわれたが，東京をはなれた地ではそれがおくれたのであるまいか。こういった"中央―地方の格差"の実態は，もうすこし解明していきたい[注]。

　ここで，『衛生年報』[8]によって，精神衛生法制定直前の1949年末の精神病院の状況をみておこう。精神病院法による公立病院が12で3,084床，代用病院が69で8,711床，同法に

表9 東京都立松沢病院，井之頭病院および福岡県立筑紫保養院における死亡率の推移（1943-1948年）

松沢病院（立津政順〔1958〕[4]）により作成）

年	年初在院＋年間入院＝年間在籍	死亡数	死亡率
1943	955＋322＝1,277	174	13.63
1944	956＋384＝1,340	418	31.19
1945	668＋501＝1,169	478	40.89
1946	504＋345＝ 849	173	20.38
1947	800*	108**	13.50
1948	597＋610＝1,207	61	5.05

＊概算推定，＊＊江副勉，台弘（1958）[5]）による。

井之頭病院（『井之頭病院概説』〔1952〕[6]）により作成）

1943	369＋281＝650	138	21.23
1944	331＋213＝544	210	38.60
1945	188＋231＝419	221	52.74
1946	91＋133＝224	56	25.00
1947	59＋169＝228	26	11.40
1948	77＋308＝385	40	10.39

筑紫保養院（文献7により作成）

1943	201＋ 25＝226	21	9.29
1944	199＋ 29＝228	25	10.09
1945	198＋ 70＝278	70	26.12
1946	165＋ 80＝245	113	46.12
1947	124＋144＝268	71	26.49
1948	171＋244＝415	46	14.60

よらぬ病院は国立が4で1,005床，公立が1で26床，私立が38で，2,936床あった（計124院，15,762床）。これにたいする年末在院患者は，公費によるものが，精神病院法による1,917名，精神病者監護法によるものが361名，生活保護法によるものが5,067名で，計7,345名，社会保険によるものが2,408名，私費が2,976名，減免ほかが785名で，総計13,514名である。健康保険による入院患者がすでにかなりの数をしめている。また，1929年に公布されて1932年から施行されていた救護法にかわって，生活保護法が1946年9月に公布され施行されていた（だが，1947年公布の日本国憲法第25条が国民の生存権を保障し，またドジライン下で国民生活の窮乏がますにともない，1950年5月に新生活保護法が公布された）。

〔注〕 愛知県立城山病院の『創立五十周年記念誌 補遺』（1983年）によると，同院の年間在籍数―死亡数（死亡率）―うち衰弱死数は，1944年から189名―98名（51.85％）―46名，122名―76名（62.3％）―73名，275名―107名（38.91％）―93名，442名―113名（25.57％）―67名と推移している。

優生保護法の成立[9,10)]　1947年（昭和22年）5月20日に召集された第1特別国会（12月9日閉会）に，いずれも社会党員の太田典禮（避妊運動を展開していた産婦人科医），加藤シヅェ（産児制限運動家），福田昌子（産婦人科医）が優生保護法案を提出した（いわゆる社会党案）。それは国民優生法に妊娠中絶合法化規定をくわえたものではあった。国民優生法は任

意手術を原則として，必要なときは強制手術をおこなえることにしていて（この条は施行されず），断種手術をよぶに"優生手術"の表現をもちいていたが，社会党案は"断種手術"のあからさまな表現をもちい，第3章の題を"強制断種"とするなど，**強制断種の面**をつよくおしだし，遺伝学的裏づけをかく常習性犯罪者，癩にかかっている人をも強制断種の対象としている。そして加藤は衆議院厚生委員会で，国民優生法は"実際には悪質の遺伝防止の目的を達することがほとんどできないでいる"と批判した。つまり，社会党案は国民優生法の大改悪強化をねらったものであった。だが，この法案は審議未了におわった。

社会党案を修正した優生保護法案は，谷口彌三郎ら超党派の10議員により，1948年1月21日開会の第2通常国会に提出された。そこでは，妊娠中絶の条件は社会党案よりきつくなっているが，強制断種の方針はそのままいかされていた。そしてこの優生保護法が成立し（7月13日公布），国民優生法は廃止された。新法の優生手術部分では，遺伝性疾患にたいする，本人の同意と医師の認定とによる優生手術，審査による強制優生手術が規定され，強制手術の対象をあげた別表には，遺伝性精神病（精神分裂病，そううつ病，てんかん），遺伝性精神薄弱，顕著な遺伝性精神病質（顕著な性慾異常，顕著な犯罪傾向），顕著な遺伝性身体疾患（内容省略），強度な遺伝性奇型（内容省略）がかかげられた。つまり，分裂病，躁うつ病，てんかんは遺伝性だと，法律に明記したのである。癩疾患をもつ人は本人の同意および医師の認定により優生手術をうけるとされたが，これが強制手術として運用されたのは，周知のことである。

優生保護法は1949年改正では，人工妊娠中絶適用範囲を拡大し，1952年改正では，配偶者が精神病または精神薄弱である者の本人および配偶者の同意をえての優生手術，遺伝性でない精神病または精神薄弱の者の保護義務者の同意および審査による優生手術などを追加した。その後優生保護法の基本はかえられぬままであったが，1996年に同法の優生手術部分が廃止されて，母体保護法とされた。国民優生法が優生保護法に改正される過程で吉益脩夫をのぞいては精神科医の発言がほとんどなかったことは，意外である。あるいは，精神科医の関心は精神衛生法に集中していたのかもしれない。優生保護法の優生手術部分について，とくに障害者団体から批判の声はあがっていた。だが，その問題点についてつっこんだ議論がされないままにそれが廃止されたことは，かえって問題をあとにのこすことになった。

精神衛生法の制定[11, 12]　まえにのべた日本精神病医協会は精神病院法につきさまざま研究し，精神病者監護法の改正についても議論していた[13]。ドイツのE. Schultzeの"Das Irrenrecht"（Hdb. d. Psychiatrie, hrsg. v. Aschaffenburg, Allg. Teil, 5. Abt., 1912）を日本精神病医協会で訳した『精神病者法』が内務省衛生局から刊行されている（1923年）。加藤普佐次郎（1928）[14]は，一人の患者が提唱したものを紹介するとして，精神異常者の言は信用されず，精神異常者の行為が法律的制裁をうけぬと同時に精神異常者にたいする行為も制裁をうけない，精神異常者の訴えは病気とされてしまう，などの理由から，法律面で精神病院生活の公明を期するべく"精神病院ニ法務科ヲ設ケ"る考えをのべた（いまいわれるアドヴォカシ制度にちかいか）。

こういった動きはあったものの，精神病者監護法および精神病院法の運用実態にたいし呉秀三のはげしい批判精神をうけつぐ者もなく，精神病医協会は解散し，私宅監置にたいする精神科医の態度は，それを院外保護の日本的形態とみるなど，現状肯定的なものに変質して

いった。しかし，同一病院でも代用病床には精神病院法が適用され，残りの部分には精神病者監護法が適用される，などの不都合があった。両法を改正一本化する必要は1931年ごろから指摘されていた。1931年に内務大臣は日本医師会にたいし"精神衛生に対する対策"につき諮問し，また内務省衛生局長は各地方長官にたいし"精神病関係法規の改正"につき諮問した。それにたいし，かなり建設的な内容もふくむ答申がだされたが，戦争はその具体化をゆるさなかった。

戦後における新法制定の動きは1947年（昭和22年）にはじまったようである。占領軍民政部のサムス准将の示唆もあって，精神厚生会と厚生省とが協議をはじめた。これらのなかで，精神病者法案，精神病者医療保護法案，また精神厚生会・松沢病院・芹香院の連名の精神病者保護法大綱などがだされた。しかし，精神厚生会を中心とする動きはいっこうに実現の方向にすすまなかった。

他方，私立精神病院長のあいだに，混乱期を脱するために協会を結成したいという動きが1947年からあり，同時に精神衛生法制定を促進しようという動きがあり，両方の動きが金子準二を中心にすすめられて，1949年7月22日に**日本精神病院協会**が植松七九郎を理事長として82院参加で設立された（敗戦前の精神病院協会は，公立病院および代用病院の団体であったが，これは私立病院の団体である。なお，日本精神病院協会は精神厚生会を脱退してはいない。精神厚生会は1951年6月に日本精神衛生会と改名した）。そのさい，法案作成が金子に委託され，金子を中心に何人かの精神科医があつまって検討した結果が，1949年10月にいわゆる金子私案としてまとめられた[15]。ところで，青木義治は，1948年はじめごろ村松常雄国府台病院長から新時代に即した法律案をつくってみるようにいわれて，アメリカ合州国の一部の州のもの（おそらく，村松が提供したものだろう）を参考にして青木案をつくり，精神病院協会とも同調して法案文の作成にあたった，として，青木案を『千葉県精神衛生』第8号（1965年）に紹介している。青木案，金子案，精神衛生法案とをよみくらべると，入手できた資料の範囲では，青木案…金子案―精神衛生法案という流れがたどれる。

厚生省は1949年後半には法案提出の準備にかかったが，法案山積のため国会提出が困難な情勢であった。そこで，参議院議員中山壽彦（旧日本医師会会長，当時日本精神病院協会顧問）が中心になって，精神衛生法案を議員提案することになった。そして，金子，植松，林暲（精神厚生会，松沢病院）が金子私案をもとに参議院法制局の中原事務官とともに，占領軍総司令部，大蔵省などと折衝して，法文の整備にあたった。占領下の特殊事情のため作業はきわめて困難で，しかも，案文のなかには未整備のままのこったところもかなりあった（たとえば，"精神病院の長"という表現は，他法にはないものであった）。

いずれにせよ，精神衛生法案は1950年4月，中山ほか14議員で第7国会に提案され，参議院1回，衆議院3回の委員会審議で可決され，同年5月1日に公布施行されて，精神病者監護法，精神病院法は廃止された。審議がいそがれたことについては，この法律が治安維持法的機能をはたすのでないかという，共産党関係の追及をさけるためもあったらしい。

新法は旧2法とはことなり，①精神病院設置を都道府県にいちおう義務づけた（ただし，精神病院法の代用病院をうけついだ指定病院があるばあいは設置を延期できる），②私宅監置は1年かぎりで廃止する（ただし，入院までの，2か月にかぎる例外的な処置としての保護拘束制が，1965年の法改正までみとめられていた），③対象である精神障害者を，精神

病者，精神薄弱者，精神病質者と明確にした（これは，精神薄弱者，精神病質者をあたらしくくわえたことではない，それまでの"精神病者"は重度のそれらをふくんでいたが，より軽度の病態がとりあげられてくるにつれて，概念が分化してきたのである）。またあたらしく，④精神衛生相談所，訪問指導などの規定をおき，⑤精神衛生審議会を新設し，⑥措置入院の要否を診断する精神衛生鑑定医の制度をもうけ，⑦医療保護の必要がある精神障害者については，国民のだれもが知事あてに診断および必要な保護を申請できるようにし，⑧仮入院，仮退院の制度をもうけたものである。

　知事の命令による強制入院である措置入院制度は，精神病院法の知事命令による入院を，保護義務者同意による同意入院の制度は，精神病者監護法における監護義務者による病院監置を踏襲したものである。なお厚生省は，法に規定されていない自発入院（自由入院）はみとめられないとしてきたが，自発入院の患者は少数ながら存在して，すこしずつふえてきていた。

　関連事項では，はじめ精神衛生法にその設置条項をおりこむことが予定されていたが，予算の関係でおとされていた**国立精神衛生研究所**は，1952年4月26日に開所された。また，精神衛生法の所管課は，はじめ厚生省公衆衛生局予防課であったのが，1950年9月27日から同庶務課となり，1956年4月1日になってやっと**精神衛生課**が新設された。

　精神衛生法は措置入院法である，と，しばしばいわれてきた（措置患者数の頂点は，新規患者で1967年の19,754名，年末患者で1970年の76,532名だったが，1978年度の精神衛生課予算をみても，約846億中の約791億円，93.5％が措置入院費補助金であった）。だが，1951年度までは大部分の府県では措置入院患者のための治療費は支給されず，入院費のなかに特殊治療費をふくめていた。2点の特殊治療費が加算されたのは，1953年度からであった（当時食事つき入院料は24点）。措置入院患者の医療費が健康保険に準ずることになったのは，1961年4月18日公布の第9次法改正により，同年10月1日からであった。つまり，精神病院入院とは治療でなく収容である，とかんがえられていた。1954年に厚生省は精神病院に第1種，第2種と格差をつける案をもらし，また1955年11月に報道された新医療費体系案では入院料を一般病院の1日31点，結核病院30点，精神病院28点とされていたことにも，同様の考え方があらわれていた。

　ところで，新法にたいする精神科医の反応はどうだったか。林暲は『精神神経学雑誌』第51巻第7号（1950年4月発行，──実際の発行はもっとおくれていたろう）の「雑報」欄に「精神衛生法の施行」の題で2ページ弱の解説をかいた。用紙事情があったにせよ，これだけにとどまったことは，『神経学雑誌』の時代に旧2法につきかなり論じられていたことと対照的であった。日本精神病院協会における論議をのぞくと，精神衛生法をめぐる精神科医のあいだの論議は10年間ほんの1，2にとどまっていた。

　1951年末の措置入院患者は3,266名で，その後はどんどんふえていくが，当初は関係予算が充分でなくて，2名の精神鑑定医による精神衛生鑑定がちゃんとおこなえない状態にあった。そこで，精神病院協会関係者のあいだでは，1951年にすでに法改正の声があがっていた（国民皆保険が達成されるまえは，措置入院の需要─措置入院費の不足は深刻で，わたしの見聞でも1956，7年ごろ，あたらしい措置入院患者をおくるから一人を措置解除にしてくれとの要望が，県当局から指定病院にたいしなされていた）。精神病院協会の法律改正委員会ではその後も法改正の審議がすすめられて，1953年末には，法改正要綱（金子私案）が厚

生省に提出された[16]｡その内容は，国庫補助の範囲をひろげる，診察のための仮措置入院というべき制度をもうける，5/10となっている措置入院費国庫補助率を8/10にひきあげる，アフタケア施設をみとめる，などのものであった．これを材料に厚生省が精神衛生審議会に諮問するとされていたが，その後この案の具体化ははかられなかったようである．

2．その後の動き

精神衛生法のその後　精神衛生法の小改正はたびたびおこなわれていたが，1954年6月14日に公布された第6次法改正では，覚醒剤，麻薬または阿片による慢性中毒が青少年の心身をはなはだしく害して，その大多数を精神障害者たらしめており，とくに覚醒剤の使用による弊害がますます拡大しつつある現状にかんがみ，これら慢性中毒者の医療および保護をおこない，その発生を予防することを目的に，精神障害者をのぞく覚醒剤，麻薬または阿片の慢性中毒者またはその疑いある者に，本法を準用することにされた．また，従来国は，都道府県が設置する精神病院・精神病室の設置および運営に要する経費の1/2を補助してきたが，国の補助に関するこの規程を，営利を目的としない法人が設置する精神病院および精神病室にも拡張した．

　1955年には東教授事件[17]がおこった．元日本女子大学教授東佐誉子氏が実弟の同意のもとに東京武蔵野病院にパラノイヤの診断のもとに入院させられ，のち"兇暴性のある"患者として措置入院にきりかえられた．東氏は退任後数年間教室に起居していて，教室明け渡しの問題もからんでいた．東氏は東京地方検察庁に告訴したり，衆議院法務委員会にうったえでたりした．衆議院法務委員会は1956年5月30日，6月3日と2日間にわたってこの問題をとりあげた．問題となったのは，入院に同意した弟が20年も本人にあっていない点，入院時の診察，措置入院への切り換えなどの点であった．そして衆議院法務委員会は，日本女子大学当局，東京武蔵野病院，東京都に人権尊重上遺憾の点があったとして，家庭裁判所の介入をつよめる，同意入院にも精神衛生鑑定医の診察を要することとし，その鑑定医には患者が入院していない病院の医師をあてる，行動制限の基準条件を明確にする，強制入院および保護拘束は裁判所の許可状を要することにする，入院者の外部交通・面接・通信の基準を検討する，などの精神衛生法改正点をあげて，政府に精神衛生法の検討を要望する決議をおこなった．

　このまえに厚生大臣は1955年9月5日に全国人権擁護委員連合会長から，精神病院入院患者の発受にかかる信書の検閲，その他の制限は憲法第21条が保障する国民の権利〔通信の秘密〕に重大な関係を有するので，立法措置によって人権の侵害防止および確保の保障に遺憾なきようにされたい，との決議をうけていた．厚生省ではこれらをうけて，1956年11月16日の精神衛生審議会において，精神衛生法改正のための小委員会を設置して検討をすすめることをもうしあわせた．この動きもまた途中で立ち消えになったようであり，立ち消えの経過もはっきりしないままである．

　1961年4月18日公布の第9次改正では，①措置入院患者の診察方針および医療費は健康保険に準ずることとし，②措置入院患者の医療費について，国は都道府県支弁経費の5/10を補助していたのを，8/10とした．①の点は措置入院を単なる収容でなく，医療としてや

っと確認したものであった。②は，国の責任をよりつよくうちだしたものであると同時に，これにともない医療扶助から措置入院への切り換えは措置入院制度を変質させたと評されるにいたった。当時の精神病院の状況は項をあらためてのべることにして，②の点をもうすこしこまかく検討しよう。

　当時，医療扶助費用の国庫負担は8/10で措置入院は5/10だった。つまり，地方自治体負担分は医療扶助は2/10，措置入院は5/10であった。そこで，措置入院相当のものでも予算がなくて入院させられないという事態が頻発していた。さらに，国は生活保護法による支出を極力おさえたいとの姿勢を一貫してしめしており，その圧力はとくに精神病院入院患者にむけられていた。すなわち，1952年に厚生省側は，精神障害者が生活保護法による医療給付をもうしこんだときはまず精神衛生鑑定をうけさせるようにしたい，との意向をしめし，1954年には大蔵省は生活保護法による国の負担額を8/10から5/10にひきさげる措置をとろうとした。福祉事務所は家族に因果をふくめて，基準看護・基準給食のある病院から入院費のやすい病院へ患者をうつさせたりしていた。②により，措置入院費の都道府県負担分がへって措置患者の枠がまし，それにともなって医療扶助の予算枠にもいくらか余裕が生じたのである。

　1963年には麻薬取締法が改正されて，そこに麻薬中毒者にたいする措置が規定されたので，1963年6月21日公布の第11次改正では，第6次改正（1954年）でもうけられた法第51条の規定から，麻薬もしくは阿片の慢性中毒者がのぞかれ，第51条は覚醒剤の慢性中毒者かその疑いある者だけを対象とする条文となった。

　では，1964年はじめの段階で，精神衛生法の規定はどの程度に実施されていたろうか。都道府県立精神病院のない県は9県（1974年で8県，そして1999年6月30日現在でも，鳥取県，佐賀県，大分県には県立精神病院がない）。精神衛生相談所の大部分は看板だけであった。精神衛生審議会がきわめて無力だったことは，これまでの経過からうかがえる。精神衛生鑑定医はしばしば架空の経歴（産婦人科医が，大学病院精神科にかよって3年間研鑽していたといった経歴を，教授の名でかいてもらったりして）にもとづいて指定され，同意入院患者の審査の規定（第37条）はあっても，ほとんどおこなわれていなかった。措置入院患者の仮退院制度はあっても，仮退院中の医療費はやっと1963年から公費でみとめられるようになったにすぎない。訪問指導の規定はあっても，予算・人員の面で具体策はとられず，例外的少数県（栃木県〔小坂英世〕・宮城県・高知県）をのぞいては空文にひとしかった。

　要するに，精神衛生法は警察行政を脱して精神疾患患者の医療を前面におしだし，その医療における国および都道府県の責任を明記し，さらに予防的方向までもうちだしたものではあったが，国および都道府県はその責任を充分にはたさず，予防的方向にみるべきものはなく，また精神疾患患者の医療は収容におわっていた。精神衛生法は**公安的精神障害者収容法**だった，というべきである。そしてこの点をもっともはっきりしめしていたのは，1963年の厚生省公衆衛生局通知「精神障害者措置入院制度の強化について」（1963.5.17 衛発第393号）で，"〔前略〕又入院措置を講じていない精神障害者の傷害事例が漸増している実情に鑑み〔中略〕精神障害者の医療及び保護並びに予防等に関する行政措置の推進方について徹底を計られたい"として，"精神障害者による傷害事件の発生は，精神衛生行政の今後の進路に重大な影響を及ぼすものであるから〔中略〕法第42条の規定による訪問指導の強化を図り

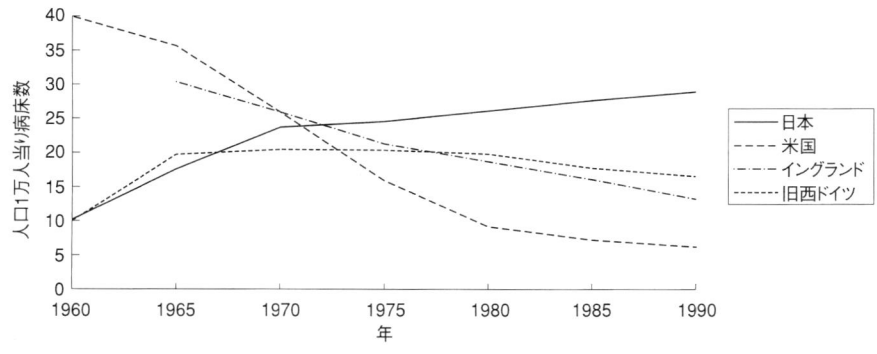

図90　4か国における精神科病床数の年次推移
（精神保健福祉研究会監修『我が国の精神保健福祉（精神保健福祉ハンドブック）』，平成12年度版，厚健出版，東京，2001より）

〔後略〕"と，空文にひとしかった訪問指導規定にも公安的機能を期待していたのである。

　従来，社会保障研究の専門家は，精神病者監護法や精神病院法の社会保障的側面に言及してきた。そして措置入院制度も，医療扶助適用にはならない程度の貧困層の入院医療のために医療保障的役割りをはたしてきたことはたしかである。だが，そういうわずかな医療保障面は公安的な看板のもとで可能だったのであり，さらにいえば，医療保障面は公安面強化の呼び水でもあった。

　精神病院の増設　表8（198ページ）にもみたように，精神科病床の増勢は1956年から顕著になり，1962年にはその勢いをさらにまし，この増床傾向は1985年ごろまでつづいた（いわゆる精神病院ブーム）。ヨーロッパ，アメリカなどでは向精神薬の導入と脱施設化政策により，精神科病床はかなり急激な減少をみせたのに，日本では増加ののちの高原状態がつづいている（図90）[18]。ここにいたらせた要因を考察しておこう。

　第1にあげるべきは，技術革新，**向精神薬の導入**である。日本での主要向精神薬および関連薬品の導入過程はつぎのようである。

```
1954年  レセルピン，ジスルフィラム
1955年  クロルプロマジン
1957年  ペルフェナジン
1959年  レボメプロマジン，イミプラミン，メプロバメート
1960年  フルフェナジン，アミトリプチソン
1961年  クロルジアゼポキシド
1962年  チオリダジン
1963年  シアナマイド
1964年  ハロペリドール，ジアゼパム
```

　それまで精神科で標準的な治療法とされていたのは，電気痙攣療法で，それはしばしば"なまで"（麻酔なしで），ときには何人かならべておこなわれていた（"懲罰的"な適用もあった）。症例によってインシュリン・ショック療法，持続催眠療法，発熱療法（進行麻痺の人に），ロボトミーがおこなわれていた。インシュリン・ショック療法は，深昏睡にまでいたらせるのは，かなりの技術を要し危険もともない，費用もかさんだ。ロボトミー（前頭葉白質切截を中心とする精神外科）が精神科でさかんになったのは，1947年からで，その頃か

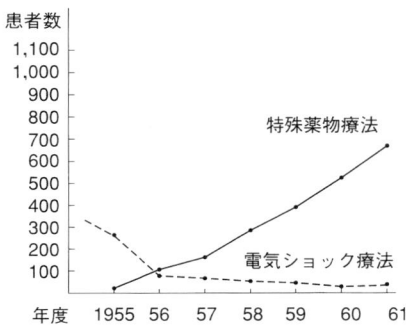

図91 松沢病院入院患者(平均約1,100名)のうち，特殊薬物療法と電気ショック療法をうけた患者の年度別実数
(蜂矢英彦「身体的治療(2)―特殊薬物療法」，吉岡眞二，岡田靖雄編『新しい精神科看護』，日本看護協会出版部，東京，1964[19]より)

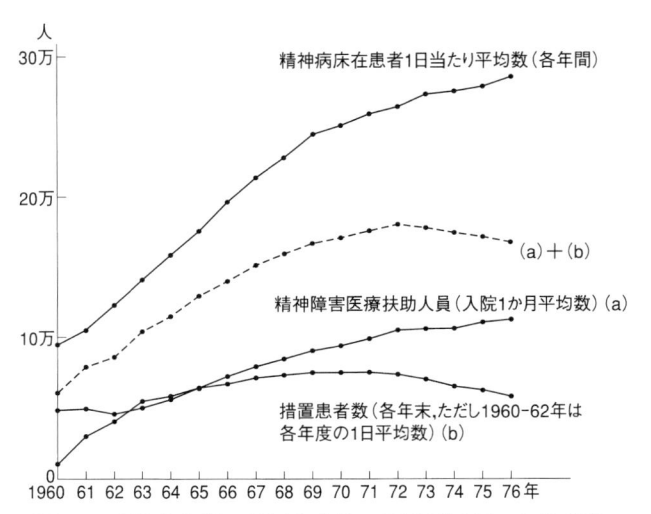

図92 在院患者数・措置患者数，医療扶助員の年次推移
(吉川武彦，竹内龍雄「精神衛生統計」[2]より，年の表示だけ改変)

ら外科医でなく精神科医によっておこなわれることもふえた(戦地で外科手術をこなしてきたことが，精神科医を大胆にした，という要因も指摘されている)。一時期はロボトミーが乱用されたといってもよく，他治療をほとんどうけていない患者にそれが適用されたり，また，ロボトミーされたといっても，骨にだけ痕があって脳が無傷な例もあちこちで経験された。

松沢病院のばあいは，1955年には全入院患者の3%にしかおこなわれていなかった向精神薬療法が，1957年には20%ちかい患者におこなわれるにいたった(図91)[19]。1961年11月18日の第5回病院精神医学懇話会で，河村高信は「電気衝撃処置の全廃と開放療法との関連」と題する報告をした。電気痙攣療法は，例外的なばあいにだけおこなわれるようになった。ここで，薬物療法と従来療法とを比較すると，つぎの点がでてくる。

①薬物療法は手がるに，比較的安全におこなえる(電気痙攣療法だと，定例日にげまわる患者をとりおさえるなどの強制力をしばしばともなった)。薬物の内服(ばあいによっては注射)というのは，他科と同様の治療形態である。

②薬物療法によって患者との接触がとりやすくなり，さまざまな働きかけ(作業治療，生活療法など)がやりやすくなった。

③入院でなく，外来でも薬物療法はおこなえるし，再発や増悪の予防の目的でもつかえる。

④薬物療法は手がるにすぎて，充分な専門的訓練をうけていない医師にもやれる。治療というよりは病院管理のために(過量処方での過沈静を利用して)，また利益のために利用することも容易であった(薬価差のおおきい新薬がでると，ある病院の処方がパッときりかわる，といった例をしばしば耳にした)。

第2には，精神衛生法の改正があった。すでにみたとおり，1954年の第6次改正によって，法人立精神病院にたいし国庫補助制度が導入され，これが増床の勢いを加速させた。さらに1961年の第9次改正による措置入院費の国庫負担率引き上げは措置入院患者数を大幅に増加させた(1963年の在院患者中の措置患者数は38.2%，医療扶助患者数は35.9%で，あわせて公費負担患者率は74.1%)(図92)[20]。公費負担患者は，精神病院のいわば固定資産

として，病院が増床をはかっていくうえでのおおきな支えとなった。

　第3にあげなくてならないのは，**定員特例**，すなわち「医療法施行令第4条の規定による都道府県知事の許可準則」である[21]。従来は患者収容施設10床以上をもって病院としていたのを20床以上と定義した医療法は，1948年7月30日に公布された。そのさい，主として精神病または結核の患者を収容する病室を有する病院（"特殊病院"）におくべき医師その他の従業員の定数は，「医療法の特例等に関する政令」（1948年10月27日，政令32号）第4条の4の規定による都道府県知事の許可にもとづき，「医療法施行規則」（1948年11月5日，厚生省令第50号）第19条にさだめる標準によらないことができることになっていた。だが，この取り扱いについて，厚生省医務局は方針としては，特例をみとめず一般病院の標準をまもるよう指導しておりながら，他方，特例をみとめるような通達をだしたりもしていた。また各都道府県は実情に応じて特例を運用していた結果，その定数にかなりの不均衡がみられていた。さらに1958年11月からの新点数表と同時に施行される基準看護において，甲表3類看護（結核，精神病棟）の看護必要人員が医療法施行規則の標準をしたまわる線がだされていて，医務局と保険局との方針がくいちがった。

　そこで，厚生省医務局は，結核病院，精神病院の実情を考慮するとともに保険局方針との矛盾をなくするために，定数の特例をみとめるとともに，その標準を明確にしようと，つぎの原案を日本医師会にしめしてその意見をもとめた[21]，――

　　主として精神病または結核の患者を収容する病室を有する病院に置くべき医師，看護婦および准看護婦の員数の標準は，次のとおりとする。
　一　医師　入院患者の数を精神病にあって3，結核にあっては2.5をもって除した数と外来患者の数を2.5をもって除した数との和が52までは3とし，それ以上16またはその端数を増すごとに1を加えた数
　二　看護婦および准看護婦　入院患者の数が6またはその端数を増すごとに1および外来患者の数が30またはその端数を増すごとに1

　この案にたいし日本医師会は1958年9月5日および同17日に結核専門家の，9月11日には精神病専門家の意見をきいた。精神病専門家として意見をのべたのは，三浦岱榮慶應義塾大学教授，金子準二日本精神病院協会理事長，林暲東京都立松沢病院長，元吉功井之頭病院長である。それらの結果，原案は厳格すぎるとの結論で，日本医師会としては緩和を要求した。結局，10月2日原案をいかした許可準則が次官通牒をもって知事に通達され，さらに10月6日の医務局長通牒をもって，"主として精神病の患者を収容する病室を有する病院について精神病の治療に主として従事する医師の確保が困難な特別な事由があると認められるときは，暫定的にこれを考慮して運用することも止むを得ないこと"と運用の緩和をみとめた。また，医師につきパートタイムをみとめること，看護婦，准看護婦につき2割まで看護見習いをみとめることが，通達には明記されない了解事項とされた。

　この定員特例は当時としてはやむをえないものであったろうが，その後の安易な（従業員が充実しないままの）増床をゆるすことになった。さらにこの特例が42年間変更されぬままきたことは，精神科医療関係者の怠慢としてせめられるべきだろう。

　第4は，1960年7月1日の医療金融公庫発足で，精神病院がその主要な貸し付け先となった。この融資による増床は1961-72年にいちじるしく，とくに1964-66年は年間1万床を

表10　1955-1975年における単科精神病院の規模の変遷〔(2)により作成〕

年	～99床	100～199床	200～299床	300～床
1955	135院	72院	22院	27院
1956	159	108	24	31
1957	167	140	29	35
1958	160	165	43	40
1959	184	185	58	39
1960	200	186	57	42
1961	208	199	67	46
1962	202	229	81	49
1963	191	264	99	58
1964	158	296	123	72
1965	109	377	138	81
1966	96	403	153	94
1967	104	402	179	111
1968	96	419	195	121
1969	93	414	214	136
1970	90	428	230	143
1971	87	426	230	159
1972	90	411	231	172
1973	86	412	248	181
1974	78	411	260	181
1975	76	404	259	187

こえていた。

　第5は、他科からの転向である。日本の出生数は1950年の2,337,507名から1955年1,730,692名、1960年1,606,041名とかなりへり、届け出人工妊娠中絶件数は1950年の48.9万件が、1955年には117.0万件と増加したのを頂点にあとは1960年106.3万件、1965年84.3万件とおおきく減少していく。こういうなかで産婦人科医が精神科医に転向する例がおおくきかれた（その統計はない）。もう一つおおきいのは、**結核患者の減少**である。それにともない、結核病院、結核病床もへっていく。精神病院数と結核病院数とをならべてみると、1950年133-326、1955年260-676、1956年322-713（結核病院数の最高）、1960年506-595、1961年543-559、1962年583-516、1965年725-340、つまり、1962年に逆転した。病床数では、1950年22,975-102,215、1960年95,067-252,208、1965年172,950-220,757、1966年191,595-211,527、1967年210,627-204,945、1970年247,265-176,949、病床数での逆転は病院数よりおくれて1967年である。そして、いくつかの結核病院が精神病院に転換した（私的病院についてはっきりした資料はない）。国立療養所は結核療養所が中心をなしていたが、厚生省は1960年10月に国立療養所の再編計画を策定し、1961年度から具体的に実施にうつした。計画の基本方針は、結核病床を、精神疾患、非結核性慢性疾患、重症心身障害児者、進行性筋萎縮症児者などへの病床に転換することであった。1987年11月の国立療養所151中精神療養所は12で、その大半は結核療養所から転換したものである。

　この転向医、転換病院は、個別的な事例はさておいて、精神科医療は適当にやればいいものだ、という風潮と一体になっていた。

　では、**精神病院の規模**はどう変化していったか、表10をみよう。みられるように、はじめは99床までの小病院もわりあいふえていたが、数は1961年の208院を頂点として、あとはどんどんへっていく。100-199床の病院は1966年までの伸びがおおきかったが、1970年の

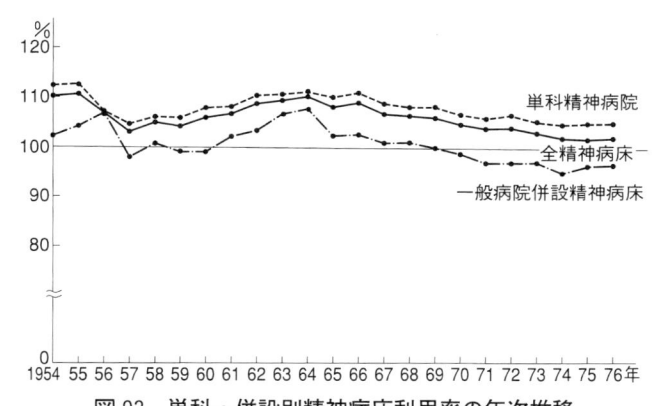

図93 単科・併設別精神病床利用率の年次推移
(吉川武彦,竹内龍雄「精神衛生統計」[2]) より,年の表示だけ改変)

428院を頂点にあとはへりだす。200-299床の病院は1960年からのびだした。そして、1964年からは300床をこえる病院の伸びがおおきい。つまり、精神病院の大規模化がすすんだのである。

では、このようにふえ、大規模化していた精神病床の**利用率**はどうだったか。図93[22])にみるとおり、一般病床の利用率は80%前後であるのにたいし、精神病床では一貫して100%をこしていた。もうすこしこまかくみると、1955年の111.1%を頂点に1959年には104.7%とへったが、1960年からは増勢に転じて1964年の110.3%に達し、あとは漸減傾向にあった。ただ、私的病院では超過入院の程度をへらして報告しているといわれ、わたしがしる範囲で150%に達していた病院がある。ある病院の廊下は普段は銀座なみの混雑だが、監査などがあるときは、病院では同時にバス・ハイキングをおこなうので、定床にたいし数名だけの超過入院になる、といったことを、そこの非常勤医師からきいた。2段ベッドをつかっていた病院もあった。

では、そこではたらく**従業員の数**はどうだったか。例として医師数をみよう。単科精神病院100床あたりの医師数は、1955年3.3名(常勤2.3＋非常勤1.0、以下"常勤""非常勤"は省略)、1960年3.4名(2.1＋1.2)、1965年3.1名(1.7＋1.3)、1969年2.9名(1.5＋1.5)、1970年3.0名(1.5＋1.5)、1975年3.1名(1.4＋1.7)。つまり、病床がふえるとともに、100床あたりの医師数は減少傾向をしめし、それは常勤医師数でいちじるしい。1970年の単科精神病院の平均病床数は207床で、定数特例によればこの病院に必要な医師数は5名で、100床あたり3.0名は特例の基準にはかなっていることになる。同様に看護者数では、一時期看護婦・士数がすこしふえたあと減少傾向にはいり、准看護婦・士がどんどんふえていった。

医師調査で、精神科治療従事医師数をみると、1955年2,231名(この年は精神科・神経科としてしらべられており、1959年に精神科、神経科が分離したときの数字からみて、精神科単独ではこの4/5程度だろう)、1960年2,548名、1965年3,255名、1970年4,038名、1975年4,622名である。他方、日本精神神経学会会員数は、1950年900名、1955年1,644名、1960年2,640名、1965年3,489名、1970年4,368名、1975年4,573名である。1955年の数字を100として、病床数、精神科治療医師数(1955年の数をかりに1,800名とする)、日本精神神経学会会員数をみると、1975年にはそれぞれ629、224、278で、伸び方の差があまりにおお

きい。100床あたり医師数は病院報告によっているが，この数字はかなり水増しされていたものと推測できる。

要するに，急激に増床された精神病院には患者がつめこまれ，しかも治療にあたる医師数は，おそらく特例定員をかなりしたまわって，手薄であった。精神病院は治療の場であるよりは，収容施設であった。治療の場に必要なのは，治療の理念であり治療方針であるが，収容所に必要なのは管理体制である。

精神病院における労働運動　戦前の精神病院における労働運動にはほとんどふれなかった。戦前は看護者の労働条件がとくに苛酷であっただけに，病院争議史のなかで精神科病院におけるものはその重要な部分をしめていた。1903年に東京府巣鴨病院または東京精神病院に労働争議があったらしいが，事実を充分にたしかめていない。記録のはっきりしたものとしては，東京府巣鴨病院で1917年，東京府立松沢病院で1924年，1930年，保養院で1932年，1936年，根岸病院で1933年にそれぞれ労働争議があった[23]。

戦後のことにもどって，病床増のなかで医師は好遇されていた。わたしの体験として，医師免許取得後2年半で就職した松沢病院での月給（当時公務員の給料は生活給としての面がつよくて，就職後10年ちかい同年の看護者の給料のほうが上だったとはいえ）が，私立病院での週に丸一日の非常勤勤務の月給とほぼ同額であった。しわ寄せは病院労働者にいっていた。戦後の医療労働運動は1960年に病院統一争議として爆発したが，それにさきだって1956-60年に10をこす精神病院ではげしい労働争議があった[24]。その代表的なものとして**新潟精神病院**の例をあげる。

青山信愛会が経営する新潟精神病院は定床302床，従業員は128名であるが，1956年当時の収容患者数は約450名であった。従業員の平均賃金は約8,700円で，一般病院のそれをおおきくしたまわっていた（これは1960年5月日本看護協会調べによれば，正看護婦の平均給与月額は，一般病院で15,652円，結核療養所で18,600円なのにたいし，精神病院では12,640円だった）。ここに二つの労働組合があって，104名が加盟していた。1956年2月15日両組合は2,000円賃上げを要求し，団体交渉が決裂し地方労働委員会の斡旋が不調になるにおよんで，3月19日-21日，3月23日-4月2日と2波のストライキをおこなった。第1波は事務部門が中心だったが，第2波には薬剤師，看護者，作業指導員も参加した。ストライキ中に患者に関する事故はなかった。こののち地方労働委員会による斡旋がつづけられ，4月2日に労使双方が斡旋案を受諾して，争議はいちおう解決した。

その後ストライキ中の賃金カットの計算をめぐって4月から6月に労使が対立し，7月11日に病院側は組合協議会3役を，就業規則違反，不当争議行為を理由に解雇し，組合側は不当解雇として新潟地方裁判所に地位保全仮処分を申請した。1957年2月に新潟地方裁判所は，組合3役解雇は不当であるとして救済命令を発した。病院側は，精神病院の特殊性などを理由として中央労働委員会に提訴した。中央労働委員会は，精神病院においても争議行為をおこなう自由は保障されている，患者の安全に関する有効適切な善後措置をおこなう第一次責任は病院の管理者側にある，として，1957年12月に申し立て棄却の命令書をだした。その前に新潟大学医学部桂内科の研究資料として，新潟精神病院の患者145名にツツガ虫病の接種がおこなわれていたことが1956年9月1日に発覚し，1957年3月14日の衆議院文教委員会でとりあげられ，6月8日に厚生省公衆衛生局長・医務局長名で知事をとおして病

院および新潟大学に注意がなされた。

　病院経営者は中央労働委員会の命令書をも不服として，東京地方裁判所に提訴したが，1959年10月に請求棄却の判決がくだされた。病院経営者はさらに東京高等裁判所に控訴したが，同高等裁判所は1961年9月に控訴を棄却した。こうして，病院でストライキをやっても違法ではないとの，病院争議権の法的確認がなされ，病院統一争議への地ならしとなった。

　これよりまえ1955年に労働省は，精神病院争議にはその特殊性ゆえに一定の限界があるとの通牒をだしていた。日本精神病院協会は労働争議の続発に1958年から危機感をもって，ストライキ規制の法制化を，厚生省および自由民主党代議士にはたらきかけた。法制局がストライキ規制法国会上程の準備をはじめ，1960年3月には労働省および厚生省が，精神病院の特殊性を強調する通達，通牒をだした。なかでも労働省通達は，"医療施設，特に精神病院においては，その特殊な任務及び性格上，同盟罷業・病院閉鎖を全面的に行なうことは，労働関係調整法第三六条に抵触するものとして許されないことはもとより，その他の争議行為についても正当性の限界が存する"とのべて，すべての病院におけるストライキ規制をうちだそうとしていた。日本精神病院協会は，自由民主党政務調査会の治安対策特別委員会暴力対策特別委員会をよりどころにしていたが，池田内閣が登場して，山崎巌国家公安委員長が"治安立法強化せず"と低姿勢政策への転換をしめすにおよんで，日本精神病院協会の立法化路線は棚上げとなった[25]。

　そして，前述の1961年9月の東京高等裁判所判決によって，"病院争議は違法である"，"労働関係調整法第36条に抵触する"といった解釈はゆるされないことになった。新潟精神病院理事者たちは，東京高等裁判所の1961年判決を不服として最高裁判所に上告していた。最高裁判所第三小法廷は約3年間にわたる審議のうえ，5名の裁判官全員の一致で，1964年8月4日に"上告棄却"の判決をくだした。判決の論旨は，

　第1に，憲法第28条が保障する争議権は，精神病院に特殊性があるからといって，特別立法もなしにそれを規制することはできない，

　第2に，労働関係調整法第36条にいう"安全保持の施設"は，"直接人命に対する危害予防のため若くは衛生上欠くのことのできない物的施設に限られ，病院の従業員はこれに含まれない"，

　第3に，ストライキの結果"患者の治療に支障を来たす事態が発生したとしても〔患者の病状に相当の悪影響を及ばさない限り〕，ただそれだけの理由で争議行為が直ちに正当性の範囲を逸脱するとは認め得ない"，

の3点にまとめられる。こうして，患者の病状に相当の悪影響をおよぼすようなやり方でなければ，病院ストライキは正当性をもつことが，はっきりみとめられた。新潟精神病院労働争議は，日本の医療労働運動史上に画期的な意義をもつものとなった。

　全日本看護人協会は1947年7月15日に発足し，1958年5月31日に日本精神科看護協会に発展した。これらの初期の動きを精神病院経営者は一種の労働運動ととらえていて，自分の所の従業員が協会に接することをつよくおさえていた，と，わたしは当時の協会関係者からきいている。だが，上記ののちに，日本の精神病院に労働運動がおおきくもえあがることはなかった。もし，連帯した労働運動があれば，日本の精神病院の情況はもうすこしかわっ

ていたかもしれない。

転換の年 いままでいくつかの数字をあげてきた。精神科病床の伸びは1960年までは年間1万床だったのが，1961年1万床をこえ2万床前後にのびていく。精神病院数は1962年に結核病院数をおいぬいた。小規模精神病院は1961年を境に減少に転じ，精神病院の大規模化がすすんでいく。増床にともなっていったんさがりかけていた精神病床の利用率は1960年から増勢に転じ，平均在院日数は1961年から伸びがます。100床あたりの医師数は1961年からへりだした。措置率は1960年の12.3%が1961年には28.2%となる。このような数字はいずれも，**1960年前後**が転換の年であったことをしめしている。

ここで周辺のことをすこしみておくと，1956年4月21日に水俣市郊外，不知火海沿岸に"奇病"が発生した（正式発見第1号）。1958年12月27日，全面改正された国民健康保険法が成立し公布され1961年4月1日に国民皆保険が実現し，さらに同10月1日から国民健康保険の結核および精神障害の療養給付は7割になった（これも精神科の増床に寄与したろう）。前年にはじまった三池争議は1960年11月1日に労働者側敗北の形で解決したが，1963年11月9日には三池三川鉱で炭塵爆発がおこり458名が死亡した。さらにおおきくみると，1960年6月19日に新安全保障条約・協定が自然承認となり，同7月19日には岸信介内閣にかわって池田勇人内閣が成立し，12月27日に閣議は所得倍増計画を決定した。

ここで戦後史をおおきくわけると，1945年の降伏から1952年4月28日の講和・安全保障条約発効までの7年間は敗戦期であり，ついで，1960年6月19日の新安全保障条約成立までの8年間が狭義の戦後期であった。そしてこの新安保体制の時期は，経済成長の時期でもあり合理化の時期でもあった。合理化は大規模公害の多発や大規模労働災害をともなっていた（そのなかでも，水俣病や三井三池鉱の炭塵爆発にみるように，重篤で深刻な精神神経障害がおおく発生したことも指摘されなくてはならない）。

精神科医療における転換点がこの1960年前後だったのは，決して偶然ではない。日本の政治・経済・社会はその後おおくのはげしい変動をへてきた。だが，**1960年体制**の基本的なものはまだかわっていない。そして，精神科医療はなおも，1960年代にはじまる合理化体制のもとにある，といってよかろう。全般的合理化こそが精神病床の増加を要求してきたし，それは同時に精神病院の合理化をともなっていた。

戦後の精神科医療史をみるとき，復興の動きにとどまらない積極的ないくつかの潮流があらわれた。そのいくつかをひろってみよう。江副勉および台弘は，松沢病院で1946，47年に民主化にともなう積極的な動きがあったことを報告している[26]。こののち1949年から石川準子は松沢病院の作業科に，いわばすわりこんで，作業治療を復興させた。武蔵療養所では1950年ごろからロボトミー後の患者の生活指導にとりくみだし，それが組織的におこなわれるにいたったのが1952年，レクリエーション療法がかなり積極的におこなわれだしたのは1953年である。松沢病院では1952年から臺弘，北島治雄，木村久子，藤原豪と菊地諄によるそれぞれの働きかけがこころみられた。患者自治会の活動は1952年から活発になった。つづいて，吉岡眞二による試みがあった。

1947年発足の全日本看護人協会は東京周辺の動きにとどまっていたのを，1952-53年には全国化する努力をかさねた。国立精神衛生研究所は1952年に設置された。つづいて1956年4月1日には厚生省公衆衛生局に精神衛生課新設。同年7月から国立肥前療養所では伊藤正

雄所長のもとに全面開放の試みがはじまり，それに刺激されて各地で開放化への取り組みもはじまった。武蔵療養所の小林八郎が生活療法の概念を提唱したのも，おなじ1956年3月である。そして向精神薬による薬物療法の登場，普及。松沢病院内では開放化を目ざす働きかけが，1957年からはじまった。

　こういうなかで，1957年11月7日に第1回の病院精神医学懇話会が国立武蔵療養所でひらかれた。出席者はのべ100名ほど，発表も討論も手づくりの，泥くさいといってよいもの。これこそ実学といってよい魅力と新鮮さとがそこにはあった。

　学会関係をみると，日本精神分析学会は1955年に発足していた。1960年3月には『児童精神医学とその近接領域』が発刊され，同年11月には第1回児童精神医学会総会，同年4月第1回日本臨床神経学会，5月に精神身体医学会第1回総会。精神科関連の基幹学会がこのあたりででそろい，あとはさらに細分化された学会が林立していくことになる。また，学位論文雑誌めいていた『精神神経学雑誌』にくらべるとはるかに実際的な『精神医学』誌は，1959年1月に月刊で発刊された。

　ところで，病院精神医学懇話会はその第4回が1960年11月20日に松沢病院講堂でひらかれた。そこでの医療チームについてのシンポジウムでは，看護者，医師，ケースワーカ，臨床心理学者，と問題が並列されているだけで，はじめの泥くさい真剣さも熱気も感じられず，"もう駄目"と感じた（このあたりから懇話会は"学会"になりあがっていて，1960年体制にしっかり位置づけられたといってもよい）。

　わたしは1958年から1962年まで，松沢病院で男の"不潔病棟"といわれる最低の病棟をうけもっていた。当時いくつかの他病棟では開放を目ざす働きかけがさかんであった。受け持ち病棟における薬物療法と働きかけとは，ある程度の成果はあげた（松沢病院でつかわれていた"働きかけ"は，はっきり定義されたものではないが，"働きかけとは，総合的な治療的努力のうちで，狭義の身体的治療法と狭義の心理療法をのぞいたものである"といちおういえる）。だが，病棟間に格差のある病院構造のなかでは，開放病棟におちこぼれた患者が閉鎖病棟におくりこまれ，こちらからはよくなった患者をおくりださなくてならない。"不潔病棟"での治療的努力は蟻地獄ににた空しさをともなっていた。あがる者があれば，おとされる者もかならずあるのである。松沢病院では当時また改築の計画がすすめられており，改築が実現していく過程では，治療的なものが管理的なものにみごとにからめとられていった〔これらの体験は岡田靖雄『精神科慢性病棟　松沢病院1958-1962』(1979)[27]に詳述した〕。

　わたしがいう1960年体制をしめすものの一つとして，生活保護法による**入院患者日用品費**がある。結核患者朝日茂は，生活保護法による入院患者日用品費月額600円は憲法25条違反と，1957年8月12日に厚生大臣を被告として訴状を提出した。このとき精神病院入院患者の日用品費は月額400円と，差をつけられていた。1960年10月19日東京地方裁判所は朝日訴訟につき，現行生活保護基準は違憲との判決をだした。こののち，1963年11月4日に東京高等裁判所は朝日訴訟の原判決破棄を判決し，さらに1964年8月4日に最高裁判所は原告側上告を棄却した。朝日訴訟は敗北におわったが，この訴訟は生活保護法の運用に国民の関心をあつめ，入院患者日用品費はどんどんあげられていった。だがその間に精神病院入院患者にたいする差別は17年にわたってつづいていた。もっともひどかったのは，1960年4月1日改訂による月額で，一般病院の705円にたいし400円。精神病院入院患者

表 11 生活保護法による入院患者日用品費の変遷（月額）[28]

年月日	一般あ（円）	精神科い（円）	あ／い（％）
1949	350	350	100
1954	600	600	100
1957	600	400	67
1958. 8.21	640	400	63
1959. 4. 1	670	400	60
1960. 4. 1	705	400	57
1961. 4. 1	1,035	725	70
10. 1	1,090	765	70
1962. 4. 1	1,285	905	70
1963. 4. 1	1,585	1,100	70
1964. 4. 1	1,820	1,270	70
1965. 4. 1	2,085	1,400	67
1966. 4. 1	2,360	1,585	67
1967. 4. 1	2,700	2,160	80
1968. 4. 1	3,130	2,505	80
1969. 4. 1	3,650	2,910	80
1970. 4. 1	4,295	3,435	80
1971	?	?	?
1972. 4. 1	5,780	5,140	89
1973. 4. 1	6,600	6,270	95
1973.10. 1	6,890	6,550	95
1974. 4. 1	7,920*	7,920*	100

＊心身減退のものは 85％ に減額

のそれは，他科病院入院患者の 57％ だったのである。その変遷経過は表 11 にあげた[28]。しかも問題は，精神科医がこの問題をほとんど批判してこなかったことである（1967年4月30日号の『朝日ジャーナル』にのった岡田の「朝日訴訟と精神障害者」[29]は，その数すくない例外の一つである）。なお，1957年に精神病院入院患者にたいする格差がつけられた理由は，どこかの精神病院を調査したところ患者は新聞をとっていなかったので，新聞代に相当するものが減額されたのだ，という。国は，精神病院入院患者にたいする文化剝奪をはかったのである。

1960年体制のなかで，ある時期まで，すくなくともかなりの数の精神病院が，かなりの利益をあげていた。それをしめしていた一つは，各都道府県の長者番付け上位にはいる精神病院関係者がすくなくなかったことである。国は戦後は医科大学（医学部）の新設をおこなわない方針をとってきたが，1965年頃から医師不足が指摘されるにいたって，1966年以降厚生省と文部省は医科大学（医学部）の新増設につき調整をはかってきた。その結果1970年度に秋田大学（国立），杏林大学，北里大学，川崎医科大学の，医科大学（医学部）の新設がみとめられ，つづいていくつもの国立，私立の医科大学（医学部）が新設された。これら新設の私立大学のいくつかは，もともと精神病院から出発していた。これも，精神病院による利益の蓄積をしめすものである。

ここまで"1960年体制"の語を定義せずにつかってきた。それは，"規模拡大をつづける精神病院の，治療的密度のうすいなかに低医療費で精神疾患患者を収容することを基本路線とする精神障害者対策である"といえばよいだろう。この路線は多少修飾され，いくらかの歯止めがかかりながら現在にいたっている。では，この**1960年体制を打破しようとの動き**はなかったのだろうか。WHO顧問による勧告があった[30]。

1953年6月2日から7月14日まで日本の調査にあたったジョンス・ホプキンス大学のPaul Lemkauは，保健所を前線とする地域社会精神衛生活動の重要性を指摘していた。同年11月13日から12月12日まで在日調査にあたり，翌年1月になされたカリフォルニア州精神衛生局長Daniel Blainの報告はデイケア活動，総合病院精神科外来の増設，作業治療所の実験，地域精神病院の考え方をすすめ，精神科医の訓練をとくに重視していた。この二人の勧告はほとんどいかされることなくおわった。1960年1月9日-22日に来日調査したジョンス・ホプキンス大学・疫学のMorton Kramerは，精神医学的統計の収集法，コホート調査の重要性を勧告していた。

さらにあとになるが，1967年11月から1968年3月まで調査をおこないその11月に勧告を提出したイギリスのDavid Clarkの報告は，かなりの長文で，内容もLemkau，Blainのものよりするどいものであった。多岐にわたり詳細なその勧告の要点は，厚生省の精神衛生課は局にするべきだ，そこには上位の精神科医がいなくてならない，精神病院は町のなかにつくるべきだ（最初土地代がたかくても，そのほうがやすくつく），精神病院を監督する監査官（複数）が必要，老人患者に関心をもて，患者のアフタケア・リハビリテーションが大事，精神療法を重視せよ，精神科外来診療の保険点数をあげよ，といった，現在でもまことに切実で適切なものであった。だが，これにたいする厚生省当局の反応は拒否的であった。新聞記者に担当者（ときの精神衛生課長は佐分利輝彦であった）は，"英国は何分にも斜陽国でありまして，日本がこの勧告書から学ぶべきものはまったくありません"とのべた[31]。全般的にイギリス的なものであたらしいものはない，国情がちがう，これはILOの勧告のように強制的なものではなくて，一種のレポートである，などとものべられた。1965年の精神衛生法改正のまえから，またその後も，イギリスの精神科医療は，精神科医療改革のモデルとされていた。1968年11月にもそれはおなじだったはずである。担当者の上記の言は，なんらかの政治的意図によるものだったろうか。

1965年の精神衛生法改正により新設された通院医療費公費負担制度には，通院医療の拡充により入院増加に歯止めがかかることが期待されたが，この期待は目にみえる成果にはつながらなかった。また，1968年に医療審議会は地方ごとの必要病床数算定方法の改正を答申し，そこでは精神病床数は人口1万対25の数字がしめされた。これも，数字としてあげられるだけにとどまったようである。

こうして，武見太郎日本医師会長が"**精神病院は牧畜業だ**"といった状況がつづき，この言への精神科医からの抗議の声もあがらなかった。なお，あまりに有名な武見会長の言が，いつどういう場でのべられたかは，たしかめていない。

●第1章文献
1) 厚生省医務局編：医制百年史，資料編．ぎょうせい，東京，pp. 568-569，1976．
2) 一部分は，吉川武彦，竹内龍雄：精神衛生統計．懸田克躬ほか編：現代精神医学大系23C（社会精神医学と精神衛生），中山書店，東京，pp. 41-246，1980．によりおぎなった．本章にこれからでてくる統計で，特記していないものはそれによる．
3) 東京精神病院協会編：東京の私立精神病院史．牧野出版，東京，1978．
4) 立津政順：戦争中の松沢病院入院患者死亡率．精神神経学雑誌 60(5): 596-605, 1958.
5) 江副勉，台弘：戦後12年間の松沢病院の歩み．精神神経学雑誌 60(9): 991-1006, 1958.
6) 井之頭病院概況（創立二十五年記念）．井之頭病院，東京，1952．

7) 福岡県立太宰府病院創立五十周年記念誌．福岡県立太宰府病院，福岡市，1982．
8) 昭和24年衛生年報．厚生大臣官房統計調査部，東京，1953．
9) 岡田靖雄：精神障害者の歴史．磯村英一，一番ケ瀬康子，原田伴彦編：講座差別と人権（5）・心身障害者．雄山閣，東京，pp. 88-119, 1986.
10) 岡田靖雄：国民優生法・優生保護法と精神科医．斎藤有紀子編：母体保護法とわたしたち，明石書房，東京，2002．
11) 吉岡眞二：精神病者監護法から精神衛生法まで．精神医療史研究会編：精神衛生法をめぐる諸問題．松沢病院医局病院問題研究会，pp. 8-34, 1964.
12) 岡田靖雄：精神衛生法．懸田克躬ほか編：現代精神医学体系 5C（精神科治療学），中山書店，東京，pp. 351-397, 1977.
13) 小峯和茂編：日本精神病医協会記事（日本精神医療史資料〈1〉）．小峰研究所，東京，1974．
14) 加藤普佐次郎：精神病院管理上ニ於ケル法律的実務．神経学雑法 29（3）：211-216, 1928.
15) 日本精神病院協会による精神衛生法案．精神医療史研究会編：精神衛生法をめぐる諸問題．松沢病院医局病院問題研究会，東京，pp. 98-104, 1964.
16) 協会20年記念誌編集委員会：社団法人日本精神病院協会二十年．日本精神病院協会，東京，pp. 129-131, 1971.
17) 16)におなじ，pp. 166-172.
18) 精神保健福祉研究会監修：我が国の精神保健福祉（精神保健福祉ハンドブック）平成12年度版．厚健出版，東京，p. 172, 2001.
19) 蜂矢英彦：身体的治療（2）—特殊薬物療法—．吉岡眞二，岡田靖雄編：新らしい精神科看護．日本看護協会出版部，東京，pp. 234-260, 1964.
20) 吉川武彦ほか：2)におなじ，p. 97.
21) 日本医事新報 1796号：80，1798号：71，1799号：78, 1958.
22) 吉川武彦ほか：2)におなじ，p. 81.
23) 岡田靖雄：精神科看護史の諸問題．日本医史学雑誌 37（3）：321-347, 1991.
24) 富岡次郎：日本医療労働運動史．勁草書房，東京，1972．
25) 16)におなじ．pp. 232-233.
26) 江副勉，台弘：5)におなじ．
27) 岡田靖雄：精神科慢性病棟　松沢病院 1958-1962．岩崎学術出版社，東京，1979．
28) 岡田靖雄：体験的戦後精神科医療史——かわったもの，またかわらぬもの——．医学史研究 65号：23-28, 1993.
29) 岡田靖雄：差別の論理　魔女裁判から保安処分へ．勁草書房，東京，pp. 217-218, 1972, に再録．
30) 加藤正明：社会精神医学概論．懸田克躬ほか編：現代精神医学大系 23A（社会精神医学と精神衛生），中山書店，東京，pp. 3-42, 1980.
31) 加藤正明：我が国における社会精神医学の過去，現在，未来について．日本社会精神医学会雑誌 9（1）：45-52, 2000.

第2章　現在史

　1964年のライシャワ大使刺傷事件から精神科におけるおおきなうねりがはじまった。そのうねりはいまもつづいている。1964年以降を日本の精神科医療における現在史としてよかろう。いや，1960年体制がかたまったときからが，精神科医療における現在でないか。とすると，戦後史の切りようがなくなる。どうもこの区分は，叙述の便宜からという面も多分にあるようである。また，ここにいう現在史のはじめの部分には自分自身がかなりかかわってきたし，その時おなじ舞台にたった人への評価は自分の感情的色づけなしには困難である。また，たとえば"金沢学会"の歴史的意義の評価はまださだまっていない。人によっては前章でペンをおいたかもしれない。ここでは，ライシャワ大使刺傷事件およびそれにつづく精神衛生法改正，保安処分問題の二つをとりあげて，その後のことについてはメモを提示する形になろう。

1. 精神衛生法改正および保安処分問題

　精神衛生法改正にむけての動き　すこしさかのぼるが，1954年7月1日に，層別無作為抽出により全国でえらばれた100地区の4,895世帯，23,993名につき，日本で最初の全国的精神衛生実態調査がおこなわれた[1]。その結果の有病率などは表12のようであった。さらにこまかくみた診断率比率は表13のようであった。

表12　1954年実態調査による精神障害有病率など[1]

	有病率(%)	全国推定数	百分率(%)
精神病	0.5	45万人	35
精神薄弱	0.7	58	45
その他	0.3	27	20
総数	1.5	130	100

表13　1954年実態調査結果の診断別比率[1]

分裂病	躁うつ病	痙攣性疾患	梅毒性精神障害	その他の精神病	精神薄弱	中毒性精神障害	その他
15%	1	10	1	7	45	7	14

表 14　1963 年調査における診断別人口 1,000 対有病率（総数 12.9）[2]

精神病 (5.9)					精神薄弱	その他 (2.8)			
分裂病	躁うつ病	てんかん	器質性精神障害	その他		中毒性精神障害	精神病質	神経症	その他
2.3	0.2	1.0	2.2	0.2	4.2	0.7	0.5	1.1	0.5

表 15　1人あたり1か月支出階級別精神障害有病率（人口 1,000 対，1963 年）[2]

	総数	0～1,999 円	2,000～3,999	4,000～6,999	7,000～9,999	10,000～19,999	20,000～
総数	12.9	25.8	19.3	13.8	10.0	5.5	5.8
精神病	5.9	12.2	7.8	6.2	5.7	2.4	3.6
精神薄弱	4.2	8.8	8.4	4.4	2.3	1.1	—
その他	2.8	4.8	3.1	3.2	2.0	2.0	2.2

表 16　精神障害者の医療・指導の状況（％）（1963 年）[2]

	総数	精神病	精神薄弱	その他
精神科入院	8.4	15.6	1.1	4.1
精神科通院	6.7	10.7	—	8.1
他科医通院	15.0	19.1	4.9	21.1
指導うけている	5.2	1.9	13.0	0.8
その他	64.7	52.7	81.0	65.9

　第 2 回の精神衛生実態調査は 1963 年 7 月 1 日に 203 地区の 11,858 世帯，44,092 名につきおこなわれた（当日の全国民推定 9,590 万人）。このときの調査結果は，当時の厚生省公衆衛生局精神衛生課技官の大谷藤郎の努力で，『わが国における精神障害の現状——昭和 38 年精神衛生実態調査——』（1965 年）の大冊としてまとめられている。その主要な結果を紹介しておこう[2]。

　人口 1,000 対の有病率は表 14 のようで，全体としては 1954 年とおおきい差はない。精神薄弱（軽愚はのぞく）は 1954 年の 6.6 名から 4.2 名へと減少した形になっているが，精神薄弱の把握にはぶれがおおきいようである。器質性精神障害は 1954 年の 1.0 名から 2.2 名へと増加していて，そこには人口の老齢化や交通事故増加などの要因の影響がみとめられた。1954 年には梅毒によるものは器質性精神障害の 20％ をしめていたが，1963 年にはそれは 6.3％ に低下した。

　精神障害の社会経済的背景をみるために，一人あたり 1 か月支出階級別に有病率をみると，表 15 のようであった。貧困と精神障害との因果関係は単純ではないが，表 15 のデータは，精神障害者の医療においては，社会保障面の施策が不可欠であることをしめしている。

　つぎに，精神障害者が現にどの程度に医療あるいは指導をうけているか，診断別にみると表 16 のようである。この表から，"その他"，つまり医療放置患者がひじょうにおおいこと，また，在宅のまま他科医に通院している人が意外におおいことがわかる。そこで，他科医の精神医学的再教育の必要性がはっきりしてくる。医療も指導もうけていない放置患者は，6 大都市よりはその他の都市に，そしてそれよりも郡部におおく，また貧困層によりおおかった。

表17　家庭の人としての状態別精神障害者数（18歳以上，％）（1963年）[2]

診断（大）	現在の状態				医療または指導による見込み			
	総数	全然役にたたない	手助けになる	一人前	総数	全然役にたたない	手助けになる	一人前
総数	100.0	30.3	42.7	26.9	100.0	15.6	49.9	39.6
精神病	100.0	39.1	38.6	22.3	100.0	21.7	41.3	37.0
精神薄弱	100.0	27.6	67.8	4.6	100.0	18.4	78.2	3.4
その他	100.0	17.6	29.6	52.8	100.0	2.8	24.1	73.1

表18　必要な処置別全国精神障害者推定数（×1,000人）（1963年）[2]

	総数	精神病	精神薄弱	その他
精神病院入院	283	207	35	41
その他の施設に収容	67	15	48	4
精神科医・神経科医による治療，指導（在宅で）	476	274	54	148
その他の指導（在宅で）	412	74	264	74
総数	1,238	570	401	267

　医療または指導により家庭の人としての精神障害者の状態がどの程度に変化すると推定されるか，は，表17にしめした。同様に社会人としての状態（労働能力）をみると，総数では，はたらいていない（はたらけない）は39.8％→20.6％，他人の管理で簡単な仕事がやれるは33.8％→40.1％，普通に仕事がしている（できる）が26.4％→39.3％と変化する。

　これらの患者に必要と判断された処置は，表18のようであった。必要な処置を1954年調査と1963年調査とで比較すると，要収容は1954年の計46万人に比して1963年は35万人とへり，要精神科・神経科通院医療は38万人から48万人へとふえた。その他の指導を要する者はそれぞれ46万人と41万人とで，おおきな差はない。薬物療法の進歩をかんがえると，通院の精神科医療施設の必要性はさらにましてくるものと予想された。ただ，調査でつかめていない精神障害者をかんがえると，要収容患者数が35万人よりさらにいちじるしく減少していくとはかんがえにくく，入院医療だけに重点をおいた施策がすすめられていくならば，精神科病床はかなりおおきくふやしていかなくてはならぬことになる。

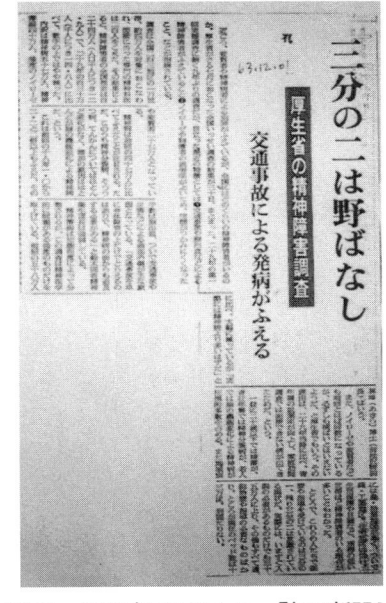

図94　1963年12月1日，『朝日新聞』朝刊

　こうして，1963年精神衛生実態調査は，社会保障面の施策の必要性と，精神科通院施設の重要性をしめしていた。こういったおおまな結果は11月30日に発表された。そのときの新聞見出しは"三分の二は野ばなし"というものであった（図94）。

同様の全国精神衛生実態調は 1973 年にもこころみられたが，このときは，人権，私事性（privacy）などの面からの反対もつよくて，5 都府県では実施されず，予定の 600 調査区のうちで実施されたのは 327 におわった。その後は同様の調査はおこなわれていない。

さて，精神衛生法改正は 1962 年ごろから専門家のあいだで話題になっていたが，本格的にとりあげられたのは，1963 年のことである。すなわち，1963 年 2 月 13 日日本精神神経学会と日本精神病院協会との連絡協議会で，精神衛生法改正の問題がはなしあわれた。そのさい森村茂樹協会副会長から改正要点についての協会案が，また林暲（日本精神神経学会精神障害者医療対策委員会委員長）から私案がしめされた。改正要点として記録されているのは，つぎのものである[3]。

改正要点	協会案（森村主唱）	林（私）案
1. 地方精神衛生審議会の設定		賛成
2. 保護義務者	委任状による保護義務者の選任 異議ある場合に提訴	保護義務者の入院拒否権が問題である 現行保護義務者の範囲が狭すぎる
3. 措置入院	大よその精神障害者は全部精神衛生法の対象とする 特殊な場合だけ措置入院として強制する	原則として賛成であるが，八割国庫負担にした時の大蔵省とのいきさつがあって幾分の問題点ありと（他の学会委員は大体趣旨に賛成である）
4. 三十八条，環境保全	精神病院における行動の制限	他法とのかね合いが難しいのでないか
5. 同意書の提出期限	十日以内を延長する	保護義務者の項とも関係がある
6. 精神衛生鑑定医		優生保護法を精衛法に組入れる

上記の "3. 措置入院" の項でいわれたのは，精神障害者の入院医療費は同意入院もふくめて国費負担にせよ，との論議だったろう。

日本精神神経学会は 1963 年にその精神障害者医療対策委員会内に精神衛生法特別委員会をもうけて，法改正について検討をはじめた（委員長林暲，委員台弘・江副勉・加藤正明・菅修・關根眞一・森村茂樹）。この委員会の改正方針は『精神神経学会雑誌』第 66 巻第 4 号（1964 年 4 月）に発表されたが，その中心方針は，精神障害者の特別扱いをやめて自発入院をできるだけのばそうというものであった。1964 年 5 月 21 日の日本精神神経学会総会シンポジウム「精神衛生法改正の焦点」では，この委員会案を中心に論議されて，それにもとづき学会案がつくられる予定になっていた。しかし，ライシャワ大使刺傷事件以後の事態の急展開のため，正式の学会案がまとめられるにはいたらなかった。

厚生省公衆衛生局では 1964 年 1 月から第一線の精神科医・関係事務官からなる精神衛生行政研究会をもうけて，法改正の準備をはじめており，初夏には研究会案がまとまることになっていた。

なお，当時の社会情勢として，数年間の新聞などの精神障害者についての論調は，もっぱら精神障害者（なかでもいわゆる変質者）の犯罪という点に集中していたことを，指摘して

図95　1964年3月24日『朝日新聞』夕刊

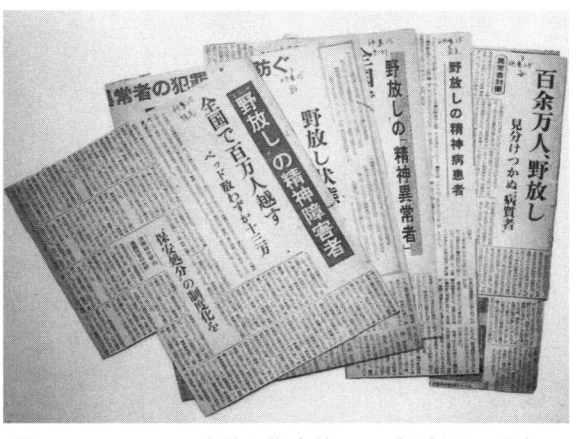

図96　ライシャワ大使刺傷事件につづく新聞の見出し
"野放し"つづき，"保安処分"の語も（3月25日朝の読売新聞，朝日新聞，サンケイ，東京新聞，毎日新聞）

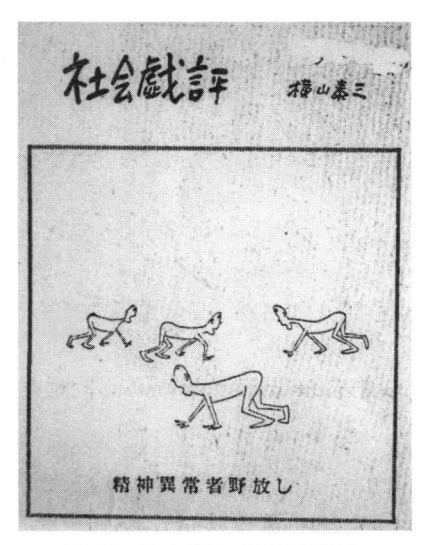

図97　横山泰三「社会戯評」
（1964年3月26日，『朝日新聞』朝刊）

おく必要があろう。千葉県銚子市議会は，銚子市立病院神経科医長佐藤壹三の尽力で，"精神衛生都市"を宣言していた。ところが，"ウスバカの産地にするな"，"なにも銚子の恥を天下にさらすことはなかんべえ"，"わたし，お嫁にいけなくなっちゃう"との反応が市民の一部分におこった，という（『週刊アサヒ芸能』1963年6月2日号）。

ライシャワ大使刺傷事件[4-8]　1964年（昭和39年）3月24日昼，合州国のエドウィン・ライシャワ駐日大使は合州国大使館内で，19歳の"異常少年"に右股をさされた（図95）。政府は，さっそく合州国にたいし陳謝するとともに，翌日に早川崇国家公安委員長に"高度の政治的責任"をとらせて辞職させた。

新聞はさっそく"野放しの精神病患者"とかきたてた（図96）。図97は3月26日の朝日新聞朝刊にのったものだが，当時の雰囲気をよくつたえている。3月25日朝日新聞朝刊にのった座談会では，林髞（慶應義塾大学教授・生理学）が，"私はこの少年は精神病質者ではないかと思う。いわゆる変質者だ，〔中略〕家庭にまかせるのは危険だ。私はむしろ**変質者の隔離**をはかるべきだと思う"〔ゴチは岡田〕とのべたのにたいし，植松正（一橋大学教授・刑法）は，"私も林説に賛成だが，変質者を隔離することは人権の拘束という点で問題もある"と応じている。この座談会で，変質者隔離への根本的反論はされていない。林は，つねづね"変質者島流し論"をとなえていた。

3月24日午後の参議院予算委員会では，社会党の藤田進議員の質問にこたえて江口警察庁長官は，"精神異常者はつねに警衛，警護の盲点になっている。突発的に事件をおこす危

険性のある精神病者は，全国で三十万人ちかいといわれる。なんとか精神病者を治安取り締まりの対象にできないかとかんがえている"とのべた。前年の実態調査の結果とてらしあわせると，要入院精神障害者の全数が潜在的犯罪者だとの考えがのべられた。

同24日中に，犯人は1962年に分裂病で入院したこともあること，また1月20日におこった合州国大使館放火事件の容疑者としてしらべられたが，警視庁は本人が精神病者であることをしりながら，この点ではなんらの処置もとらなかったことなどが判明した。また犯人は，犯行の動機について，"自分は目がわるくて進学もできず，おもうような職業になかなかつけなかった。社会施設も十分でないので目の治療もできない。この原因はアメリカの占領政策と教育方針とがわるいからだとおもい，アメリカの日本における責任者である大使をねらったのだ"と自供していた。

3月26日小林武治厚生大臣は衆議院予算委員会で社会党の藤原道子議員の質問にこたえて，"精神衛生法を改正し，学校・家族・医療機関などに精神異常者の報告義務を課するようにしたい"とのべた。4月4日に第3回臨時国家公安委員会がひらかれ，精神障害者の早期発見のため警察官の家庭訪問などを徹底する，精神障害者のリストを整備する，精神障害者について保健機関との連絡・協力を緊密にする，保安処分の制度をはやく実施してもらう，精神衛生法を改正して自傷他害のおそれある精神障害者を警察に通報する義務をもうける，などの方針をきめた。

4月2日にひらかれた精神衛生審議会の意見具申は，4月21日に厚生大臣にだされた。そこでは，病床拡充，医療従事者の育成，公立病院重点主義への切りかえ，外来治療についての補助，保安処分の実施などが強調されていた。これをうけて厚生省は，次期国会に精神衛生法改正案を提出する準備をはじめた。

4月28日，大津英男警察庁保安局長は若松榮一厚生省公衆衛生局長にたいし，「精神衛生法の改正等について申入れ」をおこなった。その中心は"医師（第27条の精神鑑定医を除く）が診察の結果，精神障害者であると診断し，かつ他人に害を及ぼすおそれがあると認めたときは，当該都道府県知事に，すみやかに，必要な事項を届出なければならないものとすること。（新設）"の，改正意見第4項目にあった。この申し入れは，4月4日の国家公安委員会の結論の具体化であった。

これをうけて小林厚生大臣は5月1日の閣議で精神衛生法改正につき発言。ILO 87号条約，厚生年金法案などの重要案件をかかえる国会の運営技術上からの慎重論もでたが，池田勇人首相は，第46通常国会の会期中（12月20日から5月17日まで）に間にあう分だけ**一部分でも改正**するように，と指示し，このことが5月1日の夕刊各紙に報じられた。

そして厚生大臣の指示にもとづいて厚生省当局は，一部緊急改正の作業にとりかかったが，その内容は警察庁の改正申し入れ第4項の，医師による通報義務を中心とするものであった。細部については，医師は医師一般→精神科専門医をのぞく医師→精神衛生鑑定医と，また通報のあった患者の処置については，予算なしで現在の保健所のスタッフで巡回→保健所の人員をふやし外来治療は公費負担とする，など，その後の情勢に応じて変化していったようである。国会提案は16日とされていたが，4日の段階では10日にはやまったとされ，また緊急一部改正案について厚生省は精神衛生審議会に諮問する考えはもっていなかった。

ところで，たぶん4月30日（木）発売だった『週刊新潮』5月11日号の「東京情報」欄

にヤン・デンマンは「精神科医百四十人の大挙渡米」の題で，"2，3週間にわたって日本を留守にする人たちは，精神病医学界の頭脳を構成する人たちかもしれないし，そうだとすれば，日本の精神病医学界は，その間，シンのない状態となる。これはおどろくべきことだ"とかいていた。そのとおり，日本精神神経学会の幹部の大半は，5月4日からロスアンジェルスでひらかれるアメリカ精神医学会に招待されてアメリカにいっていた。

これは，前年に東京でひらかれた日米合同精神医学会議への返礼としての招待であった。1959年にアメリカ精神医学会の会長および渉外部長から日本精神神経学会に提案があり，それをうけて1963年5月13-16日にホテル・オークラで日米合同精神医学会（The Joint Meeting of the Japanese Society of Psychiatry and Neurology and the American Psychiatric Association）がおこなわれ，そこにはアメリカ精神医学会会員323名をふくむ800名ほどが参加した。1964年のロスアンジェルス学会への参加については，日本精神神経学会総会の記録などにはのこされていないことからみて，この参加は秋元波留夫日本精神神経学会理事長の個人的呼び掛けという形でこの大量参加が組織されたのだろう。ともかくも，有力な精神医学者のほとんどが合州国にいった。ここでかいてしまえば，第2回日米合同精神医学会議がアメリカ精神医学会から提案され，1970年5月にそれを村上仁組織委員長によって京都でおこなうことが1967年の日本精神神経学会で決定された。しかし，安全保障条約改訂の年にこの会議をおこなうことへの反対が京都大学内につよくて，村上委員長は辞退し，日本精神神経学会理事会（当時臺弘理事長）は1967年5月15日にこの第2回合同会議の中止を決定した。

ふしぎなことに，新聞にはっきりだされていた犯人の，アメリカにたいする被害妄想を，秋元波留夫による精神鑑定書[9]はとりあげていない。といっても，この事件は，安全保障条約体制下で合州国による対日文化攻勢がはげしくなってきているなかで，アメリカへの被害妄想をもった人が，その文化攻勢の中心にいた人にたいしおこなったものである。そして，両国の文化交流の一端として大勢の精神医学者が合州国にいっているあいだに，この事件にひきつづく精神衛生法緊急一部改正の動きが表面化した。その後の日本－合州国関係をどう評価するにせよ，この事件は両国関係にとって二重三重に象徴的なことであった。

さて，これまでの動きをみれば5月1日の閣議決定は十二分に予想されるものではあった。たとえば，江副勉・東京都立松沢病院長はのちに，"実は私たちがアメリカに行く前から，精神神経学会としても精神障害者を治安の対象とするという動きがもしあったら何とかこれに対処しなければならないと考えていて，医療対策委員会で学会でこの事件に対する考えを声明文としてだす準備はしていましたね"とのべている[10]。しかし，秋元理事長はじめ学会首脳部の留守への備えはされていなかった。それがかえってよかったのかもしれない。

5月2日午後，京王線沿線の松沢病院・烏山病院・桜ケ丘保養院の医局代表が松沢病院医局に集合して対策を協議した。患者家族会を組織しはじめていた石川正雄の参加もあった。途中から，朝日新聞の筑紫哲也記者の取材があった。3日（日）は，翌日の会議の準備。4日朝日新聞第1面冒頭に"精神衛生法改正／学界・病院が強く反対／取締り，人権侵す恐れ／きょうにも政府に申入れ"の記事（図98）。4日午後松沢病院会議室での，**精神衛生法改正問題についての協議会**は，都内・近県の大学・病院代表88名があつまり，猪瀬正横浜市立大学教授を座長に協議し，つたえられる法の一部緊急改正案に反対する態度を確認するとと

精神衛生法改正
学界・病院が強く反対
取締り、人権侵す恐れ
きょうにも政府に申入れ
"家族が隠す傾向助長"
精神衛生法の改正
首相が準備指示

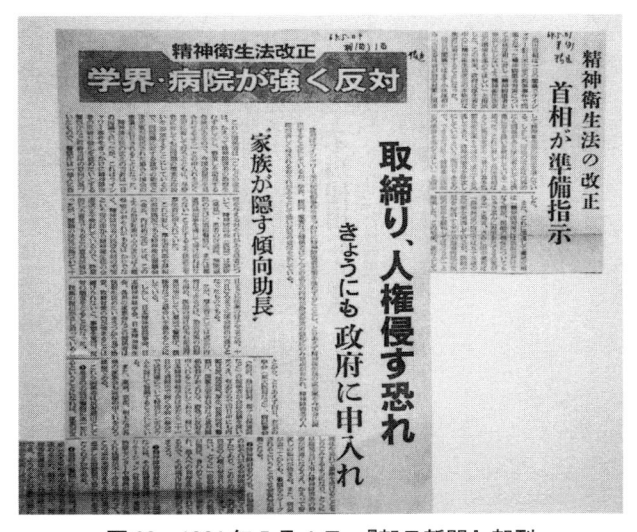

図 98　1964 年 5 月 4 日，『朝日新聞』朝刊
（右は 5 月 1 日，『東京新聞』夕刊）

もに，今後の運動方針につき協議し，緊急対策委員会などの設置をきめた。合州国にいる秋元理事長からは電話で，日本精神神経学会の名で行動することの了解がつたえられた。厚生省精神衛生課の手引きもあって，5日から厚生省・各政党・政府関係への陳情がはじまった。6日に武見太郎日本医師会会長は，“精神衛生法を一部改正して，一般医師に届け出の義務をおわせるとはもってのほか，絶対反対である”との談話を発表した。6日には署名運動が都内の各病院・大学ではじめられ，7日には各地の患者家族会も陳情，署名活動をはじめた。

7日にはいり，社会党の国会対策委員会が，療養保障が先で，また一部改正では警察権濫用のおそれがある，と一部改正に反対の態度を決定。自由民主党政務調査会の社会部会（田中正巳議員）も，一部改正に難色をしめすにいたった。また衆議院内閣委員会で社会党の茜ケ久保重光議員（群馬県選出，地元厩橋病院の前田忠重院長から陳情をうけていた）の質問に，小林厚生大臣は“無理押しするつもりはない，反対意見も充分にきいて慎重に検討したい”とこたえた。さらに8日には黒金泰美官房長官が記者会見で，“精神衛生法改正案は今国会には提出できないだろう”とかたるにいたった。

8日午後に秋元理事長が合州国から帰国したのをうけて，日本精神神経学会の拡大対策委員会がひらかれ，合州国の精神科医たちがこの問題につき，合州国にいっていた日本の精神科医よりもなお憂慮していたことが秋元理事長から披露された。

8日夜に若松公衆衛生局長は記者会見で，つぎの問題点を中心に，精神衛生審議会に精神衛生法の全面改正につき諮問するむね，発表した。その問題点はつぎのとおりである。

1. 在宅精神障害者の把握とその指導体制の強化
2. 精神病院の治療体系の整備
3. 措置入院患者以外の精神障害者にたいする医療費等の公費負担
4. 精神障害者職親制度の創設
5. 精神衛生指導体制の強化
6. その他

9日午前の記者会見で小林厚生大臣は，“改正案の今国会提出は弾力的にかんがえる”とのべたが，一部改正案が第46通常国会に提出されることはないだろう，という見通しがほぼたった。

日本精神神経学会は5月9日午後理事会をひらいて，それまでの緊急対策委員会の活動を正式に承認し，**精神衛生法改正対策委員会**の設置を決定した（正式の機関が決定されると同

時に，運動の動きはにぶくなった）。また9日夜には，関東地区大学病院精神神経科医局連合の会議が14校代表をあつめて，また10日には全国のおなじく仮連合の会議が27校の代表をあつめて，ひらかれた。

5月11日には厚生大臣より内村祐之精神衛生審議会長に法の全面改正について諮問があり，審議会の第1回会議は5月16日にひらかれた。

5月14日には患者家族会連合（代表石川正雄）が厚生省に，法の全面改正について陳情した。

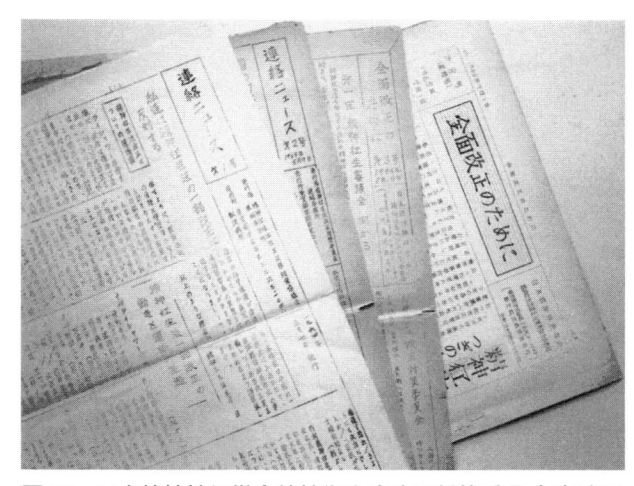

図99　日本精神神経学会精神衛生法改正対策委員会事務局発行のニュース

日本精神神経学会総会は5月21日から盛岡市でひらかれた。5月21日午後には秋元理事長を座長としてシンポジウム「精神衛生法改正の焦点」がおこなわれた。そこでは，予定講演者の林暲，田村幸雄，森村茂樹，加藤正明，台弘のほかに，特別発言者として石川正雄，堀秀彦（評論家，東洋大学教授），岡良一（国会議員・日本社会党，精神病院長）の3名が参加した。21日夜には**全国大学病院精神神経科医局連合**が正式に発足した。5月22日には，京都，東京，群馬を中心とする左派的精神科医（だいたい，当時の社会党－共産党連合といった線の）の集まりとして，**全国すっぽん会**が発足した。

こうして，ライシャワ大使刺傷事件につづく精神衛生法一部緊急改正（改悪）は阻止された。それは，警察的取り締まり強化への反対からであった。当時，改悪阻止運動の拠点となった松沢病院の戦前からの作業指導員は，"先生，この改悪がとおったら大変なことになりますよ，戦前とおんなじですぜ"といい，また看護科長は，戦前の院内講習会での菅修作業医長の講義をおもいだして，"警察の手をはなれぬかぎり精神病院はよくならぬ，と菅先生はおっしゃってました"とかたってくれた。

精神衛生法第12次改正まで　その後の経過をこまかくのべていく余裕はない。日本精神神経学会精神衛生法改正対策委員会事務局がおかれた松沢病院で，この事務局をになった加藤伸勝と岡田靖雄とは，手分けして精神衛生審議会を傍聴し，上記対策委員会との連絡にあたってきた。また，対策委員会の広報紙として『連絡ニュース』の1964年5月7日からの発行にあたった（5月16日発行の第3号から『全面改正のために』に改題し，1965年7月1日発行の第8号にいたる）。これは全国の大学病院精神科医局および主要精神病院にむけ発送されたが，現在これが保存されているものはほとんどないだろう（図99）。

まず精神衛生審議会（内村祐之会長）の足どりをみておこう。総会が5月16日にひらかれて，指導体制を主として論じる第1部会（秋元波留夫部会長）と，医療および保障を主に論じる第2部会（林暲部会長）をおくことがきめられた。第1部会および第2部会がそれぞれ3回の会議をひらいたのち，7月18日に総会がひらかれ，7月25日づけで神田博厚生大臣

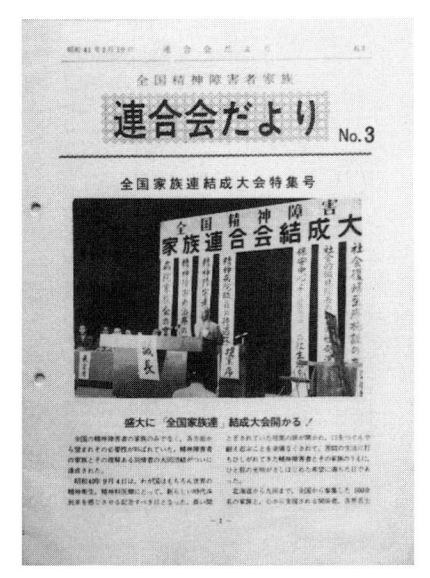

図100 全国精神障害者家族連合会の結成を報じる『連合会だより』

にたいし中間答申がだされた。そののち，第1部会は3回，第2部会は5回の会議をひらいたのち，11月10日に合同部会がもたれ，ついで第1部会は5回，第2部会は4回の会議をひらいたのち，12月15日に合同部会がもたれた。こののち2回の総会で審議された答申案は1965年1月14日の総会で決定されて，同日神田博厚生大臣に提出された。その後，決定された法案の内容をめぐって2回の精神衛生審議会総会がひらかれ，改正法成立後の6月8日の総会では成立した改正法の内容をめぐって意見がのべられた。

1965年1月14日の精神衛生審議会答申をうけて政府でつくられた精神衛生法一部改正案は，2月10日の総理府社会保障制度審議会にはかられたのち，2月16日に閣議決定されて国会に提出された。改正法案は3月18日の衆議院本会議に上程され，社会労働委員会に付託された。社会労働委員会は厚生年金法改正法案，母子保健法案などの重要案件をかかえていて，5月17日，18日の両日にやっと本法案が審議された。5月17日には，阿部哲男日本医師会副会長（精神衛生審議会委員），秋元波留夫日本精神神経学会理事長（精神衛生審議会委員・第1部会長），淺田猛西日本新聞論説委員，江副勉東京都立松沢病院長（精神衛生審議会臨時委員・第1部会）が参考人として，改正案の不備をつく意見陳述をおこなった。

5月18日衆議院本会議を通過した改正法案では，原案にははぶかれていた地方精神衛生審議会の必置が修正としてつけくわえられた。当時，法案の不備をはげしく批判していた日本精神神経学会にたいし，社会党は学会がのぞむなら廃案にもっていってもよいといっていたが，自由民主党-社会党の取り引きのなかで，地方精神衛生審議会設置（審議会答申にははいっていた）は学会の顔をたてる形で復活したのである。参議院では実質的には5月25日だけの委員会審議ののち，時間ぎれであわや廃案になろうとしたが，6月1日延長国会最終日の閉会数分まえに可決された。これも最終段階で両党間で，可決するもの，継続審議とするもの，廃案とするものが検討されるなかで，かろうじて可決されるもののなかにはいった。つまり，重要案件のなかでは，精神衛生法改正案は一山いくらの取り引き材料の一つであった[11]。

この間日本精神神経学会の精神衛生法改正対策委員会は1964年5月14日から翌年6月2日まで計22回会合し，そのほかに小委員会形式のものが数回ひらかれた。ときには毎週ひらかれたこともある。

なお，各地に散在的に結成されていた精神障害者家族会は，法改正問題への取り組みを通じて1964年11月12日から"**全国精神障害者家族連合会**"の形をとった。1965年9月4日に，その正式の結成大会がひらかれた（図100）。

精神衛生審議会などでとりあげられた個別の事項についてはのべないが，直接の発端とな

った1964年4月28日の警視庁申し入れにあった,医師による都道府県知事(あるいは警察署長)への届け出義務についてだけしるしておこう。審議のなかで精神科医側に妥協的な意見もでかけたが,医師による届け出義務は医師のあり方に反すると,強硬な反対論をつらぬいたのは,日本医師会の阿部委員であった(そこには武見医師会長の意見もはいっていたかもしれない)。はじめ,阿部委員の話しはくどく,おなじことの繰り返しで,この人は,とおもわせられたが,結局は,阿部委員の反対で医師による届け出義務は継続審議として,審議会答申にもりこまれず,法改正案にもはいらなかった。

ここではさらに,当時見聞きした精神科医の精神衛生法問題への態度をかいておくべきだろう。1964年のアメリカ精神医学会に参加した精神科医(あるいは精神医学者)のなかで,法緊急一部改正への反応は大学教授クラスでひじょうににぶかったときく。シンポジウム「精神衛生法改正の焦点」の発言者森村茂樹が法改正につきアンケートをとったところ,W教授は"精神衛生法改正などばかげたことにさわぐな"という意味の返事をよこしたということである。精神衛生審議会委員のM教授が審議会に出席したのは2回だけで,2回目の帰りがけには"こういうつまらぬことに時間をとられるのはわずらわしくて"といいのこした(わたしにむかってだが)。A教授は,みずから当然なるべきものとして審議会委員になったが,審議の山場に,学会の対策委員その他の反対をおしきって,外国の学会への信義のほうをおもんじて,10月23日-11月3日とオーストラリア・ニュージーランド合同精神医学会に出席して,第1部会の審議をおくらせた。また,O教授はのちの臺弘日本精神神経学会理事長に"精神衛生法改正は学会のとりくむべき問題ではない"とのべた。途中から精神衛生審議会委員になった日本精神病院協会のM理事は,法律よりは医療費だといっていた。もちろん,こういう人ばかりではない。たとえば,千谷七郎東京女子医科大学教授は,高等学校時代のながい交友関係を通じて,警察関係などへの働きかけをいちはやく開始していた。

精神科医の論理性の希薄さも指摘されなくてはならない。それは前記の,医師による届け出義務の問題でもでていた。"精神障害"のなかに神経症までくみいれるべきだ,というのが精神科医側の主張で,"医療のために"というのがその主張の理由であった。当時の精神衛生法が実質的に措置入院法であることの現実がわすれられていた。この点で,神経症患者に治療を強制することは人権上問題でないのか,といった指摘が精神科医でない精神衛生審議会委員からなされたが,"医療のために"という美辞で一部精神科医が無理押しして,審議会答申には,精神障害者の範囲の拡大がおりこまれた(第12次改正にはこの点はとりあげられなかった)。

上記に関係して,精神科医の人権感覚の薄さも目だった。措置入院制度をあいまいに医療保障とからませて論じたことも,その現われである。1965年5月17日衆議院社会労働委員会における参考人意見陳述のさいに,滝井義高委員(自由民主党)が,今回の改正案には公安立法的な色彩がひじょうにつよい,そういうなかで,自傷他害といった客観性のないもので,その疑いだけでやってよいのか,"先生方の考えが,私は率直に言って,むしろ甘いのでないかという感じがするのですよ"と質問した。これにたいし秋元参考人は,人権保護は口にしながらも,"早期発見,早期治療というたてまえから言えば,これはちょっと怪しいという位の程度のうちに処置することが必要なんです"といった答えをしていた[12]。

精神衛生法第12次改正の内容　1965年6月1日に成立した精神衛生法の一部改正は6月

30日に公布施行された。改正のおもな点は，都道府県立精神衛生センターの設置（任意），地方精神衛生審議会の新設，精神障害者に関する申請通報制度の強化，緊急入院制度の新設，措置要件の一部変更，措置入院者に関する都道府県知事の権限強化，通院医療費公費負担制度の新設，精神病院無断退去者にたいする措置の強化，保健所の精神衛生業務規定と訪問指導制度の確立，保護拘束制度の廃止，秘密保持義務の規定である。

精神衛生審議会答申事項のうち法改正でとりあげられなかった主要点は，同意入院患者への入院費公費負担制度の拡大，社会復帰医療機関および職親制度の新設，精神衛生医制度の新設，保護義務者制度の改善，信書制限制度の新設，施設外収容禁止規定の改善であった。日本精神神経学会は国会審議の段階で，精神障害者の定議の拡大，精神衛生医制度の新設，地方精神衛生審議会の新設を3本柱としておしていた。そのいずれもが政府提出法案にはもられていなかったが，前述のように，最後の段階で，学会の顔をたてるという形で，地方精神衛生審議会の新設がとりあげられたのである。

第12次改正の発端となった警察庁申し入れについてみると，医師の届け出義務制度は規定されなかったものの，申し入れ事項にあった申請通報制度の強化，緊急入院制度の新設，精神病院無断退去者にたいする措置の強化によって，申し入れ事項の約半分がみたされ，その他の点も措置入院制度の運営強化により充分におぎなえるものであった。つまり，警察庁申し入れの大半が実現し，精神衛生法の運用は公安的色彩をつよめた（警察側が国家公安委員長辞職という犠牲をはらわされたため，厚生省側もある程度譲歩せざるをえない，という官庁間力学がはたらいたと推測される）。改正後間もなくは，精神衛生センターの設置はおくれ，地方精神衛生審議会の活動は不活発で，患者の病院送りに専念している保健所もおおく，通院医療費公費負担制度の利用人数の伸びもおそかった。こういったことから，第12次改正は改悪であるとの評価がつよかった。

一時期，地域精神衛生活動とは把握された精神障害者をカード登録することである，というにちかい極端な管理的傾向もみられた。その後こういった極端な偏向は姿をけしたようである。精神衛生センターは次第に充実してきたし，地についた保健所活動ものびてきた。通院医療費公費負担制度の利用者はのびてきたし，当初心配されたこの制度の管理的悪用もほぼおさえられた。これらを総合すると，第12次法改正によって地域精神科医療・精神衛生の分野がおおきくひらかれた，と評価してよいだろう。時の経過とともに，第12次法改正の，改悪の面よりは改正の面がおおきくなってきたことも事実である。

だが，さらに検討すれば，1道府県にだいたい一つの精神衛生センターで，住民にちかいどれだけのサービスができるか。そのまえから"たそがれ"といわれていた保健所活動が縮小されてきているのは，周知のことである。外国の例をみると，住民に身近かなサービスを提供できるセンターは，住民2,30万人に一つぐらいに配置されるものでなくてはならない。こうみてくると，第12次法改正の積極的改正面と評価できるのは，**通院医療費公費負担制度**だけになる。この制度に期待された精神科病床増床抑制は実現されなかった（これについては，ライシャワ大使刺傷事件そのものが精神障害者収容に拍車をかけた面もおおきい）。つまり，第12次法改正は精神科医療・精神衛生のあたらしい面をひらきはした。しかし，それは1960年体制をかえることはできなかったのである。

警察庁は1964年4月21日，"ライシャワー大使刺傷事件を反省して「外勤警察活動の強

化要綱"をきめて，全国の警察本部に通達していた。警察署長が精神病院を視察する，入院患者の状況報告，名簿提出を警察署がもとめる，という事態が各地で頻発した。こういう要求に応じるべきでない，という態度を日本精神神経学会精神衛生法改正対策委員会は表明した。しかし，㊙と称して，管内の精神障害者の名簿をつくる努力は，各地の警察署ですすめられたようである。

　その後精神病院にたいする警察署の干渉は，天皇・皇后・皇族の旅行・移動にさいしみられた。それがとくにはっきりあらわれたのは，1967年11月におこなわれた埼玉国民体育大会のさいであった[13]。埼玉県警察本部と県衛生部とは共同して対策をたてた。当時埼玉県警察本部が危険とみなしていた精神障害者は820名いた。一方各保健所が把握していた"危険な"精神障害者は60名であった。県警察本部は各保健所に，その資料をしらせてほしいと要請したが，それは拒否されたという。

　警察側は，とくに問題の69名は1対1で監視した。なかでも2名の妄想患者にたいしては，警官が1升酒をもって患者の自宅をおとずれて，"天皇さまがくるまで時間があるからのもう"とよわせ，頃合いをみて，"そろそろ天皇さまにお会いにいくか（と時計をみて），おや，もう時間すぎちゃった，あきらめろ"とやったという。他方保健所では，管下の各精神病院に，入院患者の外出外泊をその期間さしとめるよう協力してほしい旨，電話で所長みずから指示した。いくつかの保健所では保健婦に個別訪問させ，精神障害者の状態を監視させた。

　その後も，国民体育大会や東京なら多摩御陵への天皇や皇族の参拝にさいし，当該地域にある精神病院にたいし，患者を外泊・外出させないように，との要請がなされていた。この10年ほどは，こういったあらわな要請のことはきかないが，なくなってはいないのであるまいか。

　さて，ライシャワ大使刺傷事件からのことについては，均衡を失するほどにながく（といっても，わたしの体験・見聞からすればごく一部分を）かいてきた。これは，わたしも当時の動きに参加することによって，歴史の動きの表裏・構造やそこにおける人の動きがかなりみえたからである。当然のことだが，あとから1行に表現される出来事にもふかい構造があり，複雑な人の動きがそれにからんでいるのである。

　保安処分　まず**刑法改正の経過**[14, 15]をみておこう。1880年の旧刑法は，主として1810年のフランス刑法によっていて，思想面では市民的自由主義を基調としており，罪刑法定主義の原則（客観主義）をたかくかかげていた。だが，これにたいして寛大すぎるとの批判がつよくて，1871年のドイツ刑法を基礎とする現行法が1907年に制定された。その後，保守的・国家主義的反動と，犯罪予防・社会防衛を主眼としていわゆる目的主義・主観主義を主張する新派（近代学派）の考えとがからみあって，第1次大戦後に刑法改正の動きがはじまり，常習累犯にたいする不定期刑の採用や保安処分の新設が要求されだした。具体的には政府は，1921年11月に臨時法制審議会にたいし，刑法改正要否につき諮問した。

　臨時法制審議会は1926年12月に「刑法改正ノ綱領」40項目（改正綱領）を答申したが，その第1項目が"各罪ニ対スル刑ノ軽重ハ本邦ノ涼風美俗ヲ維持スルコトヲ目的トシ"とのべていることが，改正綱領の本質をはっきりしめしている。第21項は"保安処分トシテ労働嫌忌者，酒精中毒者，精神障礙者等ニ関スル規定ヲ設クルコト"を要請している。政府は

改正綱領にもとづき，司法省内に原案起草委員会をもうけて改正刑法の原案作成にあたらせ，その結果1927年に「刑法改正予備草案」（予備草案）ができた。ついで司法省は，刑法並監獄法改正委員会をもうけて予備草案の検討をもとめた。審議は難航して，1931年に総則の，1940年に各則の審議がおわり，全体が未定稿として発表された。これが「改正刑法仮案」（仮案）である。仮案は，当時の日本の国情をおおきく反映していた。予備草案は，裁判所がいいわたすべき保安処分として，予防監護，酒癖矯正，労働留置，予防拘禁の4種類を，仮案は監護処分，矯正処分，労作処分，予防処分の4種類を規定していた。両案の内容は，ほぼ同様である。

敗戦後1947年に，新憲法にともなう刑法の一部改正があったが，新憲法の精神にそった全面改正はおこなわれなかった。法務大臣牧野良三が法務省特別顧問小野清一郎にたいし，刑法および刑事訴訟法に改正するべき点があるかどうか諮問したのは1956年のことで，その寸前の同年5月には憲法調査会法が制定されている。法務省内に小野清一郎を議長に刑法改正準備会がもうけられ，刑法改正の新原案が1956年10月から1960年3月まで審議され，その成果は1960年4月に「改正刑法準備草案（未定稿）」として公表された。それにたいする批判・意見をいれて修正された「改正刑法準備草案」（準備草案）は，1961年12月20日に発表された。のちに，法制審議会刑事法特別部会での審議の進められ方に反対して委員を辞任した何人かは，準備草案の作成にたいしては（師弟関係からか），あれは小野先生の案だからと，しいて異義はとなえない態度で協力していた。小野は，準備草案理由書に，"仮案は，ともかく多年に亘るわが刑法改正事業の成果なのである。仮案を作業上の基礎としたことは当然のことであったといわなければならない"とのべている。

1963年5月20日中垣国男法務大臣は法制審議会にたいし，"刑法に全面改正を加える必要があるか。あるとすればその要綱を示されたい"と諮問し，重要参考資料として準備草案がそえられていた。法制審議会が同刑事部会内に設置した刑事法特別部会は，同年7月に発足し，小野清一郎が部会長にえらばれた。同時に部会内に5小委員会がもうけられ，各小委員会は同年9月に審議を開始した。保安処分は第3小委員会（植松正小委員長）の分担である。特別部会として刑法を全面的に再検討して改正の新要綱をつくるという作業はおこなわれず，各小委員会は準備草案の条文を再検討する形で作業がすすめられた。結局，この刑法改正作業の思想的源は1926年の改正綱領にあった。1972年に法制審議会刑事法特別部会で「改正刑法草案」にもとづき，法制審議会は1974年5月29日の総会で「改正刑法草案」（改正草案）を最終決定し，それを答申した。

準備草案の段階で，労作処分は諸外国の経験から否定され，常習累犯者の将来の危険性は予測困難であり，また常習累犯にたいする不定期刑の規定を新設するので，常習累犯への予防処分をもうけることは，屋上屋を架するものとして，しりぞけられていた。そして，仮案の監護処分に相当する治療処分と，おなじく矯正処分に相当する禁断処分の2種類だけが規定された。法制審議会での審議では，準備草案の考え方をうけつぐA案（禁断処分を"禁絶処分"と改称）と，保安処分の名をさけて"療護処分"の名をもちい，法務省系統の"療護施設"だけでなく，裁判所で適当とみとめるときは厚生省系統の"医療施設"にも収容できるようにする（いわば，裁判所が措置入院を命じうることにする）B案とがだされた。刑事法特別部会の委員による採択では，圧倒的多数でA案が採択された。その結果，保安処分

（治療処分および禁絶処分）は，法務省系統の保安施設でおこなうこととされたのである．

ここで，保安処分とはなにか，ごく簡単にみておこう．反社会的行為から社会を防衛するための，刑罰を補充する，あるいは刑罰にかわる制度が保安処分である．広義保安処分のなかには，職業禁止，運転免許制剝奪などの自由制限処分もあるが，中心をなすのは，対象者を一定の施設に収容する自由剝奪処分である．少年にたいする保護処分，売春防止法による収容処分，措置入院，顕著な犯罪傾向をもつ遺伝性精神病質者への優生手術（旧優生保護法での）なども，特別法において広義の保安処分としての意義を有するものである．刑法改正で予定された保安処分は，精神の障害あるいは過度飲酒や薬物使用の習癖のある者が禁固以上の刑にあたる罪をおかし，また同様の行為をおこなうおそれがあるときに，裁判所の言い渡しにより保安施設にその者を収容して，治療・看護あるいは習癖除去に必要な処置をおこなう，というものである．その期限はいちおうさだめられるが，治療処分にあっては無期限となりうる（習癖除去のための禁絶処分で収容期限は1年で，必要なときは2回まで期限を更新できる）．

刑事法研究者へのアンケート調査では，1966年段階では，刑法全面改正にたいしては反対意見がつよかったが，保安処分にたいしては賛成意見が圧倒的につよかった．

つぎに，保安処分問題への日本精神神経学会の取り組みをみよう．1961年4月岡山でひらかれた第58回総会の評議員会で，新井尚賢が，保安処分問題などを研究して学会としての意見をまとめたい，と提案し，その結果，吉益脩夫を委員長とする刑法改正問題研究委員会が組織された（のち委員長は中田修）．そこでの検討の結果が，1965年10月の『精神神経学雑誌』第67巻第10号に，法制審議会刑事法特別部会にあてる「刑法改正に関する意見書（案）」として発表された．これは，責任能力およびアヘン煙に関する罪についての意見をふくむが，保安処分については，"準備草案に規定している治療処分と禁断処分のほかに危険な常習犯人に対する保安処分を規定することが望ましい．さらに労働嫌忌者に対する労働処分，保護観察などの非収容処分，去勢の措置なども考慮すべきであろう"などとのべていた．この案は刑事法研究者，法制審議会刑事法特別部会参加者にはいちはやく日本精神神経学会の意見としてしれわたったようで，のちに日本精神神経学会が保安処分反対の意見を正式に表明したことが，態度の180度転回とうけとられることになる．

この意見書案にたいしては，日本精神神経学会会員のあいだからかなりの反対意見がでてきた．なかでも，上記の引用文は"労働嫌忌者にたいする去勢の措置"ともよめることが，反対をあおる結果になった．"おまえ，出勤がおそいからキンヌキだぞ"などと精神科医のあいだでささやかれた．そこで，刑法改正問題に関する意見交換会がひらかれることになり，その第1回は1966年1月8日にひらかれた．そこでは，委員会側から，労働嫌忌者とは労働嫌忌により犯罪をくりかえす者で，去勢は性犯罪者にたいするものだ，との説明があったが，意見書案へのかなりはげしい修正意見がでた．それにもとづき刑法改正問題研究委員会は，意見書の第2次案をつくった．その主要修正点はつぎのようなものであった．

1) "精神の障害"よりは"精神障害"の用語をもちいるべきである，
2) "危険な常習犯人"の大部分は生来性の素質にもとづく精神病質性犯罪者であり，後天的に形成されたものは，犯罪反復が内的性癖になっているもので，嗜癖者のカテゴリーに属する，それゆえ危険な常習犯人は精神障害者とみなすこともでき，ひろく精神医学

表 19　法制審議会などおよび日本精神神経学会刑法改正問題研究会委員会における保安処分の内容

	治療処分	禁断処分	保安監置	労作処分	去勢
仮案	監護処方	矯正処分	予防処分	○	(―)
準備草案	○	○	(―)	(―)	(―)
草案	○	禁絶処分	(―)	(―)	(―)
学会第1次案	○	○	○*	○	○
学会第2次案	○	○	○*	(―)	(―)
学会第3次案	○	○	(―)	(―)	(―)

＊危険な常習犯人の保安処分

的治療の対象であるといえる,
3) 労働嫌忌者, 去勢などの条項は削除する,
4) 危険な常習犯人には刑罰とあわせて保安処分を賦課するのがのぞましい.

　6月22日の第2回意見交換会では, この第2次案をめぐって賛否両論ゆずらなかった. 刑法改正問題研究委員会は, 危険な常習犯人にたいする保安処分については意見がまとまらなかったが, 治療処分, 禁断処分の制度ができるのは将来のためにはなはだ有意義である, という第3次意見書案をつくった. それは, 11月26日の第3回意見交換会に配布された. ここでも意見書案をめぐって根本的な考え方のくい違いがあって, まとまった結論はだされなかった. そして, 1967年4月4日の第64回日本精神神経学会総会では, 刑法改正問題研究委員会による意見書案は承認されず, 刑法改正問題研究委員会は解散となり, 刑法問題について慎重な検討をくわえるための委員会がつくられることになった.
　ここまでにだされた保安処分の内容をまとめると, 表19のようになる.
　ここで, 1966年中に保安処分反対を表明した精神科医の論文をあげておく. 青木薫久「刑法改正問題におけるうれうべき精神神経学会の動向」(『健康会議』第18巻第2号, 1966年2月) が最初のもので, 岡田靖雄「精神障害患者の保安処分について――精神病院の現場からの意見」(『法律時報』第38巻第7号, 1966年7月), 関口進「精神科医の見た保安処分　保安処分とは何か　どんな問題点があるか」(『社会医学研究』〔京都社会医学研究会〕第6巻第2号, 1966年11月) がそれについだ. わたしのことをいえば, ライシャワ大使刺傷事件直後の新聞に"保安処分"の語がくりかえされても, それにつきかんがえることはせず, それを容認するような発言もしていた. 第1次意見書案をよんだ青木の電話で, 問題点をしった. 上記論文も, その考え方にあいまいなものをのこしていた. この問題につきもっともふかい考察をしていたのは, 関口進 (1935-1969) であった. 初期段階で, 保安処分反対にとりくんだ団体としては, すっぽん会および全国大学病院精神神経科医局連合 (『医局連合ニュース』を発行, のち全国精神神経科連合と改称) をあげておこう.
　当時の保安処分反対意見の主要論点はつぎのようなものであった.
1) 精神障害者が社会的に危険であるとするのは誤りで, 保安処分の思想は精神障害者を差別する,
2) 犯罪が精神障害によりおこされたというなら, 病気には治療こそくわえられるべきで, 欠陥だらけの病院医療を充実させ, 患者を社会にいかす行政を推進しなくてはならない,
3) 刑事精神鑑定がきわめて不備という現状では, 保安処分を実行する前提がない,

4) 常習累犯者の将来の危険性の予測は困難でも，精神障害者ならその予測が確実にできるのか，
5) 精神科の治療では人間関係が大事，保安施設で治療はできない，"治療処分" など称するのは治療の仮面をかぶった監禁にほかならない，
6) 精神病質の医学的診断は確実なものでなく，それへの確実な治療法もない，精神病質との診断名は政治的に悪用された例が過去にあるし，現在も存する，
7) 国の財政からいって，ろくな保安施設ができるはずもない，
8) （B案のような，精神病院が保安処分施設にされるという構想があったとき）病院でこまっている犯罪性精神障害者をひきとってもらえると保安処分に賛成すると，かえってそういう人をおしつけられるかもしれない．

日本精神神経学会法律関連事項委員会に刑法・少年法に関する小委員会（廣瀬貞雄小委員長）がおかれ，1967年10月2日から論議がすすめられたが，この小委員会は保安処分に批判的な態度はとりながら，その態度は徹底的なものとなっていなかった．

1969年5月19日から22日に金沢でおこなわれた第66回日本精神神経学会で理事会が不信任されたあとをうけた新理事会は基本的態度として，"刑法「改正」問題については，昭和40年10月，いわゆる「意見書（案）」を提出し，精神障害者の人権を守る立場をみずから放棄した" との総括をした．そして，1971年6月15日の第68回日本精神神経学会総会では，保安処分制度新設に反対する決議および，刑法改正問題研究委員会がかつて発表した意見書案ならびに第2次，第3次意見書案が保安処分の推進をおこなったという事実を反省してこの3意見書案を廃棄する決議がなされた．

その後，刑法改正，とくに保安処分に反対する運動は，労働組合，市民に，また法律家の一部分にもすこしずつひろがっていった．ところが，1980年8月19日新宿駅西口バス放火事件がおきたのをきっかけに，保安処分キャンペーンがひろげられた．1981年1月に日本弁護士連合会は刑法改正問題で法務省と協議することに同意した．1981年6月17日に東京深川の商店街で連続殺人事件がおきたことから，同19日に奥野誠亮法務大臣は閣議で，保安処分導入をもりこんだ刑法改正が必要，と発表した．7月28日に政府は保安処分新設を決定．12月26日法務省は「刑法改正作業の当面の方針」，「保安処分制度（刑事局案）の骨子」を発表した（これは保安処分の対象者を限定するものであった）．1982年4月16日に法務省は，刑法改正案の第96通常国会への上程は断念すると公表した．同年中に坂田道太法務大臣，つづく秦野章法務大臣は刑法改正案を国会に上程する意志をしめした．しかしその後刑法改正が政治日程にはのぼっていないようである．これは主として時の政治情勢による．

石川県立高松病院長・道下忠蔵を主任研究者として1987-1989年におこなわれた厚生科学研究の報告書『精神科医療領域における他害と処遇困難性に関する研究』が，1990年2月に提出された．これは，全国で1971名の "処遇困難例" を調査し，その軽度の患者は再編成された指定病院で治療し，重度症例は原則としては国公立病院に設置した集中治療病棟で治療し，これらでも対応困難な症例や長期化した症例にたいしては専門病院を設立するべきだ，との方針を提起している．1991年7月15日に公衆衛生審議会は「処遇困難者に関する中間意見」をだした．厚生省は1992年に "重症措置患者専門治療病棟" の形で，"処遇困難者専門病棟" の設置をはかろうとしたが，各方面からの抗議にあって，実現にはいたらなかった．

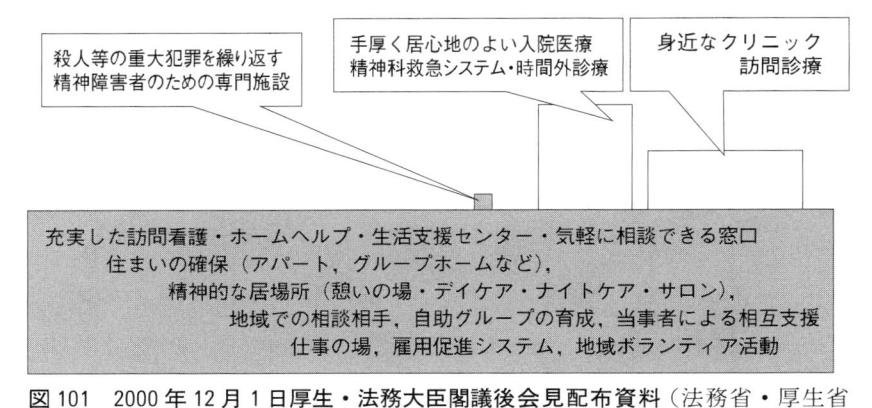

```
┌─────────────────────┐  ┌──────────────────────┐  ┌──────────────┐
│殺人等の重大犯罪を繰り返す│  │手厚く居心地のよい入院医療│  │身近なクリニック│
│精神障害者のための専門施設│  │精神科救急システム・時間外診療│ │訪問診療      │
└─────────────────────┘  └──────────────────────┘  └──────────────┘
```

```
┌────────────────────────────────────────────────────────────────┐
│ 充実した訪問看護・ホームヘルプ・生活支援センター・気軽に相談できる窓口 │
│     住まいの確保（アパート，グループホームなど），                │
│        精神的な居場所（憩いの場・デイケア・ナイトケア・サロン），  │
│          地域での相談相手，自助グループの育成，当事者による相互支援│
│            仕事の場，雇用促進システム，地域ボランティア活動       │
└────────────────────────────────────────────────────────────────┘
```

図 101　2000 年 12 月 1 日厚生・法務大臣閣議後会見配布資料（法務省・厚生省の検討会立上げにあたっての主意書付属資料）から
"多くの先進国では，1970 年代から図のような精神保健・医療・福祉システムを構築することによって，精神医療への信頼を高め，不幸な事件を防ぐ努力をしてきた" と説明されている．

　日本精神病院協会はまえから，"処遇困難者専門治療病棟" に類したものの設立をもとめていた．1999 年 4 月 27 日参議院国民福祉委員会および同年 5 月 21 日衆議院厚生委員会における，精神保健及び精神障害者福祉に関する法律等の一部を改正する法律案に対する附帯決議のそれぞれ第 7 項目および第 11 項目に "重大な犯罪を犯した精神障害者の処遇の在り方については，幅広い観点から検討を行うこと〔後者では "検討を早急に進めること"〕．" がはいったのは，日本精神病院協会などの働きかけによるものだろう．そして，法務省および厚生労働省は，重大な犯罪行為をした精神障害者の処遇決定および処遇システムの在り方などを議題とする合同検討会を 2001 年 1 月 29 日から発足させた．この "検討会立ち上げにあたっての主意書" には，図 101 のような，おおくの先進国における精神保健・医療・福祉システムの図がつけられている．

　さて，ここまでのべてきたライシャワ大使刺傷事件から精神衛生法改悪反対運動，また保安処分問題は，日本精神神経学会の既存体制をゆるがせ，若手勢力の抬頭に拍車をかけることになった．これは，いわゆる金沢学会および精神医学・精神科医療界における激動につながっていく．また，保安処分問題は措置入院問題への目をひらかせた．だが，措置入院についての検討は充分な深さには達しかった．措置入院患者数は1970 年末の 76,532 名を最高に，急激に減少し，1992 年末には 8,446 名と，1 万名をわった．この減少原因の最大のものは，措置入院批判ではなく，医療保険の充実および国民生活の向上によって，"経済措置" にたよる必要がなくなったことだろう．なお，1970 年に比して 1985 年には，ほぼ 3 分の 1 の人数になった措置入院患者の医療費国庫負担分削減累積額を 1985 年の医療費で換算すると，1 兆円ちかいと推定されたが，この金額を精神衛生行政の他部門にふりむけるべきだとの主張[16]は，孤立したものにおわっていた．

2. その後のこと

　1969年の第66回日本精神神経学会総会（いわゆる金沢総会）以降のことについては，検討するべき問題点をあげるにとどめたい。

　○**金沢学会**とはなんだったのか。それは，当時の大学闘争，体制批判の激動のなかで，もっともおおきな震度を記録したものの一つであった。それをへて学会は，また学問のあり方はかわっただろうか。かわったが，かわっていない，といえるのかもしれない。激動のなかでも，"これは体制のガス抜きだよ"との声がきこえていた。大学闘争のきっかけになったのは，医師となるものの実地研修問題だった。それがいまは，身分もあいまいな2年の研修制度におちついてしまった。金沢学会の意味はかなり批判的に総括されなくてはならないだろう。日本精神神経学会の地盤沈下もみのがせまい。金沢学会の頃まで日本精神神経学会は精神科医の10分の9程度を組織していたようだが，現在周囲をみわたすと，学会にはいっているのは5分の3くらいだろう。それには，関連学会の細分乱立という事情もあろう。また，日本精神神経学会が議論だけにはしりすぎた面も否定できまい。たとえば，シンポジウムで精神病質否定の論をくりかえして，日本精神神経学会は精神病質が医学的概念であることを否定したとの印象を外部をあたえながら，人格障害についてあまり批判することもなく論じている。

　○**精神医学の対象**はおおきくひろがった。人間の現象，社会の出来事の過度の医学化を指摘するべきかもしれない。そのなかで，おもい精神医学とかるい精神医学というべきものが分化してきているようである。精神医学・精神科医療の"中心理念"，"基本理念"などをもとめることはもう不可能になったようである。

　○**大衆情報化社会**で精神医学はいかにあるべきか。このなかで総体としての精神科医は多言寡動の状態におちいったようである。なにかあると，かれの意見はもとめられるが，信用されない。一時期，"出版精神医学"の名がしばしばでていた。2001年1月1日にでた『別冊宝島―精神科がおかしい』は，裏表紙に"サイコバブルの「光」と「影」"とかいていた。

　○**神経内科**との関連をどうするべきか。こまかい経過はしるさないが，現在の日本神経学会を設立する中心となった沖中重雄は，日本精神神経学会がその神経学部門をきりはなすことをはじめ要望していた。内村祐之理事長らの拒否にあった沖中らは，独自に神経学会を設立する道をえらび，現在日本神経学会の学問的隆盛は目ざましく，またほとんどの大学医学部・医科大学で神経内科部門が独立しているのは周知のことである。こういうなかで，日本精神神経学会はそのままの名称で，"精神医学と神経学の研究"をその目的としていて，よいのだろうか。しかも，学会認定医問題で論じられるのは，もっぱら精神科医の養成である。またこの間に，かつて精神医学の対象であった脳器質疾患，老年性痴呆化疾患，てんかんについての研究は，他科でどんどんすすめられるようになってきている。このさい，日本精神神経学会は**日本精神医学会と改称**して，そのうえで日本神経学会と協力関係をむすぶべきだろう（卒後研修の面でも）。昏迷 stupor の語が神経学では，意識障害をさしている現状を無視して（あるいはしらずに），昏迷とは意識障害のない状態である，といった記載をみることがあるのは，なんともなげかわしい。

○上記に関係して，**標榜する診療科**の問題がある。多くの精神科診療所や一般病院の精神科診療部門は，しばしば精神科とはださずに，神経科，心療内科を標示している。他方，内科系神経学診療部門で神経科を標示しているのは，沖中重雄が院長をつとめた虎の門病院だけのようで，他は神経内科の標示をつかっている。このほかに，脳神経外科もある。精神科，神経科，精神科神経科（内部では精神神経科），神経内科，心療内科，脳神経外科となると，利用者はどの科をえらぶべきか混乱する。この混乱を打破する道は，精神科医が精神科を名のることに自信をもって，神経科の標示をやめ，神経科の科名は神経内科側にゆずりわたすことであろう（もちろん，いまの精緻になった神経学に自信のある精神科医が神経科を看板にだすことはなんら問題がない，——といっても，現在日本神経学会に所属するだけの精神科医にしてもごく少数である）。"精神分裂病"の呼称が差別的だとその改称に努力している精神科医なら，ひらいた精神科医療のために，堂々と精神科をかかげるべきではないのか。

　もっとも，わたし個人の感じでは，"精神"の語はおもすぎる。戦争中に"日本精神"をたたきこまれた身にとっては，"精神"はうさんくさくもある。井村恒郎がかつてその著書（1952年）に『心理療法』と表題していたことに共感していた。"精神"は手にあまるが，"心"なら対話できそうである。この点で"心療内科"という標榜科名が他にみとめられてしまったことは，精神科にとってはおおきな失敗である。"心療科"とはまさに Psychiatrie そのものなのである

○日本の精神医学は**外国にむきすぎていないか**。そう感じたのは，DSM-Ⅲ，DSM-ⅢR，ICD-10 とかわるたびに，それにとびついてなされる報告をみていてであった。分裂病の考え方がシナイデル流からクレペリン流にかわった。それはそれでよい，外国の進歩をとりいれるのはよい。だがそのとき，シナイデルの第1級症状の特異性を批判し，分裂病では対人接触の障害がもっともきわだっているとしていた立津政順の仕事をあげる人はいなかった。日本の精神科医はもうすこし独自の目をもってよいのでないか。

○**精神科医療の担い手**といえば，かつては精神科医と看護者とであった。いまは関連職種がひじょうにおおくなっていて，チーム医療が強調されている。だが，そこには，だれも責任をとらない合議制といった面もみえないではない。少数でやる手造りの医療もみなおされてよいのでないか。担い手といえば，家族会，利用者もみのがせない。家族会が発足したときには，家族がよい精神科医療をもとめて運動しなくてはならないのは日本だけだ，と，それが日本の後進性であるかにいわれた。いまは外国にも類似団体のおおくあることが紹介されている。このあたりの事情はもっと解明されるべきだろう。日本の現在の家族会運動は，全国精神障害者家族会連合会でまとまっている。だが，理念の多様化をかんがえると，家族会運動の多様化も予測される。当事者（利用者）運動は，1974年5月21日の第1回全国精神障害者交流集会のさいに，"全国「精神病」者集団"が結成されたときにはじまる。同集団はいまも活動中であるが，利用者には目ざすものの違いがおおきいようで，利用者集団がおおきくまとまるにはいたっていない。といっても将来は，家族会よりは**利用者集団の声**がもっともっと重視されるようになるだろう。

○精神科における**外来医療の伸び**はおおきい。外来医療が経済的に保障されるようになったのは，"精神科通院カウンセリング"という奇妙なものが診療報酬の対象となったときからである。精神科における無形の技術がみとめられたのはよい。しかし，"カウンセリング"

という，ほとんどの精神科医が実行していなかったものが，精神科外来診療費の中心になったことは，診療報酬なんて適当に請求すりゃいい，という見本をしめしたのではないだろうか。また，外来医療がのびることで病院医療に本質的変化がもたらされただろうか。精神科病院はかわったが，おおきくはかわっていないようである。また，わかい精神科医がどんどん開業にながれて病院にいつかず，病院の医師は高齢化し，病院医療が活気をうしないあるいは空洞化しつつあるという声もきく。歴史ある公立病院でも医師の欠員がうまらないという事態も生じてきている。外来医療にかぎらず，院外医療（あるいは医療にかぎらぬので処遇というべきか，extramural treatment である）は多様化し，拡大されている。だが，それら院外医療・処遇は，病院医療にいわば接ぎ木された形にとどまっている。かつて"医療の傘のもとに"の旗印があった。生活保護法による低価の政策が精神科医療を侵食しようとしたときに，この旗印は有効であった。だが今は，"医療の傘のそとに"の旗印が必要であろう。外国の多くで，リハビリテーション施設は精神科病院からひきはなして，それから独立して設置されなくてならないとされている。だが日本では，病院医療の延長としてそれらが設置されることがおおい。"**医療の傘のそとに**"の理念を，このあたりで確認するべきだろう。また，それらリハビリテーション施設の多くは，職員の熱意と低賃金とによりささえられているようで，それらがいつまでつづけられるのか，気がかりである。

〇日本で**精神科病床はなぜへらないのか**。資本主義社会で，90％にちかい精神科病床が私的医療機関のものである。とすれば，そういった私的医療機関がその存続をもとめて運動し尽力するのは当然のことである。それに日本では，官民複合体というべきものが形成されているようにみえる。精神科の定員特例も小修正にとどまった。他方，公的医療機関は経費効率がわるい。よくよく強力な政策誘導がないかぎり，この現状はかわらないのでないか。かわれば，それは"革命"といってもよい。長期入院患者群の高齢化・死亡によるある程度の病床削減をまつしか手段はないのだろうか。

〇日本の精神科病院には"**社会的入院**"の方が30％あるなどいわれる。だが，一般病院でも20％ぐらいが"社会的入院"だともされる。このあたりは，もっとつっこんだ分析が，外国との比較もふくめて，されなくてはなるまい。平均在院日数も，日本と外国とで計算のしかたがちがうといわれる。では，おなじ計算法で比較するとどうなるのか，納得できる数字がみたい。

〇日本の**精神科医療費**がことに低額なのは周知のことである。ことに，国民医療費にしめるその比率は，たとえば1991年に6.1％であったのが，1997年には5.0％と，ひどくおちこんでいる。この減少はなにによったのだろうか。またおおきくいって，国民総生産にしめる医療費の比率は，日本がたとえば合州国よりはるかにひくいのも周知のことである。日本の医療の欠点がさまざまに指摘されるが，この低医療費のなかでこれだけやっていることは，賞賛されるべきことなのかもしれない。医療費のどの部分がどうちがうのか，具体的なことがしりたい。ロシヤの雑誌で，1996年のロシヤ連邦における精神科医療費は国内総生産の0.4％だが，合州国ではこの比率は1.0％である，とよんだ。日本のばあいこの比率は，ふたしかな数字だが，0.3％となるようである。いずれにせよ，精神疾患患者にはろくな手当てもせずにおいて（かつての閉じ込め，放置よりは改善されているが），精神疾患をもったらしい人が犯罪行為をしたからと大騒ぎするのがこの国である。ぼろにあいた穴をつくろっ

ても，つぎの穴があくだけである。

○精神疾患をもった人の"**冤罪**"があとをたたないことにも注意しなくてはならない。島田事件（赤堀政夫さん）のことはよくしられた。野田事件（青山正さん）は精神科医の注目をあまりひかなかった。その後も，主として知的障害をもった人の冤罪がつづいている。精神疾患をもって受刑能力がない人の死刑執行にも留意しなくてはならない。

○この数年間大都市を中心に**新規措置入院患者数**がふえている。精神科救急医療網が整備されないなかで，措置入院制度が救急医療の肩代わりをしている形である。かつて，経済措置といわれるものが批判された。現在は，経済措置にかわって救急措置がのびようとしているらしい。措置入院制度への批判はつよかったのに，この救急措置への批判がよわいのは，なんとも不思議なことである。**移送制度**も，救急医療未整備のなかではじまった。精神保健鑑定は複数医師による対診でよい，との運用がなされている。わたしがしるころは，複数医師によるそれぞれ別個の診察という形をとっていた（書類上だけにせよ）。外国の例では，強制入院のための診察は別個におこなわれなくてならない，とはっきり規定しているところもおおい。わたしはまえからこの点を強調してきたが，同調者はいないようである。日本の精神科医および関係行政担当者の人権意識の乏しさをなげくだけである。

○精神衛生立法の歴史をみると，**外国への配慮あるいは外圧による改正**がつづいてきた。近年は日本独自の問題把握による（あるいは財政事情からする）改正の傾向がつよまったかにみえる。だが，それにしても**改正が頻回にすぎ**，法に関心をもってきたわたしにも，毎回の改正点をつかみきれていない。1960年改正のときには，中途はんぱな改正にするよりは，現行法の運用でギリギリやれるところまでやってみたうえでの改正をもとめるべきだ，という議論がかなりつよくあった。よい方向にかえるのは当然，といちおうはいえようが，頻繁すぎる改正は法をかるくする。関係者はどうしてこの点に思いをいたさないのだろうか。また，上記精神保健鑑定の実態にかぎらず，法運用にあたっては，**きびしい規定のやわらかい運用**が日本的特徴として指摘されなくてはならない。任意入院の人を閉鎖病棟で処遇してよいというのもその好例であった。人あるいはそれを，大人の知恵とよぶのかもしれないが，なんという不誠実さ。

○**精神保健福祉行政**において，**市区町村**のはたすべき役割がましてきている。他方，保健所はへらされてきている。わたしは，人口2,30万に一つの精神保健センターのようなものがあって，それが中軸となって精神保健施策が遂行されることがのぞましい，とかんがえてきた。いまの方向は，旧来の精神科病院はそのままで，中核となるべきものがないままに，行政が拡散するというものである。この問題点は数年以内にはっきりしてくるだろう。私事性（privacy）がまもられない，担当職員の定期交代により業務に習熟した人がそだたない，市区町村の財政格差，などが問題としてかんがえられる。

○さらに，**精神保健福祉**とはなんなのか。医療の問題点をそのままにして，福祉とくっつけてみせただけでないか。

歴史をみてきたものとして，この40年ほどの歴史からうかびあがってきた問題点をかきつらねてきた。そして最後に，わたしが提起した60年体制に小修正がくわえられ，あらたな修飾はほどこされたものの，**60年体制の根幹はかわっていない**，という感じをわたしは

つよくもつ．金沢学会は，この60年体制批判の一つの試みであった，といってよかろう．2001年6月8日の池田市における小学生多数殺傷事件に関連して，法改正とか新法制定などいわれているが，60年体制をかえずになにかやろうとしても効果はあがるまい．

なお，この時期については，その歴史叙述をこころみたつぎのものをあげておこう．

1) 竹村堅次：日本・収容所列島の六十年　偏見の消える日はいつ．近代文藝社，東京，1988．
2) 竹村堅次：続日本・収容所列島の六十年　コミュニティ・ケアは進まず．近代文藝社，東京，1991．
3) 桑原治雄：日本における地域精神医療の歴史．松下正明・昼田源四郎編集：精神医療の歴史（臨床精神医学講座S1）．中山書店，東京，pp. 367-383，1999．
4) 富田三樹生：東大病院精神科病棟の三十年．青弓社，東京，2000．
5) 浅野弘毅：精神医療論争史　わが国における「社会復帰」論争批判．批評社，東京，2000．
6) 岡田靖雄：歴史からみた日本の精神科医療の問題点．八戸ノ里クリニック，東大阪市，2000．

●第2章文献

1) 岡田敬蔵：昭和29年精神衛生実態調査．厚生省公衆衛生局：わが国における精神障害の現状──昭和38年精神衛生実態調査──．大蔵省印刷局，東京，pp. 30-37，1965．
2) 大谷藤郎：昭和38年精神衛生実態調査．厚生省公衆衛生局：わが国における精神障害の現状──昭和38年精神衛生実態調査──．大蔵省印刷局，東京，pp. 45-94，1965．
3) 協会20年記念誌編集委員会：二十年．日本精神病院協会，東京，pp. 305-307，1971．
4) 岡田靖雄：五月の十日間．精神衛生 90・91号：3-6，1964〔岡田靖雄：差別の論理　魔女裁判から保安処分へ．勁草書房，東京，1972，に再録〕
5) 岡田靖雄：ライシャワー事件をめぐって．精神医療史研究会編：精神衛生法をめぐる諸問題，松沢病院医局病院問題研究会，東京，pp. 35-41，1964．
6) 岡田靖雄：精神衛生法改正のあとをかえりみて．医学史研究 20：23-27，1966〔岡田靖雄：差別の論理　魔女裁判から保安処分へ．勁草書房，東京，1972，に再録〕
7) 岡田靖雄：精神衛生法．懸田克躬ほか編：現代精神医学大系5C，中山書店，東京，pp. 351-397，1977．
8) 岡田靖雄：ライシャワ事件・精神衛生法改正をかえりみて．日本医史学雑誌 32(3)：358-360，1986．
9) 秋元波留夫，武村信義：ライシャワー大使刺傷事件．福島章，中田修，小木貞孝編：日本の精神鑑定，みすず書房，東京，pp. 487-529，1973．
10) 座談会（島崎敏樹，江副勉，臺弘，樋口幸吉）：現代と精神障害．日本醫事新報 2158号：3-12，1965．
11) 岡田靖雄：8)におなじ．
12) 精神衛生法改正案国会審議資料　その1．精神神経学雑誌 67(6)：615-656，1965．
13) 岡田靖雄：アメリカ大使館自動車放火事件をめぐって．医局連合ニュース27号，1968〔岡田靖雄：差別の論理　魔女裁判から保安処分へ．勁草書房，東京，1972，に再録〕
14) 岡田靖雄：刑法改正事業と保安処分（解説）．医局連合ニュース 19号，1966〔岡田靖雄：差別の論理　魔女裁判から保安処分へ．勁草書房，東京，1972，に再録〕
15) 吉川経夫：保安処分立法の諸問題（吉川経夫著作選集3）．法律文化社，東京，2001．
16) 吉岡眞二：精神科医の訴え──偏見から理解へ──（岩波ブックレット No. 86），岩波書店，東京，1987．

付章　精神科医療史研究の意義と課題

精神科医療史研究の意義[1]　わたしははじめから歴史研究をこころざしてきた人間ではない。1963年都立松沢病院にあって精神衛生法の研究にとりくみだしたとき，同院栄養士であった鈴木芳次から呉・樫田論文の内務省本（170ページ）をみせられ，それからは呉にひきよせられて現代精神科医療史にふみいった。呉は，日本の精神科医療史につき貴重な証言をのこしてくれ，"我邦十何万ノ精神病者ハ"のはげしい告発もしている。このことばは，1964年当時，精神衛生法改悪に反対し，その全面改正を要求する運動のおおきな旗印となった。しかも，この呉・樫田論文が完全にといってよいほどにわすれられていたことにおどろいた。これを無視してきた日本の精神医学とはなんだったのか。それだけに歴史研究はわたしにとって意義をましてきた。歴史研究とはなによりも，現在の精神科医療の構造を立体的にてらしだす光であった。精神科医療改革運動の基礎論としても歴史研究がなくてはならない。そしてこの本は，まさに精神科医療の歴史的構造をてらしだすことをねらったものである。歴史研究のこういった目的の当否は，本書がどう評価されるかにもよって判定されるだろう。

歴史研究の意義は一般的にはまず，わすれられていた史実の発掘であろう。わたしたちが発掘したものとして，上記の呉・樫田論文のほかに，島薗俊一，荒木蒼太郎による憑き物調査もある。憑き物多発地帯における現地調査でありながら，これらがわすれられていたことをどう評価したらよいのだろうか。

精神医学の発展をたどると，生物学的研究が中軸をなす時代，心理学的社会的研究が中軸をなす時代と，その中軸は振り子状におおきくうごいている。その変遷をしって，自分の診療理念・研究方向の位置づけをたえずみさだめておくことは，精神疾患をもつ利用者のためにも，不可欠である。ふるい考え方からあたらしい方向をみいだせることもあるだろう。

用語のただしい概念・用法も歴史研究によってまなびとれるものである。"心気"，"心気症"についてくわしくのべた（89～91ページ）のも，こういった歴史的探索の意義を確認してもらいたいためである。もう一つの例をあげると，"moral insanity"の語がある。イギリスのC. Prichardが"A Treatise on Insanity"（1835）でとなえた"moral insanity"とは，妄想・幻覚をかき悟性がおかされることなく，感情・意志がおかされるもので，その患者はしばしば興奮したり，おちこんだりする。かれの症例のほとんどは今日の躁うつ病とみなすべきもので，精神病質相当のものはごく小部分である。とすると，犯罪精神医学で重要な鍵概念とされてきた"背徳症候群"（吉益脩夫）がPrichardに由来するとされてきたことは，あきらかな誤訳なのである。"moral"には，道徳的の意味のほかに，physicalに対しての

psychological の意味もあった。しばしば"道徳療法"と訳される"moral treatment"も，"心理的治療（あるいは，処遇）"と訳するのが適切である。

精神科医療においては，医学の他分科のどれにもまして，医療体制の意義が絶大である。医療体制をたしかにしめすものとして，統計資料の集積および関連法制史の意義がおおきい。

日本人の心性への認識をふかめるうえでも，精神疾患史，病いにそそがれる目の歴史的変遷は重要である。本書ではこの面にもすこしふれたつもりである。

今後とくに解明していくべき問題　本書で比較的くわしくのべてきたところでも，探究のかなり不備な問題がいくつかある。それを列記して，今後の同志の尽力にまちたい。

○**精神衛生統計の検討**　何回かのべたように，精神衛生統計としてのこされているものは，官庁がその時どきにある条件下でつかんでいたものをだしているだけである。病院・病床数については，わたしがとった方法をもうすこし精密化する必要があるだろう。衛生局年報などの数字については，他統計とてらしあわせて，そこにでている数字の意味を確認する必要がある。

○**健康保険**についてはすこしだけふれた。精神科医療が健康保険のなかでどうあつかわれてきたかは，もっとくわしく追跡しなくてなるまい。とくに近年，精神科通院カウンセリング，作業療法，デイケアなどなどが，いつ何点みとめられたか，こまかくおわなくてならない。実はわたしも一時期そのノートをつくっていたが，医療費全体の動きのなかで個別点数の動きをどう評価してよいか，わからなくなって，作業を中断した。国民総医療費中に精神科医療費がしめる比率の推移をおうことも，大事な作業だし，国民総生産との関係も（他国との比較もふくめて）みていく必要がある。

○**戦争と精神医学，精神科医療**の主題では，戦中・戦後の精神科病院における死亡率の問題にすこしふれた。これについては，資料をもっとあつめたい。精神科病院戦災事情も解明していく必要がある。日本の精神医学者は戦時研究にどの程度参加していたか，デング熱の人体実験が精神科の患者でおこなわれたことはたしかである。もっと苛酷な（生死にかかわる）人体実験がおこなわれた証拠はみつかっていない。また，何人かの精神科医はその従軍体験・異文化との接触をとおして，比較精神医学への目をひらかされている（たとえば，加藤正明)[2]。それぞれの精神医学者の戦時下の行動にも，批判するべきものがある，また戦時下になされたことへの反省の欠如という面でも。

○戦時下の**日本医療団**が精神科病院にどう影響したか，この点も未解明である。

○**占領軍**が日本の精神科医療になにをしたか，この点もおなじく未解明である。占領軍の看護関係者が精神科病院をまわって，そこの看護の問題点を指摘したことはつたえられているが，それがどの程度に体系的におこなわれたのか，勧告文書といったものはだされなかったのか。精神衛生法制定にさいし，占領軍は具体的にどんな助言・指示をしていたろうか。

○**相馬事件**，ライシャワ大使刺傷事件のほかにも，日本の精神科医療のあり方を論じさせるきっかけになった事件は数おおい。精神科に関する**事件史**もあんでいく必要がある。

○精神科に関する**不祥事**の歴史的資料の集積も必要である。"よくもまあこりずに"といいたいほどに，精神科病院の不祥事は跡をたっていない。医療の他分野と比較して精神科では不祥事はおおいのかすくないのか，的確な把握は困難である。といっても，精神科医療は社会的発言力がよわい（よわかった）人を対象としており，精神科医療の場は他よりも密室

性がつよく，その治療技術の多くは無形のものである（つまり，記録上のつじつまをあわせておけば，なんとかとおる），といった点で，不祥事が発生しやすい条件はつづくだろう。とくに，最近の外来治療の一部にあまりに安易なやり方がはびこりだしているらしいことをきくと，ちいさな不祥事が続発して精神科の信用をおおきくおとすだろうとの危惧をいだかないわけにはいかない。それだけに，戒めとしても不祥事の歴史研究が不可欠である。

日本の精神科医療史を研究していくうえで　日本では従来，精神医学史の主流は外国の学説史であった。最近，精神医学史学会が創立（1997年）されるなど日本の精神科医療史，精神医学史への関心がたかまってきているのは，うれしいことである。だが，そのなかでいくつか気になることがある。

その一つは，現在をもって過去の人をきりすてることである。もちろん，歴史学は過去を崇拝するためのものでなく現在の方向をみさだめるためであり，過去の出来事・事跡を今の目で評価することはあってよい。だが，まず過去の歴史的文脈のなかでの評価がされなくてはならない。過去の具体的状況のなかでなにがなされたかをつかみとってはじめて，歴史は今にいきてくるのである。

つぎに，すでになされている研究をしらずに（あるいは無視して）なされる発表がかなりおおいようである。歴史にかぎらずどんな研究でも，先行研究をふまえて（歴史研究であれば先行研究への敬意ももって），さらに一歩ふみだすものでなくてならないのは，当然である。これに関連しては，日本の精神科の歴史をまなんでいくうえでの基本的文献の目録も必要なのかもしれない。

第3には，細部を無視した，あるいは細部につきかなりずさんな（ときには，かなり基本的な事項についてあやまったところのある）論文が目につく。歴史研究においては全体をおおづかみにすることはもちろん必要で，あまり細部にこだわっても仕方のないこともある。といっても，確実な細部をつみあげなくては，歴史の家はたたない。

第4には，"己れのしらざるをもって存在せずとする"とでもいうべき傾向もみられる。これは，先行研究の軽視からでているのかもしれない。

第5は，逆のようだが，過去の一点にこだわりすぎる傾向もごく一部分にみられる。たとえば，"てんかん"の病名で"癲"は狂気の意をふくむので，あらためたいとの論があった。たしかに香川修庵の"癲"は"狂"をふくむものであった。だが，"てんかん"ときいて，一般に香川説が想起されるだろうか。そして，中国の古典にかえれば"癲"も"癇"もてんかんなのである。

第6は，日本の医療史，医学史，さらに一般史をいちおうしっていることが必要だが，この点で気がかりな論文がみられる。また，漢文をよめないまでも漢字についての感覚をもつことも，日本の歴史を研究していくうえではかかせない，――あたりまえすぎることだが，いっておかねばなるまい。

最後に，歴史研究において問題となるのは，日本の精神科医療史についての資料がどんどんうしなわれていっていることである。医学図書館では，新着雑誌におされて，ふるい図書はどんどん片隅におしやられ，さらに廃棄されていく。同志吉岡眞二は呉・樫田論文の内務省本を各地の図書館にたずねて，数か所で目録にあるが現物がない，ついこのあいだ廃棄された，という体験をし，現物をみることはできなかった。100冊つくられた内務省本の3冊

が東京大学医学図書館の未整理本中にあったが，整理の過程で完全に整理されてしまったことを，わたしはみた（現在，内務省本の所在が確認されているのは2冊だけである）。研究をひろげ・すすめるには，歴史資料の収集・保存が第一の課題だが，現在この課題へのよい解答はない。

◉付章文献

1) 岡田靖雄：歴史をゆがめるもの——医学史研究の方法にもふれて——（青人冗言・1）．岡田靖雄，東京，1993．
2) 社会精神医学と私——加藤正明先生にうかがう——．呉秀三先生記念精神科医療史資料通信 22（別冊），1991．

日本精神科医療史年表

○本文記載のものをひろい，一般的事項をすこし追加した。
○太陰暦が太陽暦とすこしずれる点は無視して，西暦と年号とをあわせる形にして記載した。年号が年の途中でかわっているばあいは，あたらしい年号をあげた。また1868-1872年の月日は太陽暦によるもののちに〔　〕で太陰暦によるものをいれた。

西暦（年号）	医　　事	一般的事項
507		繼體即位
513		百済から五経博士段楊爾
538		百済の聖明王が仏像・経論をおくってきた
587		蘇我馬子，聖徳らとともに物部守屋をほろぼす
593		聖徳，四天王寺を難波に建立
594		三宝興隆の詔
600		最初の遣隋使
618		隋ほろび唐おこる
645（大化元）		大化の改新
654（白雉5）		齋明即位（女皇・皇極の重祚）
657（斉明3）	有馬陽狂	石見の国に白狐あらわる（狐瑞としての記載）
663（天智2）		百済ほろぶ
671（天智10）		近江令施行
672（弘文2）		壬申の乱
689（持統3）		浄御原令施行
701（大宝元）		大宝律令なる
710（和銅3）		藤原京から平城京に遷都
711（和銅4）		稲荷社創始
712（和銅5）		太安麻呂ら『古事記』を撰上
718（養老2）		養老律令編纂おわる（天平勝宝元年〔757年〕5月から施行）
720（養老4）		舎人ら『日本書紀』撰進
723（養老7）		元正，悲田院建設
730（天平2）		光明，皇后職に施薬院をおき，付属に悲田院
737（天平9）	皇太夫人藤原氏，36年の幽憂より開悟	
741（天平13）		聖武，諸国に国分寺・国分尼寺建立の詔
752（天平勝宝4）		東大寺盧舎那仏開眼供養
756（天平勝宝8）		正倉院のはじまり
785（延暦4）		皇太子早良，廃されて没
792（延暦11）		皇太子安殿やむ（早良の祟り？）
794（延暦13）		新京にうつり，平安京と命名
800（延暦19）		富士山噴火
		早良を崇道天皇と追称
808（大同3）	安倍眞直ら『大同類聚方』撰	
810（弘仁元）		弘仁年間（810-824年）に『日本国

西暦（年号）	医　　事	一般的事項
812（弘仁3）		『現報善悪霊異記』なる 怪異をかたり妖言をなし託宣をとなえることの厳禁
820（弘仁11）		弘仁式
825（天長2）		施薬院，令外官として独立
827（天長4）		茶枳尼をつかう賊巫の群れあり
833（天長10）		『令義解』
834（承和元）		承和年間（834-848年）に物怪による祈禱，読経しばしば 禁中上空に天狐とびなく
856（斉衡3）	狂者，禁中にいり射殺される	
868（貞観10）	左大臣源朝臣信，泥沼にはまって心神恍惚→死亡	惟宗直本『令集解』をあむ
869（貞観11）		『続日本後紀』撰
871（貞観13）		貞観式
888（仁和4）	六條皇后御悩事あり，加持により霊狐形をあらわす	
901（延喜元）		右大臣菅原道眞大宰府にながさる
907（延喜7）		唐ほろぶ
927（延長5）		延喜式
935（承平5）		この頃源順『和名類聚抄』をあらわす
936（承平6）		高麗朝鮮半島を統一
958（天徳2）	狂女，待賢門まえで死者の頭をくらう	飢疫あり
960（天徳4）		宋朝おこる（北宋）
965（康保2）		永平うまる（"第一のしれもの"）
967（康保4）	皇太子（→冷泉）心をなやまし尋常にあらず	冷泉即位（→969年）
971（天禄2）		大雲寺建立
984（永観2）	丹波康頼『医心方』編撰	花山即位（→986年）
985（永観3）		冷泉の后昌子，大雲寺に観音堂をたてる
996（長徳2）		『枕草子』の一部分流布
1003（長保5）	増賀上人死去（"ものぐるひ"とされた）	
1006（寛弘3）	冷泉（上皇）の御所南院焼失（冷泉花山父子の狂態がつたえられる）	
1008（寛弘5）		一條の中宮彰子，敦良（→後一條）をうむ（『紫式部日記』に記載）
1011（寛弘8）		冷泉死去
1012（長和元）	この頃から大雲寺の霊泉は眼疾によいとされる	
1016（長和5）		藤原道長摂政となる（藤原氏全盛）
1018（寛仁2）	藤原道長に胸病頻発	
1021（治安元）	狂人南殿にはいりこむ	
1055（天喜3）		六條斎院禖子家歌合中の物語合に小式部「逢坂越えぬ権中納言」（『堤中納言物語』中）を提出
1058（康平元）	禖子，病いにより斎院をしりぞき，死去（1096年）まで狂気にせめられた	
1068（治暦4）	三條（1068-72在位）の皇女佳子の狂疾が大雲寺の御香水などでよくなったとされる	
1072（延久4）		藤原仲季，白老狐を射殺して土佐

西暦（年号）	医　　事	一般的事項
		国へ流罪
1086（応徳 3）		白河上皇による院政はじまる
1092（寛治 6）		この年以降に『栄花物語』全体がなった
1120（保安元）		このころ『大鏡』なる
1127（大治 2）		前年宋ほろび，宋室南遷
1167（仁安 2）		平清盛太政大臣（平氏全盛）
1180（治承 4）	この頃『病草紙』なる	藤原定家『明月記』はじまる（→1235 年）
1181（養和元）		平清盛熱病死
1185（文治元）		平氏滅亡
1189（文治 5）		『宇治拾遺物語』成立とも
1192（建久 3）		源頼朝，征夷大将軍に任ぜられ，幕府を鎌倉におく
1197（建久 8）	源頼朝の娘大姫死去（うつ病？）	
1212（建暦 2）	この頃心因性の不食症記載（源顕兼『古事談』）	
1213（建保元）		西悲田院焼失
1214（建保 2）	榮西，将軍實朝に『喫茶養生記』を献ずる	
1271（文永 8）		モンゴル，国号を元とし都を大都（北京）にうつす
1274（文永 11）		文永の役
1279（弘安 2）		元，宋をほろぼす
1281（弘安 4）		弘安の役
1287（弘安 10）	忍性，鎌倉の桑谷に療養所を設立	
1302（乾元元）	梶原性全，この年から 1304 年に『頓医抄』	
1319（元応元）	『徒然草』に異食症（第 40 段），心因性身体疾患（第 129 段）の記載	この年か翌年『徒然草』前半なる
1332（元弘 2）	善照法印，光明山順因寺開基	
1333（元弘 3）	．	鎌倉幕府ほろぶ
		觀阿彌うまる（→1384 年）
1338（延元 3）		足利尊氏，征夷大将軍となる
1339（延元 4）		北畠親房『神皇正統記』
1363（貞治 2）		世阿彌うまる（→1443 年，"81 歳没"と）
1368（正平 23）		元ほろび明おこる
		3 代将軍足利義満（→1395 年），明との交易を奨励
1392（明徳 3）		高麗ほろびて李氏朝鮮となる（→1910 年）
1395（応永 2）	光明山順因寺 3 代善祐法印，灸の壺の巻き物をえた（伝説）（→灸寺→1946 年羽栗病院）	
1420（応永27）	医師高天 "狐使い" により禁獄	
1432（永享 4）	三位中将の妹の狂気，"狐つき" と	
1467（応仁元）		応仁・文明の乱はじまる
1477（文明 9）		乱ほぼしずまる
1498（明応 7）	田代三喜，明よりかえる	
1549（天文 18）		フランシスコ・ザヴィエル鹿児島に上陸
1557（弘治 3）	アルメイダ豊後府内に病院をもうける	
1573（天正元）		室町幕府滅亡
1574（天正 2）	曲直瀬道三『啓迪集』をあらわす（刊行は	

日本精神科医療史年表

西暦（年号）	医　　事	一般的事項
	1649年）	
1582（天正10）		本能寺の変
1590（天正18）		豊臣秀吉，全国をほぼ統一
1594（文禄3）	曲直瀬道三没（1507～）	
1599（慶長4）	爽神堂創始	
1603（慶長8）		徳川家康，征夷大将軍に任ぜられ江戸幕府をひらく
1607（慶長12）	曲直瀬玄朔『医学天正記』なる（刊行は1627年）穂積神社再興	
1615（元和元）		豊臣氏滅亡
1635（寛永12）		参勤交代制さだめられて幕藩体制確立
1637（寛永14）		島原の乱（翌年平定）
1641（寛永18）		平戸のオランダ商館，長崎の出島にうつされて海禁体制完了
1644（寛永21）		明ほろび清朝の支配時代にはいる
1648（慶安元）	明の喩喜言『傷寒尚論篇』	
1657（明暦3）		江戸の振袖火事
1679（延宝7）	名古屋玄醫『医方問余』（自序）	
1686（貞享3）	蘆川桂洲『病名彙解』	
1687（貞享4）		幕府生類憐み令をだす（初回）
1692（元禄5）	竹中通庵『古今養性録』	
1702（元禄15）		赤穂浪士の打ち入り
1705（宝永2）		伊藤仁齋没（1627～）
1707（宝永4）		富士山大噴火
1710（宝永7）	守山領におけるもっともはやい指籠入れの記録	
1713（正徳3）	貝原益軒『養生訓』	
1722（享保7）	幕府，小石川薬園に施薬園小石川養生所を設置	
1724（享保9）	折衷派この頃からあらわれる	
1729（享保14）	守部正稽『酒説養生論』	
1731（享保16）	香川修庵『一本堂薬選』（1734年にかけて）	
1733（享保18）	後藤艮山没（1659～）	
1736（元文元）	Hufeland『医学全書』	
1738（元文3）	香川修庵『一本堂薬選』続篇	
1740（元文5）		将軍吉宗の命により青木昆陽・野呂元丈オランダ語を学習
1742（寛保2）		将軍吉宗の命により「公事方御定書」編集
1744（延享元）	Gorter『精撰医学』	「御触書寛保集成」なる
1753（宝暦3）	安藤昌益『自然真営道』（3巻本）刊行	
1754（宝暦4）	山脇東洋『臓志』（1759年刊）	
1757（宝暦7）	白隠慧鶴『夜船閑話』	
1759（宝暦9）	吉益東洞『医断』	
1764（明和元）	永富獨嘯庵『漫游雑記』	
1765（明和2）	多紀元孝，躋寿館設立（私立）乱心者，大雲寺の観音堂にこもり滝にうたれたとの最初の記録	
1771（明和8）	杉田玄白・前野良澤ら腑分けを見学	
1772（安永元）	安永年間（～1781）に6代目永井慈眼が永井山順行寺で治療をはじめた（→鵜の森狂疾院→1894年永井精神病療院）	田沼意次が老中となる（～1786）

西暦(年号)	医　　事	一般的事項
1774(安永3)	杉田玄白ら『解体新書』	
1777(安永6)	このまえから品川溜に乱心者囲あり	
1778(安永7)		ロシヤ船蝦夷地にきたり松前藩に通商をもとめる
1779(安永8)	香月牛山『牛山活套』	
1783(天明3)		浅間山噴火，大飢饉(〜1787)
1788(天明8)	香川修庵『一本堂行余医言』(不食の記載あり)	
1791(寛政3)	躋寿館，公儀の医学館となる	老中松平定信，江戸の七分積み金制をはじめる(翌年町会所)
1793(寛政5)	宇田川玄随『西説内科撰要』(1810年にかけて)	
1795(寛政7)	中神琴溪『生生堂医譚』	
1797(寛政9)	この頃ビセートルで看護長Pussin患者の鎖をはずしはじめた	
1801(享和元)	Pinel『精神病に関する医学哲学論考』	
1804(文化元)	中神琴溪『生生堂治験』 華岡青洲通仙散による全身麻酔手術	
1805(文化2)	宇田川玄眞『和蘭内景医範提綱』 一曲道人『諸家秘法集』	
1808(文化5)	武田一逕が家伝の秘薬で治療をはじめた(→1900年武田精神病院)	
1809(文化6)		間宮林蔵，間宮海峡を発見
1814(文化11)	江戸でもっともふるい檻入の記録	
1817(文化14)	喜田村鼎『吐方論』 小森玄良『蘭方枢機』	
1818(文政元)	陶山尚迪『人狐辨惑談』 文政年間(〜1830年)に石丸周吾入院治療をはじめる(→1885年石丸癲狂病院)	
1819(文政2)	土田献『癲癇狂経験編』	
1822(文政5)	『増補重訂内科撰要』の刊行はじまる	
1823(文政6)	Siebold来日 和田東郭『蕉窓雑話』	
1825(文政8)		異国船打払令
1827(文政10)	小森桃塢『病因精義』	
1828(文政11)		シーボルト事件
1829(文政12)	小森桃塢『泰西方鑑』(1834年にかけて)	
1833(天保4)		天保大飢饉
1837(天保8)		大塩平八郎の乱
1838(天保9)	緒方洪庵，適塾をひらく	
1839(天保10)		蛮社の獄
1840(天保11)	阿波井神社に心やむ人の参籠・海での行水(→1926年阿波井島保養院) 鉄塔山天上寺で狂疾者の看護	
1841(天保12)		天保の改革はじまる
1842(天保13)	新宮凉庭『療治瑣言』	
1843(天保14)	佐倉に順天堂設立	
1845(弘化2)	Griesinger『精神疾患の病理と治療』	
1846(弘化3)	奈良林一徳，漢方薬で収容治療(→1878年癲狂病院→小松川精神病院→加命堂病院)	
1849(嘉永2)	蘭方禁止令(外科・眼科をのぞく) 杉田成卿『済生三法』	

西暦（年号）	医　　事	一般的事項
1850（嘉永3）	今泉玄祐『療治夜話』初篇巻之上 この頃，江戸医学館『癲癇狂辨』	
1853（嘉永6）		ペリー浦賀に来航
1854（安政元）		日米和親条約
1855（安政2）	Conolly『物理的拘束のない精神疾患患者の治療』	幕府，洋学所創設 江戸大地震
1856（安政3）		洋学所を蕃書調所と改称 吉田松陰，松下村塾をひらく
1857（安政4）	緒方洪庵訳『扶氏経験遺訓』 青木浩齋『遠西名医扶歇蘭度察病亀鑑』	
1858（安政5）	江戸お玉ケ池に種痘館（東京大学医学部の最前身） 官医の西洋医術採用がゆるされる	安政の大獄はじまる
1859（安政6）	合信『内科新説』 田宮尚施『施治摯要』	
1860（万延元）	長崎に養成所設置（Pompe）	桜田門外の変
1861（文久元）	文久年間（～1864年）より御滝山金剛寺不動堂に心やむ人参籠	
1862（文久2）	Bauduin 長崎養生所（→1867）	
1864（元治元）	本間棗軒『内科秘録』	
1865（慶応元）	Galton 優生学を提唱 Mendel 遺伝法則を提唱	
1866（慶応2）	福澤諭吉『西洋事情』初編	
1867（慶応3）	卯辰山養生所設置（"狂者の柵"あり，金沢大学医学部の最前身）	大政奉還
1868（明治元）	3.30〔3.07〕朝廷西洋医術を採用	4.06〔3.14〕五箇条の御誓文 9.03〔7.17〕江戸を東京と改称
1869（明治2）	Bauduin 大阪仮病院・大阪軍事病院に（～1870；この間に『勃氏内科新説』）	4.05〔2.24〕東京遷都の決定 6.04〔4.24〕三田に救育所設置 7.25〔6.17〕藩籍奉還 8.15〔7.08〕官制改革（大学設置）
1870（明治3）	Bauduin 大学東校へ Ermerins 大阪医学校ほかに（～1877）	12.20〔閏10.28〕新律綱領頒布
1871（明治4）	Hoffmann 大学東校に（～1875）	
1872（明治5）	3.19〔2.11〕文部省に医務課 9.-〔8.-〕営繕会議所設立（→会議所） 11.-〔10.-〕救育所廃止 11.15〔10.15〕会議所附養育院開設 12.01〔11.01〕京都療病院開業 ヨンケル京都療病院に（～1876） Maudsley "Insanity" 東校医院『治験録』	9.5〔8.3〕学制頒布 11.10〔10.10〕東京番人制度（～1874） 12.9〔11.9〕太陽暦採用の布告 新聞錦絵はじまる
1873（明治6）	2.5 養育院上野護国院敷き地に移転 3.4 医務課，医務局に昇格（相良知安局長，すぐに長與専齋局長） Dönitz 東京医学校に（～1876）	6.13 改定律例頒布 11.11 内務省設置
1874（明治7）	3.28 警視庁布達規第172号（家族に狂病者監護の義務） 5.07 東京府病院開院 8.18 医制76条3府に達せられる 東京衛戍病院に精神病室建設（つづいて各地	1.15 東京警視庁をおく（～1877） 2.- 明六社発足（3月『明六雑誌』発刊） 12.8 恤救規則公布

西暦（年号）	医　　事	一般的事項
1875（明治8）	の衛戍病院にも） 5.01 長谷川泰東京府病院長 5.14 医制改正 6.28 衛生行政は文部省から内務省へ 7.25 京都癲狂院開院式 9.23 警視庁裁判医学校開校（→警視医学校〜1878），Dönitz「断訟医学」講義 Dönitz 警視庁に（〜1879） 10.07 養育院狂人5名を収容 11.27 森有禮より Dix あて書簡	3.07 行政警察規則 6.28 讒謗律・新聞紙条令
1876（明治9）	Baelz 東京医学校などに（〜1902） Roretz 愛知県公立病院・同公立医学講習所に（〜1880） 長谷川泰済生学舎をひらく 12月 神戸文哉『精神病約説』	
1877（明治10）	1.10 京都癲狂院の患者教則および工場仮規則 Scheube 京都療病院に（〜1882） Ermerins 述『原病学各論』	2.25 西南の役おこる 4.12 東京大学成立
1878（明治11）	5.23 明治，癲狂院設立のため3,000円を下附 5.31 警視庁甲38号 7.10 脚気仮病院開院 11.- 市立函館病院瘋癲病舎改修 栗原順庵『洋漢病名一覧』 癲狂院，瘋癲病院設立	
1879（明治12）	1.22 Roretz 癲狂院設立建言 4.16 相馬誠胤私宅鎖錮 6.27 Roretz 東京府癲狂院建設計画案 7.14 内務省に中央衛生会設置 7.25 東京府癲狂院発足 10.10 養育院，神田和泉町に移転 10.24 東京府病院長長谷川泰，東京府癲狂院長を兼任 Baelz 東京大学医学部で精神病学講義 Roretz 断訟医学講義 Dönitz 講義『断訟医学』 江澤圭磨「犬神附或ハ狸神附ノ説」	4.4 琉球藩を廃し沖縄県をおく
1880（明治13）	3.27 警視庁甲16号 4月 愛知県公立病院癲狂室落成 Roretz 金沢医学校についで済生館医学寮に（〜1882） Krafft-Ebing『精神病学教科書』	7.17 旧刑法布告（1882年施行）
1881（明治14）	7.08 東京府病院廃院，東京府癲狂院長は中井常次郎に 8.30 東京府癲狂院向ケ岡に移転	1.14 ふたたび警視庁設置 10.18 自由党結成会議
1882（明治15）	2.17 太政官布達第4号（甲種医学校卒業生は試験なしで開業免状） 10.- 京都癲狂院廃院 10.10 私立京都癲狂院開院 10.16 芦原金次郎東京府癲狂院に入院	
1883（明治16）	Kraepelin『精神医学提要』 落合泰蔵『漢洋和病名対照録』	

西暦（年号）	医　　事	一般的事項
1884（明治17）	木瓜原癲狂院，本多病院設立 1.16　警視庁甲第3号 8.13　警視庁瘋癲人取扱心得 8.18　警視庁甲第15号 岩倉癲狂院設立（→岩倉病院）	10.29　自由党解党
1885（明治18）	Baelz「狐憑病説」 石丸癲狂病院設立	12.22　内閣制度発足 内務省警保局『警務要書』
1886（明治19）	6.20　東京府癲狂院巣鴨駕籠町に移転 11.09　留学より帰国の榊俶，帝国大学医科大学教授（12.03 精神病学講義開始） 大阪癲狂院発足	3.02　帝国大学令公布
1887（明治20）	1.31　錦織剛清，東京府癲狂院から相馬誠胤をつれだす 4.30　東京府癲狂院の医務は医科大学が負担（5.02 榊俶医長） 8-9月　第1-第5の高等中学校に医学部設置 9.30　府県立医学校費目の地方税支弁禁止 11.-　大日本婦人衛生会設立	5.21　学位令公布 12.25　保安条令公布
1888（明治21）	11.23　留学より帰国の片山國嘉医科大学教授に（1889.1.08 より裁判医学開講）	
1889（明治22）	3.01　東京府癲狂院，東京府巣鴨病院と改称 柄崎病院精神病部開設	2.11　大日本帝国憲法発布 3.01　東京市制施行 12.24　内閣官制公布
1890（明治23）	4.01　第1回日本医学会開催 11月　落成の庁立北海道病院に精神病室 東京養心院設立	10.06　旧民法人事編公布（→施行延期→廃止） 10.30　教育勅語発布 11.25　第1回通常議会召集
1891（明治24）	12.01　孤女学園創立（→滝乃川学園）	
1892（明治25）	2.22　相馬誠胤死去 10.07　錦織剛清『神も仏もなき闇の世の中』 11.17　後藤新平衛生局長（～1893） 島邨俊一「島根県下狐憑病取調報告」 私立大阪癲狂院設立	4.22　治安維持法公布
1893（明治26）	7.19　相馬事件につき匿名自訴状 10.24　相馬誠胤毒殺事件は証拠不充分で免訴 10.31　地方官制度改正，衛生事務は警察部所管に 榊俶「狐憑病に就て」 Kraepelin『精神医学』第6版で早発痴呆，躁うつ病の概念を提唱	
1894（明治27）	4.28　警視庁第25号 呉秀三『精神病学集要』前編（後編1895） 永井精神病療院，大阪府立高等医学校精神病館設立	7.16　日英通商航海条約調印（条約改正の第一歩） 8.01　清国に宣戦布告
1895（明治28）	3.11　錦織剛清有罪確定 Freud, Breuer『ヒステリー研究』	4.17　日清講和条約調印
1896（明治29）	Scheube "Die Krankheiten der warmen Ländern"	4.27　民法公布（1896施行）
1897（明治30）	2.06　榊俶死去 4.01　伝染病予防法公布 8.05　片山國嘉東京府巣鴨病院医長に	3.02　足尾銅山鉱毒地被害住民上京して請願運動開始 6.22　京都帝国大学設置

西暦（年号）	医　　事	一般的事項
1898（明治31）	11月 中央衛生会臨時会は精神病者監護法案を審議 12.16 患者手記『東京府巣鴨病院』 京都療病院神経精神科病室設置	10.22 府県警察部に衛生課をおく 内務大臣板垣退助窮民法案を準備させる
1899（明治32）	3.26 行旅病人及行旅死亡人取扱法公布 4.- 京都帝国大学に医科大学設置 東京脳病院，金沢病院精神病室設置	
1900（明治33）	1.20 第14帝国議会に精神病者監護法第2次案提出される 3.10 精神病者監護法公布（7.01施行） 荒木蒼太郎「徳島県下ノ犬神憑及ビ狸憑ニ就キテ」 戸山脳病院，武田精神病院設立	3.10 治安警察法，感化院法公布 6.22 行政執行法施行
1901（明治34）	4.01 第1-第5高等学校の医学部独立してそれぞれ医学専門学校に 10.23 留学より帰国の呉秀三東京帝国大学医科大学教授 10.31 呉秀三東京府巣鴨病院医長に（翌日には手革足革を禁止） 神戸精神病院，王子精神病院，東京精神病院設立	5.20 社会民主党結成，即日禁止 6.21 星亨刺殺される
1902（明治35）	4.02 第1回日本連合医学会開催 4.04 呉秀三・三浦謹之助，日本神経学会を発足させる（機関誌『神経学雑誌』は4.01創刊） 10.10 呉秀三主唱による精神病者慈善救治会発足 門脇眞枝『狐憑病新論』	1.30 日英同盟調印
1903（明治36）	3.25 京都帝国大学福岡医科大学設置 5.07 から読売新聞「人類の最大暗黒界　瘋癲病院」の連載（～6.20） 8.11 済生学舎廃校 11.04 東京府巣鴨病院に東京府内訓 須磨精神病院，青山病院設立	
1904（明治37）	4.01 東京府巣鴨病院，院長制に復帰（呉院長），外来診療開始 12.12 精神病科談話会設立（→東京精神病学会） 森田正馬「土佐ニ於ケル犬神ニ就テ」 谷脳病院設立	2.10 ロシヤにたいし宣戦布告
1905（明治38）	4.03 日本花柳病予防会設立	9.05 日露講和条約調印
1906（明治39）	3.17 帝国議会で医学校に精神病科設置をのぞむ建議案を可決 5.02 医師法，歯科医師法公布 11.27 石川貞吉「精神病者の監置に就て」の報告（国家医学会で） Wassermann 梅毒血清反応の報告 石田昇『新撰精神病学』 新宿脳病院，東北脳病院設立	
1907（明治40）	3.19 法律第11号「癩予防ニ関スル件」公布	4.24 改正刑法公布 6.22 東北帝国大学設立

西暦（年号）	医　　事	一般的事項
1908（明治41）	10.07 中央慈善協会設立 医学専門学校で精神病学必須となる 大久保脳病院，音羽養生所設立	10.01 刑法および監獄法を施行
1909（明治42）	横浜神脳病院設立	
1910（明治43）	東京帝国大学医科大学精神病学教室による私宅監置調査はじまる 毛呂病院附属精神病室，東京脳脊髄病院設立	5.25 大逆事件の検挙はじまる 8.02 韓国併合
1911（明治44）	2.11 施薬救療の勅語 3.21 第27帝国議会「官公立精神病院設置ニ関スル建議案」を可決 5.30 恩賜財団済生会設立 精神科にサルヴァルサン導入 鷺湯精神病院，新潟脳病院，九州帝国大学医科大学精神病棟，熊本病院精神々経科設立	2.21 日米新通商航海条約調印（条約改正のめどつく） 9.05 社団法人実費診療所開設 10.10 中国で辛亥革命はじまる
1912（大正元）	呉秀三「我邦ニ於ケル精神病ニ関スル最近ノ施設」	2.12 清朝滅亡 7.30 明治死去
1913（大正2）	10.25 石原修「女工と結核」を講演 野口英世，進行麻痺の梅毒スピロヘータ病原を確定 沼津脳病院，巣鴨脳病院，京都帝国大学医科大学精神病舎，長崎病院精神病科，浦上脳病院設立	
1914（大正3）	4.18 東京帝国大学医科大学に精神病科外来診療所設立 10.14 伝染病研究所，内務省から文部省に移管 大阪脳病院，新潟医学専門学校精神々経科設立	7.28 第1次世界大戦はじまる
1915（大正4）	6.30 内務省令で看護婦規則制定 湊川脳病院，静岡脳病院，大阪脳神経病院，名古屋脳病院設立	
1916（大正5）	5.21 精神病者慈善救治会寄附による東京帝国大学医科大学精神病室落成式 6.28 保健衛生調査会官制制定 呉秀三『精神病学集要』（第2版）（前編）（後編は1918年から，未完結） 関西精神病院，富山脳病院，水口病院附属精神病院設立	
1917（大正6）	5.18 日本精神医学会設立（中村古峡） 6.30 保健衛生調査会第5部会全国の精神病者を調査 東山脳病院設立	11.07 ロシヤ10月革命，ソヴェト政権樹立
1918（大正7）	4.02 日本神経学会第17回総会は内務大臣あて建議案を可決 5.20 呉秀三・樫田五郎「精神病者私宅監置ノ実況及ビ其統計的観察」の掲載はじまる（〜7.05） 6.04 呉秀三精神病者保護に関する懇談会をひらく 中山療養所，福岡脳病院設立	8.02 シベリヤ出兵を宣言 8.03 米騒動はじまる
1919（大正8）	3月 土屋榮吉は岩倉病院で半搗き米使用をはじめる（脚気対策） 3.27 精神病院法公布	1.18 ヴェルサイユ講和会議開催 2.06 帝国大学令改正（帝国大学医科大学は帝国大学医学部に）

西暦（年号）	医　　事	一般的事項
	3.27 結核予防法，トラホーム予防法公布 8.01 東京帝国大学医学部精神病学教室は大学構内に移転 11.07 東京府巣鴨病院は府下松沢村にうつる（東京府立松沢病院） 森田氏神経質療法の始まり	
1920（大正9）	4.03 日本精神病医協会設立（～1935）	5.02 日本で最初のメーデー
1921（大正10）	5月 Martin Barr「精神薄弱の予防」の講演 7.01 内務省衛生局に予防課新設（樫田五郎主任技術官） 加藤普佐次郎による作業治療ならびに開放治療の発表	7.01 中国共産党創立
1922（大正11）	4.22 健康保険法公布（1926.4.01 より部分施行） 躁うつ病のズルフォナール療法の導入	7.15 日本共産党結成
1923（大正12）	7.01 精神病院法全文施行となる	9.01 関東大震災 12.27 虎ノ門事件
1924（大正13）	6.10 東京帝国大学セツルメント本所柳島に開設される マラリヤ療法導入 県立鹿児島病院精神科分院設立（→1931 鹿児島県立保養院）	
1925（大正14）		3.19 治安維持法成立 3.29 普通選挙法成立 12.- 臨時法制審議会「刑法改正ノ綱領」を答申
1926（昭和元）	12.- 日本精神衛生協会結成（私的団体として） 大成潔 Pick 病の研究 大阪府立中宮病院設立	12.25 大正死去
1927（昭和2）	1.01『脳』発刊（精神衛生学会） 4.07 日本心理学会設立 4.05 花柳病予防法公布 Wagner von Jauregg 進行麻痺のマラリヤ療法でノーベル賞受賞	3.15 金融恐慌はじまる 4.18 蒋介石南京に国民政府を樹立 「刑法改正予備草案」なる
1928（昭和3）		3.15 日本共産党全国的大検挙 12.25 日本労働組合全国評議会結成
1929（昭和4）	神奈川県立芹香院設立	4.02 救護法公布 10.24 世界恐慌はじまる
1930（昭和5）	5月 精神衛生国際会議に三宅鑛一，植松七九郎 11.30 日本民族衛生学会創立（→日本民族衛生協会） 精神分析療法による治験例の発表	1.- 品川に大崎無産所診療所開設 12.- 全国医務労働組合結成
1931（昭和6）	6.13 日本精神衛生協会正式発会（10.30 機関誌『精神衛生』発刊） 福岡県立筑紫保養院設立	9.18 満洲事変はじまる
1932（昭和7）	3.26 呉秀三死去 7月 保養院で看護人争議 12.05 第1回公立及び代用精神病院院主院長会議（→公立及び代用精神病院協会→日本精神病院協会）	3.01 満洲国建国宣言

西暦（年号）	医　　事	一般的事項
1933（昭和8）	愛知県立精神病院設立 7.- ドイツ遺伝病子孫防止法を制定	1.30 Hitlerドイツ首相に就任 2.27 日本国際連盟を脱退 10.14 ドイツ国際連盟を脱退
1934（昭和9）	10.22 日本精神薄弱者愛護協会結成 荒川五郎ら民族優生保護法案を提案	10.15 中国紅軍長征を開始
1935（昭和10）	4.29 日本神経学会，日本精神神経学会と改称（機関誌は『精神神経学雑誌』に）	2.18 天皇機関説事件おこる
1936（昭和11）	3.16 東京帝国大学医学部脳研究室開所（三宅鑛一所長） インシュリン・ショック療法導入 高橋新吉『狂人』，『発狂』	2.26 2.26事件おこる 7.17 スペイン内戦はじまる 11.25 日独防共協定締結
1937（昭和12）	2.02 芦原金次郎死去 4.05 保健所法公布 兵庫県立光風寮設立	7.07 対中国戦争はじまる
1938（昭和13）	1.11 厚生省設立 4.01 国民健康保険法公布 カルジアゾールけいれん療法導入	3.11 ドイツ，オーストリアを併合 4.01 国家総動員法公布
1939（昭和14）	電気けいれん療法導入 林暲・秋元波留夫，分裂病の転帰の研究	4.01 米穀配給統制法公布 9.03 第2次世界大戦勃発
1940（昭和15）	5.01 国民優生法成立（1941.6.07 施行） 内村祐之ほか八丈島住民調査	10.16 大政翼賛会発会 11.30 紀元2600年奉祝式典
1941（昭和16）	7.20 心理学会成立（日本心理学会・応用心理学会・関西応用心理学会・精神技術協会を統合） 前頭葉切除の導入 βフェニールイソプロプピラミン試用 井村恒郎，失語症の日本語における特殊性の研究 下田光造，躁うつ病患者病前性格の研究	3.10 改正治安維持法公布 4.01 6大都市で米穀配給通帳制 8.17 国民生活新体制要綱決定 12.08 太平洋戦争開戦 「改正刑法仮案」発表される
1942（昭和17）	2.23 国民医療法公布 11.02 地方官官制改正（地方衛生関係事務の一部は警察部から内務部へ） 奥田三郎，分裂病欠陥状態の研究 満田久敏，非定型精神病の研究	4.18 合州国空軍本土初空襲
1943（昭和18）	3.11 精神厚生会結成	7.01 東京都制施行
1944（昭和19）		6.19 マリアナ沖海戦
1945（昭和20）	4.13-14 の空襲で巣鴨脳病院・保養院・滝之川病院・根岸病院全焼 京都府立精神病院設立	5.07 ドイツ無条件降伏 8.06 広島に原子爆弾投下 8.14 ポツダム宣言受諾 8.15 戦争終結詔書 10.24 国際連合成立
1946（昭和21）	8.30 医師のインターン制度・国家試験制度採用	5.03 極東国際軍事裁判所開廷 9.09 生活保護法公布 11.03 日本国憲法公布
1947（昭和22）	4.01 日本医療団解散 4.07 警察署の衛生警察事務はすべて衛生行政部門にうつされる 7.15 全日本看護人協会発足 9.05 保健所法全面改正 11.01 社団法人日本医師会設立	1.31 GHQ 2.01 ゼネスト中止を命令 4.01 教育基本法公布 5.03 日本国憲法施行 5.20 第1特別国会召集（〜12.09） 8.14 パキスタン独立

西暦（年号）	医　事	一般的事項
	精神厚生会，厚生省と精神衛生新法につき協議開始 優生保護法社会党案審議未了 ロボトミーがさかんになりだす	8.15 インド独立 9.01 労働省設置，労働基準法公布 10.05 コミンフォルム設立公表 12.22 改正民法公布（家制度廃止） 12.31 内務省廃止
1948（昭和23）	7.10 麻薬取締法公布，大麻取締法公布 7.13 優生保護法公布 7.15 性病予防法公布 7.30 医療法公布，医師法公布，保健婦助産婦看護法公布 10.27 医療法の特例等に関する政令	1.21 第2通常国会召集 1.26 帝銀事件 12.18 GHQ経済安定9原則を指令
1949（昭和24）	7.22 日本精神病院協会設立 10月 精神衛生法金子私案	7.05 下山事件 8.17 松川事件 10.01 中華人民共和国成立 10.24 第7通常国会召集（～50.5.02） 湯川秀樹ノーベル物理学賞
1950（昭和25）	4月 中山壽彦ら精神衛生法を議員提案 5.01 精神衛生法公布 国立武蔵療養所でロボトミー後患者の生活指導はじまる	5.04（新）生活保護法公布（旧法廃止） 6.25 朝鮮戦争はじまる 9.01 公務員の「赤」追放を閣議決定
1951（昭和26）	3.31 結核予防法全面改正（医療費公費負担など） 5.16 日本，世界保健機構に正式加盟 6.30 覚せい剤取締法公布 10.08 精神厚生会，日本精神衛生会と改称	9.08 対日講和条約・日米安全保障条約調印
1952（昭和27）	4.26 国立精神衛生研究所開所 松沢病院で"働きかけ"はじまる	4.28 対日講和条約・安全保障条約発効 5.01 メーデー事件 7.21 破壊活動防止法公布
1953（昭和28）	3.17 麻薬取締法公布 6.2-7.14 Lemkau 日本調査 8.15 らい予防法公布（旧法廃止） 11.13-12.12 Blain 日本調査	7.27 朝鮮休戦協定調印
1954（昭和29）	4.22 あへん法公布 6.14 精神衛生法第6次改正公布（覚せい剤慢性中毒者などに準用，法人立精神病院への国庫補助） 7.01 第1回精神衛生実態調査 レセルピン導入	11.24 日本民主党結成
1955（昭和30）	8.24 森永砒素ミルク中毒事件 9.11 クロルプロマジン薬価基準に 日本精神分析学会発足	11.15 自由民主党結成（保守合同）
1956（昭和31）	3.03 小林八郎ら生活療法を提唱 3.19 新潟精神病院ストライキはじまる 4.01 厚生省精神衛生課を新設 4.21 不知火海岸に"奇病"発生（正式発見第1号） 5月 伊藤正雄，肥前療養所で全面開放の試	2.24 フルシチョフ・ソヴェト共産党第1書記スターリン批判演説 5.16 憲法調査会法可決 10.02 法務大臣牧野良三，小野清一郎特別顧問に刑法・刑事訴訟

西暦（年号）	医　　事	一般的事項
	み 5.30，6.03 衆議院法務委員会東教授事件をとりあげる 9.01 新潟精神病院におけるツツガ虫人体実験（52.11.15-56.1.11）が発覚	法につき諮問 10.26 日本ソヴェト国交回復共同宣言 12.18 国際連合総会，日本加盟案を可決
1957（昭和32）	1月『公衆衛生』第21巻第1号に投書「公衆衛生はたそがれか」をもとにアンケート 4.14 日本医師会長に武見太郎 8.12 朝日茂，入院患者入用品費につき厚生大臣を被告として訴状提出 11.07 第1回病院精神医学懇話会	10.04 ソヴェト人工衛星1号スプートニクを打ち上げ
1958（昭和33）	4.30 厚生省緊急救護施設についての通知 5.31 日本精神科看護協会発足（←全日本看護人協会） 10.02 医療法の特例等の許可準則についての次官通牒 12.27 改正国民健康保険法公布	7.15 中東動乱はじまる
1959（昭和34）	1月『精神医学』誌発刊 11.07 日本老年医学会設立総会	1.01 カストロ指揮のキューバ革命軍バチスタ政権を打倒 4.10 第1王子結婚式パレード 4.16 国民年金法公布
1960（昭和35）	1.09-22 Kramer 日本調査 3.01『児童精神医学とその近接領域』発刊 3.31 精神薄弱者福祉法公布 4.15 第1回日本臨床神経学会発足（→日本神経学会） 5.28, 29 第1回日本精神身体医学会総会 7.01 医療金融公庫発足 10.19 東京地方裁判所，朝日茂勝訴の判決 10月 厚生省，国立療養所再編計画を策定 11.01 病院統一ストライキはじまる 11.17.18 第1回児童精神医学会総会	6.19 新安全保障条約・協定自然成立 7.19 池田勇人内閣成立 10.12 浅沼稲次郎社会党委員長右翼少年に刺殺される 11.01 三池争議解決（労働者側敗北） 12.27 閣議所得倍増計画を決定
1961（昭和36）	4.01 国民皆保険実現 4.10 日本精神神経学会評議員会で保安処分に関する委員会設置の提案 4.18 精神衛生法第9次改正公布（措置入院医療費は10.01から健康保険に準ずる，措置入院国庫補助引き上げ） 9月 新潟精神病院の控訴棄却（病院争議権の法的確認）	12.20「改正刑法準備草案」発表
1962（昭和37）	1.27 日本精神神経学会保安処分の基礎問題調査委員会発足（→刑法改正問題研究委員会） 9.15 医療法一部改正（公的病院開設規制） 10.06 第1回日本犯罪学会総会	10.22 キューバ危機（10.28 ソヴェトの譲歩で解決）
1963（昭和38）	2.25 銚子市議会精神衛生都市宣言 5.13-16 日米合同精神医学会（ホテル・オークラ） 6.21 精神衛生法第11次改正公布（麻薬・阿片の慢性中毒者をのぞく） 7.01 第2回精神衛生実態調査	5.20 中垣国男法相，法制審議会に刑法全面改正につき諮問 11.09 三池三川鉱炭塵爆発 11.20 合州国ケネディ大統領暗殺される 12.20 第46通常国会召集
1964（昭和39）	3.24 ライシャワ大使刺傷事件	8.02 トンキン湾事件

西暦(年号)	医　　事	一般的事項
	5.01 池田首相精神衛生法一部改正を指示 5.04 精神衛生法改正緊急対策委員会発足；ロスアンジェルスで開会のアメリカ精神医学会に日本の精神医学者多数参加 5.21 日本精神神経学会「精神衛生法改正の焦点」のシンポジウム；全国大学病院精神神経科医局連合発足 5.22 全国すっぽん会発足 11月 日本精神医学ソーシャル・ワーカー協会結成	10.01 東海道新幹線営業開始 10.10 第18通常国会召集（〜65.6.01） 10.10 東京オリンピック開催
1965（昭和40）	4.17 日米医学協力委員会結成 6.01 精神衛生法改正案成立 6.12 阿賀野川流域に水俣病患者発生の発表 6.29 理学療法士及作業療法師法公布 9.04 全国精神障害者家族連合会結成大会 10月 日本精神神経学会刑法改正問題研究委員会「刑法改正に関する意見書」案 11.03 日本アルコール医学会発足	6.22 日韓基本条約調印 朝永振一郎ノーベル物理学賞
1966（昭和41）	11.06 青年医師連合インターン制度廃止のため国家試験ボイコットを決議	中国文化革命はじまる
1967（昭和42）	4.01 自動車運転免許申請・更新のさいの診断書添付制度発足（68.3.01で廃止） 4.04 日本精神神経学会総会で刑法改正問題研究委員会による意見書案（第3次）承認されず，委員会解散 5.24 朝日訴訟最終判決（敗訴） 11.16 地域精神医学会創立 11月〜68.3月 Clark調査（68.11月勧告）	9.15 美濃部亮吉東京都知事当選 8.31 合州国大使館自動車放火事件 11月 埼玉国民体育大会
1968（昭和43）	1.17 東京大学医学部学生自治会・42青年医師連合合同大会でストライキ権確立 医療審議会必要公的病床数算定方法を改正（精神病床数は人口1万対25，12.28告示）	川端康成ノーベル文学賞
1969（昭和44）	5.19-22 第66回日本精神神経学会総会で理事会不信任，新理事会は過去の「意見書（案）」を批判	1.19 東京大学封鎖解除
1970（昭和45）	7.18 東京都杉並区で最初の光化学スモッグ 医科大学（医学部）の新設がみとめられた	3.15 大阪で万国博覧会開幕 11.25 三島由紀夫自刃

あとがき

1

　この日本精神科医療史も戦後史の半ばでペンをおく形となった。ここまでにみえてきた，結論めいたものをまずしるしておこう。

　日本の近現代精神科医療史とは，徹底した病者虐待であり，その底流は現在もかわっていない。江戸時代まで癲狂者にたいする組織的迫害がなかったことと，それは対照的である。無視・軽視・冷遇はあっても虐待はなかったという人は，幼児虐待が無視（neglect）をふくむことをかんがえてほしい。いま国会にかかっている心神喪失者等医療観察法案は，小泉政権のたった一つの功績であるかに，成立するかもしれない。この法案についてわたしは，いままでボロボロの精神科医療にボロをついでどうなるのかと，くりかえし批判した。日本の精神科医療の過去および現状は，法のもとの平等という，人権の基本理念および日本国憲法第14条にあきらかに違反している。日本国および社会はまず，今までの虐待につき心やむ人たちに謝罪するべきである。そして，10年計画をもって精神科医療の根本的改革にとりくまなくてならない。そのさい，とくに入院施設については，本書で提起した60年体制の打破が必要である。具体的には，居住地の一般病院に精神科入院病棟をおくことである。60年体制的精神科病院は極力へらさなくてならない。こういった方向にどれだけふみだせるかによって，その改革の度が判断されることになる。

　つぎの点は，江戸時代の癲狂論がそのままのびていったならばどうなったろうか，である。西説の精神病学は国家政策，断訟医学とふかくむすびついたものであった。江戸癲狂論の延長線上には，もっと純粋に医学的な癲狂学が成立しえたようにおもえる。そのありえた姿をいまからでもえがきだせまいか。漢方にくわしい方の挑戦にまちたい。

　第3の点は，明治時代初期に外国人医学教師がといたノン・レストレイントの原則が，あの段階で根づいたら，日本の精神科医療はどうなっていたろうか，である。本書では詳述できなかった外国人医学教師については，雑誌『最新精神医学』の2001年分から2002年分にできるだけしるしてある。ヨンケル，ベルツ，ローレツの貢献はいままで軽視されてきた。とくに，かれらがもっていたあたたかい目，人道的処遇の精神，実際的知恵はふかく評価されてよい。

　ついでにふれておくと，日本精神神経学会は"精神分裂病"の呼称を"統合失調症"とかえることを，2002年8月の総会で決定しようとしている。この呼称変更で，精神疾患をもった人への差別がすこしでもへるなら，それはそれなりによい。しかし，病名だけかんがえても，"分裂病質"，"分裂型──"，"分裂感情精神病"といった関連のものがあり，それらをどうするか。結局，"分裂"の語はのこさざるをえまい。また，"統合失調症"は，"失調症"と略称されることになるだろうが，そうなると神経症状である失調症と混同され，神経学のほうから異論がでるだろう。"統合失調症"への改称は，労おおくして，十分には根づかぬものにおわるだろうとわたしは予測す

る。それよりは，60年体制の構造とそのなかでの病者差別とをてらしだす精神科医療白書が必要だったのではあるまいか。

なお，本文中で，成立当初の精神衛生法が私宅監置を解消させた点の評価がたりないことに気づいた。その点は当時としてはおおきかったが，それを心やむ人を生活させていくものにしていくのが，あまりにおそすぎた。

2

本書ははじめ，一般受けの読み物となれるものを目ざす積もりで手がけられた。しかし，あつめた資料の重みにとらえられて，とくに前半では，できるだけ原典を忠実に紹介しようと，原典引用のおおい内容になった。その原典にしかるべき書きくだし文のないものは，わたしが独自にかきくだした。

わたしがあつめた資料のうち，本書につかったのは4分の1ぐらいだろうか。もうすこしふくよかな内容にする資料もあったが，それらはつかえなかった。ふりかえると，前半は学説史で，後半は法律・制度史になっていて，筋だけのゴツゴツした感じである。出版されたばかりの八木剛平・田辺英『日本精神病治療史』(金原出版，東京，2002年4月)を著者からいただいた。バウム・テストにならっていえば，八木さんらの本が花も実もつけているとすれば，わたしのは幹をかいただけである(「はじめに」にもしるしたように，幹のむしろ点描なのだが)。

ところで，『最新精神医学』連載分(2002年末の第7巻第6号でおえる)との関係については「はじめに」にしるした。この執筆依頼は，こちらの作業にとりかかりだした直後にいただいた。両方の作業を同時にすすめることになり，また，使用する資料も同一なので，本書の前半には，上記「ノート」の引き写しにちかい部分もおおいことを，読者にお詫びしなくてならない。また「江戸期の精神科医療」，「明治期の精神科医療―その初期事情」(松下正明ほか編『精神医療の歴史』臨床精神医学講座 S1，中山書店，東京，1999年)と重複する部分もかなりある。

3

新潟市に法医学史を中心に，日本医学史の資料を丹念につみあげておられる小関恒雄氏がおられる。氏の『明治法医学編年資料断章』(玄同社，鎌倉，1995年)は，1868-1912年の関係事実をひろいあつめておられて，その克明さに驚嘆もし，刺激されてきた。ここには当然，精神疾患，精神病学に関する記事もおおいが，それらを役だてる余裕はなかった。氏はさらに，上記「断章」をふくむ『明治法医学史点描』(玄同社，鎌倉，2000年)をだしておられる。それによれば，明治初期における裁判医学講義で精神疾患にふれるものが，デーニツ，ローレツのほかにもいくつかあった。

また，刺激をうけながら，その成果を本書にとりこめなかった著作としては，下記のものがある。

1) 富田三樹生：精神病院の底流．青弓社，東京，1992．
2) 生村吾郎・瀬川義弘・岩尾俊一郎・鈴木由美子：「近代天皇制」が精神医療構造に与えた影響――「府県統計書」並びに「行幸啓誌」の分析を通じて――．病院・地域精神医学 36 (2)：155-162, 1993.
3) 岩尾俊一郎・生村吾郎：精神病院の発生が社会に与える影響――府県統計書・帝国統

計年鑑の分析を通じて——．病院・地域精神医学 36（3）：361-369，1993．
4）小俣和一郎：精神病院の起源．太田出版，東京，1998．

4

　本書の戦後史は 1960 年代でほぼおわっている．今にちかいほど，歴史をかくことの困難はます．資料がおおすぎて見通しをつけにくい，それぞれの事実の歴史的評価がさだまっていないことにくわえて，まだご存命の方や没後間もない方の名をあげてのズバリ評価が困難なこと，また自分も関与した出来事については自分の感情的評価をぬぐいがたいことがある．たとえば，本書中の，ライシャワ大使刺傷事件につづく出来事の叙述に，書き過ぎの感をいだかれる方もおられよう．いずれにせよ，15 年後に戦後日本精神科医療史をまとめたいとの希望をいだいている．もっとも，その頃に頭がほぼ正常に機能していることが前提になるし，また単独ではなしとげがたい作業かもしれない．

　わたしはこの 20 年ほど精神科医療史研究会の世話人をしてきている．この会では 1984 年から年 3 回，少数の会員にたいし『呉秀三先生記念精神科医療史資料通信』を発行してきた．これは，入手しがたい歴史資料を複写して配布するもので，2 年後に第 60 号に達したところでおわる予定である．会ではまた，定例研究会の一部分として，先輩方 10 名ほどのお話しをうかがって，その記録も上記通信につけてきた．

　今後のわたしの仕事の予定としては，"20 世紀からの証言"というべき，上記先輩方のお話しの記録を一本にまとめること，『資料通信』につかったものを中心に，精神科医療史資料集および"目でみる精神科医療史"をまとめることがある（こういったものをとりあげてくださる出版社がみつかれば，のことだが）．また，探偵小説にえがかれた精神科病院・精神病者，日本文学にあらわれた精神科病院・精神病者，の主題にもとりくみたい．さらには，私録精神科医療史ものこしたい．これは，わたし個人がかかわったことの記録である．

　さて，医学書院では荻原足穂および和田耕作のお二人が本書を担当してくださった．とくに和田さんは，最初に声をかけてくださっただけでなく，わたしの引用文・書きくだし文についてもこまかく点検し，また全体がよみやすくなるように配慮してくださった．記してお二人への感謝の意を表したい．

2002 年 5 月 10 日

岡田靖雄

〔第 2 刷にあたり〕校正もれの訂正およびごくわずかな表現の訂正（数か所）をおこなった．校正もれの点の拾い上げについては，長谷川幸江さんの協力をいただいた．
（2009.5.28）

事項索引

〔同義の類似形態の語は，代表的なもの1つをだした．原則として，『　』は単行本，「　」は論文・文書名，（誌）は雑誌．〕

① 五十音順（電話帳式）配列とし，各項の中は算用数字→カタカナ→ひらがな→漢字の順に配列した．
② ——でつないだ言葉はそのすぐ上の見出し語につなぐものである．また——のあとに，（カンマ）をつけてつないだ言葉は逆引きである．
③ 見出し語の読みをたしかめきれないものが2, 3のこった．

欧文

Hilfsverein（救援会）　164
Manie　124
Monomanie　124, 127
moral treatment→心理的治療

あ

アドヴォカシ制度　200
アミタール曹達　184
アメンチア　83
あたふりやみ　16
阿片　85
阿波井島保養院　94
阿波井神社　94
愛知医学専門学校　161
愛知県公立医学校　126, 127
愛知県立精神病院（愛知県立城山病院）　181, 199
愛知公立病院癲狂室　156
青山脳病院　157
青山病院　157, 158
旭川精神病院　143, 144, 156
東教授事件　203

い

イポコンデル　81-83, 122, 124
インサニア　83
インシュリン・ショック療法　184, 205
井之頭病院　198, 199
井村病院　157
生き霊　25, 119, 120
医科大学（医学部）の新設　214
医学館→江戸医学館
医学専門学校　158, 187
医学専門部　187
『医学天正記』　39, 40
医学部，高等中学校の　158

医疾令　5
『医心方』　14-16
医制　131, 147
『医聖堂叢書』→『呉氏医聖堂叢書』
『医制八十年史』　177, 179, 181
『医制百年史』　197
『医範提綱』→『和蘭（オランダ）内景医範提綱』
医療官営　18
医療金融公庫　207
医療国営（官営）　5, 18
囲補理　104
委託　185, 186
『異本病草紙』　18, 28-30
移精変気　73-75
移送制度　238
硫黄療法　184
違警罪　132, 137
遺伝　69, 83, 88, 138, 190
遺伝研究　190
遺伝性精神病　192, 193, 200
遺伝性精神病質　200
遺伝の字の初出　88
石丸癲狂院　96, 156
『一本堂行余医言』　63, 64
『一本堂薬選』　64
犬神（犬神憑き）　62, 117, 120, 121, 124
犬神持ち　118, 121
岩井の滝　94-96
岩倉　67, 93
岩倉病院　93, 156
院外医療　237

う

うつけ　12
卯辰山養生所　96, 156
『宇治拾遺物語』　23
鵜の森狂疾院　94, 156
鬱（鬱証，鬱症）　39, 55, 61
鬱憂病　83

陽狂（うほりくるひ）　7
浦上脳病院　157

え

江戸医学館　60, 75
『江戸期前日本医事法制の研究』　8, 18
絵馬　99
『栄花物語』　20, 23, 25
栄養失調　185
営繕会議所　151
衛戍病院　155
『疫病と狐憑き』　108
冤罪　238

お

おろか　12
「御定書百箇条」　101
王子精神病院（王子脳病院）　157, 182
『王朝貴族の病状診断』　19
『大鏡』　21, 22
大久保脳病院　157
大阪癲狂院　156
大阪脳神経病院　157
大阪脳病院　157
大阪府立高等医学校精神病館　156
大阪府立中宮病院　181
桶伏せ　97
音羽養生所　157, 179
『和蘭（オランダ）内景医範提綱』　78-80
檻入　104
怨霊　25
陰陽道　25
御滝山金剛寺不動堂　96

か

カルジアゾール痙攣療法　184

加藤瘋癲病院　134, 137, 156
神奈川県立芹香院　181
鹿児島県立保養院　181
鹿児島病院精神科分院　183
改正刑法仮案　230
改正綱領　229
改正草案　230
改定律例　144
開放治療　184
『解体新書』　78
外来診療　156, 166, 185, 236
覚醒剤中毒　203
柏野病院　155
脚気　185
桂内科　210
金沢医学専門学校　161
金沢学会　233, 235
金沢病院精神病室　157
神奈川県立芹香院　181
『神も仏もなき闇の世の中』
　　136, 137
柄崎病院精神病部　156
仮案　230
仮退院　202, 204
川越病院　151
看護人　166, 167
患者家族会　223, 224
患者自治会　212
漢蘭折衷派　60
監禁　132
監護　140
監護義務者　130, 140, 175
監獄　134
監置　104, 139, 140
癇　63, 76, 77, 79
癇疾　40
癇症（癇証）　54, 62, 106
灌法　65, 67

き

危険性の予測　233
危険な常習犯人　231, 232
気疾　67
基準看護　207
「磯辺偶渉」　17
『喫茶養生記』　35, 37
狐（狐憑き）
　　40-42, 66, 108, 113-117
九州帝国大学医科大学精神病棟
　　157
九州療養所　173
旧刑法　144, 229

旧民法　144, 145
灸寺　46-48
救育所　151
救援会　164
救治会　164
　── 収容所　165
窮民法案　139
『牛山活套』　61-63
去勢　232
　── の措置　231
狂（狂疾）　77, 87, 107, 166
狂気　108
狂疾治療所　96
狂者の柵　96, 156
狂癲人　130, 131
京都帝国大学医科大学　161, 186
　── 精神病舎　157
京都癲狂院　93, 122, 128, 148-151
京都癲狂院（私立）　151, 156
京都府立精神病院　181
京都療病院　122, 148
　── 神経精神科病室　157
胸病　26
強制手術　200
強制断種　200
教科書　187-189
行政警察規則　131
禁酒絵馬　99
禁絶処分　230
緊張病　184

く

クレペリン体系　168
くつち　12
くなたぶれ　12
くるひ　12
くるひやみ　17
「公事方御定書」　101
宮内省　152, 153, 154
釧路市立病院　156
熊本県立医学校　161
熊本病院精神々経科　157
呉・樫田論文　141, 241, 243
『呉氏医聖堂叢書』　7, 9, 41, 60, 69,
　　71, 72, 74
呉秀三文書　119, 120, 121

け

「刑法改正に関する意見書（案）」
　　231
刑法の規定　144

『啓迪集』　36
『警務要書』　133
血族結婚　190
血統　138
結核患者の減少　208
結核予防法　174
健康保険法　185, 202, 242
健忘　55, 62, 83, 99, 107
限定責任能力　144
眩暈　40, 55

こ

小金井養生院　157
小松川癲狂院　156
戸令　3
『古事記』　5
古方派　52, 59
狐狸　113
互性　66
後世方派　59
御霊神社　25
工業の種目　150
公費，費用種目　186
甲種医学校　158
光明山順因寺　46, 47
向精神薬の導入　205
考試辨書　75
考証派　60, 77
行動制限　175
拘束具　165
厚生省の設置　192
神戸精神病院　157
恍惚　17
高等中学校の医学部　158
『黄帝内経』　76, 77
合同検討会　234
強力　93
国民皆保険　212
国民体育大会　229
国立精神衛生研究所　202, 212
国立肥前療養所　212
国立療養所の再編計画　208
米騒動　186

さ

サイコバブル　235
サルヴァルサン　184
佐野病院　179
作業治療　164, 166, 167, 184
済生学舎　162
済生館　128

事項索引　267

『済生三法』 85
埼玉国民体育大会 226
裁判医学 160, 161
罪刑法定主義 229
鷺湯精神病院 157
笹 44, 45
指籠入れ 104
札幌病院 155
殺人 101, 109
『察病亀鑑』 86

し

ジアテルミー 184
しれ 13
死亡率 167, 185, 186, 198, 199, 242
『自然真営道』 65, 66
私擅監禁 132
私宅監置 140, 141, 169-173, 178, 200, 201
私宅鎖錮 131, 137
私立京都癲狂院 151
指定病院 201
耳介通電 184
自発入院 202
自由 138
児童精神医学会 213
持続睡眠療法 184
慈恵会医院附属医学専門学校 162
静岡脳病院 157
七山病院 48, 155
実相院 93
島田事件 238
社会精神医学 168, 169
社会的入院 237
邪祟 57, 62-63, 88, 98
積気 108
酒狂人 102, 103
『酒説養生論』 60, 61
入牢（じゅろう） 104
収容所 167, 186
従業員数 209
祝由 74
順因寺→光明山順因寺
準備草案, 改正刑法 230
処遇困難者専門病棟 233, 234
処遇困難例 233
所得倍増計画 212
『諸家秘法集』 97
『傷寒論』 36, 52, 59
条約改正 138
定義温泉 96
常習性犯罪者 200, 231

常習累犯者 230, 233
情動麻痺 125
『続日本紀』 8
職業 149
心因性身体疾患 37
心因性不食症 37
心因反応 45
心気 74, 89-91, 241
心気病 74, 89-91, 241
心神喪失 11
心理的治療 85, 149, 242
心理療法 66, 73-75
心理療法史 73
心療内科 236
神経 78, 115
『神経学雑誌』 163, 164
神経内科 235, 236
神経病 82-84, 115, 116, 124
進行麻痺 72
診療所取締規則 143
新安保体制 212
新宿駅西口バス放火事件 233
新宿脳病院 157
『新撰精神病学』 168
『新撰病草紙』 107
新派 229
新聞錦絵 116
新律綱領 144
人格障害 235
人権感覚 227
人狐→ひとぎつね

す

ズルフォナール療法 184
巣鴨脳病院 157
巣鴨病院→東京府巣鴨病院
須磨精神病院 157
頭眩 76
髄海 58, 59
隅田川 43

せ

1960年体制 212, 214, 217, 238
施薬院→やくいん
施療 185, 186
生活保護法 199, 204, 237
生活療法 213
『生生堂医譚』 67, 68
『生生堂治験』 68, 69
『西説内科撰要』 80
怔忡 57, 62

『精神医学』（誌） 213
『精神異常者と社会問題』 174
『精神衛生』（誌） 189
精神衛生課 202, 212
精神衛生鑑定医 202, 204
精神衛生国際会議 189
精神衛生審議会 202, 222, 225
精神衛生実態調査 217-219
精神衛生センター 228
精神衛生相談所 202
精神衛生都市宣言 221
精神衛生法 200-205
精神衛生法改正（1965年） 217-223
精神衛生法改正対策委員会 224
『精神衛生法をめぐる諸問題』 172
精神科医療の基本構造 181
精神科通院カウンセリング 236
精神科低医療費 237
精神科病院 147
精神科病院数 198
精神科病床の偏在 181
精神厚生会 165, 189, 201
精神錯乱 81-83, 85
精神障害 227
精神障害者 140
『精神神経学雑誌』（誌） 164
精神身体医学会 213
精神柔弱 123, 127
精神病 83, 124, 127
精神病院 143
　—— の規模 208
　—— ブーム 197, 205
精神病院法 169-176
精神病学講義 124
『精神病学要集』 90, 163, 168, 187, 188
精神病質否定論 235
精神病者 140, 143
精神病者監護法 130-144, 172-174
「精神病者私宅監置ノ実況及ビ其統計的観察」 97, 141, 170-173, 241, 243
精神病者慈善救治会 164, 165, 168
精神病者相談所 165
『精神病者保護ニ関スル意見』 174
『精神病約説』 148, 150
精神分析 184
精治寮病院 157
静療院 155
躋壽館 75
責任能力 101, 144
責任無能力 144
折衷派 60

仙台医学専門学校 161
占領軍 242
戦災 197
戦争 242
選叙令 4
全国すっぽん会 225, 232
全国精神障害者家族(会)連合会
　　　　　　　　　226, 236
全国「精神病」者集団 236
全国大学病院精神神経科医局連合
　　　　　　　　　225, 232
全日本看護人協会 211, 212
前頭葉切除 184

そ

措置入院 202, 206, 234, 238
早発癡狂 166
相馬事件 128, 134-138
爽神堂 48, 156
僧医 33, 35
僧位 34
『増補重訂内科撰要』 80-82
蔵躁 107

た

タブレ 24
たたり 13
たはけ 13
たふれ 12
たぶれ 13, 24
太布流(たふれ) 12
田端脳病院 157
茶枳尼(だきに) 42
『泰西方鑑』 87
大雲寺 22, 93, 148
大演習 183
大学闘争 235
『大同類聚方』 14, 16, 17
大日堂 148
代用精神病院 175, 178, 182
第2種病院案 202
第3高等中学校, 精神病学講義
　　　　　　　　　162
第4高等中学校, 精神病学講義
　　　　　　　　　161
第68回日本精神神経学会 233
武田精神病院 94, 95, 157
谷脳病院 157
狸憑き 120
狂心(たぶれこころ)の渠 7
溜預け 104

単心瘋癲 127
胆液敗黒病 80, 81
断種手術 200
断種法 190
『断訟医学』 123

ち

チーム医療 236
千葉医学専門学校 161
千葉病院脳病科 155
地域精神衛生活動 228
地方精神衛生審議会 226, 228
地方税 158
治罪法 146
治療 166, 184, 233
治療処分 230
痴児院 108-110
痴呆 83
癲癇 64, 107
茶, 養生と 35, 36
中央衛生会 139, 147, 173
中央慈善協会 174
中風 15, 39, 54, 106
中風狂病 16
中風癲病 16
超過入院 209

つ

ツツガ虫病の接種 210
つきもの(憑き物) 70, 71, 116, 117
通院医療費公費負担制度 215, 228
土田病院 157
『堤中納言物語』 23
『徒然草』 33, 35, 37, 46

て

テンペラメント 86
デング熱の人体実験 242
てんかん 243
定員(数)特例 207, 209
帝国脳病院 157, 158
鉄塔山天上寺 96
癲 77, 243
癲院 108, 109
癲癇 72, 76, 88, 98, 106, 243
『癲癇狂経験編』 71, 72
『癲癇狂辨』 75-78
癲狂 3, 4, 12, 56, 61, 72, 83, 84, 86,
　　97, 105, 106
癲狂院 84, 85, 147

癲狂病院 96, 156
癲狂論 84
癲疾 76
電気痙攣(ショック)療法
　　　　　　　184, 205, 206

と

トウビヤウ 70
トラホーム予防法 174
とげぬき地蔵 99, 100
戸山脳病院 157
『吐方論』 69, 70
富山脳病院 157
土瓶(とうびょう) 62, 70
東京医学校 162
東京精神病院 157, 210
東京帝国大学 168
　── 精神科外来診察所 168
　── 精神病学第2講座 168
　── 精神病室 154, 157, 165, 168
東京都立松沢病院 198
東京脳脊髄病院 157
東京脳病院 157
東京番人規則 130
東京府巣鴨病院 153, 154, 159, 160,
　　163, 165-167, 210
「東京府巣鴨病院」 160, 166
東京府癲狂院 126, 134, 135, 147,
　　151-154, 156, 159
　── 建設計画案 126, 154
東京府内訓 141-143
東京府病院 152
東京府立松沢病院 167, 181, 198,
　　199, 206, 210
東京武蔵野病院 203
東京養心病院 156
東北脳病院 157
統計, 衛生の 85, 177-186, 242
篤疾 3
毒医 135, 136
届け出義務, 医師の 222, 227, 228
『頓医抄』 35

な

名古屋脳病院 157
『内科新説』 84
『内科秘録』 88, 89
中山脳病院 157
中山療養所 157
永井精神病療院 94, 95, 156
長崎医学専門学校 161

事項索引　269

長崎病院精神病科　157
南禅寺　122, 148, 151

に

ニスル染色　168
日本医学校　162
日本医史学会　165
日本医療団　242
『日本書紀』　5, 6
日本神経学会(旧)　163, 164, 173
日本神経学会(現)　164, 235
日本精神医学会　189
日本精神衛生会　165
日本精神衛生協会　165, 189
日本精神科看護協会　211
日本精神神経学会　164, 220, 233
日本精神薄弱者愛護協会　189
日本精神病医協会　189, 200
日本精神病院協会　165, 189, 201, 211, 220, 234
『日本精神病学書史』　85, 86
「日本精神病名目志」　12
日本精神分析学会　213
日本民族衛生学会　190
『日本霊異記』　9-11, 42
日本臨床神経学会　164, 213
新潟医学専門学校精神々経科　157
新潟精神病院　210
新潟脳病院　157
日米合同精神医学会議　223
入院患者日用品費　213, 214
入牢→じゅうろう
「人相視表知裏巻」　65

ぬ

沼津脳病院　157

ね

根岸病院　156, 210
根室病院　155
熱性譫妄　27, 38

の

ノンレストレインシステム　126
野田事件　238
野ばなし　219, 221
脳(脳髄)　58, 59, 78, 100
『脳』(誌)　189
脳研究室，東京帝国大学医学部の　189

脳神経病科　157, 178
脳病　100, 115
脳病院　157
脳病科　157
脳病室　158, 178, 179

は

羽栗病院　47
背徳症候群　241
癩疾　3
白脈　85, 87
函館病院　155
働きかけ　213
八情八神論　66
発狂　98
班女　44

ひ

ヒステリー　82, 83, 107, 108, 123
ヒポコンドリー→イポコンデル
非人溜　104
悲田院　8, 19
痱　79
東山脳病院　157
人狐（ひとぎつね）　70, 71, 120
『人狐辨惑談』　70, 71
兵庫県立光風寮　181
標榜する診療科　236
憑依妄想　117
憑狐　115
病院　143
『病因精義』　86, 88
病院精神医学懇話会　213
病院統一争議　210
病名　152, 160, 166, 167, 183, 184
『病名彙解』　53-58
貧困，精神障害と　218

ふ

ファチュイタス　83
不潔病棟　213
不祥事　242
不食(病)　36, 37, 64
不寐　80
不論罪　144
『扶氏経験遺訓』　82-84
『扶氏診断』　86
風病　14, 24, 27, 38
瘋狂病院　156

瘋癲　133
瘋癲殺人条例　144
瘋癲病院　132
瘋癲病院(加藤)→加藤瘋癲病院
瘋癲病治療所　94
福岡県立筑紫保養院　181, 198, 199
福岡脳病院　157
福田病院　157
物怪(物忤)　24, 25
物怪調伏　26
物狂　24
船岡癲狂院(船岡精神病院)　156
分裂病，訳語の成立　187
文明開化　113, 129

へ

ヘイステリー→ヒステリー
ベツレム病院　110
『平家物語』　37
米価　183, 185
変質者　220
―― の隔離　221
辨書　75

ほ

保安処分　221, 229-234
保健衛生調査会　173, 190
保護拘束制　201, 228
保養院　157, 210
穂積神社　94
木瓜原癲狂院　156
母体保護法　200
放火　102, 103, 109
法医学　161
法制審議会　229, 230
炮烙地蔵　99
訪問指導　202, 204
牧畜業，武見太郎の言　215
北海道の精神病院　155
本多病院　156
奔豚　69, 88

ま

マスタベイション　129
マニア　83, 122, 127
マラリヤ療法　184, 185
麻痺狂　125
麻痺性痴呆　184, 185
麻薬中毒　203, 204
麻薬取締法　204

『枕草子』 26
町会所 151
『松崎天神縁起』 31
松沢病院→東京都立松沢病院, 東京府立松沢病院
『漫游雑記』 66

み

三井寺 43
三池争議 212
三池三川鉱炭塵爆発 212
水口病院 157
水俣奇病 212
湊川脳病院 157, 182
名例律 4
妙薬いろはうた 97, 98
民間治療法 170
『民間薬』 98
民間療法 97, 99
民族優生保護法案 191
民法の規定 144

む

武蔵療養所 197, 213
『紫式部日記』 26
室蘭精神病院 143, 155

め

メランコリア 80, 83, 122, 124
『明月記』 37, 38
『明六雑誌』 114, 115
明六社 114

も

モノマニー 122, 127
もの 13, 24
ものぐるひ 13, 42-46
もののけ 20, 24, 25
　── 調伏 26
毛乃久流比(ものくるひ) 12

毛呂病院 157
持ち筋 118
目的主義 229
守山領 100, 104, 108
森田氏神経質療法 184

や

やまひ 13
『夜船閑話』 74
施薬院(やくいん) 8, 19
薬物療法 206
宿屋 93
山田病院 157
『病草紙』 24, 26-31

ゆ

輸送法, 患者の 172
優生課, 厚生省 192
優生手術 200
優生保護法 196

よ

4番目物, 能の 43
よりまし 26
予備草案, 刑法改正 230
養育院 151
『養生訓』 74
養老律令 2-5, 8, 101
謡曲 42-46
横浜神脳病院 157
横浜病院 157
読売新聞 166
万朝報 135

ら

ライシャワ大使刺傷事件 221
癩, 強制断種と 200
乱気 101, 108
乱心 97, 101, 103, 108
乱神病論 65

『蘭方枢機』 85

り

リンジャー液 184
利用者集団 236
離魂 54
六道 26
律 3
令 3
『令義解』 4
『令集解』 4
『療治瑣言』 87
『療治夜話』 74, 75
療病院 148
臨時法制審議会 229

れ

霊液 78, 81, 86, 87
『霊獣雑記』 41

ろ

60年体制→1960年体制
ロボトミー 205, 206
労作処分 230
労働運動 210, 211
労働嫌忌者 231, 232
労働争議 167

わ

『わが国における精神障害の現状』 218
和胸丸 108, 109
『和名類聚抄』 4, 12
『我邦ニ於ケル精神病ニ関スル最近ノ施設』 96, 130, 168

を

をこ 13

人名索引

(歴史報告・研究の報告者は＊印，称号は略す．)

①五十音順（電話帳式）配列とし，各項の中はカタカナ→漢字の順に配列した．
②見出し語の読みをたしかめきれないものが2,3のこった．

欧文

Barr　190
Boerhaave　80
Daniel Blain　215
David Clark　215
Gorter　80
Griesinger　125, 160
Hufeland　82, 85
Lemkau　215
Maudsley　150
Morton Kramer　215
Prichard　241
Schlager　126

あ

アルメイダ　35
アレクセイ　151
安倍眞直　16
阿部哲男　226, 227
阿部政三　155
粟生敏春　47
青木薫久　232
青木浩齋　86
青木道説　62, 63
青木義治　201
青山正　238
青山胤通　168, 169
赤堀政夫　238
明石博高　148
秋元波留夫　190, 223-227
浅野弘毅　239
淺田猛　226
淺田一　161
朝日茂　213
芦原金次郎　154
蘆川桂洲　53, 59
跡部信　93＊
天照大神　6
天の宇受売　44
尼子四郎　121

雨宮保衛　189
荒川五郎　191
荒木蒼太郎　119, 159, 169, 187, 188, 241
荒木直躬　187
新井尚賢　231
有馬　7
有山登　184
安藤昌益　65, 70
安藤卓爾　146

い

井上　25
井村忠介　159, 162
井村恒郎　190, 236
出雲廣貞　16
伊藤晴雨　99
伊藤正雄　212
家本誠一　48
池田勇人　212, 222
石川貞吉　170
石川準子　212
石川正雄　223, 225
石黒忠悳　159
石田昇　161, 168, 169, 187, 188
石丸周吾　96
板垣退助　138
板原和子　101＊, 104＊
猪瀬正　223
今泉玄祐　74, 90
今村秀榮　128
今村新吉　169
岩崎奈緒子　93＊
岩佐潔　137＊
岩佐純　135, 137, 152

う

ヴェストファル　159, 161
宇田川玄眞　78, 80
宇田川玄隨　80
植松七九郎　189, 192, 201

植松正　221, 230
内田守一　161
内村祐之　165, 187, 190, 225, 235
台(臺)弘　212, 220, 223, 225

え

エルメレンス　123
江口襄　135, 187
江澤圭磨　117
江副勉　212, 220, 223, 226
榮西→ようさい
叡尊　34

お

オーベルシタイネル　163
小川瑳五郎　161
小田晋　24＊, 43＊, 45＊, 100＊, 115＊
小野清一郎　230
小野寺義郷　159
小野尚香　148＊
小野秀雄　117
緒方洪庵　82
大井憲太郎　135
大隈綾子　164
大隈重信　164
大谷周庵　161
大谷藤郎　218
大谷正敏　184
大津英男　222
大塚敬節　36＊, 37＊
大鳥蘭三郎　107
大成潔　190
大西克孝　161
大西鍛　159, 169
大姫　38
太田典禮　199
岡田昌春　76
岡田靖雄　43＊, 119＊, 179＊, 213, 214, 225, 232, 239
岡本梁松　161, 186
岡良一　225

か

沖中重雄　235, 236
荻生録造　161
奥田三郎　190
奥野誠亮　233
落合泰蔵　105, 106

か

加藤シヅエ　199
加藤照業　156
加藤豊次郎　161
加藤伸勝　22*, 225
加藤普佐次郎　167, 184, 200
加藤正明　220, 225, 242
加藤祐一　114
加納喜光　58*
花山　22
佳子　22
香川修庵　63, 70, 77, 122, 243
香月牛山　59, 61, 70
合信→ホブソン
貝原益軒　74
樫田五郎　14, 97, 139*, 140*, 141, 155*, 168, 170*, 179*
梶原性全　35
片山國嘉　139, 160, 161, 169, 174
桂川甫悦　76
門脇眞枝　119, 159, 187
金澤彰　43*
金関猛　43*
金子準二　12*, 14*, 85*, 86*, 88*, 172, 192, 201, 207
川田貞治郎　189
川原汎　161, 187, 188
河村高信　206
神田博　225, 226
神戸文哉　148, 150, 187
栞政輔　148
菅修　143*, 179*, 181*, 183*, 185, 220, 225

き

木村久子　212
木村廉吉　184
岐伯　76
喜多村鼎　60, 69, 70
菊地諄　212
菊地甚一　153, 189, 192
北島治雄　212
北林貞道　169
景戒　9

く

クラーク　215
クラフト-エービング　160
クレイマ　215
クレペリン　163, 166
グリージンゲル　125, 160
久保喜代二　184
栗原順庵　105
栗原廣三　97
栗本庸勝　173
車善七　151
呉秀三　7*, 13*, 14*, 16*, 17*, 41*, 60*, 69*, 74*, 75*, 90, 96*, 97, 119, 124*, 125*, 130*, 131*, 139*, 140*, 141, 142, 152*, 153, 155*, 159, 160, 162, 163-169, 170, 174, 179*, 184, 187-190
黒岩涙香　136
黒澤良臣　169
黒柳清一郎　161
桑原治雄　101*, 104*, 239

け

兼好　33, 35
元正　8

こ

コノリー　126
ゴルテル　80
小泉親彦　189
小坂英世　204
小関恒雄　146
小曽戸洋　52*, 59*
小塚文治　161
小林武治　222, 224
小林八郎　213
小林靖彦　155
小峯茂之　189
小森玄良（桃塢）　85-87
後藤艮山　34, 60
後藤省吾　117, 159
後藤新平　126, 128, 134, 135, 137
光明　8
黄帝　76

さ

サムス　201
早良　25

さ

佐々木恒一　169
佐藤壹三　94*, 221
佐分利輝彦　215
齊明　7
齋藤玉男　162, 169, 172
齋藤茂吉　153, 161, 162, 168, 169
坂井佐次郎　184
坂淨運　36
坂田道太　233
阪谷素　115
相良知安　131
榊俶　119, 124, 135, 159, 160, 169
榊保三郎　169
更井久庸　162
三遊亭圓朝　115

し

ショイベ　124
シラーゲル　126
志賀直道　134
志賀直哉　134, 135
島邨俊一　119, 128, 159, 169, 241
島柳二　161
下田光造　169, 153, 184, 189, 190
昌子　22
聖徳　8, 10
彰子　26
新宮凉庭　87
新村拓　24*

す

陶山尚迪　70, 122
須佐之男　6, 11
諏訪俊→藤井方亭
水津信治　162
杉江董　100*, 101*, 153, 170
杉田成卿　85
杉田直樹　168, 189
鈴木芳次　172, 241

せ

正壽院秀詮　96
関口進　232
關根眞一　220
善祐　46

そ

相應　42
相馬誠胤　134-137, 154

相馬充胤　134, 135
増賀　23
尊子　25

た

田澤秀四郎　162
田代三喜　36, 59
田中憲二　184
田中英夫　126*
田邊耕民　159
田宮尚施　75
田村幸雄　225
多紀　77
多紀安琢　76, 77
多紀氏(家)　60, 77
多紀元堅　76
多納榮一郎　161
大正　192
平清盛　37
高瀬清　153, 161, 169, 184
高田畊安　115
高橋新吉　172
高橋順太郎　125
高天　40
高松彝　128, 151, 188
高嶺三吉　160
滝井義高　227
竹中通庵　73
竹村堅次　239
武田一逕　94
武見太郎　215, 224
立津政順　236
棚橋元章　151
谷口本事　170
谷口彌三郎　200
丹波康頼　14

ち

千谷七郎　227
筑紫哲也　223
重源　34
張仲景　59

つ

ツィーエン　161
津川武一　38*
津田眞道　114, 115
蔦酒家主人　41
土田獻　60, 71, 72

土屋榮吉　94

て

ディクス　147
デーニツ　123, 127, 128
寺尾五郎　65
寺山晃一　72

と

戸塚文海　136, 137
土肥慶藏　14*, 16*
徳川吉宗　101
富田三樹生　239
富永一　184

な

名古屋玄醫　59
奈良林一徳　96
中井常次郎　135, 136, 153, 159, 160
中垣国男　230
中神琴溪　60, 67, 93
中川望　183
中田修　231
中田瑞穂　184
中浜東一郎　90
中村古峽　189
中村隆治　169
中村讓　162
中山壽彦　201
永井慈現　94
永井潜　190
永富獨嘯庵　60, 66
永平　21
長尾美知　161
長松將之助　161
長與專齋　131
成田勝郎　192

に

ニスル　163
二宮尊徳　137
錦織剛清　134, 136, 137, 154
錦小路頼徳　47
忍性　34

の

野口英世　189
野田浦弼　169

野田忠廣　173

は

バー　190
長谷川泰　136, 153, 154, 162
祿子　22, 23
白隠慧鶴　74
秦野章　233
服部敏良　19*, 21*, 24*, 35*, 36*, 38*, 40*, 74*
服部六郎　184
華岡青洲　60
林暲　190, 201, 202, 207, 220, 225
林笈　127
林顯　221
林道倫　72*, 169

ひ

水蛭子(ひるこ)　6
東山天華　148
久永廉三　137
昼田源四郎　100*, 104*, 108*
廣瀬貞雄　233
廣平　20

ふ

フーフェランド　82
ブカン　85
ブレイン　215
ブールハーフェ　80, 87
プリチャード　241
富士川游　14*, 16*, 98*, 163, 165
武烈　7
福澤諭吉　108, 114
福田昌子　199
藤井方亭　78, 80
藤本勝義　25*
藤本直　192
藤原宮子　8
藤原豪　212
藤原定家　37, 38
藤原道長　21, 22, 24-26
藤原元方　20, 25
舟岡英之助　159
古河市兵衛　134, 137

へ

ベルツ　119, 124-126, 128, 135

ほ

ホフマン　122
ホブソン(合信)　84
ボードイン　122
星亨　135
細見新治　184
譽津別(ほむつわけ)　5
堀越忠二郎　189
堀秀彦　225
本多榮　48
本多左内　48
本間玄調(棗軒)　60, 88

ま

曲直瀬玄朔　39, 52, 59
曲直瀬道三　36, 52, 59
眞島利民　148
眞鍋嘉一郎　168
前田忠重　224
牧野良三　230
槇佐知子　16*
正橋剛二　160, 162
増山守正　115
松平定信　151
松原三郎　169
松本高三郎　169, 187, 188
丸井清泰　169, 189

み

三浦謹之助　163
三浦岱榮　207
三上天民　148, 156
三木恒男　161
三角恂　161
三田久泰　156, 159
三宅鑛一　84, 153, 162, 165, 169, 173, 184, 187-189, 191
三宅艮齋　84
三宅秀　136
箕作阮甫　163
道下忠蔵　233

滿田久敏　190

む

向笠廣次　184
村上仁　43*, 223
村松常雄　201

め

メンデル　159
明治　138, 152
明柱完　184

も

モーヅレイ　150
元吉功　207
守部正稽　60
森有禮　114, 147
森納　96*
森田正馬　119, 162, 169, 184, 189
森村茂樹　220, 225, 227
諸岡存　184

や

ヤン・デンマン　223
安河内五郎　184
安場保和　126
柳澤保恵　173
山口高三郎→松本高三郎
山崎巖　211
山崎幹　161
山崎佐　8*, 18*, 33*, 34*, 100*, 104*
山田謙哉　159
山田照胤　73*
山根正次　173
山本宗一　159
山本美致　86
山脇東洋　60

ゆ

湯澤三千男　175

雄略　6, 11

よ

ヨンケル　122, 128, 148, 149
榮西　35
横手千代之助　173
横山泰三　221
吉岡眞二　72, 93, 212, 243
吉田周禎　76, 77
吉野裕子　42*
吉益脩夫　191, 231, 241
吉益東洞　60
淀君　39
米山達雄　184

ら

ライシャワ　221
賴山陽　70

り

李家隆彦　151

れ

レムカウ　215
冷泉　18, 19, 22

ろ

ローレツ　126-128, 154, 156, 161
六條　42

わ

和田東郭　60, 73
和田豐種　169
分島俊　184
若松榮一　222, 224